Melchart

Wagner

Naturheilverfahren

Naturheilverfahren
Grundlagen einer
autoregulativen Medizin

Dr. D. Melchart
Prof. Dr. Dr. h.c. H. Wagner

Mit 88 Abbildungen und 44 Tabellen

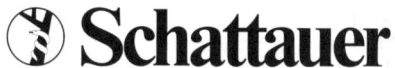 Schattauer

Melchart, Dieter Dr. med.
Projektleiter des Münchener Modells
Pettenkoferstr. 8a
W-8000 München 2

Wagner, Hildebert, Prof. Dr. rer. nat. Dr. h. c.
Institut für Pharmazeutische Biologie
der Ludwig-Maximilians-Universität
Karlstr. 29
W-8000 München 2

Die Deutsche Bibliothek – CIP-Einheitsaufnahme

Naturheilverfahren : Grundlagen einer
autoregulativen Medizin / hrsg. von D. Melchart ; H. Wagner.
– Stuttgart ; New York : Schattauer, 1993
   ISBN 3-7945-1411-4
NE: Melchart, Dieter [Hrsg.]

© 1993 by F. K. Schattauer Verlagsgesellschaft mbH, Lenzhalde 3,
W-7000 Stuttgart 1, Germany
Printed in Germany

Satz: Mitterweger Werksatz GmbH, Am Ochsenhorn 14,
W-6831 Plankstadt
Druck: Mayr Miesbach, Druckerei und Verlag GmbH,
Am Windfeld 15, 8160 Miesbach, Germany.

ISBN 3-7945-1411-4

Geleitwort

Durch die Ausbildungsordung für Ärzte ist den Medizinischen Fakultäten nunmehr offiziell die Aufgabe zugewiesen, Naturheilkunde in die akademische Lehre einzubeziehen. Dies macht es dringend erforderlich, die praktischen Erfahrungen, die – meist ausgehend von studentischen Initiativen – an einigen Orten bereits gewonnen wurden, zur Kenntnis zu nehmen, zu diskutieren und bei den Planungen zu berücksichtigen. Die Forderung nach eigenen Lehrstühlen für Naturheilkunde wird nur schrittweise erfüllt werden können, und auch dabei werden immer wieder Fragen auftreten, ob das Schwergewicht der Lehre mehr im theoretischen oder im praktischen Bereich liegen und wie dabei die Abgrenzung des Aufgabenbereichs getroffen werden soll.

So ist es besonders zu begrüßen, daß zu diesem Zeitpunkt die Erfahrungen, die mit dem „Münchener Modell" – sicherlich der ältesten und zugleich erfolgreichsten Initiative dieser Art – seit 1977 gemacht wurden, in diesem Buch zusammengefaßt vorgelegt werden.

Der beschwerliche Weg bis zur Einrichtung eines Modellstudienganges über 2 Semester im klinischen Studienabschnitt ist nicht nur durch die Überwindung äußerer Widerstände gekennzeichnet, sondern spiegelt in seinen vielseitigen Aktivitäten vor allem das Bemühen um eine wissenschaftlich vertretbare und rational begründbare Bestimmung der modernen Naturheilkunde wider.

Das Münchener Modell zeichnet sich in erster Linie dadurch aus, daß das Gemeinsame der zahlreichen naturheilkundlichen Richtungen und Verfahren nicht in der Natürlichkeit und Naturbelassenheit der angewendeten Mittel gesucht wird, sondern in der therapeutischen Nutzung natürlicher Fähigkeiten und Potenzen des Organismus zu Reaktion, Regulation, Adaptation und Selbstheilung. So liegt auch das Schwergewicht des Studienprogramms in München auf der Übermittlung fachübergreifender Grundkenntnisse der Naturheilkunde im Sinne einer „Autoregulativen Medizin", die sich auf gesicherte Grundlagen einer therapeutischen Physiologie stützen kann.

Dieser in der heutigen medizinischen Lehre noch ungewohnte Ansatz bietet den gemeinsamen Schlüssel zum Verständnis therapeutischer Wirkungen der sonst so heterogen erscheinenden und meist traditionsbeladenen Heilweisen, auch und gerade unter modernen wissenschaftlichen Gesichtspunkten. Selbst das Schlagwort von der „Ganzheitsmedizin", dem oft durch Akkumulation von Einzelfächern und -maßnahmen Genüge getan werden soll, kann durch Einbeziehung biokybernetischer und systemtheoretischer Aspekte in einem solchen Zusammenhang an Sinngehalt gewinnen.

Eine so begründbare Naturheilkunde erfordert natürlich auch ein besonderes diagnostisches Vorgehen, und die therapeutische Zielsetzung weitet sich mit Selbstverständlichkeit zu einem Gesundheitstraining im Sinne einer Ordnungstherapie bzw. Lebensordnung, wie sie schon in Antike und Aufklärung tragendes Element der Medizin gewesen ist.

Das Buch präsentiert die Arbeitsergebnisse einer in vieler Hinsicht mutigen Initiative. Es sucht in erster Linie den Dialog mit der „Schulmedizin", und dies nicht nur auf der Ebene der akademischen Lehrer, sondern auch schon im Kreis der Studenten. Es soll die Bringschuld mindern, die die heutige Medizin gegenüber dem Patienten hat, der nach den vorliegenden Umfrageergebnissen überraschend häufig eine naturheilkundliche Behandlung wünscht.

Die Lehre einer modernen Naturheilkunde wird sich, gerade auch als Ergebnis des erforderlichen Dialogs und der an verschiedenen Orten gewonnenen Erfahrungen, selbst wandeln und entwickeln, begriffliche Präzisierungen werden notwendig sein. Vor allem aber sind breite Forschungsaktivitäten erforderlich, um auch in der Naturheilkunde Lehre und Forschung zu verbinden. Nur dann wird der künftige Arzt das Rüstzeug erhalten, um in den Kategorien und Wirkprinzipien einer wissenschaftlich begründeten Naturheilkunde ebenso selbstverständlich denken und handeln zu können wie in denen der klinischen Schulmedizin.

Möge dieses Buch viele erreichen, die in diesem Sinne Verantwortung tragen!

G. Hildebrandt (Marburg/Lahn)

Einführung

D. Melchart, H. Wagner

Durch das Aufkommen der Chemotherapie wurden die traditionellen Heilverfahren wie Phytotherapie, Homöopathie oder die physikalischen Therapien in den Hintergrund gedrängt und gerieten nahezu in Vergessenheit. Die Dominanz der chemotherapeutischen Forschung hat gleichzeitig zu einer defizitären Forschung auf dem Gebiet der Naturheilverfahren und dem gesamten nichtklinischen Bereich der Gesundheitsforschung geführt. Heute ist ein umgekehrter Trend wieder hin zu den „natürlichen" Heilverfahren feststellbar. Die Gründe sind vielfältig und nicht nur emotionaler Art.

▷ Die Chemotherapie ist mit ihren Therapiemöglichkeiten an ihre Grenzen gestoßen. Die Berichte über schwere Nebenwirkungen bei Langzeittherapien häufen sich. Zahlreiche Arzneipräparate mußten vom Markt genommen werden.

▷ Die meisten chronischen Erkrankungen und degenerativen Krankheitsprozesse sind kausal nicht zu therapieren. In dieser Situation wendet sich das Interesse wieder den alten Therapiekonzepten zu. Charakteristisch für viele dieser Therapien ist, daß sie nicht über spektakuläre Sofortwirkungen verfügen, d. h. in der Regel nicht für schwere und schwerste Krankheitszustände, dafür aber vor allem zur Behandlung von Befindlichkeitsstörungen und chronisch verlaufenden Krankheiten geeignet sind.

Ein Hindernis für eine stärkere Integration in die allgemeine Therapie ist der fehlende Wirkungs- und Wirksamkeitsnachweis vieler dieser Verfahren. Trotz oft langen Erprobungszeitraumes, gilt der Wirkungs- und Wirksamkeitsnachweis zahlreicher z. B. pflanzlicher Präparate und der Homöopathika nach den naturwissenschaftlichen Kriterien der Lehrmedizin als nicht erbracht. Da diese Methoden und Präparate wenig in der Klinik, dafür hauptsächlich von den praktizierenden Ärzten angewendet werden, fehlen deshalb häufig die klinischen Beurteilungskriterien.

Eine der Hauptaufgaben der Herausgeber ist es, bei den Wissenschaftlern der verschiedenen Fachrichtungen das Interesse und die Notwendigkeit einer verstärkten Forschung auf diesem Gebiet zu wecken. Eigene Vorleistungen in Forschung und Lehre sollen diesen

Anreiz verstärken. Nur durch eine Intensivierung der Grundlagenforschung und Errichtung von neuen Forschungseinheiten sowie in
wissenschaftlicher multidisziplinärer Zusammenarbeit können die
großen Forschungsdefizite verkleinert werden. Da die empirische
Forschung der nichtklinischen Medizin – soweit es die angewandte
Forschung betrifft – ohne die Erfahrung des praktizierenden Einzel-
arztes und ohne die Patientenzielgruppe der ärztlichen Praxis nicht
durchführbar ist, muß der praktizierende Arzt in die Forschungs-
struktur einbezogen werden. Darüber hinaus erscheint es dringend
geboten, verbindliche Aus- und Weiterbildungskriterien für Naturheilverfahren für Studenten und Ärzte zu erarbeiten.
Der wachsende Widerspruch zwischen Patientenerwartungen und
Ausbildungsstand des Arztes verschlechtert zunehmend nicht nur
das Vertrauensverhältnis zwischen Arzt und Patient und somit die
ärztliche Versorgungsqualität, sondern verstärkt ebenso die Abwanderung der Patienten zu nichtärztlichen Heilberufen. Umfragen von
Schrömbgens (1978) und Ritter (1971) zeigen, daß sich ein großer
Teil der niedergelassenen Ärzte für Allgemeinmedizin oder innere
Medizin ausschließlich oder zusätzlich naturheilkundlicher Verfahren bedient. Nach Umfragen des Instituts für Demoskopie Allensbach über „Arzneimittel in der öffentlichen Meinung" (1989)
plädieren 71 Prozent der Bevölkerung für eine Ausbildung der
Medizinstudenten in biologischen Heilverfahren.
Dennoch gibt es bislang wenige Hochschulen, die das breite Gebiet
der Naturheilverfahren thematisieren.
Eine mögliche Begründung hierfür könnte in der keineswegs
unberechtigten Sorge liegen, daß die Bearbeitung ungewöhnlicher
Themen sowohl für die direkt damit befaßten Wissenschaftler und
Dozenten als auch für die – wenn auch nur indirekt – beteiligten
Institutionen und deren Repräsentanten eine Schädigung des wis-
senschaftlichen Rufes mit sich bringen könnte. Es ist eine historische
Erfahrung, daß solche möglichen Diskreditierungen von der Qualität des betroffenen Projekts unabhängig sind und auf gewachsenen
Vorurteilen beruhen, welche durchaus von der „herrschenden Mei-
nung" gedeckt sein können. Kritiker dieser Art sind meist nicht
einmal bereit, sich mit der Faktenlage vertraut zu machen. In der
Wissenschaftstheorie ist diese Problematik ausführlich behandelt
(Pietschmann 1980, Feyerabend 1981, Stegmüller 1985).
Häufige Argumente gegen unübliche Projekte sind auch die folgenden:
▷ die Zeit ist noch nicht reif (Stent, 1972)
▷ das Problem ist zu komplex

▷ die Gefahr von Fehlschlägen ist zu groß
▷ die Qualifikation der Initiatoren ist nicht ausreichend
▷ das Aufgabengebiet tangiert mit negativ belasteten Bereichen
▷ es besteht die Gefahr unsachlicher oder böswilliger journalistischer Berichterstattung über das Projekt
▷ öffentlich vorgebrachte Kritik von Projektgegnern kann zu unerwünschtem Aufsehen führen
▷ die vermuteten und zu untersuchenden wissenschaftlichen Grundlagen und Lehrangebote sind nicht verifizierbar
▷ die vorgeschlagenen Verfahrensweisen sind unwissenschaftlich
▷ das Projekt paßt nicht in den Aufgabenbereich der betreuenden Institutionen
▷ die Durchführung des Projekts beeinträchtigt den Ablauf der üblichen Lehre und Forschung an den betreuenden Institutionen.

Nach reiflichen Überlegungen zu diesen und noch weitergehenden, nicht aufgeführten Argumenten kommen die Initiatoren zu dem Schluß, daß die Einwände entweder nicht stichhaltig sind, in Kauf genommen werden müssen, oder durch geeignete Modifizierung der Organisation und des Ablaufs des Projekts entkräftet werden können.
Nach Thomas S. Kuhn (1977, 1979) neigt ein bestimmter historischer Zeitabschnitt dazu, gewissen Modellvorstellungen den Vorzug zu geben, um andere zu vernachlässigen. Er nannte sie „Paradigmata“.
Der Autor schreibt weiter:
„Wissenschaftler arbeiten nach Modellen, die sie sich durch ihre Ausbildung und die spätere Beeinflussung durch die Literatur angeeignet haben, oft ohne genau zu wissen oder wissen zu müssen, welche Eigenschaften diesen Modellen den Status von Gemeinschaftsparadigmata gegeben haben“.
Es sind die Selbstverständlichkeiten, von denen jeder ausgeht, der nicht als skurriler Außenseiter gelten möchte. Naturheilverfahren mit ihren oft fehlenden Wirk- und Wirksamkeitsnachweisen stehen außerhalb dieser Paradigmata. Die absolute Rationalisierung aller ärztlichen Handlungselemente auf dem Boden des „biologischen Organismusmodells“ bewirkt, daß alle bislang nicht rational begreifbaren Bestandteile ärztlicher Handlung in Lehre und Forschung ausgeblendet werden.
Sie fallen – trotz ständig wachsender Verbreitung in der sog. „nichtklinischen Medizin“ – somit oft unter einem verfehlten Begriff von Wissenschaftlichkeit der Diskriminierung anheim.

Dies ist der eigentliche Widerspruch der modernen Medizin und zwingt die zukünftige Kollegenschaft zunehmend in die verantwortliche Instanz für standespolitische Korrekturentscheidungen.
Das Curriculum der Ausbildung unserer Mediziner bedarf einer theorie- und praxisorientierten naturheilkundlichen Ergänzung.
Dies bedeutet nicht Verflachung der theoretischen Ausbildung, sondern vernünftige Abstimmung lehrinduzierter Bedürfnisse.
Das vorliegende Buch ist eine praxiserprobte Einführung in die Naturheilverfahren auf der Grundlage der Erfahrungen des Projektversuches „Münchener Modell" und zeigt das erste Inventarisierungsergebnis. Der Text versteht sich nicht als Lernzielkatalog für „multiple-choice-dressierte" Studenten, sondern greift bisweilen auch Grundfragen der Medizin und ihrer Hilfswissenschaften auf und regt zur eigenen Erkenntnisarbeit an.
Wir danken allen aktiv Beteiligten für die bisher geleistete Arbeit sowie den Stiftungen und Förderern für die großzügige finanzielle Unterstützung:
– Bayerische Staatsregierung
– Universität München
– Carstens-Stiftung, Essen
– Eden-Stiftung, Bad Soden
– Gesellschaft zur Förderung der Ganzheitsmedizin, Hannover
– Robert-Bosch-Stiftung, Stuttgart
– Ruth- und Klaus-Bahlsen-Stiftung, Hannover

Literatur

Institut für Demoskopie Allensbach. Naturheilmittel oder chemisch-pharmazeutische Medikamente? Ansichten der Bevölkerung zu gesundheitspolitischen Fragen. 1980, 1984 und 1989.

Kuhn TS. Die Entstehung des Neuen. In: Studien zur Struktur der Wissenschaftsgeschichte. Krüger L, Hrg. Frankfurt: Suhrkamp 1977.

Kuhn TS. Die Struktur wissenschaftlicher Revolutionen. 2. Aufl. Frankfurt: Suhrkamp 1979.

Ritter H., Habighorst HG. Die Verbreitung nicht allgemein anerkannter Heilverfahren in der freien Praxis. Med Welt 1971; 36.

Stutzer P. „Außenseitermethoden in der Allgemeinpraxis: Arten, Ausmaß, Anwendungsbereiche, Erfolge und Kostenerstattung". Dissertation Universität Freiburg 1978 (Lehrbeauftragter für Allgemeinmedizin Prof. Dr. Schrömbgens).

Inhaltsverzeichnis

Theoretische Grundlagen

1   Terminologie   2
    D. Melchart

2   Gesundheit und Krankheit
    Systemwissenschaft und Biokybernetik – formalwis-
    senschaftliche Grundlagen einer „Autoregulativen
    Medizin"   26
    D. Melchart

3   Therapeutische Physiologie als realwissenschaftliche
    Grundlage einer „Autoregulativen Medizin"   46
    D. Melchart

4   Therapeutische Zielstrukturen als gemeinsamer An-
    griffsort unterschiedlicher Naturheilverfahren – ein
    Konzeptualisierungsversuch am Beispiel „Schmerzthe-
    rapie"   96
    D. Melchart

5   Grundzüge einer naturheilkundlichen Diagnostik und
    Therapie   111
    D. Melchart

6   Kritische Bewertung von Naturheilverfahren   131
    D. Melchart, F. Worku, K. Linde

7   Historische Elemente aus Erfahrungs- und Naturheil-
    kunde für komplementäre Naturheilverfahren in Kli-
    nik und Praxis   146
    K. Dieckhöfer, J. Moerchel

Methoden

8   Gesundheitstraining als Ordnungstherapie   186
    D. Melchart, V. Glaser, H. Höft

9   Vollwert-Ernährung, Ernährungsökologie und Le-
    bensmittelqualität   222
    C. Leitzmann

10   Hydrotherapie   241
      W. May

11   Phytotherapie   289
      M. Gaisbauer, H. Wagner

12   Manuelle Medizin   331
      G. Marx

13   Therapeutische Lokalanästhesie   370
      U. Gieler

14   Thermotherapie   377
      W. May

15   Akupunktur   390
      J. M. Gleditsch

16   Homöopathie   458
      A. Braun

17   Hinweise zum Stand der Forschung in den Einzelver-
      fahren   515
      K. Linde, D. Melchart, F. Worku

Rechtliche Aspekte

18   Die Rechtslage beim Einsatz wissenschaftlich nicht
      gesicherter Therapieverfahren   550
      O. Backes

Münchener Modell

19   Das „Münchener Modell" – ein Hochschulprojekt
      stellt sich vor   572
      D. Melchart

Glossar   594

Personenverzeichnis   597

Sachverzeichnis   599

Autoren

Backes, Otto, Prof. Dr. jur.
Fakultät für Rechtswissenschaft
Universität Bielefeld
Postfach 8640
W-4800 Bielefeld 1

Braun, Arthur, Dr. med.
Zeppelinstr. 1
W-8025 Unterhaching

Dieckhöfer, Klemens, Prof. Dr. med.
Medizinhistorischer Fachbereich der
Universität Bonn/Universität Herdecke
privat: Poppelsdorfer Allee 84
W-5300 Bonn 1

Gaisbauer, Markus, Dr. med.
Spezialklinik Höhenkirchen
Bahnhofstr. 16
W-8011 Höhenkirchen

Gieler, Udo, Dr. med.
Reha-Klinik Bad Heilbrunn
Wörnweg 30
W-8173 Bad Heilbrunn

Glaser, Volkmar, Prof. Dr. med.
Straßburgerstr. 25
W-7290 Freudenstadt

Gleditsch, Jochen M., Dr. med.
Zweibrückenstr. 1
W-8000 München 2

Höft, Herbert, Dr. med.
Ltd. Med. Dir. a. D.
Schellingstr. 33
W-8000 München 40

Leitzmann, Klaus, Prof. Dr. rer. nat.
Institut für Ernährungswissenschaften
der Justus-Liebig-Universität
Wilhelmstr. 20
W-6300 Giesen

Linde, Klaus, Dr. med.
Projektbüro Münchener Modell
Pettenkoferstr. 8 a
W-8000 München 2

Marx, Gerhard, Dr. med.
Hochriesstr. 6
W-8214 Bernau-Hittenkirchen

May, Wolfgang, Dr. med.
Am Ehberg 23
W-8959 Schwangau

Melchart, Dieter Dr. med.
Projektleiter des Münchener Modells
Pettenkoferstr. 8a
W-8000 München 2

Moerchel, Joachim, PD Dr. med. Dr. phil.
Universität des Saarlandes,
Fachbereich Klinische Medizin/
Universität Herdecke
privat: Oberbogenstr. 10
W-6500 Mainz-Mombach

Wagner, Hildebert, Prof. Dr. rer. nat. Dr. h. c.
Institut für Pharmazeutische Biologie
der Ludwig-Maximilians-Universität
Karlstr. 29
W-8000 München 2

Worku, Felege, Dr. med.
Projektbüro Münchener Modell
Pettenkoferstr. 8a
W-8000 München 2

Theoretische Grundlagen

1 Terminologie

D. Melchart

Naturheilverfahren (NHV)

Die wissenschaftliche Darstellung und Aufbereitung eines Themas beginnt zunächst mit der Terminologie des zu beschreibenden Gegenstandes. Das Gebiet sogenannter „Naturheilverfahren" präsentiert sich sehr inhomogen. Es existieren mehrere fälschlicherweise als Synonyma verwendete Begriffe, die einerseits die terminologische Unreife dieses zukünftigen Lehr- und Forschungsgebietes widerspiegeln und andererseits verdeutlichen, wie sehr der Themenbereich mit Vorurteilen belastet ist (Tab. 1.1).

Schlagworte wie „Schulmedizin", „Außenseitermedizin" oder „Paramedizin" sind Begriffe polemischen Ursprungs. Sie entstanden z. T. bereits vor hundert Jahren in der Auseinandersetzung zwischen Homöopathie und wissenschaftlich begründeter Medizin. Ihre Aussagen zielen – wissenschaftssoziologisch betrachtet – nur auf eine Abgrenzung und Diffamierung aller medizinischen Richtungen, die vom jeweils vorherrschenden medizinisch-mehrheitlichen Denkkollektiv abweichen (Abb. 1.1). Der ehemalige Schriftleiter des „Deutschen Ärzteblattes", Prof. Gross, Köln, schrieb bereits im Heft 3 vom 20. Januar 1984: „... Schulmedizin bzw. Außenseitermethoden sind Kampfworte des 19. Jahrhunderts, die fortschrittliche Ärzte möglichst vermeiden sollten."
Unter dem Begriff „Unkonventionelle Medizinische Richtungen (UMR)" (Matthiesen, Roßlenbroich, Schmidt, 1992) lassen sich ebenfalls unterschiedliche Verfahren subsumieren, deren einzige

Tab. 1.1 falsche Synonyme

– Naturheilkunde/-verfahren	– Außenseitermethoden
– Naturgemäße Heilverfahren	– Alternative Medizin
– Erfahrungsmedizin	– Ganzheitsmedizin
– Biologische Medizin	– Nicht etablierte Medizin
– Komplementäre Medizin	

Gemeinsamkeit darin besteht, nicht zur etablierten wissenschaftlichen Medizin zu gehören.
Die Begriffe „Erfahrungsmedizin" und „Ganzheitsmedizin" werden an einer anderen Stelle des Textes erörtert.

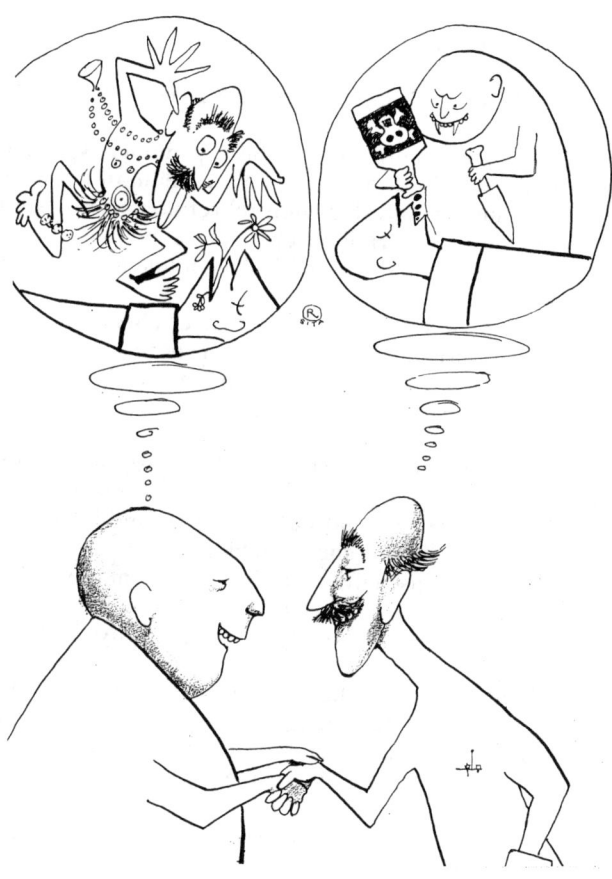

Abb. 1.1   Vorurteile gegenüber den Naturheilverfahren

Wirkfaktoren

Zurück zu dem Begriff „Naturheilverfahren". Er stammt von dem
Arzt Dr. med. Lorenz Gleich (1798–1865), dessen **Definition**
lautet:

> „Heilen ohne Arzneistoffe und Blutentziehung, mit Kälte und Wärme,
> Trinken von kaltem Wasser, Umschlägen, Diät, frischer Luft usw."

Häufig wird das zum Einsatz kommende Verfahren oder Mittel als
Kriterium dazu herangezogen, inwiefern es sich um ein „echtes"
(Hentschel, 1987) oder „klassisches" Naturheilverfahren handelt
oder nicht.

Hierfür ist die Verwendung ausschließlich **genuiner Naturfaktoren**
(Rothschuh, 1965) gefordert. Die als Naturheil**mittel** zum Einsatz
kommenden genuinen Naturfaktoren rekrutieren sich aus pflanzlichen und mineralischen Heilmitteln, speziellen naturbelassenen
Ernährungsformen, Erde, Licht, Luft, Wasser und umweltbedingten
klimatischen Faktoren.

Im Gegensatz hierzu stehen die Naturheil**verfahren**, die sich eher
anwendungsorientiert oder technologisch definieren lassen. Es
handelt sich dabei meist um Methoden und Techniken, die der
„Natur nachempfunden" sind (Bühring, 1990).

Diese naturistische Sichtweise steht im Kontrast zur naturwissenschaftlich orientierten „physikalischen Medizin". Die physikalische
Medizin sieht ihren wissenschaftlichen Gegenstand in den funktio-
nell-physiologischen, thermischen und biomechanischen Prinzipien.
Mit ihrem naturwissenschaftlichen Bezugssystem und als heute
eigenständiges medizinisches Fachgebiet distanziert sie sich von der
naturistischen Sichtweise (Senn, 1990). Sie (die physik. Med.) teilt
nicht den primär philosophischen Ansatz, daß der „genuine Natur-
faktor" an sich eine sinnvolle therapeutische Nutzung für den
Menschen darstellt. Vielmehr geht es der physikalischen Medizin –
wie der Terminus technicus bereits verdeutlicht – um den therapeutischen Einsatz physikalisch wirksamer Größen wie Strahlung,
Licht, Wärme, Kälte, Druck, Zug oder Torsion. Diese Phänomene
lassen sich den Hauptgebieten der naturwissenschaftlichen Physik
zuordnen und können als
▷ elektrisch
▷ mechanisch

▷ optisch
▷ thermisch

bezeichnet werden. Erweitert durch die Balneologie und Klimatologie liegt ihr Therapiespektrum somit in den Bereichen der Elektrotherapie, Hydro- und Thermotherapie, Krankengymnastik und Massagen sowie Klimatherapie.
Vergleicht man die derzeit gültigen Weiterbildungs-Ordnungen für physikalische Medizin und Naturheilverfahren, so sind viele Positionen des Stoffgebietes nahezu deckungsgleich.

Darüber hinaus rekrutiert sich eine dritte Gruppe von unterschiedlichen Naturheilverfahren, die als „besondere Therapierichtungen" Arzneimittelgesetz (AMG) 1976 zusammengefaßt werden können. Hier stehen „bioinformative", d. h. „bioinformationelle" im Sinne von „Funktionsordnungen übertragende" Prozesse im Vordergrund der Betrachtung. Der Begriff „bioinformativ" faßt weitgehend alle Wirkfaktoren zusammen, die als Funktionsmodell und Wirkmechanismen einen „Dialog" zwischen selbstregulierenden Prozessen des Menschen und dem zum Einsatz kommenden Wirkfaktor vorgeben.
Dies bedeutet, daß der therapeutische Reiz (Stimulus) kybernetisch als „Information" betrachtet wird, die ihrerseits von dem jeweils betroffenen System des Menschen „verstanden" werden muß. Ein Beispiel hierfür könnte die Zurückführung eines „blockierten" Gelenks in seine physiologische Stellung sein; das „Wiederkennen" der richtigen Lage durch das propriozeptive System (memory-effect) kann zur Wiedereinschaltung des richtigen „Haltungsprogrammes" in der gesamten Haltungskette führen. Hierzu zählen auch sog. „bioenergetische" Wirkfaktoren, bei denen Arbeitshypothesen und spekulative Denkmodelle vorwiegend von elektromagnetischen Prozessen ausgehen. Beispiele für diagnostisch-therapeutische Verfahren, denen ein mehr oder weniger spezifischer Wirkfaktor „Information" zugrunde gelegt wird, sind u. a. Hochpotenz-Homöopathie, Homotoxikologie, anthroposophische Medizin, Kinesiologie, somatotopische Reflextherapien.
Konsequenterweise müssen aber auch Selbsterfahrungstechniken wie autogenes Training, Biofeedback-Methoden sowie pädagogische Verfahren (z. B. zeitliche Ordnungstherapien) und „Bewußtseinserweiternde" Techniken (z. B. Meditation) hinzugezählt werden. In diesem Zusammenhang kann „Information" als „Botschaft", „Si-

gnal", „Bewußtwerdung" von Gefühlen, Defiziten, Zusammenhängen oder Lebenszielen interpretiert werden.

Wirkprinzipien

Trotz der unterschiedlichen wissenschaftlichen Bezugssysteme (Naturismus, Naturwissenschaft, Bioenergetik) findet sich eine gemeinsame Basis bezüglich der Frage, welche Rolle der menschliche Organismus beim Zustandekommen der Therapieeffekte einnimmt. Alle Maßnahmen der natürlichen Therapie zielen auf eine „aktive Beteiligung und Nutzung der natürlichen Fähigkeiten des Organismus zu Regulation und Anpassung, zu Regeneration und Abwehr" (Amelung, Hildebrandt, 1985).
Die Förderung der Fähigkeit zur Selbstheilung und Selbstordnung des Organismus geschieht im besonderen durch Sekundärreaktionen in ihm, die sich qualitativ und quantitativ von den Primärwirkungen unterscheiden.
Dem Wirkprinzip der **Selbstheilung (Hygiogenese)** stellt Hildebrandt (1976/77) das Wirkprinzip der **Kunstheilung** gegenüber (Tab. 1.2). Eine „künstliche Therapie" nützt ihre Kenntnisse der Physiologie in erster Linie für das Verständnis pathogenetischer Mechanismen. Diese primär oder direkt wirkenden Maßnahmen zielen auf eine Ausschaltung von Krankheitsursachen und eine Bekämpfung von Krankheitsfaktoren. Darüber hinaus werden eine Korrektur der Normabweichungen von Funktionsgrößen durch pharmakologische Lenkung sowie der vollständige Ersatz von geschwächten oder ausgefallenen Körperfunktionen im Sinne der Substitution oder des Funktions- und Organersatzes angestrebt.
Diese **pathogenetisch orientierten** Therapieprinzipien reichen oft nicht aus, um insbesondere den in unserer Zeit immer häufigeren

Tab. 1.2 Wirkprinzipien der Therapie (nach Hildebrandt, 1986)

„Künstliche Therapie"	„Natürliche Therapie"
Direkte Wirkungen	Indirekte Wirkungen
primäre	sekundäre
pathogenetisch orientiert	hygiogenetisch orientiert
1. Ausschaltung	1. Schonung
2. Lenkung	2. Normalisierung
3. Ersatz	3. Kräftigung

chronischen Krankheiten und Regulationsstörungen wirksam begegnen zu können.
Die Wirkprinzipien hygiogenetisch orientierter Maßnahmen sind
▷ Schonung
▷ Normalisierung
▷ Kräftigung.

Durch Schonung, Förderung von Durchblutung und Sauerstoffversorgung können einfache Erholungsvorgänge gesteigert und Normalisierungseffekte durch übende Regulationsverbesserungen erzielt werden (**Regulationstherapie**; vgl. Grote, 1954, 1961; Hoff, 1957, 1969).
Das Prinzip der Kräftigung wird durch trainierende Maßnahmen im Sinne adaptiver Kapazitätssteigerungen erreicht (**Adaptationstherapie**; vgl. Amelung, Hildebrandt, 1985).
Da Naturheilverfahren – wie bereits oben ausgeführt – ihre Wirkungen über indirekte und sekundäre Reaktionsvorgänge erreichen, wurde durch von Neergaard 1939 der Begriff **Reaktionstherapie** geprägt.

Grundkenntnisse aus dem Forschungsbereich der Physiologie werden häufig nicht in die Praxis übernommen. Darüber hinaus ist feststellbar, daß sich die Physiologie zu wenig um Grundlagen und Bedingungen der Gesunderhaltung, ihrer Restitutionsfaktoren und Vorgänge der Selbstheilung und des Gesundwerdens, d. h. der Hygiogenese (Grote, 1961) und Salutogenese kümmert. Die physiologischen Grundlagen der Selbstheilung und der autonomen Gesunderhaltung im Sinne einer **Autoregulation** umfassen ein breites Spektrum autonomer Regelgrößen (siehe Kapitel 3.).
Das Prinzip der **Hygiogenese** und die weitere wissenschaftliche Aufklärung menschlicher autoregulativer Vorgänge sind gute Ansätze für eine realwissenschaftliche Fundierung sogenannter „Naturheilverfahren".
Die diagnostische und therapeutische Beteiligung und Nutzung autonomer Regelprozesse des Menschen ist somit zum Kernstück der Definition zu erheben. Dies wurde bereits im Jahre 1911 von Franz Kleinschroth in der Veröffentlichung „Wissenschaftliche Begründung der Naturheilkunde" (zitiert nach Rotschuh, 1983) betont.

Zusammenfassend kann gesagt werden:

> **Naturheilverfahren wenden sich meist indirekt über den therapeutischen Reiz an die Funktionssysteme der menschlichen Autoregulation (hygiogenetisches Wirkprinzip). Sie folgen dem Reiz-Reaktions-Prinzip. Es liegen den einzelnen Methoden unterschiedliche Wirkfaktoren zugrunde, deren Prinzipien als naturistisch, physikalisch oder bioinformativ zu bezeichnen sind. Die jeweilige Theorie der Methode bestimmt weitgehend, welche Befunde erhoben werden und welche diagnostisch-therapeutische Strategie verfolgt wird.**

Definitionen und Begriffe

Eine Definition stellt zwar nur den meist unvollständigen Versuch dar, das Wesentliche einer Sache in möglichst kurzer Form wiederzugeben. Dennoch soll ein eigener Definitionsentwurf unternommen werden.

> **„Naturheilverfahren zielen auf eine aktive Beteiligung und Nutzung selbstregulierender Prozesse des menschlichen Organismus (Autoregulation) in Richtung Gesundheit. Die therapeutisch-diagnostischen Maßnahmen folgen dem „Reiz-Reaktions-Prinzip (RRP)" (Melchart, 1991).**

Nach Meinung des Autors sollte das Schlagwort „Naturheilverfahren" allmählich abgelegt werden und der Begriff **„Autoregulative Verfahren"** oder **„Autoregulative Medizin"** Verwendung finden. Autoregulative Medizin bedeutet: eine Medizin, die das autonome Regulationsgeschehen des Menschen unterstützt. Um die Autonomie biologischer und geistig-psychisch-sozialer Vorgänge der Menschen gezielt beeinflussen zu können, müssen die wissenschaftstheoretischen Voraussetzungen für den rationalen Einsatz diagnostischer und therapeutischer Verfahren erarbeitet werden.
Durch die Wiedervereinigung Deutschlands gewinnt auch der Begriff „Physiotherapie" erneut an Bedeutung. Der Begriff wurde 1964 in der DDR zur ärztlichen Weiterbildung eingeführt. Es wurde im Rahmen der allgemeinen Facharzt-Ordnung der DDR die Spezialisierung zum „Facharzt für Physiotherapie" ermöglicht, die eine Weiterbildungszeit von 4 Jahren umfaßt. Nach Angaben von H. Kraus (1990) gibt es gegenwärtig ca. 600 „Fachärzte für Physiotherapie" in den Ländern der ehemaligen DDR. Universitäts-Institute mit entsprechenden Professuren existieren in Berlin, Jena und

Dresden. Eine sorgfältige Auseinandersetzung mit der Weiterbildungsordnung zum Arzt für Physiotherapie wäre lohnend und eine wichtige Bereicherung für die inhaltliche und begriffliche Diskussion.

Die internationale Literatur favorisiert darüber hinaus den Begriff „complementary medicine". Es handelt sich jedoch hierbei vorwiegend um eine medizinwissenschaftliche Standortbestimmung, die dem Bereich Naturheilverfahren nur einen ergänzenden Charakter zur etablierten Medizin einräumt.

Eine weitere wichtige Definition des Begriffes Naturheilverfahren bietet der Zentralverband der Ärzte für Naturheilverfahren (ZÄN) in Stuttgart an. Diese lautet wie folgt:

1. Naturheilverfahren als Teil der Gesamtmedizin verwenden ganzheitliche diagnostische und therapeutische Methoden in Prävention, Therapie und Rehabilitation.
2. Naturheilverfahren verwenden bevorzugt genuine Naturfaktoren mit dem Ziel einer Anregung und Unterstützung der dem Organismus eigenen Ordnungs- und Heilkräfte.
3. Sie basieren auf der klassischen, hippokratischen Medizin, die eine Motivierung des Patienten zur Mitarbeit an seiner Lebensgestaltung fordert. Sie dienen dem öffentlichen Gesundheitswesen.

Die Organisation European Council of Doctors for Plurality in medicine (ECPM) in Brüssel schließt sich obiger Definition weitgehend an.

Homöopathie und manuelle Medizin sind selbständige Zusatzbezeichnungen, die in der Weiterbildungsordnung verankert sind. Sie werden deshalb häufig nicht unter Naturheilverfahren subsumiert. Dennoch besitzen sie konzeptuelle Zugehörigkeit.·

Methodenspektrum

Nach einer Vorstrukturierung des Themas Naturheilverfahren hinsichtlich der Wirkfaktoren und Wirkmechanismen soll das Methodenspektrum der Naturheilverfahren erläutert werden.

Bereits im Vorfeld der Erörterung muß darauf hingewiesen werden, daß die Umgrenzung der zum Gebiet der Naturheilverfahren zu rechnenden Methoden eine Ermessensfrage ist und vorerst umstritten bleiben wird. Die Ärzteorganisationen ZÄN und ECPM (siehe

oben) rechnen zu den diagnostischen und therapeutischen Naturheilverfahren folgende Methoden, ohne Wertung und Anspruch auf
Vollständigkeit. Mögliche Kriterien zur Beurteilung der Gewichtung
einzelner Naturheilverfahren im Aus- und Fortbildungsbereich zeigt
eine Übersicht in Kap. 6. Die Richtlinien der Bundesärztekammer
vom 15. 4. 1988 über den Inhalt der Weiterbildung im Bereich
„Naturheilverfahren" fordern die Vermittlung, den Erwerb und den
Nachweis eingehender Kenntnisse in Wirkprinzipien, Indikationen
und Anwendung der klassischen Naturheilverfahren. Hiernach
gehören zu den klassischen Naturheilverfahren:

▷ **Hydro-Thermotherapie,** hierzu zählen:
  – Waschungen
  – Güsse
  – Wickel und Packungen
  – Teilbäder
  – Kräuterbäder
  – Luftbäder
  – Überwärmungsbäder
  – Sauna
  – Dampfbäder
▷ **Bewegungstherapie, Atemtherapie**
▷ **Massageverfahren,** hierzu zählen:
  – klassische Massage
  – manuelle Lymphdrainage
  – Reflexzonenmassage (Bindegewebsmassage, Segmentmassa-
    ge, Periostbehandlung, Kolonbehandlung)
  – Unterwasser-Druckstrahlmassage
▷ **Ernährungstherapie,** hierzu zählen:
  – Vollwertkost und ihre krankheitsbezogenen Varianten
  – spezielle Ernährungsregimina
  – Rohkost einschließlich Teilfasten
  – totales Fasten
  – F. X. Mayr-Diät
  – Schrothkur
  – Sonderdiäten
▷ **Phytotherapie,** einschließlich der Wirkungsweisen und Heilanzei-
  ge der wichtigsten Heilpflanzen und der Behandlung mit Wirk-
  stoffkomplexen
▷ **Ordnungstherapie,** einschließlich **Entspannungsverfahren, Atem-
  und Lösungsverfahren**

Diese sogenannten „klassischen Naturheilverfahren" beziehen sich auf den Einsatz genuiner Naturfaktoren. Sie verstehen sich unter dem gemeinsamen Blickpunkt des Naturismus (Rothschuh, 1983) als Entität.

Auf den Gebieten der physikalischen Medizin, der medizinischen Klimatologie und der Balneologie wurde im universitären Bereich auf dem Boden naturwissenschaftlicher Basisdisziplinen wie Physik und Chemie eine weitgehende Wirk- und Wirksamkeitsbestätigung für einen großen Teil dieses Verfahrenspektrums erarbeitet. Ebenso gelten die heutige Phytopharmakologie und Phytotherapie im Bereich der Forte-Präparate als teilweise gesichert.

Die klassichen NHV fallen deshalb weitgehend unter die Leistungspflicht der Krankenversicherung.

Darüber hinaus differenziert die Bundesärztekammer die Vermittlung und den Erwerb von Kenntnissen in den Grundlagen einer weiteren Gruppe von Naturheilverfahren, die als „komplementäre" oder „erweiterte" Naturheilverfahren zu bezeichnen sind. Dazu gehören:

▷ ausleitende Verfahren
   (Aderlaß, Schröpfen, Blutegeltherapie, diaphoretische, diuretische, laxierende und emmenagoge Verfahren)
▷ Symbioselenkung (mikrobiologische Therapie)
▷ Neuraltherapie
▷ Thalassotherapie (Klimatherapie)
▷ Lichttherapie (Heliotherapie)
x Elektrotherapie

Diese Gruppe von Naturheilverfahren erscheint in sich nicht schlüssig: Verfahren wie Licht- und Thalassotherapie und – mit Einschränkung – auch ausleitende Verfahren (Blutegeltherapie) verwenden sogenannte „genuine Naturfaktoren".

Humoralmedizinische Verfahren wie der Aderlaß haben dagegen keinerlei gruppenidentische Verbindungselemente zu den bisher genannten Verfahren oder beispielsweise zur Elektrotherapie. Die von der Bundesärztekammer erfolgte Aufteilung der Naturheilverfahren in klassische und erweiterte bzw. komplementäre Heilverfahren erscheint somit nicht sinnvoll. Andere Autoren wie Hentschel (1991) und Schimmel (1986) zählen folgerichtiger auch die Klimatherapie und die ausleitenden Verfahren zur Gruppe der klassischen Naturheilverfahren.

Schließlich hält die Weiterbildungsordnung eine dritte Verfahrensgruppe fest, die in der Anwendung „anderer Therapieprinzipien" begründet ist. Die Gesellschaft der Ärzte für Erfahrungsheilkunde e. V. hat in ihrem Rahmenplan sowohl für die „Medizinische Woche" in Baden-Baden als auch für den „Lehrgang für Physiotherapie" die Manuelle Diagnostik, Akupunktur oder Sauerstofftherapie für diesen Bereich vorgesehen. Die Abgrenzung der Verfahren wird damit begründet, daß diesem Methodenspektrum meist keine ausreichend anerkannten wissenschaftlichen Grundlagen zur Verfügung stehen.

Nach Ostendorf (1991) zählen zu den bekanntesten wissenschaftlich nicht allgemein anerkannten „Außenseitermethoden" folgende Verfahren:

- Akupunktur
- Autohomologe Immuntherapie (AHT)
- Bioelektrische Funktionsdiagnostik (BFD)
- Bioresonanztherapie (MORA-Therapie)
- Chelat-Therapie
- Colon-Therapie
- Elektroakupunktur nach Voll (EAV)
- Elektroneuraldiagnostik und -therapie nach Croon
- Hämatogene Oxydationstherapie (HOT)
- Immuno-augmentative Therapie (IAT)
- Irisdiagnostik
- Kirlian-Fotografie
- Konservative Magnetfeldtherapie
- Ozontherapie
- Sauerstoff-Mehrschritt-Therapie nach von Ardenne (SMT)
- Soft- und Midlasertherapie
- Symbioselenkung
- Thermoregulationsdiagnostik
- Wiedemann-Kur
- Zelltherapie
- Zytoplasmatische Therapie und Gegensensibilisierung nach Theurer
- Zytotoxikologischer Lebensmittel-Allergietest

Bezüglich Problematik der wissenschaftlichen Anerkennung siehe Kapitel 6.
Der Schwerpunkt der Weiterbildung liegt mit 75 % Unterrichtszeit auf dem Gebiet der „klassischen und komplementären Naturheilver-

fahren". Die Übersicht der Tab. 1.3 informiert darüber, welche diagnostischen und therapeutischen Einzelverfahren Anspruch auf

Tab. 1.3 Einteilung von „Naturheilverfahren" nach Wirkfaktoren
Die hier genannten Einzelverfahren werden von verschiedenen Verbänden, Organisationen und Buchautoren als NHV oder besondere Therapierichtungen aufgeführt. Die exemplarische Zusammenstellung enthält keine Bewertung, sondern nimmt eine mögliche Zuordnung zum jeweiligen Wirkfaktor vor.

Verfahren	Naturistisch	Physikalisch	Bioinformativ
Akupunktur		(+)	+
Anthroposophische Medizin			+
Atemtherapie	(+)	+	
Aus/Ableitende Verfahren	+		
Balneotherapie	+	+	
Bewegungstherapie	(+)	+	
Bioresonanztherapie			+
Elektroakupunktur			+
Elektrotherapie		+	
Entspannungstherapie	(+)		+
Ernährungstherapie	+		
Fasten	+		
Herd-Störfelddiagnose			+
Homöopathie			+
Homotoxikologie			+
Hydrotherapie	+	+	
Kinesiologie			+
Klimatherapie	+	+	
Kneipp-Therapie	+	+	
Konstitutionsmedizin	+		
Krankengymnastik	+	+	
Lichttherapie	+	+	
Lymphdrainage		+	
Manuelle Medizin		+	(+)
Massage		+	
Mikrobiologische Therapie	+		
Moxibustion		+	(+)
Neuraltherapie		(+)	+
Ordnungstherapie	(+)		+
Phytotherapie	+		
Reflextherapie		+	(+)
Thermoregulation		+	(+)
Sauerstofftherapie		+	
Thermotherapie	+	+	

die Bezeichnung „Naturheilverfahren" erheben. Der Zusammenstellung wurden die Empfehlungen der wichtigsten Lehrbuchautoren (Schimmel, Hentschel, Zimmermann, Bachmann) und Ärztegesellschaften zugrunde gelegt. Die Einteilung erfolgt nach den Wirkfaktoren naturistisch, physikalisch und bioinformativ. Der Klassifikationsversuch zeigt, daß sich hierbei erhebliche Überlappungen der einzelnen Verfahren ergeben.

Zusammenfassend kann festgestellt werden, daß sich das Gebiet der sogenannten Naturheilverfahren inhomogen repräsentiert. Diese Tatsache liegt darin begründet, daß sich einzelne Verfahren aus unterschiedlichen wissenschaftlichen Bezugssystemen ableiten, deren Wirkfaktoren als naturistisch, physikalisch oder bioinformativ bezeichnet werden können.

Ihre konzeptuelle Basis findet sich im gemeinsamen Anspruch, die autoregulativen Programme des menschlichen Organismus diagnostisch wie therapeutisch zu beeinflussen. Die wissenschaftliche Beweisführung des hygiogenetischen Wirkprinzips einzelner Naturheilverfahren sollte deshalb als Anerkennungs-Kriterium von jedem Heilverfahren gefordert werden. Daneben ist eine ausreichende empirische Datensicherung des Einzelverfahrens zu erbringen. Ob der Begriff „Autoregulative Verfahren" als terminologische Klammer für die unterschiedlichen Einzelmethoden in Bezug auf ihre gemeinsame postulierte Wirkungsweise geeignet erscheint, stellt der Autor zur Diskussion. Eine weitere akzeptable Begriffsbildung bezüglich sogenannter „Naturheilverfahren" bietet das Wort „Physiotherapie". Der Begriff sollte dann aber als „therapeutische Physiologie" (Hildebrandt, 1976) verstanden werden.

Erfahrung in der Medizin – „Erfahrungsmedizin"

Bei der weiteren wissenschaftlichen Auseinandersetzung mit dem Thema „Naturheilverfahren" fällt auf, daß neben dem Problem der qualitativen Theorien- und Begriffsbildung insbesondere die Erfahrungsbildung und ihre jeweilige methodologische Strategie Gegenstand der Auseinandersetzung sind. Hierfür kennzeichnend ist der Begriff „Erfahrungsmedizin".

Nach Buchborn (1984) ist Erfahrungsmedizin eine bevorzugt auf phänomenologisch-deskriptiver Diagnosefindung beruhende, am Individuum und am Therapieerfolg orientierte Medizin.

Erfahrungsmedizin in diesem Sinne beschränkt sich auf
- unmittelbare Beobachtung und eigene bzw. fremde Sinneserfahrung
- Registrierung kasuistischer Zusammenhänge zwischen Symptom, Krankheitsbild, Verlauf und Heilerfolg
- Analogieschlüsse zur Gewinnung von Verallgemeinerungen und Regeln
- symptomatologische Krankheitsklassifizierung nach Befinden und Verhalten
- symptombezogene und individualisierende Heilpraxis.

Sie verzichtet auf
- mittelbare bzw. indirekte naturwissenschaftlich objektivierende Untersuchungsmethoden
- kausale Erklärung und rationale Begründung von Pathomechanismen und therapeutischer Wirksamkeit
- experimentelle Analyse und intersubjektive Nachprüfbarkeit der hypothetischen Gesetzmäßigkeiten
- ätiologisch-pathogenetische, systematisch lehrbare Nosologie
- Falsifizierbarkeit wissenschaftlicher Theorienbildung und Konzeptualisierungen.

Buchborn unterscheidet eine ärztliche Erfahrung von der wissenschaftlichen Erfahrung in der Medizin. Ärztliche Erfahrung in der Praxis zielt primär und vordergründig auf den Heilerfolg ab. „Nur in dieser Maxime ärztlichen Handelns besteht Übereinstimmung zwischen der sog. Schulmedizin und den Empirikern, seien sie Homöopathen oder andere Naturheilkundige" (Buchborn, 1984). Medizin ist als ärztliche Praxis selbst nicht Wissenschaft, sondern benötigt Hilfswissenschaften, um Erfahrung überprüfbar und kommunizierbar zu machen. Diese so gewonnene wissenschaftliche Erfahrung muß darüber hinaus – nach Überla (1983) – empirisch gewonnen und wiederholbar sowie in ihrer Variabilität und Vielfalt beschreibbar sein. Überla beschreibt vier Ebenen der Erfahrung, die – einander gleichwertig – sich ergänzen:
1. klinische Intuition
2. Mitteilung von Kasuistiken und Einzelfallstudien
3. klinische Beobachtungsstudien
4. kontrollierte randomisierte Studien.

Die Gegenüberstellung von ärztlicher und wissenschaftlicher Erfahrung führt zu einem zentralen Gegenstand der medizinischen Diskussion, nämlich zum „Empirie-Theorie-Problem".

Zunächst soll der Begriff der Erfahrung bestimmt werden. F. Hartmann (1984) stellt fest, daß es sich bei dem Begriff Erfahrung „um die Beschreibung einer aktiven, bewußten Tätigkeit des Menschen, eine Erkenntnis-Handlung" handelt. Das griechische Wort „EM-peiria" bedeutet neben dem Präfix eine „unreflektierte, ungeplante, spontane Widerfahrnis, also Fahrung". „Die Er-fahrung setzt Absicht voraus, und diese ist durch Motive, Ziele, Erwartungen strukturiert, vorgeordnet. Wenn diese Struktur durchdacht und nach den Regeln des Verstandes geordnet ist, nennen wir das eine Theorie oder ein Modell". Hartmann ordnet in seinen weiteren Ausführungen dem Begriff Erfahrung folgende Implikationen zu:

1. die Lebensvorerfahrungen, angeborene Möglichkeiten von Erfahrung wie Raum und Zeit, Kindheit, Erziehung, Schule etc.

2. die mit Erfahrung verbundenen Erlebnisvorgänge wie Angst und Freude, Wohlbefinden und Mißempfinden, Zweifel und Selbstvertrauen etc.

3. „Alle Erfahrungen und Erlebnisse gehen in das bewußte und unbewußte Gedächtnis ausgelesen, bewertet, geordnet, gefiltert ein. In dieser Form sind sie erinnerungsfähig. Die Leistung der Erinnerung ist Eigenleistung, d. h. auch sie wählt aus, läßt zu, ordnet im Hinblick auf Zweckdienliches und Zielförderndes".

4. Die persönliche ärztliche Erfahrung steht der Forderung der Medizin als Wissenschaft gegenüber, die das Ziel einer verallgemeinerungsfähigen Aussage über Bedingungen, Ereignisketten, Verläufe von Krankheiten etc. anstrebt. Hier genügt offensichtlich nicht die Summe der Erfahrungen eines einzelnen Arztes. Nach den obigen Ausführungen bringt der Einzelne seine Vorerlebnisse bzw. Vorerfahrungen und Vorurteile mit ein. Allgemeingültiges läßt sich jedoch nur durch den Vergleich von Einzelerfahrungen erarbeiten. Somit sind Erfahrungen überindividuell zu sichern und verallgemeinerungsfähig zu machen, was gleichzeitig Theorieanspruch bedeutet. Hartmann geht nicht von dem sich gegenseitig ausschließenden Verhältnis zwischen Theorie und Praxis aus, sondern von einem notwendigen Wechselverhältnis. Zur Lösung des Problems wird ein rationaler Empirismus als methodische Grundlage alles Arztseins vorgeschlagen. Es muß eine Theorie der Erfahrung entwickelt werden, in der beispiels-

weise die Kritik an der Verläßlichkeit von Sinneswahrnehmungen sowohl eine Analyse der Voreingenommenheiten als auch biologische, anthropologische und psychologische Erörterungen der Bedingungen von Erinnerung beinhaltet. Theorienbildung muß ein dynamischer Prozeß sein, der neue Erfahrungen einzuordnen oder, wenn dies nicht gelingt, die bisherige Theorie umzubauen in der Lage ist.

An geschichtlichen Vergleichen zeigt Hartmann, daß bereits die hippokratische Medizin überzeugende Theorienbildungen hatte. Auch die Theorie des antiken Empirismus setzt einen differenzierten Begriff von Erfahrung voraus. Hippokrates hielt in seinem ersten Aphorismus die Erfahrung für „unzuverlässig" oder „täuschend" (Tröhler, 1991). Die Wissenschaft des antiken Empirismus „hat eine hippokratische naturphilosophische Grundlage von der Selbstheilkraft der Natur, ohne die der Arzt nichts ausrichten kann; sie entwickelt eine empiristische Erkenntnistheorie, in deren wissenschaftstheoretischer Erörterung die Frage schon eine erhebliche Rolle spielt, wie zuverlässig die menschliche Wahrnehmung ist; schließlich bindet sie das ärztliche Handeln an die mehrdimensional geprüfte ärztliche Erfahrung."
Eine dieser Dimensionen ist laut Hartmann die Art der Erfahrung:
• spontane Wahrnehmung
• mit Absicht wiederholte Beobachtung
• künstlich ausgelöste Beobachtung.

Die dritte hier genannte Art ist in der Neuzeit zum System der klinischen Funktionsprüfungen ausgearbeitet worden.

Eine weitere Dimension der Aufarbeitung von neuer Erfahrung ist das Analogieprinzip.
Analoges Denken spielt in der Naturheilkunde eine bedeutende Rolle. Analogieschluß, Vergleich mit der Literatur und eigene Beobachtung bilden den sogenannten „klassischen-empirischen Dreifuß" (Tröhler, 1991). Francis Bacon (1561–1627) erweiterte diesen Erfahrungsbegriff im Sinne einer „kunstvollen Befragung der Natur gemäß gewissen mathematischen Kriterien" zu einer „geregelten Erfahrung" oder „experientia ordinata" die im 18. Jahrhundert zu kontrollierten klinischen Studien in der Medizin führte (Tröhler, 1991).

Die heutige Innere Medizin stellt sich für Hartmann als eine moderne Erfahrungsheilkunde dar. „Unter modern verstehe ich, daß sie eine Theorie der Erfahrung an eine empiristische Methodologie zugrunde legt. Die meisten internistischen Urteilsformen haben Therapie zum Ziel". Er schreibt auch: „Es ist notwendig nüchtern festzustellen, daß wir nur in wenigen Fällen kausale Therapie treiben können, in den allermeisten aber symptomatisch behandeln. Das bedeutet nicht, das Ziel kausaler Therapien aufzugeben, sondern nur das Eingeständnis, daß wir davon weit entfernt sind. Der überzeugendste Beleg für diese Aussage sind die chronischen Krankheiten, die eben deswegen chronisch sind, weil wir ihre ersten Ursachen nicht und allenfalls die letzten pathogenetischen Kettenglieder kennen, die die Beschwerden und Zeichen machen".

Häufig werden therapeutische Entscheidungen getroffen, selbst wenn ihre theoretischen Grundlagen nicht ausreichend sind (fehlende diagnostische Klassifizierung etc.). Dies ist mit dem Reizbegriff „Medizin ohne Diagnose" gemeint. Daß Fälle dieser Art „im medizinischen Alltag viel häufiger vorkommen als wir ahnen oder zugeben", ist eine weitere bemerkenswert offene Feststellung der Ausführungen Hartmanns.

Er zeigt drei empiristisch-therapeutische Entscheidungen auf, die ohne Diagnose durchgeführt werden:

▷ die symptomatische Behandlung
▷ wenn es die Indikation (Notfall) erfordert
▷ das „ex-juvantibus-Prinzip".

Einzelfall und Regel

Die logische Notwendigkeit, ärztliche Einzelerfahrungen in Regeln zu verallgemeinern und sie kommunizierbar zu machen, ist sachlich zwingend. Entscheidend für die Qualität dieser Regeln ist es, inwieweit die jeweilige Methode der Erkenntnisbildung angemessen ist. Im Falle kontrollierter Studien stellt die statistisch orientierte Methodologie die Grundlagen dar. Eine einfache Übernahme von Kriterienkatalogen, wie sie z.B. K. Überla (1983) aufgestellt hat, wird jedoch einer tiefgehenden methodologischen Diskussion und einem entsprechenden Problembewußtsein nicht gerecht. Besonders bei den Heilverfahren, die ein stark individualisierendes Therapiekonzept verfolgen (z.B. Homöopathie), ist dies zu berücksichtigen.

Neben der statistischen Sicherung von therapeutischen Wirkungen in Form kontrollierter Studien oder Einzelfallanalysen mit dem Ziel ihrer Übertragbarkeit in allgemeine Therapieempfehlungen sind Reproduzierbarkeit und intersubjektive Nachprüfbarkeit therapeutischer Beobachtungen gefordert. Die hieraus abgeleiteten Hypothesen und Theorien sollen an entsprechenden Wirkmodellen experimentell bestätigt werden. Neben dem Wirk- und Wirksamkeitsnachweis ist die methodisch gesicherte Aufklärung des Wirkungsmechanismus zu erbringen.

Konsequente Anwendung der Formalisierungsprozesse für die Theorienbildungen läßt der ärztlichen Beobachtung und Erfahrung „nur noch die Aufgabe der Vorfeldbearbeitung für das eigentliche wissenschaftliche Verfahren zu" (Kienle, 1983). Eine naturwissenschaftliche Methodik zur Aufarbeitung und Durchdringung medizinischer Gebiete ist jedoch prinzipiell zu bejahen. Die methodologische Kritik der Wissenschaft selbst (Modellismus, Übertragungstheorie von Tier auf Mensch etc.) zwingt uns aber gleichzeitig zur beständigen Frage, wo die Grenze der Medizin als Wissenschaft verläuft. Erkenntnis- und wissenschaftstheoretische Fragestellungen und ihre Weiterentwicklung sind für die gegenwärtige und zukünftige Medizin unumgänglich.

Medizin als Heilkunde ist neben Wissenschaft auch Heilkunst und Heiltechnik (Rothschuh, 1965). Ärztliches Handeln wird dann zur Heilkunst, wenn das medizinische Regelwissen (wissenschaftlich gesicherte Erfahrung an größeren Kollektiven) auf den konkreten Einzelfall individuell übertragen werden muß. Eine originär individualisierende Heilkunst wie die Homöopathie ist hier der naturwissenschaftlich orientierten Medizin gegenüber methodologisch im Vorteil. Aufgrund der vordergründigen Vermittlung von statistischem Regelwissen zur Verbesserung der Prognostizierbarkeit beispielsweise von Krankheitsverläufen wird die Individualität des Menschen eher als Störfaktor interpretiert. Vor diesem Hintergrund ist der häufige „Praxisschock" der meisten Mediziner zu verstehen, die nun im konkreten ärztlichen Handlungsfall ihr Regelwissen auf die komplexe individuelle Biographie eines hilfesuchenden Menschen transformieren sollen. Nicht nur die Problematik dieser Übertragung, sondern auch die häufige Begrenzung auf organotrope Parameter erschwert den individuellen Zugang zum Patienten. H. J. Bochnik (1988) formuliert dieses Problem wie folgt:

„Eine ganzheitsorientierte personale Medizin, die nicht nur aus einer allgemeinen Deklaration humaner Grundsätze besteht, setzt eine konkrete Erfassung der Persönlichkeit des Patienten mit ihren biologischen, psychischen, personalen und sozialen Spielräumen voraus, deren Berücksichtigung erforderlich ist, wenn es um die Anwendung der regelwissenschaftlichen Werkzeuge der Medizin im Einzelfalle geht".

Neben einer ärztlichen und wissenschaftlichen Erfahrung existiert auch die Erfahrung des Patienten, die in diesem Zusammenhang oft zuwenig thematisiert wird.

Die Erfahrungsbildung des Patienten im Umgang mit Kranksein und Heilung bestimmt in hohem Maße den Charakter der Arzt-Patienten-Beziehung. Biographische Entwicklung, Fremd- und Eigenerfahrung mit bestimmten Therapeutika und Behandlungsmethoden, Heilerfolgen, Nebenwirkungen, Hospitalisierung etc. stellen Determinanten der Patienten-Erfahrung dar. Es ist deshalb eine allgemeine Erfahrung, daß Ärzte nicht nur „ihre" Patienten, sondern auch Patienten noch häufiger „ihre" Ärzte suchen.

Der Mensch als komplexe Ganzheit – „Ganzheitsmedizin"

Ein weiteres Chrakteristikum der Naturheilverfahren ist ihre Forderung, „den Menschen diagnostisch und therapeutisch in seiner Ganzheit zu erfassen (Caspers, 1976)". Die Verwendung ganzheitlicher diagnostischer und therapeutischer Methoden findet sich auch in anderen Definitionsansätzen wieder (Rothschuh, 1983; Zentralverband der Ärzte für Naturheilverfahren, 1990; European Council of Doctors for Plurality in Medicine, 1990). Der plakative Begriff der „Ganzheitsmedizin" ist in diesem Zusammenhang zu nennen. Sein Absolutheitsanspruch ist a priori falsch und bedarf in jedem Einzelfall einer sorgfältigen Überprüfung. Auch die naturwissenschaftliche Medizin erhebt mit ihren medizinischen Richtungen der somatischen, psychischen und psychosomatischen Heilkunde den Anspruch, „ganzheitliche Medizin" zu sein. Viele ärztliche Vertreter sind der Ansicht, jede Behandlung sei selbstverständlich auf den ganzen Menschen gerichtet, auch wenn nur ein umschriebener, begrenzter Eingriff vorgenommen werde, etwa das Eröffnen eines Abszesses oder eine Blinddarmoperation. Die Rede von der Ganz-

heit sei deswegen überflüssig und stifte nur Verwirrung (Senn, 1990).
Dagegen wird häufig von naturheilkundlichen Ärzten geltend
gemacht, die meisten Kollegen hätten bei der Behandlung eben nicht
den Kranken als Ganzheit und als Person im Auge. Sie würden
vielmehr nur das Kranke am Menschen beachten und behandeln.
Wenn formal auf beiden Seiten eine Ganzheitsmedizin betrieben
wird, wo liegen dann die inhaltlichen Unterschiede?

Zunächst ein Exkurs zum Begriff Ganzheit: Ausgehend von der
Ganzheitspsychologie Felix Krügers (zitiert nach Degkwitz, 1989),
gehören zu den Ganzheitsaxiomen:

> ▷ **Das Ganze ist mehr als die Summe seiner Teile.**
> ▷ **Die Teile haben in der Ganzheit eine Ordnung und Gliederung.**

Die in der neuen Ausbildungsordnung für Ärzte bewirkte Akkumulation möglichst zahlreicher Fächer läßt noch keine Ganzheitsmedizin entstehen. Der Grund dafür ist nicht nur darin zu suchen, daß die
Addition mehrerer Teile, d. h. medizinischer humanwissenschaftli-
cher Spezialfächer, noch keine menschliche Ganzheit ergibt. Entscheidend ist vielmehr, so Degkwitz (1989), „daß die geistige Person
des Menschen nicht als Teil in eine solche Summation eingehen kann.
Ihre Freiheit und die mit ihr gegebene Selbstbestimmung stehen dem
entgegen, die die Unverfügbarkeit der menschlichen Person bewirken, die sich infolgedessen ihrem Wesen nach wissenschaftlicher
Kenntnis letztlich entzieht."
Es können somit lediglich Aspekte des Krankhaften hervorgehoben
werden, um ein Behandlungskonzept zu entwickeln. Neben vielfältigen somatischen Aspekten werden psychologische und soziologi-
sche Aspekte etc. miteinbezogen. Sie suchen alle eine Antwort auf
die Frage: Was ist der Mensch? Mit dieser Frage wird nur das
Allgemeine angesprochen, das bei allen Menschen zu finden ist. Der
Mensch ist dabei Subjekt und Gegenstand der Betrachtung. Dies
führt unweigerlich zu einer Distanz des Erkennenden zu seinem
Gegenstand. „Es wird mit anderen Worten objektivierend vorgegan-
gen und alles Subjektive sorgfältig eliminiert, da sonst ungetrübte
wissenschaftliche Erkenntnis dieser Art nicht möglich ist" (Degkwitz, 1989). Auf die Frage, wer ist der Mensch, ist dagegen keine
allgemeine Antwort möglich. Mit ihr wird vielmehr „das Einmalige
der Person des einzelnen Menschen in den Blick genommen, der
dabei zum Partner dessen wird, der sich ihm zuwendet" (Degkwitz,
1989).

Zusammenfassend zeigt sich auch hier, daß die objektivierende und verallgemeinernde Vorgehensweise der Naturwissenschaft, die methodisch konsequent von der einzelnen Person absieht, dem Menschen in seiner Subjektivität und „personalen Betroffenheit" nicht gerecht wird. Ganzheitlich-medizinisches Vorgehen kann somit strenggenommen nur in einer vertrauensbildenden Begegnung begründet sein, in der das Gegenüber nicht analysiert und in ein Konzept eingeordnet wird. Die Voraussetzungen zu dieser Begegnung ist die Fähigkeit zur vorurteilslosen Zuwendung und Vertrauensbildung. Diese grundsätzlich menschlichen Eigenschaften und Qualitäten einer Nächstenliebe müßte sich jeder Therapeut zu eigen machen können, wenn er seinen Heilauftrag nicht nur aus der Perspektive der Heiltechnik oder der ihr zugrundeliegenden Wissenschaft sieht.

Da also das vollständige Erfassen des Gegenübers vorwiegend zwischenmenschliche Qualitäten verlangt, sollte sich die Auswahl der Heilmethode jeweils nach dem Grad ihrer Ganzheitsorientiertheit richten. P. U. Unschuld (1988) befaßt sich unter diesem Aspekt mit der Ganzheitlichkeit der Traditionellen Chinesischen Medizin. Er versteht unter dem Begriff drei Gebiete, von denen jedes für sich eine eigene Variante von Ganzheitsmedizin beinhaltet:
- die Ganzheitlichkeit des individuellen Organismus
- die Ganzheitlichkeit eines Individuums in dessen je spezifischer physikalischer und sozialer Umwelt
- die Ganzheitlichkeit einer Lebenswelt schlechtin

Obwohl die Theorie der Traditionellen Chinesischen Medizin alle drei Ebenen umfaßt, weist Unschuld darauf hin, daß die ganzheitlichen Anteile in der klinischen Praxis der Traditionellen Chinesischen Medizin weitgehend auf eine Sicht und Therapie des individuellen Organismus als System vernetzter Funktionseinheiten beschränkt bleiben.

Der auf den ganzen Körper bezogene diagnostische und therapeutische Zugang vieler Naturheilverfahren kann als besonderes Charakteristikum festgehalten werden. Das ganzheitliche Selbstverständnis begründet sich überwiegend aus der ganzheitsorientierten Betrachtungsweise der dem Heilverfahren zugrunde gelegten Systemtheorie. Die chinesischen Vorstellungen von Harmonie und Disharmonie im Rahmen der Polaritäten- und Elementenlehre beruhen darauf, daß der menschliche Organismus als ein System angesehen wird, dessen sämtliche Teile miteinander verbunden und voneinander abhängig sind. Diesen systemischen Ansatz verfolgen viele naturheilkundliche Verfahren und haben im ganzheitsorientierten Ordnungsprinzip einen gemeinsamen Ausgangspunkt. Im Gegensatz zur naturwissenschaftlich orientierten Medizin, die sich auf die spezifische Behandlung einzelner Krankheiten konzentriert, wird die „Entwicklung individueller Heilungskräfte" (Müller-Busch, 1987) therapeutisch stärker berücksichtigt. Dies bedeutet, daß neben dem Einbezug autoregulativer Potenzen des menschlichen Organismus auch psychodynamische und biographische Aspeke stärker betont werden. Nur unter Berücksichtigung dieser Argumente, läßt sich eine deutlich stärkere Ganzheitsorientierung in Theorie und Praxis verwirklichen. Dies rechtfertigt jedoch noch keinen polemischen Umgang mit dem Begriff „Ganzheitsmedizin". Die Systemtheorie eröffnet auch der naturwissenschaftlich orientierten Medizin Möglichkeiten einer ganzheitsorientierten „regelwissenschaftlichen Erfassung" des Individuums.

Die Forderung nach mehr Ganzheitlichkeit in der Medizin (Medizinischer Holismus) ist schließlich „Ausdruck einer Bewegung oder Richtungsänderung in der Medizin, mit dem Ziel einer ganzheitlichen Denk- und Handlungsweise" (Gross, 1986). Eine besondere Bedeutung liegt – so Gross – auf „humanistischen Wechselbeziehungen" wie

▷ psycho-physische Interaktionen
▷ Lebensstilfaktoren
▷ soziales Milieu
▷ Environtologie und ökonomische Bedingungen.

Schwerpunkt des Holismus ist Erhalt und Wiederherstellung der Gesundheit (Prävention).

Literatur

Amelung W, Hildebrandt G. Balneologie und medizinische Klimatologie. Heidelberg, New York, Tokio: Springer, 1985.

Bochnik I. Spielräume im Regelgeflecht: Der Einzelfall und die Regel als zentrales Problem der Heilkunde. In: Der einzelne Fall und die Regel. Bochnik HJ, Gärtner-Huth C, Richtberg W (Hrsg.). Köln: Deutscher Ärzte Verlag, 1988: 11–27.

Buchhorn E. Erfahrung in der Medizin. MMW 1983; 125: 185–6.

Bühring M. Dokumentation einer öffentlichen Anhörung des Deutschen Bundestages. Natur- und Ganzheitsmedizin 1989; 9: 263–4.

Bühring M. „Damit auch Naturmedizin Schule macht" – Interview. NGM 1990; 4: 110.

Caspers KH. Die Stellung der Naturheilverfahren in der Medizin. In: Naturheilverfahren heute. Uelzen: ML-Verlag, 1983.

Degkwitz R. Der Mensch – eine komplexe Ganzheit. Vortrag München, 1989.

European Council of Doctors for Plurality in Medicine. Definition der Naturheilverfahren. Karlsruhe, 1990.

Gross R. Deutsches Ärzteblatt;3: 122.

Gross R. Medizinischer Holismus. Deutsches Ärzteblatt 1986; 83: 1868–1869.

Grote LR. Über die Einheit der Heilkunde und die hippokratische Medizin. Hippokrates, 1954; 25: 1–11.

Grote LR. Der Arzt im Angesicht von Leben, Krankheit und Tod. Stuttgart: Hippokrates, 1961.

Hartmann F. Empirie in der Inneren Medizin. Vortrag MEDICA Düsseldorf, 1984.

Hentschel HD. Naturheilverfahren in der ärztlichen Praxis. Köln: Deutscher Ärzteverlag, 1991.

Hentschel HD. Über Naturheilverfahren und Außenseitermethoden. Physikalische Therapie in Theorie und Praxis 1987; 6: 342–5 und 7: 410–9.

Hildebrandt G. Über die Wirkprinzipien der künstlichen und natürlichen Therapie und die Notwendigkeit chronobiologischer Begutachtung. In: Biologische Medizin – Grundlagen ihrer Wirksamkeit. Büttner G, Hensel H (Hrsg). Heidelberg: Verlag für Medizin Dr. E. Fischer, 1977: 170–9.

Hoff F. Wirkprinzipien der Therapie. Arch Phys Ther 1969; 21: 205–15.

Hoff. Fieber, unspezifische Abwehrvorgänge, unspezifische Therapie. Stuttgart: Thieme, 1957.

Kienle G, Burkhard R. Der Wirksamkeitsnachweis für Arzneimittel. Stuttgart: Urachhaus, 1983.

Krauß H. Physiotherapie 90. Ärztezeitschrift für Naturheilverfahren 1990; 31, 11: III–V (Suppl).

Matthiesen PF, Roßlenbroich B, Schmidt S. Unkonventionelle Medizinische Richtungen. ngm 1992; 5: 7–15.

Melchart D. Probleme der Integration anerkannter und noch nicht anerkannter Methoden der Naturheilkunde in die Medizinerausbildung am Beispiel des „Münchener Modells". In: 2. Wiener Dialog über Ganzheitsmedizin. A. Stacher (Hrsg.). Wien: Facultas, 1991.

Müller-Busch C. Holistische Medizin in der Rehabilitativen Schmerztherapie. Vortrag Symposium „Medizinischer Holismus in der Schmerztherapie", München, 1987.

Neergard K. Die Katarrhinfektion als chronische Allgemeinerkrankung. Dresden, Leipzig: Steinkopff, 1939.

Ostendorf GM. Naturheilkunde und Außenseitermedizin – Begriffsdefinition und Abgrenzung. Stuttgart, New York: Thieme Öff. Gesundh.-Wes. 1991; 53; 84–87.

Rothschuh KE. Prinzipien der Medizin. München, Berlin: Urban und Schwarzenberg, 1965.

Rothschuh KE. Naturheilbewegung, Reformbewegung, Alternativbewegung. Stuttgart: Hippokrates, 1983.

Schäfer H. Brückenschläge: Zum Verständnis zwischen Schulmedizin und außerschulischen Methoden. Heidelberg: Fischer, 1983.

Schimmel KC (Hrsg.). Lehrbuch der Naturheilverfahren, Band I. Stuttgart: Hippokrates, 1986.

Senn E. Therapie zur Diskussion gestellt (II). Natur- und Ganzheitsmedizin 1990; 3: 209–11.

Senn E. Persönliche Mitteilung, 1990.

Tröhler U. Was ist therapeutische Erfahrung? Ärztebl. 1991; 88, 39, B 2156–2162.

Überla KK. Die Qualität der Erfahrung in der Medizin. MMW 1982/3; 124: 18–21.

Unschuld PU. Vergleich zwischen europäischer und asiatischer Akupunktur – was kann man aus der traditionellen chinesischen Ganzheitsmedizin übernehmen? In: Wiener Dialog über Ganzheitsmedizin. Stacher A (Hrsg.). Wien: Verlag Jugend und Volk, 1988: 111–9.

Zentralverband der Ärzte für Naturheilverfahren. Definition Naturheilverfahren. Freudenstadt, 1990.

2 Gesundheit und Krankheit
Systemwissenschaft und Biokybernetik – formalwissenschaftliche Grundlagen einer „Autoregulativen Medizin"

D. Melchart

Allgemeine erkenntnistheoretische und systemwissenschaftliche Aspekte

Die Naturwissenschaft benützt das erkenntnistheoretische Prinzip der wissenschaftlichen Analyse als Weg zur Aufdeckung von Gesetzmäßigkeiten der Natur.
Die Fähigkeit der Analyse, d. h. die Fähigkeit, Unterschiede zu erkennen und Unterscheidungen zu treffen, „scheint ein elementarer Wesenszug menschlichen Denkens und Erkennens" (Heim, 1984). Wissenschaftliche Analyse setzt – nach Heim – zunächst ein Modell voraus. Es soll gedanklich ein Bild der Wirklichkeit konstruieren, damit diese formal handhabbar wird (Kienle, 1983).

Ein Beispiel soll dies verdeutlichen:
Stellt sich die Aufgabe, das Herzzeitvolumen zu analysieren, dann müssen möglichst viele Einflußgrößen, die diesen Wert verändern können, gefunden, beschrieben und charakterisiert werden. Dies bedeutet, daß zur Interpretation der Untersuchungsgröße Herzzeitvolumen eine große Anzahl von Aspekten verschiedener Hormon- und Organsysteme, des vegetativen Nervensystems u. a. m. Berücksichtigung finden muß.
Es handelt sich also um ein Netzwerk voneinander abhängiger Parameter eines multifaktoriellen Systems.
Die analytisch gewonnene Einzelbeobachtung kann nur durch Synthese mit weiteren Teilerkenntnissen zu einer relevanten Aussage führen!
Es ist damit unschwer zu verstehen, daß man mit der Betrachtung des Meßwertes Herzzeitvolumen ohne den Miteinbezug anderer Aspekte über den Gesamtorganismus keine bedeutende Aussage machen kann.

Dieses „synthetische Denken", d. h. das Sich-Hinwenden zu größeren Zusammenhängen, ist notwendig, um der oft kritiklosen Übertragung monokausal gewonnener Daten methodisch und erkenntnistheoretisch entgegenzuwirken.

Verallgemeinert bedeutet das, daß biologische Systeme vermutlich ausschließlich multifaktorielle Systeme sind, die auf Erhalt des Lebens ausgerichtet sind.

Diese Art der Betrachtung führt vorwiegend zu einer funktiotropen Sichtweise. Funktion bedeutet Beziehung eines Faktors zu einem anderen („Beziehungsdenken"). Die Aufrechterhaltung einer Ordnungsstruktur innerhalb multifaktorieller Systeme dient dem Erhalt der Homöostase des Gesamtsystems. Jede Veränderung eines Teiles des Systems bedingt eine Reaktion des Gesamtsystems. Ein multifaktorielles System zeichnet sich durch die Qualitäten von Anpassungs- und Reaktionsvermögen aus. Alle Reaktionen dienen – kybernetisch betrachtet – dem Erhalt der Regelzielgrößen, ihrer Optimierung und Ökonomie.

Einzelverfahren wie die Homöopathie oder die Neuraltherapie begründen ihre möglichen Wirkmechanismen mit biokybernetischen Denkmodellen (Bayr, 1982; Bergsmann, 1982; Tilscher, 1989). Zahlreiche Autoren wie Heim, Heine, Das, etc. empfehlen seit vielen Jahren die biokybernetische Sichtweise als Erkenntniszugang und Wegbereiter einer „Kommunizierbarmachung" des gesamten Gebietes der Naturheilverfahren. Aus diesem Grunde sollen vorweg einige Aspekte zur spezifischen Begriffsbildung und zu den Methoden und Modellen der Systemwissenschaften erörtert werden.

Die primär aus der Regeltechnik stammende Kybernetik wurde für die Beschreibung biologischer Systeme herangezogen und als Biokybernetik ein fester Bestandteil der wissenschaftlichen Medizin. Sie hat insbesondere in der Physiologie, Neuroendokrinologie und Immunologie sowie in der Genforschung und in medizinökologischen Fächern ihre augenfälligsten Anwendungsbereiche gefunden. Wenn auch Elemente der Biokybernetik im Lehrbetrieb der medizinischen Wissenschaft vermittelt werden, erfolgt ihre Aufnahme in den klinischen Alltag sowie in das Basiswissen der Mediziner nur sehr schleppend. Die klinisch praktizierende Medizin verwendet meist strukturelle Modelle in ihrer Diagnostik. Dieser aus der zellularpathologischen Sichtweise begründeten Einteilung vieler Krankheiten nach strukturellen Veränderungen, steht die überwie-

gend funktionsorientierte Sichtweise vieler Naturheilverfahren
gegenüber.

Es wächst jedoch auch in der klinischen Medizin die Einsicht, daß die
Eigenschaft „Leben" nicht nur in der Struktur, sondern gerade in der
Funktion biologischer Systeme repräsentiert ist.

Vor 30 Jahren zeigte v. Bertalanffy, daß sich der biologische
Organismus nicht in einem statischen Gleichgewicht, sondern in
einem Fließgleichgewicht befindet. Der Organismus muß als offenes
System verstanden werden. Die naturwissenschaftlich orientierte
Medizin bezieht jedoch ihre Meßmethodik auf die Physik, die das
(ab)-geschlossene System in ihrem physikalischen Experiment ide-
alisiert. Dies führt dazu, daß die Gesetze der Physik, die überwiegend für unbelebte, d. h. für (ab)geschlossene Systeme Geltung
haben, auch bei den biologischen Systemen zur Anwendung kamen.
Schließlich wurde das Modell, das die Naturwissenschaft konstruierte, „ernster, wichtiger und realer als die erlebte Wirklichkeit"
(Pietschmann, 1983). Nicht mehr die Übereinstimmung mit der
Erfahrung wird seither gefordert, sondern die Übereinstimmung mit
dem experimentellen Modell. Die Worte „Beobachtung" und „Erfahrung" werden in der Medizin eher mit einer negativen Bewertung
verwendet, während im Vergleich dazu dem „experimentellen Ergebnis" von vornherein Wahrheitscharakter zugesprochen wird (Kienle,
1983).

Dieses Grundproblem der Naturwissenschaft wurde als „Modellismus" beschrieben (Kienle, 1983).

Neben der von v. Bertalanffy (1972) eingeführten allgemeinen
Systemtheorie und der wissenschaftlichen Kybernetik von N. Wiener
(1948), befaßt sich u. a. auch die Thermodynamik irreversibler
Prozesse (Onsager, de Groot, Prigogine) mit der Beschreibung
offener Systeme.

Wenden wir uns nun der Frage danach zu, was ein System ist. Vester
(1980) fordert, daß ein System erstens aus mehreren Teilen besteht,
die sich zweitens voneinander unterscheiden und drittens nicht
wahllos nebeneinander liegen, sondern zu einem bestimmten Aufbau vernetzt sind. Eine weitere wichtige Frage ist: Wie verhält sich
das System zu seinen Teilen und zu seiner Umgebung? Parameter
und Dynamik des Systems müssen beschrieben werden.

Mit Hilfe der Systemwissenschaft sind einerseits synthetische Fragen
nach komplexen Zusammenhängen möglich, andererseits jedoch

baut die Synthese wieder auf Ergebnissen der Analyse auf. Stachoviac (1987) bezeichnet dies als „analytischen Holismus". Im Bereich der Modelle und Theorien sind insbesondere **Netzwerkmodelle** relevant. Diese formale Modelltechnik ermöglicht es, das Öko-System „Mensch-Umwelt" ganzheitlich aber doch differenziert zu erfassen.

Für ihre wissenschaftliche Methodik gilt, daß sie – im Bereich der Feldforschung – eher Netzwerkanalysen und multifaktorielle Untersuchungen benötigt und statt einer Orientierung am Regelfall die Einzelfallanalyse und das subjektzentrierte Verfahren anstreben sollte (Tretter, 1987).

Abschließend kann gesagt werden, daß an die Stelle einer Vereinfachung der Komplexität das Bemühen von einem Umgang mit ihr als Ganzheit durch das Auffinden von sog. Qualitäten (qualitative Strukturforschung, moderne Mustererkennung) treten muß. Die Systemwissenschaft könnte somit in der Medizin generell eine ganzheitsorientierte Begründung für Denk- und Handlungsperspektiven anbieten.

Leben als Netzwerk hochkomplexer Funktionssysteme

E. Heim (1987) zeigt in seinem Diagramm (Abb. 2.1.) ein hierarchisches Mehrebenen-System-Modell des Menschen, das von der Ebene der in Erscheinung tretenden Reaktionen und Reflexe über die Ebene der vegetativen Selbststeuerung der Lebensvorgänge zur Ebene der bewußten Empfindungen und unbewußten Reaktionen bis hinauf zur Ebene der bewußten Wahrnehmung und rational begründeten Reaktion reicht. Diese Systemebenen sind miteinander gekoppelt und stehen als offenes System mit der In- und Umwelt in Verbindung.

Komplexe Verknüpfungen von Stoffwechselleistungen, Kohlenhydrat-, Fett- und Eiweißstoffwechsel, Herz-Kreislauf-System, Gerinnungssystem, Kininsystem, Immunabwehr und die Interaktion von Zelltypen in Geweben und Organen mit umfangreichen endokrinen Leistungsprogrammen sind Voraussetzung für Lebensvorgänge. Diese Subsysteme oder „Sub-Subsysteme" stehen heute im Vordergrund der einzelnen Wissenschaftsdisziplinen (z. B. Endokrinologie, Immunologie). Einige dieser Systeme haben z. T. hochkomplexe

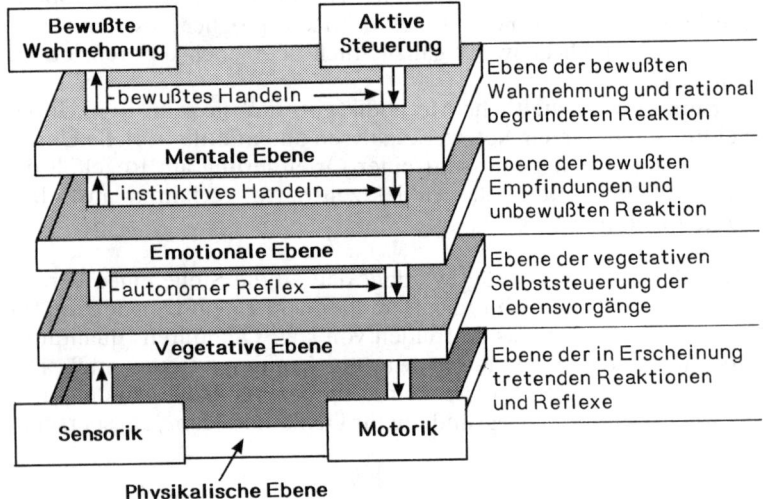

Kopplung der Systemebenen des Menschen und ihre Bedeutung für das Gesamtsystem

Abb. 2.1 Mehrebenen-System-Modell des Menschen (nach Heim, 1987)

Kopplungen mit dem Gesamtsystem und sind im Sinne eines ganzheitlichen Funktionsmodells an allen Aktionen des Menschen beteiligt. Auf der Ebene der bewußten Wahrnehmung und rational begründeten Reaktion findet der Mensch die Möglichkeit, persönliche Lebensentwürfe, transzendentale Selbstverpflichtungen und Selbstgestaltungen zu realisieren.

Die Offenheit des „biologischen Systems" bedingt aber auch, daß es zu seinem Erhalt ständige Energiezufuhr benötigt. Um sein empfindliches Gleichgewicht wahren zu können, ist ein permanenter Erhaltungs- und Wiederherstellungsprozeß notwendig. Der „Verbrauch" von Energie, besser: ein Prozeß mit Entropieproduktion, kann mit der Thermodynamik irreversibler Prozesse erklärt werden. Nach Ilja Prigogine und Isabelle Stengers (1986) „verbraucht" das Leben nicht nur Energie, sondern nützt diese für Aufbau von Strukturen, die vom energetischen Gleichgewicht entfernt sind. Sie nennen solche Strukturen dissipativ. Gemeint sind damit Strukturen, die Entropie produzieren (dissipare = verteilen). Die ständig notwendigen Aufbauprozesse kompensieren lediglich den das Leben ebenso ständig begleitenden Zerfall. F. Cramer sieht in der dissipativen Eigenschaft von Materie, die unter Umständen weit vom Gleichgewicht entfernt ist – und lebende Materie ist das per definitionem –, ganz neue Eigenschaften: „sie wird adaptationsfähig, sensibel, ja intelligent". Er belegt dies an der Modulierbarkeit biochemischer Reaktionen, beispielsweise am Stoffwechselprozeß der Aminosäuren, die „nach Art eines Evolutionsstammbaumes" unter Energieverbrauch vom Gleichgewicht erfolgen. Es ermöglicht dem biochemischen Prozeß eine gewisse selektive Reagibilität.

Hochkomplexe Systeme folgen darüber hinaus dem **Prinzip der Selbstorganisation.** Manfred Eigen beschreibt die Selbstorganisation auf der Ebene von Molekülen durch eine gänzlich neuartige Theorie, die Theorie des Hyperzyklus. „Die Hyperzyklen-Theorie ist eine mathematische Beschreibungsmethode für evolutorische Prozesse in einem interaktiven Netzwerk. Eigensche Hyperzyklen sind verzweigte, rückgekoppelte, nichtlineare Prozesse, die weit entfernt vom thermodynamischen Gleichgewicht ablaufen und dadurch eine hohe Selektivität und Spezifität erreichen" (Cramer, 1988). Der Eigensche Hyperzyklus ist für die Biologie das relevante Selbstorganisationsschema. Beispiele dafür sind das Blutgerinnungssystem und das Komplementsystem. Es handelt sich dabei um kaskadenartige Systeme, deren Grundprinzip in der Gegensätzlichkeit von Agonisten (Proteasen) und Antagonisten (Inhibitoren) bzw. von „Fördern" und „Hemmen" besteht.

Schließlich ist das Prinzip der **Rückkopplung** für das Bildungsgesetz hochkomplexer biologischer Strukturen wichtig.

Auch in der Mathematik kennt man Beispiele von Rückkopplungen, die zu hochkomplexen Strukturen führen. Nimmt man die mathematische Beziehung: „quadriere eine Zahl Z_n und addiere eine feste Zahl Z_o, das Ergebnis $Z_n + 1$ wird rückgekoppelt, d. h. $Z_n + 1$ wird als nächstes Z_n verwendet", $Z_{n+1} = (Z_n)^2 + Z_o$ so erhält man die komplexe Struktur von „Julia"- und/oder „Mandelbrot-Mengen". Das einfache Bildungsgesetz garantiert die Selbstähnlichkeit des Gebildes auf Grund der bis in die unendliche Verkleinerung reichenden Regelhaftigkeit der Strukturen. Ein Vergleich zu biologischen Strukturen drängt sich auf (z. B. Farnkraut).

Selbstorganisation als Systemeigenschaft findet sich aber auch in den Regeln der Evolution, in den Mendelschen Gesetzen beispielsweise. Mit der Einführung der Selbstorganisation als Grundeigenschaft von

Systemen und Materie ist „jede Materie a priori ideenträchtig"
(Cramer, 1988). Konsequenterweise würde das bedeuten, daß
zwischen „Geist" und „Materie" starke Abhängigkeiten existieren
und – nach Cramer – nicht einmal ein Unterschied mehr zu bestehen
scheint. Hier wird ein wichtiger wissenschaftstheoretischer Aspekt
des Teleologieproblemes (Stegmüller, 1983) und der Äquifinalität (v.
Bertalanffy, 1972) angeschnitten. Letzteres besagt, daß das Zusammenwirken hochkomplexer Wechselbeziehungen in biologischen
Systemen dem Ziel des Ganzen dient.

Der Erhalt der Homöostase ist Ausdruck einer vorgegebenen
Ordnung, die ihrerseits ein evolutorisches Ziel verfolgt. Je nach
philosophischem oder religiösem Standpunkt ist dieses Ziel, diese
Bestimmung unterschiedlich interpretierbar. Die Naturwissenschaft
beschränkt sich auf die Beschreibung der Selbstbestimmung und
Selbstorganisation, ohne sie zu deuten.

Eine weitere wichtige Eigenschaft hochkomplexer lebender Systeme
ist ihre **Nicht-Linearität.** Solche Systeme haben Verzweigungspunkte
oder Bifurkationen resp. Fulgurationspunkte, an denen in der Regel
irreversible Entscheidungen gefällt werden. Hochkomplexe Systeme
enthalten somit meist sowohl deterministische als auch zufällige,
d. h. indeterministische Elemente.

Die Komplexität des Lebendigen stellt eine Begrenzung unserer
Wissensmöglichkeiten dar. Netzwerke hoher Komplexität haben
keine sichere Prognostizierbarkeit mehr. Sie haben – nach Cramer –
„den Charakter fundamentaler Komplexität".

Nicht-Prognostizierbarkeit und Irreversibilität, Selbstbestimmung,
Selbstorganisation und Selbsternennung sind Prinzipien einer natürlichen Dynamik und Ordnung biologischer Systeme. Auf den
Menschen und seine Systeme des Lebens bezogen sind sie „Ausdruck eines im tiefsten Sinne natürlichen Lebens" (Cramer,
1988).

Gesundheit und Krankheit –
allgemein und biokybernetisch betrachtet

Nach diesen systemtheoretischen Ausführungen soll beispielhaft
eine Modellbeschreibung von Gesundheit und Krankheit erfolgen.

Die verschiedenen Einzelwissenschaften wie Physiologie, Immunologie, Biochemie und Endokrinologie haben eine getrennte Entwicklungsgeschichte und forschen z. T. heute noch isoliert nebeneinander. Interdisziplinarität und praktischer Einbezug in die klinische Medizin sind mangelhaft.

Das wachsende Wissen über die Komplexität des Lebens und seine Fähigkeit zur Selbstorganisation und Selbstregulation ist deshalb nur in Ansätzen in die krankheitsorientierte Sichtweise unserer praktizierenden Medizin integriert. Ihr ist aus diesem Grunde eine auf Gesunderhaltung gerichtete Heiltheorie gegenüberzustellen. Es fehlt uns bislang eine eigenständige Gesundheitslehre. Diese forderte bereits der Hygieniker K. Kötschau im Jahre 1956 in seinem Buch „Wandlungen in der Medizin". Darüber hinaus beklagte er das Fehlen einer selbständigen „Ordnungs- und Schadenslehre". Gesundheit wird meist mit Abwesenheit von Krankheit gleichgesetzt. Störungen werden in Nosologien eingeordnet und benannt, um schließlich als etwas vom Patienten „fremd Empfundenes" durch Experten bekämpft zu werden. Dieses „Antiprinzip" (Analgetika, Antipyretika etc.) verhindert, Störungen als Botschaft oder Signal zu verstehen und trägt dazu bei, daß der Patient keine aktive Einstellungs- und Verhaltensänderung seiner Heilung gegenüber einnimmt.

Krankheit und Gesundheit müssen als komplementäre Aspekte eines einheitlichen Prozesses begriffen werden. Krankheit ist eine Störung des Gleichgewichts oder auch ein Versuch, auf einer anderen Ebene ein neues Gleichgewicht zu finden. Krankheit kann im Sinne einer „positiven Krankheitslehre" ein Weg zur psychisch-geistigen oder körperlichen Selbstheilung (Hygiogenese) sein. D. Beck (1981) sieht körperliche Krankheiten häufig als einen Versuch der Selbstreparation mit Hilfe der synthetischen Fähigkeiten des „Ich" und den kreativen Tendenzen des „Selbst".

Kurz: Körperliche Krankheiten sind seelische Selbstheilungsversuche. Aus humoralpathologischer Sicht stellen auch Fieber und „ausleitende Symptome" (Durchfall, Abszeßbildung u. a. m.) Beispiele für eine Selbstheilung und somit einer positiven Krankheitslehre dar.

Im Gegensatz zu den uns bekannten Krankheitsformen **(Pathoplastiken)** existiert noch kein systematisches und gesichertes Wissen über Gesundheitsformen **(Salutoplastiken).** Grundbegriffliche Kriterien für Gesundheitsentwicklung und Gesundheitsformen sind nur bruchstückhaft vorhanden. Das in der Medizin vorherrschende lineare Konzept von Gesundheit und Krankheit entspricht statistisch meßbaren Normverteilungen von physiologischen Parametern und ihren analogen Abweichungen (Abb. 2.2). Gesundheit ist in diesem Sinne die bloße Abwesenheit von pathophysiologisch meßbaren Parametern. Krankheit ist hiernach eine Abweichung als Plus- oder Minusvariante von Normverteilung, ein Zuviel oder Zuwenig von normierten Organfunktionen. Das pathogenetische Denkmodell, das Krankheit als lineares Folgeprodukt einer oder mehrerer Krankheitsursachen interpretiert, muß durch ein auf Gesundheit gerichtetes Denken ergänzt werden. Selbstregulierende, die Gesundheit erhaltende und wiederherstellende Prozesse verlaufen jedoch – nach obigen systemtheoretischen Ausführungen –, in hochkomplexen Multi-Parametersystemen, deren Netzwerke hierarchisch geordnet und durch Informationsaustausch geregelt sind. Funktionsparameter mit Zeitabhängigkeit werden den dynamischen Lebensprozessen eher gerecht. Die Beschreibung von Zyklen und Rhythmen mit chronobiologischer Methodik, die Überprüfung der Beziehungen zeitlicher Parameter untereinander (korrelative Prüfung) und ihre Kombination in Score-Systemen erhöhen die Qualität von Aussagen über Lebensprozesse, mit dem Ziel des Erhalts der Homöostase. Das Modell von Gesundheit und Krankheit erweitert sich somit zu einem dynamischen System, das einen endlichen, durch Geburt und Tod begrenzten und zwischen Patho- und Salutogenese oszillierenden Lebensprozeß beschreibt.

Nach R. D. Hesch (1987) ist Leben „vor allem Übertragung von Informationssignalen und -energien an und durch biologische Strukturen, deren Organisation entlang der evolutionären Auseinandersetzung mit der Umwelt zu hierarchisch geordneten Funktionseinheiten geführt hat". Hesch beschreibt Gesundheit und Krankheit als dynamische Prozesse in mehrdimensionalen Räumen, die durch mehrere Parameterebenen – physiologisches Verhalten, individuelle Reifungsvorgänge, genetische Ausstattung und biologischen Raum –

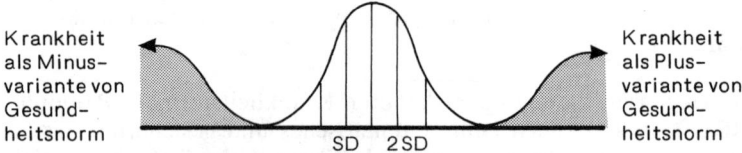

| Krankheit als Minus- variante von Gesund- heitsnorm | | Krankheit als Plus- variante von Gesund- heitsnorm |

SD   2SD

Abb. 2.2 Etabliertes lineares Konzept von Krankheit

bestimmt sind. Krankheit, d. h. das Verlassen des Gesundheitsraumes, wird durch „Dysäquilibria an den Kreuzpunkten im Netzwerk komplexer dynamischer Systeme" verursacht. Die Wiederherstellung eines Gleichgewichts führt das Individuum – wenngleich an anderer Stelle – wieder in den Gesundheitsraum zurück. Das Individuum nimmt eine dynamische Position in diesen Räumen ein. Es ist stets in den Räumen zwischen Gesundheit und Krankheit unterwegs.

Überträgt man dieses Modell in ein Koordinatensystem mit den Dimensionen „Salutogenese", „Salutoplastik" und „Pathogenese", „Pathoplastik", so ergeben sich weitere Aspekte der Interpretation von Gesundheit und Krankheit (Abb. 2.3).

Der dynamische Wert „Gesundheit" resultiert – zweidimensional betrachtet – als Koordinate von Salutogenese und Salutoplastik. Er spiegelt die Topographie des Individuums im Gesundheitsraum wider.

- **Salutogenese** meint einen individuellen Entwicklunsprozeß von Gesundheit, der sich seinerseits als zeitbezogenes Ergebnis personaler Lern- und Reifeprozesse, genetischer Ausstattung, physiologischen Verhaltens und soziobiologischer Umweltfaktoren darstellt. Weiterführende Literatur siehe auch Antonowsky (1979).

- **Salutoplastik** umschreibt die Summe aller individuellen Fähigkeiten und Fertigkeiten menschlicher Autonomie zur Regulation, Regeneration, Adaptation und Abwehr („Gesundheitsprodukte"). Das Leistungsspektrum bezieht sich auf sämtliche Existenzebenen des Menschen.

- **Autoregulation** ist das Ergebnis aller selbstregulierender Prozesse, die geistig, psychisch oder somatisch die Existenz, Reifung und Zielsetzung des Individuums zu sichern helfen. Autoregulative Prozesse garantieren dem Individuum Selbstorganisation, Selbstbestimmung und Selbstgestaltung. Nur in einem Zustand der Homöostase und des Gleichgewichts, d. h. in einem geistigen, seelischen und körperlichen und sozialen Wohlbefinden, sind die Zielwerte der individuellen Norm im Bereich der optimalen Gesundheit. Es werden derzeit für einzelne Dimensionen häufig „Teilgesundheiten" definiert.

Abb. 2.3 stellt die Zielwerte der Gesundheit graphisch dar. Mathematisch handelt es sich um den steilsten Bereich des Kurvenverlaufs

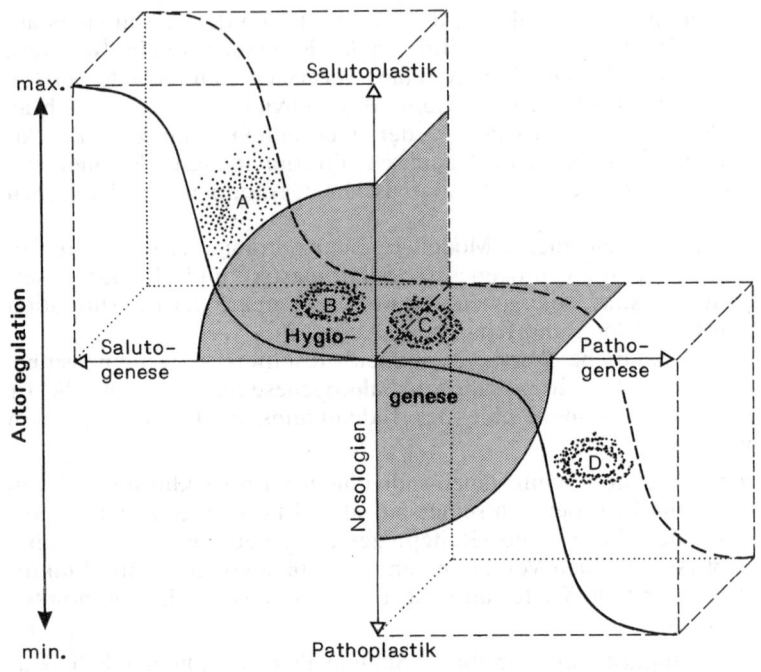

A = Zielwertbereich der optimalen Gesundheit

B = Bereich der nicht optimalen Gesundheit

C = Bereich der Befindlichkeitsstörungen und funktionellen Beschwerden

D = Bereich der Störung der Parenchymfunktion

Abb. 2.3 Versuch einer Konzeptualisierung von Gesundheit und Krankheit

(Bereich A). Die Normbreite des Zielwertebereichs ist durch die „kollektive Norm" bestimmt. Biokybernetisch betrachtet, liegen im Zielbereich der Norm die Soll-Werte der einzelnen autonomen Regelgrößen. Er ist der Ort des optimalen Komfortgefühls und des geringsten Adaptationsaufwandes. Im Diagramm bedeutet dies geringer Aufwand von Salutogenese und hoher Gegenwert von Salutoplastik. Alle Prozesse der **Selbstheilung (Hygiogenese)** haben das Ziel, diesen Wertebereich bei Verlassen einzelner Funktionsparameter erneut einzustellen. Diese hygiogenetischen Prozesse zu unterstützen, ist somit auch Ziel aller naturheilkundlichen Maßnahmen. Eine weitere Zunahme der **Salutogenese** fördert die Ausbildung immer spezifischerer Salutoplastiken: Eine zunehmende Auslastung autoregulativer Prozesse bis hin zur maximalen individuellen Adaptationskapazität führt – allgemein gesprochen – zur Überspezialisierung bestimmter Parameter auf Kosten der Gesamtökonomie des Gesundheitsraumes. Am Beispiel des Muskeltrainings oder der Verhaltensadaptation ist dies leicht nachvollziehbar („Muskelprotz ohne Hirn"; „Virtuoser Klavierspieler – kann keinen Nagel in die Wand schlagen"). Im Gegensatz zur Salutogenese steht der Prozeß der **Pathogenese.**

Es handelt sich auch hierbei um Entwicklungsprozesse, die nicht nur Ausdruck krankhafter Veränderungen von Organen und biochemischen Stoffwechselleistungen sind, sondern auch von personalen Lern- und Reifeprozessen. Krankheitsentstehung ist in diesem Sinne als „Botschaft", „Zeichen" und „Bewußtwerdung" von Defiziten und Störungen zu verstehen, die die eigene Person zu neuen Sicht- und Verhaltensweisen und somit zu veränderten Einstellungen und Lebensgewohnheiten führen soll (Teegen, 1990). Aufgrund hygiogenetischer Vorgänge können selbst fortgeschrittene pathogenetische Prozesse kompensiert werden, so daß die in unserer Klinik bekannten Krankheitsklassifikationen (Nosologien) oft keine eindeutige pathoplastische Erfassung in den entsprechenden klinischen Stadien ermöglichen. Es sind die vielfältigen Erscheinungen von Befindlichkeitsstörungen und funktionellen Beschwerden, kurz das Spektrum der „Unspezifität", das den strukturell veränderten **Pathoplastiken** bis zu Jahrzehnten vorausgeht (Bereich C).

Die Klassifizierung der Krankheiten bzw. die standardisierten Krankheitstypologien schaffen für die Klinik ein sicheres System von Nosologien, die Ätiologie und Pathogenese zu berücksichtigen versuchen. Hieraus begründen sich kausale bzw. symptomatische Therapien, deren gemeinsamer Ansatzpunkt in der Regel die Ebene der Störung der Parenchymfunktion ist. Diese Ebene läßt sich in der modernen Medizin durch verschiedene diagnostische Verfahren strukturell erfassen (radiologische Verfahren, Histologie) sowie therapeutisch beeinflussen. Die Manifestation der Erkrankungen am Parenchym stellt aber ein meist schon fortgeschrittenes Stadium der Erkrankung dar. Die parenchym-bezogene Betrachtungsweise ist ein wichtiger Weg zur Erkennung von Krankheit, reicht aber nicht aus, um der Pathogenese und Ätiologie immer gerecht zu werden. Dabei werden die Vorstufen der Manifestation ungenügend berücksichtigt.

Pathologen wie Pischinger und Kellner wiesen bereits auf die Wichtigkeit der mesenchymalen Komponente bzw. der Grundregulation im „Zelle-Milieu-System" hin. Das mesenchymale Bindegewebe und seine Analoga durchziehen den gesamten Organismus; es besitzt eine gewisse Omnipotenz, wobei sich aus der ursprünglich embryonalen Mesodermzelle Teile des Skeletts, der Muskulatur, der Blut- und Lymphgefäße sowie große Teile der lymphatischen Organe (Thymus, Milz, Tonsillen) entwickeln. Das System der Grundregulation steuert das Milieu der Parenchymzellen (s. Kap. 3). Es definiert sich als Funktionseinheit von Zellen des lockeren weichen Bindegewebes, der Gefäße und der peripheren vegetativen Nerven. Es sollten vermehrt Anstrengungen unternommen werden, dem System der parenchymorientierten Krankheitslehre eine weitere Ebene der Betrachtung hinzuzufügen, nämlich die der Funktionsstörung des Mesenchyms (Abb. 2.4). Hier muß ein Schwerpunkt der medizinischen Indikation für Diagnostik und Therapie autoregulativer Verfahren gesehen werden.

Das Individuum befindet sich in einem dynamischen Wechsel zwischen Gesundheits- und Krankheitsraum, ohne zu jedem Zeitpunkt eine klare topographische Zuordnung machen zu können (Bereich B–C). Erst die fehlende Kompensation durch hygiogenetische Potenzen führt zur Ausbildung eindeutiger Pathoplastiken und zum raschen Erliegen der Autoregulation (Bereich D). Gemäß der hierarchischen Struktur der Supra-Systeme werden schließlich nur noch lebenswichtige Organfunktionen erhalten. Mit der damit verbundenen Abnahme der Vielfalt von Lebensäußerungen nimmt auch die Individualität und Personalität ab, und die Pathoplastiken werden zunehmend monomorph (z. B. Multiorganversagen im Schockgeschehen, schwere Infektionskrankheiten bei Epidemien).

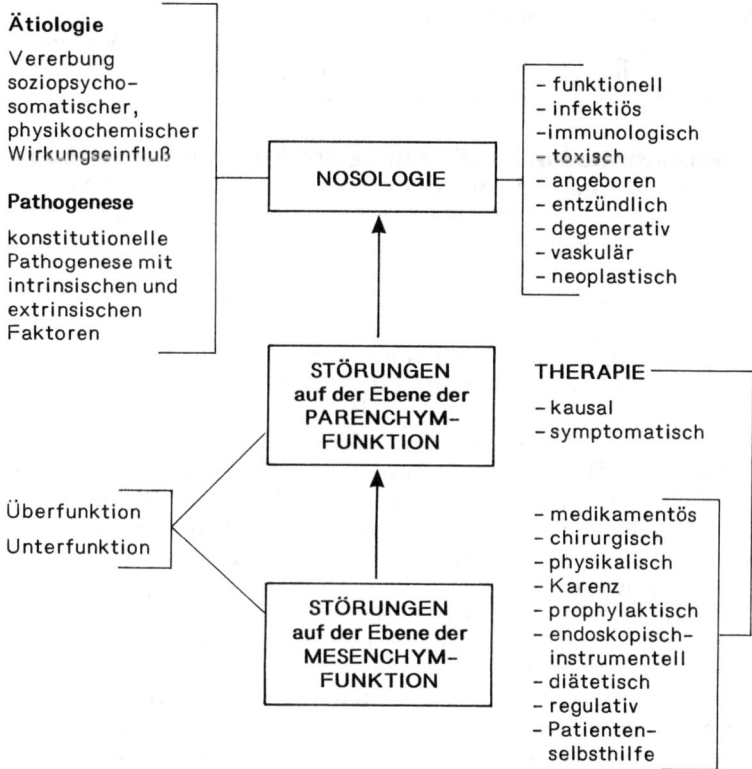

Abb. 2.4 Systemebenen der Krankheitsbeschreibung

„Autoregulative Medizin" als „Regelkreis-Modell"

Biologische Regelkreise zeigen Analogien zu den technischen Regelkreisen. Der prinzipielle Aufbau eines Regelkreises kann als bekannt vorausgesetzt werden. Wichtige Eigenschaften eines Regelkreises sind:

▷ sein Übergangsverhalten (z. B. Proportional-Differential-Verhalten)

▷ die Störgrößenaufschaltung
▷ die Totzeit (Zeit, die durch z. B. elektromechanische oder elektrosekretorische Kopplung verloren geht)
▷ das Phänomen der Rückkopplungen

Regelgüte, Regelziel, Einschwingverhalten und pathologische Regelformen sind weitere Aspekte der Regelkreis-Interpretation. Regulation ist ein immer noch verschwommener Begriff, der nach ausreichender Erklärung verlangt. Terminologisch bedeutet Regulation eine auf Ausgleich zielende Reaktion des Organismus zur Überwindung einer Störung mit dem Ziel, den ursprünglichen Zustand wiederherzustellen. Die Aufrechterhaltung der Homöostase hängt jedoch weitgehend von der ökonomischen Funktion der Regelsysteme ab (Bergsmann, Eder 1982).

Autoregulative Medizin kann am Regelkreismodell als aktive oder passive Regulationstherapie dargestellt werden (Abb. 2.5). **Passive Regulationstherapie** ist – nach Sigrid Das (1986) – jede Therapie, die eine Manipulation der Stellgröße am Stellkanal vornimmt; konkret bedeutet dies eine pathogenetisch orientierte gezielte Veränderung von Parametern im Sinne von Lenkung oder Substitution (z. B. Antihypertensivum, Insulin). Eine ebenfalls passive Rolle nimmt der Organismus dann ein, wenn die bereits vorhandene Störgröße unmittelbar beseitigt oder ausgeschaltet wird (z. B. Amputation). Eine **aktive Regulationstherapie** stellt hingegen eine Behandlungsform dar, die eine aktive Beteiligung des Reglers zum Ziel hat. Dies wird entweder durch eine Kontrollwert- resp. Störwertaufschaltung oder durch eine Veränderung der Führungsgröße am Regler selbst erreicht. Therapeutische Beispiele hierfür sind alle Trainingsmaßnahmen, die eine funktionelle Optimierung des Regelkreisverhaltens anstreben (Bewegungstraining, Atemtraining, Krafttraining etc.) bzw. Arzneimittelinformationen (Homöopathika), Konfliktaufdeckung, oder Therapieformen, die Störgrößenvermeidungsstrategien verfolgen.
Sigrid Das (1986) faßt die Beseitigung und Ausschaltung von Störgrößen als „Antiätiologische Therapie" zusammen. Unserer Meinung nach ist dieser zusätzliche Terminus nicht notwendig. Der Begriff des aktiven oder passiven Regulationsprozesses ist für die Darstellung dieses Sachverhalts ausreichend. Das von Sigrid Das vorgeschlagene Konzept wurde im Jahre 1982 von Georg Bayr für die homöopathische Medizin inauguriert. Dies ist ein Zeichen für einen

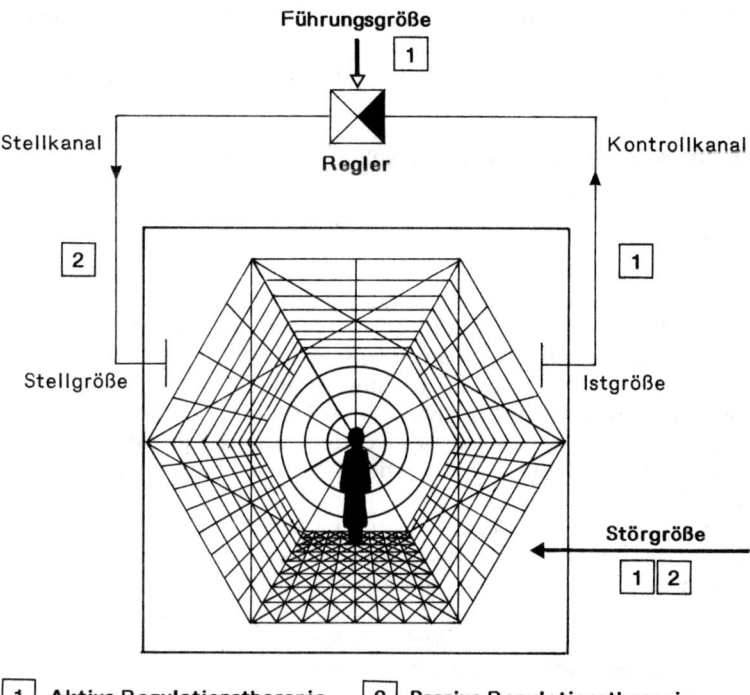

1 Aktive Regulationstherapie   **2** Passive Regulationstherapie

Abb. 2.5 Autoregulative Medizin am Regelkreismodell

breiten Konsens in den gemeinsamen Grundlagen regelphysiologi-
scher Vorgänge der ansonsten so divergenten Therapieansätze.
Bereits Virchow (1854) unterschied zwischen Kunstheilung und
Selbstheilung. Die unterschiedlichen Wirkprinzipien von künstlicher
und natürlicher Therapie wurden unter Kap. 1, Tab. 1.2 vorgestellt.
Passive Regulationstherapie oder „künstliche Therapie" bedeutet in
diesem Zusammenhang direkte oder primäre Wirkung am Stellkanal. „Natürliche Therapie" oder aktive Regulationstherapie ist eine
indirekt oder sekundär auf den Regelkreis wirkende Behandlungsform. Die hygiogenetischen Eigenschaften des menschlichen Organismus werden indirekt durch therapeutische Reizanwendungen
provoziert und therapeutisch genutzt. Somit sind es stets sekundäre

Wirkungen, die den Organismus „richtungsgebend am therapeutischen Prozeß beteiligen" (Hildebrandt, 1977, 1985).
Die Therapie von Infektionskrankheiten kann auf drei Wegen erfolgen:
1. Schwächung oder Abtötung von Erregern
2. Stärkung körpereigener Abwehrmaßnahmen
3. Kombination aus beiden Verfahren

Bei der pathogenetisch orientierten Erregertherapie wird die Noxe ausgeschaltet; Antibiotika und Chemotherapeutika werden eingesetzt (passive Regulationstherapie). Im Gegensatz hierzu streben Maßnahmen mit hygiogenetischer Orientierung eine Milieu-Therapie an. Hierbei wird durch unspezifische Reiztherapie versucht, eine trainierende Kräftigung des Immunsystems zu erreichen, um somit den Organismus selbst in seiner Abwehrpotenz und Krankheitsbewältigung zu unterstützen (aktive Regulationstherapie). In vielen Fällen ist jedoch eine Kombination beider Verfahren möglich oder notwendig.
Zusammengefaßt sollen noch einmal die Grundprinzipien einer aktiven Regulationstherapie, d. h. autoregulativen Medizin und passiven Regulationstherapie dargestellt werden.
Passive Regulationstherapie bedeutet, daß die therapeutische Manipulation gezielt und spezifisch am Krankheitsprozeß angreift und einen pathogenetisch definierten Parameter (X) ausschaltet, zerstört und aus dem Organismus entfernt (O), einen Faktor substituiert oder im Sinne von Plus-($+$) oder Minusvarianten ($-$) korrigierend lenkt. Dies geschieht weitgehend ohne organismische Eigenleistung durch äußere Eingriffe. Die Qualität der Therapiegröße, die bei passiver Regulationsmedizin zum Einsatz kommt, kann wie folgt beschrieben werden:
– spezifisch, hochselektiv, lokalistisch
– exakt dosierbar, häufig hohe und standardisierte Dosis oder forte-Wirkung
– definierbare (biochemische, biomechanische) Größe
– Denkmodell: pathogenetisch orientiert, Indikationen-abhängig „Anti-Wirkungen", kollektive Norm
Das Therapieprodukt (a, a′) kann schließlich als
– reproduzierbar
– meßbar
– spezifisch und linear abhängig vom Einsatzfaktor der Therapie bezeichnet werden.

Es löst seinerseits als Folge sekundär (zum Zeitpunkt T1) autoregulative Veränderungen im Organismus aus, die dann therapeutisch entweder wie selbstverständlich erwartet (Wundheilung nach Operationen, Beruhigung nach Aufputschmittel) oder als unerwünschte Nebenwirkungen (NNR-Insuffizienz nach Kortikosteroid-Gabe, Abstoßungsreaktion nach Transplantationen) in Kauf genommen werden. Es handelt sich hierbei meist um gegenregulatorische Veränderungen oder um Regulationsstarren. Die autoregulative Medizin (aktive Regulationstherapie) hingegen orientiert sich am Reiz-Reaktions-Prinzip, mit dem Ziel, die selbstregulierenden Prozesse und Systeme durch unspezifische Reizmethoden in Richtung Gesundheit zu ökonomisieren, um den Heilungsprozeß indirekt zu unterstützen. Bei der Anwendung unspezifischer therapeutischer Reize wird der Organismus aktiv angeregt, entlastet und in seinen Funktionssystemen normalisiert.

Der therapeutische Reizparameter (b) wirkt auf verschiedenen Systemebenen der Autoregulation ein und ist:
– meist unspezifisch, ganzheitlich wirkend (physikalische Wirkfaktoren)
– oft wenig genau dosierbar und chemisch-physikalisch definierbar
– meist von geringer Intensität und „intrinsic activity"
– adaptogen, d. h. er zwingt häufig den Gesamtorganismus zur Anpassung
– bioinformationell, d. h. er überträgt Information und Ordnung im kybernetischen Sinne (bioinformative Wirkfaktoren)
– Therapeuten-abhängig
– Denkmodell: hygiogenetisch orientiert, individualisierend

Das Reaktionsprodukt zeigt sich als:
– nicht reproduzierbar
– vom Reaktionstyp abhängig
– reaktionsprognostisch schwer präzisierbar
– zeitlich-rhythmisch organisiert.

Konsequenzen: Passive Regulationstherapie führt dazu, daß organismische Eigenleistungen wie physiologische und pathophysiologische Übungs- und Trainingseffekte sowie Reifungsprozesse unterbleiben. Dies führt zur Unterdrückung körperlich-seelisch-geistiger Prozesse der Autoregulation. Auch durch Substitution werden zum Teil autoregulative Leistungen supprimiert, da der Organismus durch feed-back-Regulation seine Eigenleistungen reduziert oder einstellt.

Für die praktizierende Medizin ergibt sich aus diesen systemtheoretischen Überlegungen ein mehrdimensionales Denk- und Erkenntnisverhalten in Diagnostik und Therapie. Für die medizinische Wissenschaft sind die modernen Erkenntnisse aus Physik und Biologie stärker mit einzubeziehen und für die medizinische Praxis transparent und zugänglich zu machen.

Die bisherigen Erörterungen über Systemwissenschaft und Biokybernetik haben folgende Konsequenzen für die Naturheilverfahren:

▷ Biokybernetik und allgemeine Systemtheorie ermöglichen die Konzeptualisierung einer Regulationsmedizin (autoregulativen Medizin).
▷ Die Biokybernetik ist ein fester Bestandteil der wissenschaftlichen Medizin, insbesondere der Physiologie und Molekularbiologie. Die Naturheilverfahren gewinnen damit Anschluß an die moderne wissenschaftliche Fortentwicklung.
▷ Durch eine gemeinsame Begriffs-, Methoden- und Theorienbildung wird die Kommunikationsfähigkeit innerhalb der Gesamtmedizin verbessert.
▷ „Eindimensionales Kausal-Kettendenken" kann auf vernetzte Systeme nicht angewendet werden; wer dies tut, kann heute keinen Anspruch mehr auf Wissenschaftlichkeit erheben.

Literatur

Antonowsky A. Health, Stress and Coping: New Perspectives on Mental and Physical Wellbeing. San Francisco: Jossey-Brass, 1979.

Bayr G. Kybernetische Denkmodelle der Homöopathie. Heidelberg: Haug, 1982.

Beck D. Krankheit als Selbstheilung. Frankfurt: Suhrkamp, 1985.

Bergsmann O, Eder MJ. Funktionelle Pathologie und Klinik der Brustwirbelsäule. Stuttgart, New York: Gustav Fischer, 1982.

Bertalanffy von L, Beier W, Lane R. Biophysik des Fließgleichgewichts. Berlin: Akademieverlag, 1972.

Büttner G, Hensel H (Hrsg.). Wirksamkeit. Heidelberg: Verlag für Medizin Dr. E. Fischer, 1977: 170–9.

Cramer F. Chaos und Ordnung. Stuttgart: Deutsche Verlags-Anstalt, 1988.

Das S. Naturheilverfahren in der modernen Medizin. In: Lehrbuch der Naturheilverfahren. Schimmel KC (Hrsg.). Stuttgart: Hippokrates, 1986: 419–29.

Eigen M. „Selforganization of Matter and the Evolution of Biological Macromolecules". Die Naturwissenschaften 1971; 58: 465–528.

Heim G. Ganzheitlich-systemisches Denken. Vortrag Symposium „Medizinischer Holismus in der Schmerztherapie", München 1987.

Heim G. Der Mensch im Regelkreis MMG 1984; 9: 202–8.

Heine H. Lehrbuch der biologischen Medizin, Grundlagen und Systematik. Stuttgart: Hippokrates, 1991.

Hesch RD. Gesundheit – Krankheit. Med Klin 1987; 82 (9): 337–41.

Hildebrandt G. Chronobiologische Untersuchungen autonomer Regulation. Vortrag Symposium „Naturheilverfahren – ein neuer Forschungsschwerpunkt". München, 1985.

Hildebrandt G. Über die Wirkungsprinzipien der künstlichen und natürlichen Therapie und die Notwendigkeit chronobiologischer Begutachtung. In: Büttner H. (Hrsg.). Biologische Medizin – Grundlagen ihrer Wirksamkeit. Heidelberg: Verlag für Medizin Dr. E. Fischer, 1977: 170–9.

Kienle G, Burkhard R. Der Wirksamkeitsnachweis für Arzneimittel. Stuttgart: Urachhaus, 1983.

Kötschau K. Wandlungen in der Medizin. München, Berlin: Urban & Schwarzenberg, 1956.

Pietschmann H. Medizin – eine Disziplin zwischen Naturwissenschaft und Kunst. Acta Med Emp 1983; 32, 13: 917–21.

Prigogine I, Stengers I. Dialog mit der Natur. 5. Aufl. München, Zürich: Piper, 1986.

Stachowiak H. In: Tretter F. Systemwissenschaft in der Medizin – Begriffe, Methoden, Modelle. Tagungsbericht über einen Workshop. Werner-Reimers-Stiftung. Bad-Homburg 1988. System Familie 1: 199–201.

Stegmüller W. Probleme und Resultate der Wissenschaftstheorie und Analytischen Philosophie. Band I. Erklärung, Begründung und Kausalität. Berlin, New York, Heidelberg: Springer, 1983.

Teegen F. Ganzheitliche Gesundheit – Auf dem Weg zu einem neuen Paradigma. Vortrag München, 1990.

Tilscher H, Eder M. Reflextherapie. Behandlung von Schmerzen des Bewegungsapparates. Stuttgart: Hippokrates, 1989.

Tretter F. Perspektiven einer psychiatrischen Ökologie. In: Neue Praxis braucht neue Theorie. Dörner K (Hrsg.). Gütersloh: Van Hoddis, 1987: 144–71.

Vester F. Neuland des Denkens. Stuttgart: Deutsche Verlags-Anstalt, 1980.

Virchow R. Allgemeine Formen der Störung und ihre Ausgleichung. In: Handbuch der speziellen Pathologie und Therapie, Bd. 1. Stuttgart: Emke, 1854: 25.

Wiener N. Cybernectics or Control and Communication in the Animal and the Machine. New York: Wiley, 1948.

3 Therapeutische Physiologie als realwissenschaftliche Grundlage einer „Autoregulativen Medizin"

D. Melchart

Die physiologischen Vorgänge, die durch Naturheilverfahren beeinflußt werden können, sind bisher nur sehr lückenhaft erforscht. Im folgenden Abschnitt will ich dennoch den Versuch unternehmen, wesentliche physiologische Zusammenhänge für die Wirkweise von Naturheilverfahren darzustellen.

Eine zentrale Bedeutung in der (patho-)physiologischen Theorie über Naturheilverfahren nimmt die Nutzung hygiogenetischer, d.h. Gesundheit erhaltender und selbstheilender Potenzen des Organismus ein. Hygiogenetische Regulationen und deren Fähigkeit zur Anpassung im Sinne von „Regulationen höherer Ordnung" (Golenhofen, 1966), wurden bereits 1938 von Lois Redcliff Grote (1886–1960) erkannt. Er prägte die Begriffe „Hygiogenese" und „Responsivität", was gleichbedeutend ist mit „Gesundheit aus sich selbst entstehen lassen" bzw. durch „Anpassungsvorgänge eine innere Ordnung aufrechterhalten". Hygiogenetische Reaktionen sind bei allen am Reiz-Reaktions-Prinzip orientierten therapeutischen Maßnahmen von Bedeutung (Hildebrandt, 1990).
Kernstück der Definition von Naturheilverfahren stellen die Begriffe **Autoregulation** und **Reiz-Reaktions-Prinzip (RRP)** dar. Die folgenden Ausführungen sollen sich mit den physiologischen Grundlagen dieser zentralen Begriffe befassen.

Physiologische Aspekte der Autoregulation

Spektrum, Qualität und Funktionslogik autonomer Regelprozesse

Die organismische Autonomie wird durch ein breites Spektrum von autonomen Regelprozessen realisiert. Autonome Regelprozesse sorgen für den Aufbau und den Erhalt wichtiger Lebensfunktionen.

Es handelt sich primär um Stoffwechsel-, Transport-, Verteilungs-
und Informationssysteme, die ihre Regelgrößen im individuell-
physiologischen Meßbereich steuern (Abb. 3.1). Atmung, Kreislauf,
Schlaf, Stuhlgang, Haut- und Schleimhautfunktionen sowie eine
Vielzahl anderer „Grundfunktionen des Lebens" stellen seit Hess,
Vogler und Hoff wichtige therapeutische Zielparameter für „natürliche Therapieverfahren" dar. Sie sollen im Sinne eines „Übungsprinzips" in ihrer Funktionstüchtigkeit erhalten oder im Falle einer
Störung wieder normalisiert oder regularisiert werden. Bereits die

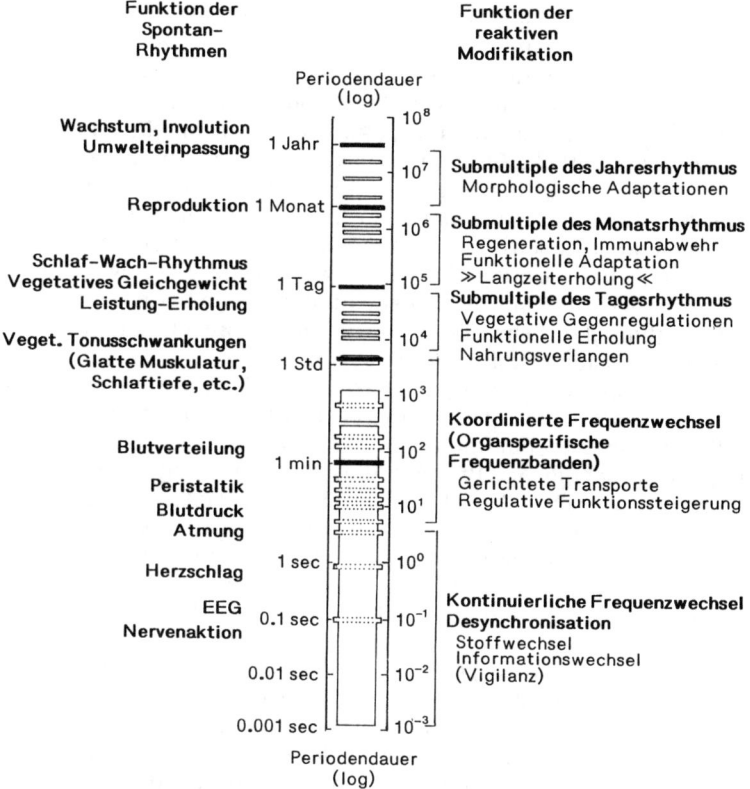

Abb. 3.1 Spektrum autonomer Regelprozesse und ihre Spontanrhythmik
(nach Hildebrandt, 1975, verändert in Amelung und Hildebrandt, 1985)

hippokratische Medizin praktizierte in ihrer Lehre der „Diaita" (Lebensführung) eine hygiogenetisch orientierte Medizin. Bircher-Benner prägte hierfür den Begriff der „Ordnungstherapie". Als zeitgemäßere Terminologie schlage ich das Wort „Gesundheitstraining" vor.

Die moderne chronobiologische Forschung belebt erneut das wissenschaftliche Interesse an diesen „Basisfunktionen" und deren Biorhythmen. Auch die Streßforschung ist an der Beobachtung solcher Rhythmen interessiert.

G. Hildebrandt (1982) untersuchte die Zeitstrukturen dieser einzelnen autonomen Funktionen und erkannte, daß ihre spontanen Zeitrhythmen häufig in ganzzahligen Verhältnissen zueinander stehen. Diese Korrelation ist Ausdruck hochdifferenzierter zeitlicher Selbstordnung. So stehen z. B. Herzfrequenz und Atmung zueinander in einem ganzzahligen Verhältnis von 4:1. Die Erholungsfunktion des Schlafes hat über die stoffwechselchemischen Prozesse hinaus auch zeitliche Ordnungsaspekte. Sie sorgt für eine wechselseitige innere Abstimmung aller rhythmischen Lebensvorgänge. Koordination und Abstimmung von Frequenz und Phase eines schwingenden Lebensvorganges dienen hierbei der Funktionsökonomie und Verbesserung der Leistung unter meist geringem Energieverbrauch. Spontanrhythmische Funktionen in Form selbsterregter, rhythmischer Schwankungen sind nur im unbelasteten, volladaptierten Zustand funktionsbestimmend.

Wenn wir uns die Eigenschaften dissipativer Vorgänge im lebendigen Organismus erneut vergegenwärtigen, so wissen wir, daß biologische selbstorganisierte Funktionskreise verzweigte, mehrfach rückgekoppelte, nichtlineare Prozesse darstellen, die weit entfernt vom thermodynamischen Gleichgewicht ablaufen. Unter Einbeziehung der Zeitstruktur handelt es sich um oszillierende Systeme, die eine rhythmische Funktionsordnung besitzen. Die Aufklärung der spontanrhythmischen Zeitstruktur und somit des Zeitverhaltens schafft die Voraussetzung zum Verständnis dieser komplexen Zusammenhänge.

Neben der rhythmischen Ordnung findet sich auch eine funktionelle Hierarchie dieser autonomen Prozesse. Diese hierarchische Struktur korrespondiert mit den vegetativen Integrationsebenen des menschlichen Organismus. Die grundsätzliche Fähigkeit zur Reagibilität, d. h. auf innere oder äußere Reize mit Anpassung oder Abwehrleistung zu reagieren, ist eine weitere wichtige Qualität autonomer Funktionen. Allgemein formuliert repräsentiert sich in diesen

Eigenschaften eine Funktionsbestimmung und Funktionslogik, die –
nach Eigen (1971) – allen biologischen Systemen gemeinsam ist: Die
prinzipielle Fähigkeit

1. zur **Anpassung** (adaptation)
2. zur **Erreichung** eines vorgegebenen **Zieles** (goal attainment)
3. zur **Integration** (integration) und
4. zum **Struktur-Erhalt** (latent structure maintainance)

Diese Fähigkeiten sind die Voraussetzung dafür, daß die organismische Autonomie über Möglichkeiten der Selbstorganisation, Selbstordnung und Selbstbestimmung verfügt. Ziel des Organismus ist,
sich im Ganzen zu erhalten.
Neben der spontanen Rhythmizität werden auch periodische Antworten autoregulativer Prozesse auf innere oder äußere Reizgeber
untersucht. Die Analyse ihrer Zeitstrukturen ergibt, daß auch
reaktive Perioden bevorzugte Frequenzbanden besitzen. Es handelt
sich hierbei um Prozesse von Membranerholung, lokaler Gewebser-
holung, Stoffwechselerholung sowie um Formen zentral koordinier-
ter Erholung oder Formen überschießender Erholung. Von besonderer Auffälligkeit ist, daß bei physiologischen oder pathologischen
Reaktionen bevorzugt Perioden von 12-, 8-, 6- oder 4-stündiger
Dauer auftreten. Häufigste Submultiplen des Monatsrhythmus sind
vor allem 7-tägige, 9–10-tägige oder 12–21-tägige Periodendauern (s.
Übers. Hildebrandt, 1985). Die wichtigsten hygiogenetischen Prozesse zeigen den Zeitbedarf von zirkaseptanen Perioden, die im
Sinne funktioneller Adaptation vegetative Equilibrierungsvorgänge
und Selbstheilungsprozesse beinhalten. Auch Regeneration und
Infektionsabwehr sind Vorgänge der letztgenannten hygiogenetischen Prozeßebene.

Organisationsebenen autoregulativer Systeme – einzelne Aspekte

Gemäß dem Mehrebenenmodel nach G. Heim (Abb. 2.1, Kapitel 2),
das die Koppelung der Systemebenen des Menschen und ihre
Bedeutung für das Gesamtsystem graphisch veranschaulicht, sollen
im folgenden einzelne Aspekte der bislang ungenügend erforschten
autoregulativen Organisationsebenen besprochen werden.

Neurovegetative Systemebenen

Eines der wichtigsten Systeme, das zur Selbststeuerung der hoch-komplexen Lebensvorgänge befähigt, ist das autonome vegetative Nervensystem. Diese zentrale Struktur innerhalb des Neuroendokriniums besitzt im Vergleich zum somatosensorischen System weniger eine anatomische als vielmehr funktionelle Beziehung zu den verschiedenen Reizmodalitäten. Diese funktionelle Struktur des vegetativen Systems ist hierarchisch abgestuft und kann die Reizantworten je nach Umfang, Komplexität und Spezifität verschieden modulieren. Eines der wichtigsten Organisationsprinzipien des autonomen Nervensystems ist seine stufenweise zunehmende Komplexität. W. R. Hess (1948) und N. Monnier (1967) waren vorzugsweise an der neuro-anatomischen und neurophysiologischen Aufklärung der hierarchischen Organisation des autonomen Systems beteiligt (s. Abb. 3.2).

Das Stufenschema zeigt auf der Stufe 1 die autonome Peripherie, die als Domäne lokaler Regulationsmöglichkeiten anzusehen ist. Neben der lokalchemischen Regulation, die u. a. die Durchblutungsstärke beeinflußt, sind auch deutliche nervale und humorale Fernwirkungen mit Hilfe höherer Steuerungselemente sowie des „Systems der Grundregulation" möglich. Dieses Regelsystem wird noch gesondert besprochen.

Die spino-segmentale Integrationsstufe (Stufe 2) umfaßt weitere zahlreiche vegetative Reflexmechanismen wie Vasomotorik, Schweißsekretion etc. Kutan-viszerale und somato-viszerale sowie intersegmentale Koordinationsleistungen zählen im wesentlichen zu dieser Integrationsebene.

Die nächsthöhere medulläre Integrationsstufe hat eine dominierende Bedeutung für den Gesamttonus im autonomen Nervensystem. Kardio-pulmonale Funktionen, Bereitstellungsreaktionen sowie hormonale Generalisation sind der 3. Stufe des hierarchischen Organisationsprinzips zuzuordnen.

Die folgende dienzephale Funktionsstufe (4. Stufe) umfaßt neuro-anatomisch das Gebiet des Rautenhirns, des Mittelhirns und des Hypothalamus. Sie steht ebenfalls in enger Beziehung zur Formatio reticularis und stellt den Übergang von autonomen Reflexmustern in komplexe Verhaltensregulationen dar. Als Sollwert werden hier das Komfortgefühl und die Zielwerte vegetativer Gleichgewichte angesehen. Die Regulation des Wasser-Elektrolyt- sowie des Säure-Basen-Haushaltes und die Beeinflussung von Schlaffunktionen müssen dieser Stufenebene zugeordnet werden.

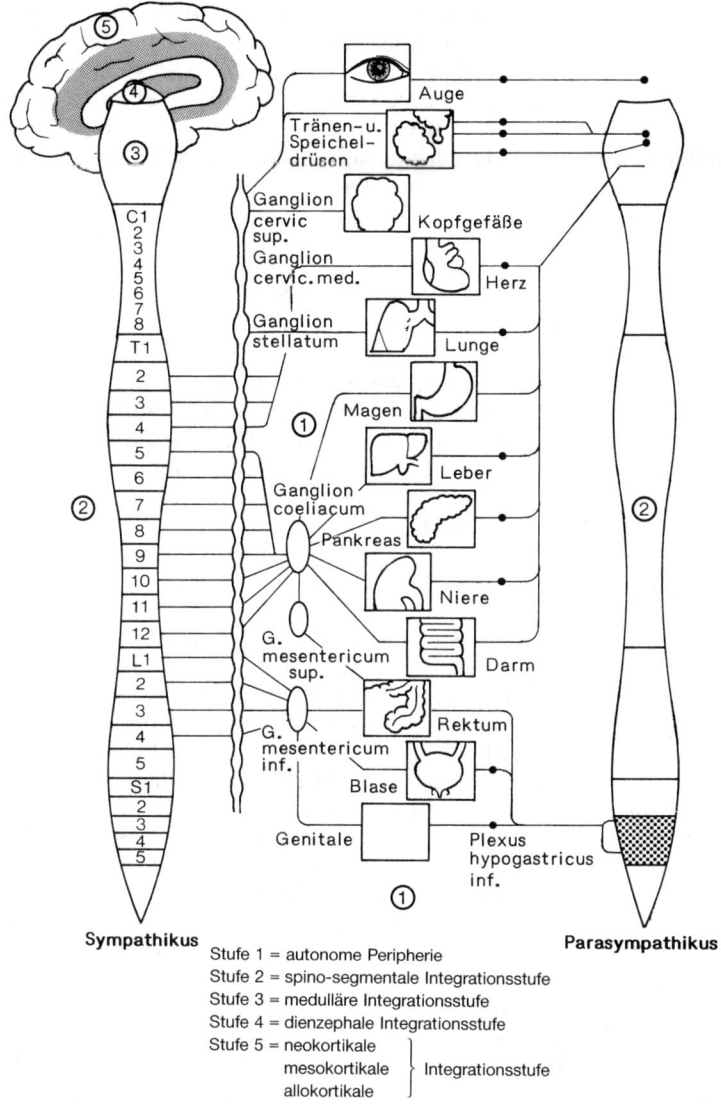

Stufe 1 = autonome Peripherie
Stufe 2 = spino-segmentale Integrationsstufe
Stufe 3 = medulläre Integrationsstufe
Stufe 4 = dienzephale Integrationsstufe
Stufe 5 = neokortikale ⎤
           mesokortikale ⎬ Integrationsstufe
           allokortikale ⎦

Abb. 3.2 Anatomie des autonomen Nervensystems mit Organisationsstufen 1–5

Das morphologische Substrat des Neokortex und der äußere Ring
des limbischen Systems (Mesokortex) sowie des inneren Rings
(Allokortex) können als 5. Organisationsstufe des autonomen
Systems zusammengefaßt werden. Diese Integrationsebene sorgt für
Anpassung an aktuelle Umweltsituationen und ist der Sitz intellek-
tueller Lernprozesse. Der Einbezug des limbischen Systems erklärt
die bevorzugte Steuerung von Trieb- und Verhaltensreaktionen.
Autonome und somatische Lernprozesse und Beziehungen zu
sogenannten „funktionellen Adaptationen" sind für diese Organisationsstufe kennzeichnend. Der Sollwert der neokortikalen Funktionen ist mit „bewußter Zielsetzung" umschreibbar. Zentrale Autonomie und Selbstbestimmung sind dieser höchsten Integrationsstufe
zuzuordnen.
Tab. 3.1 zeigt einen schematischen Überblick der hierarchischen
Organisation des autonomen Nervensystems. Das hierarchisch abge-
stufte Organisationsprinzip gilt nicht nur für vegetative, sondern
auch für motorische und psychische Reaktionsabläufe. Je höher die
Integrationsebene, um so weniger gelingt eine anatomische oder
funktionelle Trennung der Einzelprozesse.

Grundregulations-System

Kehren wir zurück zur Stufe 1 des neurovegetativen Systems, zur
„autonomen Peripherie". Die Forschung widmete sich fast ausschließlich der Aufklärung höherer nerval-humoraler Steuerungselemente und konzentrierte sich eher auf Veränderungen von Zelle,
Zellmembran und Zellprodukten als auf die Interzellular-Substanz.
Dies führte dazu, daß das von A. Pischinger, Kellner, Bergsmann
und Perger inaugurierte und erweiterte Konzept der Grundregula-
tion bislang zu wenig Berücksichtigung in der Hochschulmedizin
gefunden hat. Erst durch eine Neubearbeitung dieses Themas von H.
Heine (1991) sowie durch das wachsende internationale Interesse an
Fragen der Matrix-Forschung beginnt das nahezu unbekannt geblie-
bene Konzept des „Systems der Grundregulation", erneut an
Aktualität zu gewinnen.
Das „System der Grundregulation" stellt sich als ein ubiquitäres
Funktionssystem dar, das erstmals von A. Pischinger und seinen
Mitarbeitern (1954, 1975) in Morphologie und Funktion aufgeklärt
wurde. Es definiert sich als ein System, das seine anatomische
Topographie im Interzellularraum einnimmt. Es verschaltet funktio-
nell Zellen des lockeren weichen Bindegewebes, Kapillaren und

Tab. 3.1 Hierarchische Organisation des autonomen Nervensystems (modifiziert nach Amelung und Hildebrandt, 1985)

	Morphologische Substrate	Integrationsstufe	Autonome Funktionskreise
V E R	Neokortex	Adjustierung an aktuelle Umweltsituationen, intellektuelle Lernprozesse (Zentrale Autonomie)	Vegetative Mitinnervation, bedingte Reflexe, „Streßeffekte"
H A	Mesokortex (äußerer Ring des limbischen Systems)	Vegetative Lernprozesse und Verhaltensregulation	Adaptive Modifikation autonomer Reaktionen und Verhaltensmuster
L T	Allokortex	Artspezifische Trieb- und Verhaltenssteuerungen	Reproduktion, Regeneration, Alimentation
E N	Hypothalamus, Formatio reticularis in Mittel-Rautenhirn	Vegetative Gleichgewichte (Homöodynamik)	Temperatur, Stoffwechsel, Wasser-, Elektrolyt-, Säure-Basen-Haushalt
R E	Medulla oblongata	Systemreflexe (tonische Reflexsteuerungen)	Atmung, Herz und Kreislauf u. a.
F L	Rückenmark	Spinale autonome Reflexe	Schutzreflexe, Blutverteilung u. a.; kutaneoviszerale Wechselbeziehungen
E X	Intramurales Nervensystem	Periphere Autonomie	Axonreflexe, lokalchemische Regulationen

periphere vegetative Endformationen zu einer gemeinsamen Funktionseinheit. Da das morphologische Substrat des intramuralen Nervensystems und der vegetativen Axone einen Teil der autonomen Peripherie darstellt, ist das System der Grundregulation funktionell und überwiegend topographisch der Stufe 1 des Organisationsschemas des autonomen Systems zuzuordnen. Die extrazelluläre Matrix (EZM) findet sich prinzipiell im gesamten Organismus. Neuere wissenschaftliche Arbeiten von H. Heine (1979, 1986, 1991) beschreiben die synthetischen Produkte der Bindegewebszellen als „hochpolymeres, negativ geladenes Netz von Proteoglykanen (PG), Glukosaminoglykanen (GAG)" sowie „Struktur- und Vernetzungsproteinen", die in ihrer Gesamtheit als „Grundsubstanz" bezeichnet werden. Diese „Grundsubstanz" oder „extrazelluläre Matrix" durchzieht den gesamten Extrazellulärraum und bildet funktionell ein den Zellen vorgeschaltetes „Molekularsieb" (Heine). Sie beeinflußt Entwicklung, Migration, Proliferation und die metabolische Funktion der meisten Zellen. Morphologisch besteht das extrazelluläre Material aus festen, halbfesten oder flüssigen Bestandteilen.

Das biochemische Grundgerüst der Proteoglykane wird von binären Zuckern gebildet, die ihrerseits bürstenförmig an einem Proteinrückgrat gebunden sind (Abb. 3.3). Dieses Trägerprotein wird

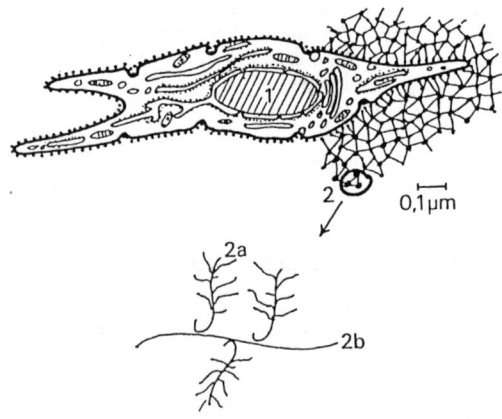

Abb. 3.3 Aufbau der Grundsubstanz (Heine, 1986): Synthetisierendes Fibrozyt (1); das netzförmige Proteoglykanmuster ist ausschnitthaft vergrößert (2). Prokoglykane (2a) sind in der Grundsubstanz an Hyaluronsäure (2b) gebunden.

seinerseits wieder über ein Bindungsprotein an hochpolymere Hyaluronsäure gekoppelt. (Bezüglich Biosynthese eines Proteoglykans siehe Heine 1991.) Hyaluronsäure und Proteoglykane sind negativ geladen, so daß die Grundsubstanz einen elektronegativen Grundtonus erhält. Dieser befähigt die Grundsubstanz zu Wasserbindung und Ionenaustausch von ein- gegen zweiwertige Kationen (Natrium, Kalium, Kalzium). Dieses Vermögen ist in bezug auf Isoionie, Isoosmie und Isotonie in der Grundsubstanz entscheidend.

Das biologische Fließgleichgewicht dieses Systems wird zellulär von den die Grundsubstanz aufbauenden Fibroblasten und andererseits von antagonistisch wirkenden Phagozytenpopulationen wie Makrophagen und neutrophilen Granulozyten unter dem Einfluß hormonell nervöser und metabolischer Funktionen geregelt.

Der Fibroblast als große und kleine Retikulumzelle nimmt eine zentrale Stellung in der Regelung des Säure-Basen-Haushalts (Kellner, 1963) und damit des pH-Werts und des Gewebepotentials im Organismus ein. Durch reizbeeinflußte Differenzierung können große Retikulumzellen zu Histio- und Monozyten, kleine Retikulumzellen zu T- oder B-Lymphozyten transformieren und aus dem durch „gap junctions" (Heine, 1991) gebildeten Zellverband austreten (Perger, 1990). Dies scheint eine der wesentlichen Grundlagen für die lokale immunologische Abwehrleistung des Grundsystems zu sein.

Die Grundsubstanz grenzt nicht unmittelbar an die Oberfläche der Zellen, sondern an deren Zuckeroberflächenstruktur. Diese Glykokalix weist jedoch ein eigenes elektronegatives Potential auf (Heine). Veränderungen im elektrostatischen Grundtonus der Grundregulation wirken auch auf die elektrostatischen Verhältnisse des Glykokalixpotentials aus. Dies kann informationsselektiv zur Veränderung der Ordnungsverhältnisse an der Zellmembran und über das System des „second messenger" zur Auslösung von differenzierten Zellantworten führen. Bezogen auf den Fibroblasten bedeutet dies eine situationsgerechte Synthese von Grundsubstanz.

Das neuronale Substrat des Grundregulationssystems endet blind als terminal vegetatives Axon im Netz der Proteoglykane. Das Axon ist unmyelinisiert, d. h. frei von einer Schwannschen Hülle, und bindet sich über die Glykokalix der Axonmembran in das Grundsystem ein. Dies stellt die morphologische Grundlage für die komplexe Verbindung mit höheren Integrationsstufen des zentralen Nervensystems dar. Über die Mikrozirkulation findet das Grundsystem auch

Anschluß an die endokrine Steuerebene. Ein weiterer interessanter Aspekt ist die Zellreihe der amöboid-beweglichen Mastzellen: Sie sind in ihrer Gesamtheit als ein inkretorisches Drüsenorgan zu verstehen, das in enger Beziehung zur Grundsubstanz steht. Eine auffällige Eigenschaft der Mastzellen ist ihre Neurotropie, d. h. ihre Eigenschaft, sich auf die Endigungen vegetativer Axone hinzubewegen. Diese befinden sich ihrerseits vermehrt in der Umgebung von Kapillaren (Heine, 1979, 1987; Stach, 1969). Mastzellen spielen eine bedeutsame Rolle bei der Entstehung von Entzündung, Ödem und Schmerz.

Metabolisch betrachtet, bildet die Grundsubstanz eine Transitstrecke zwischen Kapillare und Zelle. Aufbau und Struktur der Proteoglykane machen die Funktion eines „Molekularsiebes" verständlich. Aufgrund ihrer biochemischen und biophysikalischen Eigenschaften und der Partnermediatoren, sind Proteoglykane die Grundlage für molekulare Auswahl und enzymatische Aufbereitung für Metaboliten während der Transitphase zwischen Kapillare und Zelle. Der Stofftransport in der Grundsubstanz ist somit – nach H. Heine (1991) – entscheidend durch die räumliche Struktur der Proteoglykane (PG) und der hochpolymeren Glykosaminoglykane (GAG) bestimmt. Sie bilden tunnelartige ladungsgegensätzliche Strukturen, die durch die Möglichkeiten von Ringschlüssen der Zuckerkomponenten der PG/GAG's (Heine, 1991) entstehen und einen getrennten und gleichzeitigen Transport hydrophiler und hydrophober Substanzen ermöglichen. Freie Sauerstoffradikale, die bei der Sauerstoffmetabolisierung anfallen, werden von den Zuckerbiopolymeren der Grundsubstanz in das physiologische Redoxpotential eingespeist (Radikalenfang). Der molekulare Aufbau der Proteoglykane ist darüber hinaus – so Heine – besonders zur Bindung flüssig-kristallinen Wassers geeignet. Bei 37,5 °C Körpertemperatur besitzt das flüssige Wasser ein Minimum an spezifischer Wärme (Trincher, 1981), was auf eine Phasenumwandlung schließen läßt (Komarek, 1977) und auf eine optimale molekulare Systemorganisation hinweist. Optimale Systemorganisation bedeutet eine besondere Ausgewogenheit zwischen statischen und dynamischen Ordnungsaspekten (Resch, Gutmann, 1986). Die besondere „Offenheit" des Wassers zeigt sich in der großen Vielfalt der Umstrukturierungsmöglichkeiten durch gelöste Stoffe (Gutmann, Resch, 1981). Wasser ist eine Art Speicher von Strukturkombinationen. Wesentliche wissenschaftliche Grundlagen zum Verständnis molekularer Systemorganisationen haben Gutmann und Resch 1986 erarbeitet.

Ihre Ergebnisse eröffnen neue Perspektiven und ermöglichen es, das Verhältnis von gelösten Stoffen zu ihrem flüssigen Medium unter dem Aspekt der molekularen Systemorganisation neu zu definieren.

Eine weitere wichtige Verschaltungsstelle des Grundregulationssystems zum vorwiegend unspezifischen Immunsystem stellen die Makrophagen und Monozyten dar. Auch das von Pischinger 1957 inaugurierte Prinzip der „physiologischen Leukozytolyse" muß in diesem Zusammenhang erwähnt werden. Durch die Aktivierung der physiologischen Leukozytolyse als Hämostasesystem werden große Mengen biologisch aktiver Substanzen freigesetzt. Hierzu zählen Zytokine, Lymphokine, Prostaglandine, Leukotriene, Peroxydasen, hydrolytische und proteolytische Enzyme u. a. m.

Über Mikrozirkulation und axonale Endigungen vegetativer Nervenfasern in der Grundsubstanz bestehen des weiteren hochkomplexe Rückkoppelungen zum gesamten Neuroendokrinium. Aufgabe hierbei ist die Regulation von Basisfunktionen, die zum Erhalt des Zellstoffwechsels notwendig sind. Dazu zählen Sauerstoffhaushalt, Elektrolyt- und Säure-/Basenhaushalt, Fett- und Kohlenhydratstoffwechsel und Wasserhaushalt. Das Zelle-Milieu-System stellt phylogenetisch eine ubiquitäre Ordnungsstruktur dar, die bereits vor Entwicklung des Nerven- und Hormonsystems existierte. Dies ist für das Verständnis peripher-autonomer Regelprozesse von großer Bedeutung. Viele Einzelheiten dieses Funktionsmodells bedürfen noch weiterer Klärung und Belege; obige Aussagen sind deshalb noch teilweise hypothetischen Charakters.

Sensomotorik und segmental-regulatorischer Komplex

Ein weiteres wichtiges Schaltsystem der menschlichen Autoregulation ist das Funktionsmodell des „segmental-regulatorischen Komplexes" (Bergsmann, 1988). Es ist Teil der Sensomotorik und Propriozeption und ist für das Verständnis der in Erscheinung tretenden Reflexe und Reaktionen des Menschen nützlich.

Bergsmann definiert den segmental-regulatorischen Komplex als „das peripherste Schaltsystem, über das alle an ein spinales Segment angeschlossenen Formationen in funktioneller Beziehung stehen". Ebenso wie die vegetativ-autonomen Reaktionen des Organismus durch eine hierarchische Organisation des zentralen Nervensystems gegliedert sind, können auch motorische Reizantworten einem hierarchisch abgestuften Ordnungsprinzip folgen (Amelung, Hildebrandt, 1985).

Morphologisch-anatomischer Sitz des Funktionsmodells ist das peripher spinale Integrationsniveau des zentralen Nervensystems. Sein funktioneller Aufbau umfaßt das zugehörige und meist plurisegmental versorgte Bewegungssegment mit den anatomischen Segmentpartnern wie Diskus, Wirbelgelenk, Bandverbindungen, Bindegewebe, Muskulatur, Gefäß- und Lymphsystem und die dazugehörige neurophysiologische Verschaltung (Junghans'sches Bewegungssegment).

Somatosensorische Afferenzen von Haut und Bewegungsapparat sowie die gesamten Formationen des vegetativen Grenzstranges beschreiben wesentliche Anteile des horizontalen Regelkreissystems. Zur metamer-neuralen Organisation zählen auch viszerokutane Projektionen, viszeroviszerale Reflexe und viszerovertebrale Reflexmechanismen. Als vertikale Vernetzungsachse bezeichnet man die zentralnervösen Strukturen in den auf- und absteigenden Leitungsbahnen.

Besonderheiten der segmentalregulatorischen Verschaltung sind die durch dendritische Aufteilung an den Nervenenden entstehenden rezeptiven Felder der somatosensorischen Peripherie. Überschneiden sich mehrere rezeptive Felder, so entstehen Orte erhöhter Sensibilität. Eine immer noch kontrovers diskutierte Theorie von Melzack und Wall (1956), die sogenannte „gate control"-Theorie, soll im folgenden Erwähnung finden. Die Theorie besagt, daß spezifische myelinisierte Mechanoafferenzen vom Typ der dicken Alpha-Fasern die Weiterleitung der Signale von unmyelinisierten Afferenzen (Typ dünne C,A-Deltafasern) im ZNS hemmen. Das Prinzip gilt bislang als noch nicht falsifiziert. Es fehlen jedoch ausreichende experimentelle Untermauerungen.

Eine für das Verständnis wesentliche neurophysiologische Grundlage stellt das von Head (1861–1940) beschriebene Phänomen des sog. „übertragenen Schmerzes" dar. Es handelt sich hierbei um Übertragung von Schmerz in Hautregionen, die per se keine Störung im Substrat aufweisen. Neurophysiologisch ist der Vorgang dadurch zu erklären, daß im Hinterhorn Afferenzen aus den inneren Organen und auf der Haut konvergieren und gemeinsam zentripedal weitergeleitet werden. Durch die Konvergenz der Afferenzen auf dieselbe Population von Hinterhornneuronen wird bei der Weiterleitung zum Gehirn „die Herkunft der Erregung verwischt" (Zimmermann, Handwerker, 1984) und beim Wahrnehmungsprozeß auf die Haut fehllokalisiert.

Die Entstehung klinischer Symptome wie Hyperalgesie und Muskelhartspann an druckdolenten Reaktionsstellen der Körperoberfläche lassen sich alleine mit der Konvergenztheorie nicht erklären. Hier spielen die skelettomotorischen und sympathischen Efferenzen im Sinne der Schmerzverstärkung eine Rolle. Wesentliche Arbeiten zur wissenschaftlichen Aufklärung segmentaler Reflexbeziehungen haben Head (1898), Mackencie (1909, 1917), Knotz (1926, 1927) und Hansen und Schliack (1962) geschaffen, die ihrerseits eine praxisrelevante Grundlage für subtile klinische Diagnostik einer Reflextherapie darstellen. Die viszerokutanen und viszeromotorischen Reflexe erzeugen die für die ärztliche Praxis wichtigen algetischen Krankheitszeichen. Sie sind gleichzeitig Hauptangriffspunkt vieler reflextherapeutischer Verfahren, die wir als „physiologische Schmerztherapie" (Tilscher, Eder, 1989) oder „Reflextherapie" zusammenfassen können. Unter dem Begriff „Reflex"- oder „Reiztherapie" faßt man alle ärztlichen und physiotherapeutischen Behandlungsmethoden zusammen, die zu einer lokalen entzündungsähnlichen Reaktion und/oder zur Erregung von sensorischen Nervenfasern führen (Zimmermann, 1985). Dazu gehören z. B. transkutane elektrische Nervenstimulation (TENS), Akupunktur, Wärme- und Kältebehandlung, chemische Reizungen, Quaddeln, Massagen, Bindegewebsmassagen, Schröpfkopfbehandlung.

Nozifensive Reaktionsstellen (Muskulatur, Gelenke und deren verbindendes Gewebe) finden sich nicht nur bei viszeralen Schmerzen (übertragene Schmerzen), sondern auch bei motorischen Fehlsteuerungen an der dem segmentalregulatorischen Komplex angeschlossenen Muskulatur. Die Erregung von Nozizeptoren des Muskulatur- und Sehnenapparates, psychische Faktoren und/oder gestörte Nervenfunktion auf verschiedenen Ebenen des Schmerzwahrnehmungs-Systems führen zu einer Muskeltonus-Erhöhung. Der Muskeltonus wird durch zentrale Efferenzen aus dem Kleinhirn und der Medulla oblongata als Führungsgröße geregelt. Unangepaßte Muskelspannung einerseits und Erregung von Nozizeptoren andererseits können als Chronifizierungsfaktoren zu motorischen Selbsterregungskreisen führen, die durch positive Rückkoppelung klinische Erscheinungen mit muskulärem Hartspann hervorrufen und als sogenannte „pseudoradikuläre Schmerzsyndrome" (Brügger, 1980) resp. „myofasziale Schmerzsyndrome" bezeichnet werden. Solche tonisch-algetischen Symptome imponieren morphologisch meist entlang sogenannter „kinetischer Ketten" (Bergsmann, 1982, 1990). Diese klinisch-physiologische Besonderheit erklärt sich daraus, daß in der Phase postembryonaler Entwicklung komplexe Bewegungsmuster zum Teil sensomotorisch programmiert werden. Es handelt sich hier um die Summe menschlicher Fertigkeiten und Fähigkeiten, bestimmte Bewegungsabläufe oder handwerkliche Tätigkeiten „automatisch", d. h. peripher-autonom, auszuführen (Bergsmann, 1990). Diese Lernprozesse finden ihr sensomotorisches Korrelat in der Anlage von „Muskelfunktionsketten", die von den Akren bis zur Wirbelsäule bzw. zum vorderen Rumpf einprogrammiert sind (Haase, 1976). Bergsmann konnte in elektromyographischen Studien zeigen, daß schon bei einfachen Komplexbewegungen wie „Armbeugen" oder „Beinstrecken" die Frequenz der Muskelpotentiale der gesamten Funktionskette erhöht wird.

Die muskuläre Propriozeption (z. B. Muskelspindeln) spielt vermutlich bei der Entstehung, Entwicklung und „Engrammierung" von „Reflexprogrammen" der neuromuskulären Steuerung eine wichtige Rolle. Hochkomplexe Bewegungsabläufe werden durch physiologische oder gezielte „Trainingsmaßnahmen" automatisiert, d. h. die Propriozeption „kennt" und „speichert" den physiologischen bzw. richtigen Bewegungsablauf und ökonomisiert die Muskelarbeit und Vorspannung der Muskulatur innerhalb der Haltungskette (posturales System). Koordinationsstörungen und Fehlsteuerungen in der Propriozeption sollen zu Dysregulationen im gesamten Haltungs- und Bewegungsapparat und zu kompensatorischer Fehlstatik führen. Medizinische Diszipline wie Osteopathie, Gnathologie (Malokklusion) und Kinesiologie befassen sich diagnostisch und therapeutisch mit diesen Störungen.

Über den hohen Grad der kybernetischen Vernetzung zwischen Haltung, (Kiefergelenk, Kopfgelenk, Schulter, Becken, Füße) Atmung, Darm und Psyche liegen vorwiegend praxisorientierte Erfahrungsberichte vor (Derbolowski, 1975; Bergsmann, Eder, 1974; Schöttl, 1991; Lechner, 1991 u.a.m.).

Der muskuläre Hypertonus ist vielfach Ursache für verschiedene Dysfunktionen und Schmerzzustände, die auch im Rahmen sog. „algodystrophischer Reflexerkrankungen" beobachtet werden. Erhöhter Muskeltonus führt zur Verminderung des arteriellen Einstroms in das Versorgungsgebiet der Muskulatur und verschlechtert die Mikrozirkulation und die Gewebe-Clearance des betroffenen Gebietes. Chemische Mediatoren und Hypoxie aktivieren schließlich die Nozizeptoren, die wiederum zur Schmerzauslösung und zur erneuten Irritation und Verstärkung der Muskelverspannung führen. Ungeachtet der Genese führt jeder chronische muskuläre

Hypertonus letztlich zu degenerativen Veränderungen. Therapeutische Strategien, die frühzeitig eine Chronifizierung muskulärer Hypertonusentwicklung verhindern helfen, müssen deshalb in Zukunft mehr Beachtung finden.

Bezieht man die Wirbelsäule in die Betrachtungen mit ein, so bedingt jeder muskuläre Hypertonus auch statische und dynamische Veränderungen des Achsenorgans und umgekehrt. Die daraus resultierenden Fehlbelastungen können zu einem weiteren Unterhalt des „circulus vitiosus" von Muskeltonuserhöhung und Irritation des gesamten „segmental-regulatorischen Komplexes (srK)" führen. Aus diesem Grunde sind auch minimale chronische Dauerbelastungen im Sinne sog. „Irritationssymptome" für die ärztliche Praxis von Bedeutung. Die vielfältigen reflektorischen Krankheitszeichen werden von den Autoren O. und R. Bergsmann als „Projektionssymptome" zusammengefaßt. Sie werden an den Beispielen der „physiologischen Schmerztherapie" und des „peripheren Irritationssyndroms" gesondert besprochen.

Für die Wirkmechanismen von Behandlungsformen, die am Segment angreifen, bietet die Neurophysiologie logische, wenn auch noch lückenhafte Erklärungen an. Ein Großteil der Erkenntnisse bezieht sich auf tierexperimentelle Befunde, die zur Erklärung der Reizwirkungen an Menschen herangezogen werden.

Nach Zimmermann (1985) lassen sich folgende Befunde zusammenfassen, die im Tierversuch bei repetitiver elektrischer Nervenstimulation zu beobachten sind:

▷ 1. Es werden motorische Reflexe ausgelöst, besonders die Flexormuskeln kontrahieren, Muskelstoffwechsel und Muskeldurchblutung werden erhöht.

▷ 2. Die Reizung bewirkt Veränderungen in der sympathischen Innervation segmental zugeordneter Organe (Haut, Muskeln und innere Organe), es kommt zu einem komplexen Muster von Zu- und Abnahmen der sympathisch gesteuerten Organfunktionen (z. B. Durchblutung, Blutdruckregelung, Peristaltik).

▷ 3. Die abnormale Entstehung von Nervenimpulsen in regenerierenden Nerven, die als Ursache u. a. der Amputationsschmerzen angesehen wird, ist nach Reizung des geschädigten Nerven gehemmt.

▷ 4. Es kommt zur segmentalen und suprasegmentalen Hemmung afferenter Informationen, die besonders im Hinblick auf Schmerzinformationen tierexperimentell untersucht wurde. Bei diesen Hemmungsmechanismen spielen unterschiedliche Neurotransmitter eine Rolle, vor allem Serotonin und endogene Opioide.

Diese tierexperimentellen Befunde bieten auch Erklärungsmöglichkeiten für Wirkungen von Reiztherapien am Menschen. Zum Verständnis der Wirkungen auf pathophysiologisch veränderte Situationen ist jedoch eine gezielte klinische Forschung notwendig.

Im Vordergrund der wissenschaftlichen Aufklärungsarbeit stehen folgende Arbeitshypothesen: Bewirkt die Reizmethode:

▷ 1. eine verstärkte Aktivität eines Organs oder Organsystems i. S. einer Mobilisierung der Abwehrleistung (z. B. Immunologie)?

▷ 2. eine Stärkung oder Normalisierung von Organfunktionen durch gesundheitsfördernde „Trainingsmaßnahmen" (z. B. Rückführung fehlgesteuerter Propriozeption in den physiologischen Sollwert-Bereich)?

▷ 3. über spinale Reflexmechanismen eine Beeinflussung viszeraler Funktionen und eine Auslösung zentralnervöser Hemmungsmechanismen?

▷ 4. in Abhängigkeit der Reizqualität und anderer Determinanten der RRP eine rational steuerbare Diagnose- und Therapiebeeinflussung autoregulativer Systeme?

Es gibt darüber hinaus auch zahlreiche Therapiemaßnahmen, die an sog. somatotopischen Reflexzonen ansetzen, deren therapeutische Wirkung noch durch kein neurophysiologisches Konzept erklärt werden kann. Der aus der Neuroanatomie entliehene Begriff der Somatotopie wird – nach Gleditsch (1983) – auch für Reflexsysteme angewendet, die auf engem Areal eine differenzierte Wechselbeziehung zu Organen und Funktionen des Gesamtorganismus aufzeigen. Es handelt sich um „Projektionsfelder, die einen umgrenzten Teilbereich des Körpers bedecken und in der Gesamtheit ihrer Projektionspunkte eine quasi kartographische Darstellung des Gesamtkörpers wiedergeben" (Gleditsch, 1983).

Hierbei geht es nicht um maßstabsgetreue Wiedergabe von strukturellen Teilbereichen des Organismus, sondern um Repräsentation von Funktionen. Die klinischen Autoren beschreiben die Projektionspunkte als Reaktionsstellen mit „binärem" Charakter. Im Falle der Irritation sind sie reaktiv und vorhanden, im Zustand der funktionellen Norm unauffällig; d. h. sie sind entweder „an- oder abgeschaltet". Ein besonderes Merkmal somatotopischer Reflexpunkte ist ihre Eigenschaft, nach Therapie anderer, mit ihnen in topischer Beziehung stehender Reaktionsstellen ebenfalls „abgeschaltet" zu werden („Auslöschphänomen"). Die Funktionsqualität der Punkte soll sich auch auf psychische und mentale Dimensionen erstrecken können (Gleditsch, 1983). Die klinisch bekanntesten somatotopischen Reflexzonen im menschlichen Organismus sind (Übersicht bei Gleditsch, 1983):

▷ Ohr-Somatotopie (Nogier, 1973)
▷ Fuß-Reflexzone (Marquardt 1980, Froneberg 1980)
▷ System terminaler Meßpunkte an Händen und Füßen (Voll, 1968)
▷ Mund-Somatotopie (Gleditsch, 1978)
▷ Reflexzonen am Schädel (Zeitler, 1978; Yamamoto, 1991)
▷ Reflexzonen der inneren und äußeren Nase (Fließ, 1926; Stiefvater, 1978)

Eine abschließende Beurteilung der klinischen Wertigkeit dieser Somatotopien ist derzeit noch nicht durchführbar. Es sind diesbezüglich klinische Studien zu fordern. Wie bereits erwähnt, besteht bislang noch kein schlüssiges Theorienkonzept für diese Projektionsphänomene. Es ist spekulativ, ob somatotopische Reflexzonen als Ausdruck von hochkomplex kybernetischen Eigenschaften des menschlichen Organismus für seine „Innen-Außenwelt-Beziehungen" interpretiert werden dürfen. Das möglicherweise zugrundeliegende Wirkprinzip könnte als „bioinformativ" oder „bioenergetisch" bezeichnet werden.

Kognitiv-emotionales und behaviorales System

Neben der vegetativen und sensomotorischen Organisationsebene, spielen die bewußte Wahrnehmung und die Integration psychischer Einflüsse und personaler Zielsetzungen eine wichtige Rolle bei der Entstehung menschlicher Reaktionsmuster. Es sind die Organisationsebenen der bewußten Wahrnehmung und Empfindung, sowie ihrer rational begründeten und unbewußten Reaktionen (s. Abb. 2.1). Eine wichtige Dimension hierbei ist die Fähigkeit des Menschen, mit Belastungssituationen (innere/äußere Anforderungen, Konflikte, Krankheiten) umzugehen.
Aspekte dieser Adaptationsprozesse sind Coping- und Abwehrstrategien. M. Beutel (1988) definiert **Abwehrprozesse** als „unbewußte,

vorwiegend kognitiv-erfahrungsbezogene Prozesse unterschiedlicher Komplexität". Sie umfassen Abwehrfunktionen wie Vermeidung negativer Selbstbewertung, äußerer Bedrohung oder Abwehr bedrohlicher Triebregungen.

Copingprozesse sind „vorwiegend bewußte, nicht automatisierte, sowohl kognitiv-erlebnisorientierte als auch behaviorale Prozesse in erwarteten oder bestehenden Belastungssituationen" (Beutel, 1988). Zu den Copingfunktionen zählen u. a. Ablenkung, psychische Entspannung, Selbstinstruktionen, Neubewertung, Aufmerksamkeitszuwendung, Ausdruck von Gefühlen etc. Durch das Training von Bewältigungsfertigkeiten, das vor (proaktive Bewältigung) oder nach einem Ereignis (retroaktive Bewältigung) stattfinden kann, soll mittels vorwiegend kognitiver Therapiemaßnahmen „die Kompetenz des Klienten im Umgang mit belastenden Situationen" (Beutel, 1988) erhöht werden. Beispiele hierfür sind Verfahren der „Streßimpfung" (Meichenbaum, 1977, 1982), die in drei Phasen verläuft:

1. Klient spielt die Streßsituation in der Vorstellung durch und gewinnt Erkenntnisse über seine realen Reaktionen.
2. Klient erwirbt handlungsbezogene Bewältigungsstrategien (Entspannungstechniken, Selbstinstruktion).
3. Klient steigert sein Selbstvertrauen.

Adaptationsstrategien sind aber nicht nur auf individueller Ebene, sondern auch im Interaktionsprozeß mit anderen Menschen (interpersonal) von Bedeutung. Hier sind vorzugsweise Familien- und Partnerbeziehungen von sozialen Bewältigungsprozessen (Um-Hilfe-Bitten) betroffen (Beutel, 1988).

Institutionelle Formen der Anpassungsstrategien, (Hilfestellung medizinisch-sozialer Dienste, Selbsthilfegruppen etc.) gewinnen aufgrund der gesellschaftlichen Entwicklung (Verlust der Großfamilien) gerade in Zukunft immer mehr an Bedeutung.

Ein weiterer Aspekt dieser komplexen Zusammenhänge soll am Beispiel der Psychoneuroimmunologie (PNI) Erwähnung finden. Die PNI befaßt sich mit der systematischen Erforschung feiner und feinster Nerven- und Kommunikationsbahnen des Körpers und ihrer Wechselwirkungen aus den Bereichen Neurologie, Psychologie und Immunologie. Diese zunächst isolierten Forschungsgebiete haben sich in den vergangenen Jahren um verstärkte interdisziplinäre Zusammenarbeit bemüht. Ein Großteil der PNI-Forschungsarbeit beschäftigt sich mit Neuropeptiden, Botenstoffen, die vom Gehirn, vom Immunsystem und von den Nervenzellen ausgeschüttet werden (Abb. 3.4). Ohne auf detaillierte Einzelergebnisse psychoneuroimmunologischer Forschung eingehen zu wollen, belegen zahlreiche tierexperimentelle und immunologische Humanstudien das enge Zusammenwirken von Psyche, ZNS, Endokrinium und Immunsystem (Schulz, Räder, 1986; v. Kerekjarto, 1987; Mayr, 1991; Eger, 1992). Auch die enge Verbindung zwischen Geist und Körper ist durch dieses neue Fachgebiet naturwissenschaftlich transparanter geworden. Hierzu zählen insbesondere die Aufdeckung und Untersuchung von Konditionierungsmechanismen, die eine wirksame Verbindung zwischen Geist und Körper darstellen. Negative Konditionierungen können mit kognitiver Selbstkontrolle oder biologischer Selbstregulation rückgängig gemacht werden. Das Beobachten des eigenen Atemrhythmus und die bewußte Herbeiführung der Entspannungsreaktion gehören zu den wichtigsten und zugleich einfachsten Techniken in der „Geist-Körper-Arbeit". Ein klassisches

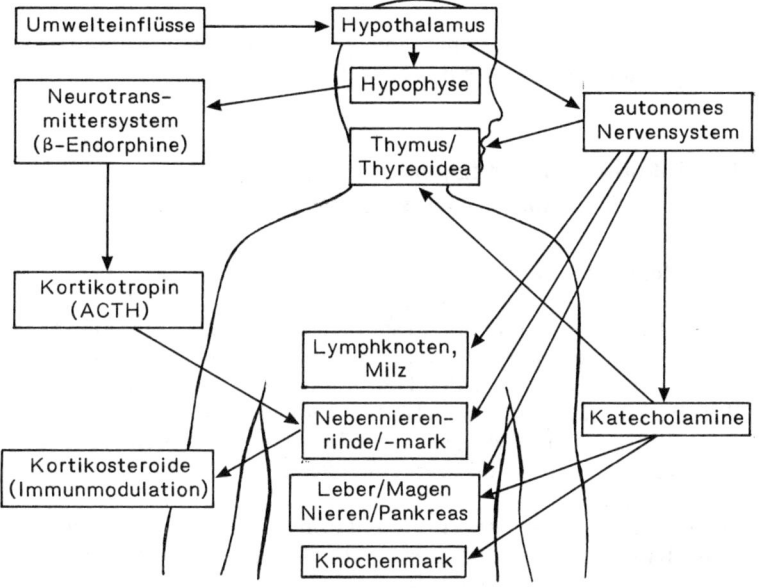

Abb. 3.4 Netzwerk von Psyche, ZNS, Endokrinium und Immunsystem (nach M. v. Kerekyarto, 1987)

und lange bekanntes Beispiel ist das autogene Training von
J. H. Schulz (1935). Hier erfahren die Kenntnisse von den engen
Zusammenhängen der einzelnen Integrationsebenen des zentralen
Nervensystems eine reale Umsetzung in die klinische Tätigkeit. Die
Stimulierung der körperbezogenen Eigenwahrnehmung und die
Anregung der bildhaften Vorstellungskraft helfen dem Patienten,
seine Aufmerksamkeit zu verändern. Er vermindert die häufig
bestehende Diskrepanz zwischen dem „Ich" und seinem meist als
Objekt empfundenen Körper. Die aus seinem Körpererleben frei-
werdende Kraft und Stärke benützt er, um Störungen als persönliche
Signale zu akzeptieren und zu verstehen. Der Patient trägt somit
durch sein erworbenes Wissen über sich selbst und durch Einstel-
lungs- und Verhaltensänderungen zu seiner eigenen Heilung bei.
Autoregulation bedeutet hier Selbststeuerung, Selbstkorrektur und
Selbstverantwortung. Schaffung von Körper- und Gesundheitsbewußtsein sowie die Bereitschaft zur Selbsthilfe sind wichtige Grundlagen sog. „Ordnungstherapien" der Naturheilkunde. Auch medita-
tive Therapieansätze finden hier ihre mögliche wissenschaftliche
Begründbarkeit. Gegenwärtig scheint das Forschungsgebiet zum Teil
recht vielversprechend, muß sich jedoch erst in der empirischen
Überprüfung und Anwendung bewähren.

Physiologische Grundlagen
des Reiz-Reaktions-Prinzips (RRP)

Reiz-Reaktions-Physiologie

Nach Erörterung einiger wesentlicher Aspekte physiologischer
Grundlagen der menschlichen Autoregulation, wenden wir uns nun
dem zweiten Kernstück der Definition für Naturheilverfahren zu:
dem Reiz-Reaktions-Prinzip (RRP). Zunächst soll der Reiz, Stressor
oder Stimulus im Vordergrund der Betrachtung stehen.
Die Reizphysiologie unterscheidet verschiedene Reizmodalitäten
und Reizqualitäten.
Die vorwiegend über Rezeptoren übermittelten Reize wie beispielsweise Kraft und Lagesinn, werden durch das propriozeptive System
erfaßt und mit motorischen Reaktionen beantwortet.
Haptische und thermische Reize – wie sie häufig durch physikalische
Maßnahmen zur Anwendung kommen – werden zusätzlich durch

einen hohen Anteil des enterozeptiven Afferenzsystems verarbeitet und sind mit pathisch-vegetativen Reaktionen und entsprechenden Affekterlebnissen verbunden.

Optische und akustische Reize aus der Umwelt sind in noch stärkerem Maße wie die vorher genannten Modalitäten durch das System der Exterozeption (Sherrington, 1906) mit epikritischer Wahrnehmung verbunden. Die neuronalen Elemente (Rezeptoren) werden in Photo-, Thermo-, Mechano-, Chemo-, Dehnungs- und Schmerzrezeptoren und andere mehr unterschieden. Der rezeptorgebundene Reizeingang ist mit der Umwandlung in eine elektrische Energieform (Generatorpotential) als Ausgangspotential verbunden. Die Erregung des Rezeptors geschieht durch nochmalige Umwandlung des Generatorpotentials in fortgeleitete Aktionspotentiale (Frequenz). Dieser Vorgang unterliegt dem „Alles-Oder-Nichts-Gesetz". Als energieverbrauchende Prozesse können beide genannten Potentiale über längere Zeit nicht aufrecht erhalten werden. Dies führt schließlich zu einer rezeptiven Adaptation.

Die Reaktionssysteme der exterozeptorischen, enterozeptorischen und propriozeptorischen Afferenzen lassen sich grob vereinfacht den vegetativen und motorischen Reaktionsebenen sowie den Reaktionsschichten der bewußten Wahrnehmung des Mehrebenen-Modells nach Heim zuordnen (s. Abb. 2.1). Ein hochkomplexes System von neuroendokrinen Substraten (Mediatoren) sorgt darüber hinaus für Steuerung und Feinabstimmung. Alle afferenten Erregungsleitungen führen auch Kollaterale zur Formatio reticularis (bevorzugt Hirnstamm) und ermöglichen so eine unspezifische Mitaktivierung des vegetativen, autonomen Systems (Müller-Limmroth, 1973, 1980). Modalität und Qualität des auslösenden Reizes entscheiden in erster Linie darüber, welche Reaktionsebene als Reizantwort im Vordergrund steht.

Formen der Adaptation

Eine kontinuierlich oder wiederholt intermittierende Einwirkung von Reizen auf den menschlichen Organismus führt zu einer erhöhten Widerstandsfähigkeit gegenüber dem auslösenden Reiz. Dieser Vorgang wird allgemein als Anpassung oder Adaptation bezeichnet. Diese natürliche Fähigkeit erklärt sich aus der Funktionslogik einer Überlebensstrategie (Hildebrandt, 1983). Adaptive Vorgänge werden auch als Training, Abhärtung oder Resistenzstei-

gerung bezeichnet. Reize, die geeignet sind, Adaptationen hervorzurufen, nennt man Adaptogene. Bilden sich die Adaptate, d. h. die
durch kontinuierlichen Reizeinfluß auf autonome Funktionen ausgelösten Reaktionen zurück, so wird dieser Vorgang als Deadapta-
tion beschrieben. Es sind Vorgänge der Ermüdung, Erschöpfung bis
hin zur Atrophie. Treten Störungen der physiologischen Adaptation
z. B. durch Überforderung auf, so wird dies als Dysadaptation
formuliert.

Die am Reiz-Reaktions-Prinzip orientierten Verfahren versuchen
durch geeignete Reizanwendungen, den Organismus dahingehend
zu befähigen, daß er länger anhaltende oder wiederkehrende
Reizbelastungen besser bewältigt. Anders ausgedrückt bedeutet
dies, daß eine Toleranz- und Kapazitätssteigerung sowie eine
verbesserte Ökonomie der Funktionen erreicht werden sollen. Auch
die Ausbildung von Schutzeinrichtungen (z. B. Isoliergewebe,
Immunität) muß als trophisch-plastische Modifikation erwähnt
werden (Prosser, 1958; Hildebrandt, 1982; Amelung und Hildebrandt, 1985).

Beispiele für toleranzsteigernde Adaptationen sind Rezeptor-Adap-
tation, unspezifische Resistenzsteigerung und Konditionierung (Ab-
wehr- und Copingprozesse). Die adaptive Toleranzsteigerung führt
zur Verschiebung von Sollwerten oder Schwellenwerten autonomer
Regelzentren oder bringt kurzfristig verfügbare Substrate zum
Einsatz.

Am Beispiel des Immunsystems läßt sich dieses Phänomen verdeutlichen (s. Abb. 3.5).

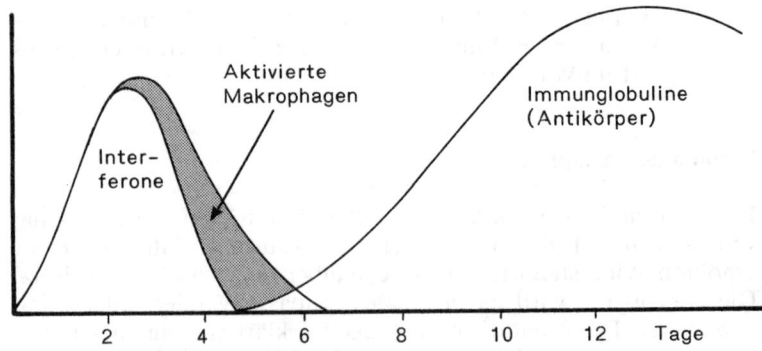

Abb. 3.5   Zeitliche Abfolge der Immunantwort (Bergmann)

Produkte der unspezifischen Immunabwehr entsprechen den toleranzsteigernden Adaptaten. Hierzu zählen polymorphkernige neutrophile Granulozyten, Makrophagen, Mediatoren wie Interferon und Interleukin u. a. m. Sie sind aufgrund ihrer Unspezifität die erste Abwehrfront im Immunsystem und stehen zeitlich sofort für den Einsatz zur Verfügung. Die spezifische Immunität entspricht dagegen den kapazitätssteigernden Adaptaten. Antikörper und spezifische Immunglobuline werden im Sinne einer zeitlichen Gliederung erst nach der unspezifischen Resistenzsteigerung produziert und lösen diese in zunehmendem Maße ab. Der Aufbau verschiedener fraktioneller Einzelfaktoren im Ablauf der unspezifischen und spezifischen Immunabwehr entspricht einem mehrstufigen Ordnungssystem. Die Aufklärung dieser zeitlichen Gliederung ist für das Verständnis von Infektionsverläufen oder anderen immunologischen Vorgängen wesentlich.

Ein weiteres Beispiel toleranzsteigernder Adaptation ist die neuronale Hemmung. Generell haben die **toleranzsteigernden Adaptate** in der ersten Phase der adaptiven Reaktion (trophotrope Phase) die Aufgabe, die kompensatorischen Leistungen des Organismus zu entlasten. Die inhibitorischen und erregungsmindernden Mechanismen ermöglichen im Sinne einer Refraktärphase den Aufbau ausreichender Kompensationsleistungen in der folgenden ergotropen Phase (Hildebrandt, 1983).

Kapazitätssteigernde Anpassungen treten erst nach längeren adaptogenen Reizeinwirkungen auf. Hier stehen die stofflich-organischen Leistungen und ihre Anpassung an das höhere Beanspruchungsniveau im Vordergrund der Reaktion. Es handelt sich um überwiegend hormonal gesteuerte Prozesse, die Leistungs- und Funktionssteigerung oder Wachstum zur Folge haben. Kapazitätssteigerung erfolgt in den ergotropen Phasen der Reaktion.

Die bisherige Zusammenschau von adaptationsphysiologischen Grundkenntnissen ist Voraussetzung für eine rationale Handhabung der am Reiz-Reaktions-Modell orientierten Einzelverfahren.

Gesundheit muß – nach dem oben Gesagten – ein bestimmtes Adaptationsniveau aufrecht erhalten. Krankheit kann somit als Adaptationsverlust oder Adaptationsstörung charakterisiert werden (Grote, 1961).

Ziel aller hygiogenetischen Maßnahmen ist es, das allgemeine Adaptationsniveau anzuheben, bis ein funktionelles Optimum erreicht ist.

Die Ausbildung hochgradig spezifizierter Adaptate (massive Muskelhypertrophie, exzessive Verhaltensadaptate etc.) schadet der Gesamtökonomie und macht das Gesamtsystem „Gesundheit" anfälliger. Den höchsten therapeutischen Nutzen bietet der Bereich der funktionellen Adaptation mit der Auslösung unspezifischer Toleranzsteigerung (Hildebrandt, 1985).

Der unter Kapitel 2 beschriebene „Gesundheitsraum" läßt sich nun durch adaptationsphysiologische Parameter ergänzen (s. Abb. 2.3).

Ziel der Salutogenese ist der ständige dynamische Erhalt des allgemeinen Adaptationsniveaus auf allen menschlichen Seins-Ebenen eines Individuums (Zielwertebereich der Normalisierung). Diese Topographie ermöglicht, mit geringstem Regulationsaufwand ein Höchstmaß an Bereitstellung von vorwiegend toleranzsteigernden Adaptaten (Salutoplastik) zu realisieren. Die Anhebung des „allgemeinen Adaptationsniveaus" führt zur Optimierung der Leistungs- und Widerstandsfähigkeit des Menschen. Eine zu starke Ausschöpfung autoregulativer Kapazitäten bis zum Maximum fördert nur einseitige und übersteigerte Adaptatbildungen, die zu Lasten einer ausgewogenen und allgemeinen Adaptationsfähigkeit gehen (negative Kreuzadaptation nach Hildebrandt, 1983, 1990). Bei Überschreiten der individuellen adaptiven Kapazitätsgrenzen entwickeln sich Dysstreß und Adaptationserkrankungen.

Zeitstruktur der reaktiven Phasenmodelle

Phasische Reaktionen verlaufen regelperiodisch gegliedert, indem sie – je nach der Periodendauer – von mehr oder weniger umfangreichen vegetativen Umschaltvorgängen angetrieben werden. Bei Steigerung der allgemeinen Tonisierung des sympathischen Systems kommt es bereits auf spinaler Ebene zur Steigerung vegetativer und sensomotorischer Reflexerregbarkeit.

Jede afferente Erregung hat die Tendenz zu mehr oder weniger unspezifischer Mitaktivierung des sympathikoadrenalen Systems. Die unspezifische Mitaktivierung besteht prinzipiell aus zwei Anteilen: dem nervalen Anteil (Formatio reticularis) und dem hormonalen Anteil (Nebennierenrindenmark). Das als Streßhormon bekannte Adrenalin führt zu Stoffwechselsteigerung, Blutumverteilung und Vigilanzzunahme.

Diese ergotrop betonte Funktionsbeschleunigung stellt nicht nur den „Motor" vegetativer Reaktionen dar, sondern steigert auch Muskel-

tonus und Reflexerregbarkeit sowie psychische Äquivalente (vgl.
Amelung, Hildebrandt, 1985). Die gegensätzlichen Prinzipien von
Aktivität und Hemmung werden im Sinne phasisch-periodischer
Zeitmuster durch das unspezifische Aktivierungssystem gewährleistet. Diese Funktionsweise wird auch als reziprok-alternierend
bezeichnet (Hildebrandt, 1985). Sie sorgt für eine wiederkehrende
Entlastungs- und Erholungsphase und trifft prinzipiell für alle
periodischen Reaktionen zu. Die reziprok-alternierende Funktionsweise wird durch eine nerval vermittelte Hemmphase eingeleitet.
Diese erste trophotrope Phase wird durch eine zweite ergotrope
Phase und schließlich durch eine dritte, erneute trophotrope Phase
abgelöst. Dieses Phasenmodell haben mehrere Autoren unabhängig
voneinander bereits empirisch beschrieben.
Tab. 3.2 zeigt eine Gegenüberstellung verschiedener phasischer
Reaktionsmodelle. Das Modell des „vegetativen Dreitakts" von
Siedeck (1951, 1955) sowie die „vegetative Gesamtumschaltung" von
Hoff (1930, 1957) und das „allgemeine Adaptations-Syndrom" von
Selye (1953, 1974) zeigen eine mehr oder weniger ausgeprägte
trophotrop gerichtete Hemmphase als Erstreaktion. Vor allem das
letztgenannte Phasenmodell von Selye ist auf längerfristig einwir-

Tab. 3.2 Gegenüberstellung phasischer Reaktionsmodelle von Siedeck,
Hoff und Selye (nach Weisbach, 1956, verändert in Amelung und Hildebrandt, 1985)

Reaktionsmodell	Reizbelastung	1. Phase trophohistiotrop	2. Phase ergotrop	3. Phase trophohistitrop
Vegetativer Dreitakt (SIEDECK 1951 a, 1955)	schwache, kurzdauernde Reize (auch physiologische Reize)	Bereitstellung	Reaktion	Erholung
Vegetative Gesamtumschaltung (HOFF 1930, 1957)	stärkere, länger dauernde Reize (bes. Infekte)	flüchtige negative Vorschwankungen	Kampfphase	Heilphase
Allgemeines Adaptations-Syndrom (SELYE 1953, 1974)	starke, langfristig einwirkende Reize und Schädigungen	Schock, Alarmreaktion	Kontraschock, Widerstandsphase	Adaptation oder Erschöpfung

kende adaptogene Reize übertragbar. Die Phasensteuerung erfolgt hier überwiegend hormonal. Ähnliche Phasenmodelle zur Verarbeitung von Krisen und belastenden Lebensereignissen wurden von Beutel (1988) zusammengestellt (Tab. 3.3). Auch hier findet sich eine primär trophotrope Phase als Erstreaktion. Zusammengefaßt zeigt Abb. 3.6 eine schematische Darstellung der Auslösung einer reaktiven Periodik. Die Analyse der Zeitstruktur verdeutlicht, daß die Phasenlage der reaktiven Periode durch den Reizzeitpunkt bestimmt wird und die Amplitude mit fortschreitender regulatorischer Kompensation gedämpft wird. Wie die Darstellung weiter verdeutlicht, ist für die Auslösung adaptiver Prozesse eine Überschreitung der individuellen Kapazitätsgrenzen Voraussetzung.

Die Auslösung einer sympathischen Alarmreaktion (sympathiko-adrenale generalisierte Mitreaktion) führt zu überschießenden Erholungsvorgängen, die ihrerseits eine Voraussetzung für die Vorbereitung der in der folgenden ergotropen Phase zum Einsatz kommenden Kompensationsleistungen darstellt. Die kapazitätsstei-

Tab. 3.3 Phasenmodelle zur Verarbeitung von Krisen und belastenden Lebensereignissen (Beutel, 1988)

Kübler-Ross (1980)	Klinger (1975)	Falek und Britton (1974)	Shontz (1975)	Horowitz 1983
Terminale Krankheit	Verhinderung der Zielerreichung	Leugnung	Einschätzung Krisensituation	Trauma
Nicht-Wahrhaben-Wollen	Verstärktes Engagement	Angst	Schock, Isolierung	Verleugnung „Aufschrei"
Zorn	Aggression, Verhaltensorganisation	Ärger/Feindseligkeit/Bitterkeit	Konfrontation, überwältigt sein	Beeinträchtigung („intrusiveness")
„Feilschen"	Depression			
Depression	Disengagement	Depression	Rückzug	Durcharbeiten
Zustimmung/Versöhnung	Neuorientierung	Äquilibration		Auflösung

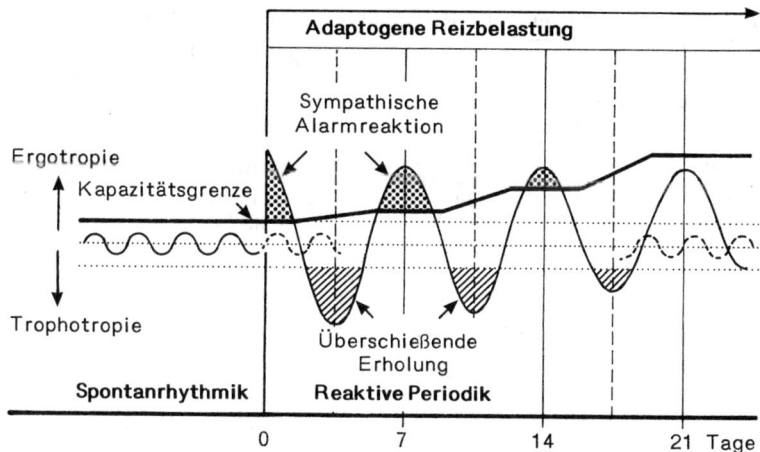

Abb. 3.6 Schematische Darstellung einer reaktiven Periodik (Hildebrandt, 1982)

gernde Adaptation führt schließlich zur Anhebung der individuellen Kapazitätsgrenze. Der zeitliche Bedarf dieser Reaktionen liegt im Bereich von Wochen. Die in bezug auf die autoregulative Therapie interessante hygiogenetische Prozeßebene ist die der funktionellen Adaptation. Der Zeitbedarf zeigt häufig 7- oder 9–10-tägige reaktive Periodendauern. Hier finden sich Vorgänge der Selbstheilung und Regeneration sowie der Infektionsabwehr (Hildebrandt, 1982). Therapeutisches Ziel sog. „vegetativer Umstimmungsreaktionen" ist die Verschiebung der vegetativen Reaktionslage in Richtung trophotroper Phase, was der Dämpfung der Bereitschaft zur sympathikoadrenalen Mitreaktion entspricht.

Determinanten des Reiz-Reaktions-Prinzips (RRP) – Übersicht

Die prinzipielle Stereotypie des reziprokalternierenden Reaktionsablaufs, wird durch eine Anzahl von Determinanten individuell verändert. Tab. 3.4 zeigt die Determinanten in Übersicht. Eines der bekanntesten Probleme in der RRP-orientierten Medizin ist das der Ansprechbarkeit oder Nichtansprechbarkeit auf diagnostisch-therapeutische Maßnahmen, kurz als „Responder-", „Non-Responder"-

Tab. 3.4   Determinanten des Reiz-Reaktions-Prinzips (RRP)

REIZ	REAKTION
Reizqualität/-modalität (taktil, thermisch, arzneilich)	Reaktionsausgangslage
Reizintensität (Größe, Reizfläche)	Reaktionstyp:
Reiztopographie (Ort, Verteilung)	-konstitutionelle -genetische Merkmale -Persönlichkeitsfaktor -Lebenszeit (Alter) -Geschlecht
Reizdauer (permanenter Reiz etc.)	Reaktionsstruktur
Reizintervall (Reizfolge)	Reaktionsebene
Reizzeitpunkt (Tageszeit)	

Problematik bezeichnet. Im Gegensatz zur pathogenetisch orientierten Hochschulmedizin, die eine direkte und gezielte Manipulation am kranken Organismus vornimmt, um mit kollektiv-statistischer Wahrscheinlichkeit ein von der „Therapeuten- und Patienten-Individualität" realitiv unabhängiges reproduzierbares Therapieergebnis zu erzielen, muß die am RRP orientierte Medizin verschiedene Determinanten und Prädiktoren bei der diagnostisch-therapeutischen Reizauswahl beachten, damit sie eine rationale und erfolgreiche Reaktionsprognose des Individuums erstellen kann.

Warum verschiedene Patienten unterschiedliche Reagibilitäten zu ein und demselben Reiz aufweisen, ist teilweise durch Determinanten des RRP-Modells mitbedingt und erklärbar.

Ein entscheidender Faktor für den Erfolg der Reiztherapie ist somit beispielsweise die richtige Auswahl der Reizqualität. Die klassischen Naturheilverfahren verwenden vorwiegend physikalische Reize, die eine entzündungsähnliche Reaktion oder sensorische Nervenfaserreizung auslösen. Daneben gibt es aber auch arzneiliche Reize mit pharmakologisch-biochemischen Veränderungen oder bioinformativen Reizqualitäten, deren wissenschaftliche Aufklärung eine wichtige zukünftige Aufgabe darstellt.

Einen weiteren wichtigen Einflußfaktor stellt die **Reizintensität** (Reizdosis, Reizstärke) auf die Reaktionsdynamik des Menschen dar.

Schwache Reize, an die der Organismus adaptiert ist und die das individuelle Adaptationsniveau nicht überschreiten, werden ohne

Auslenkung der Funktion kompensiert. Wirkt der Reiz adaptogen, d. h. überschreitet er die individuelle Kompensationskapazität, so kann er nicht mehr auf dem individuellen Adaptationsniveau beherrscht werden. Toleranzsteigernde Adapate werden gebildet. Amplitude und Phasendauer der trophotropen Initialphase nehmen hierbei zu. Bei stärkster Reizintensität wird die individuelle Adaptationskapazität überschritten und die schädigende Entwicklung von Adaptationskrankheiten eingeleitet.

Solche Zusammenhänge wurden bereits empirisch von Arndt und Schulz in der sogenannten „Arndt-Schulz'schen Regel" modifiziert zusammengefaßt.

Eine vergleichbar wichtige Determinante ist die **Reizdauer.** Selbst schwache Reize werden bei ausreichend langer Einwirkungszeit auch in höhere Integrationsebenen des autonomen Systems respektive zerebrospinalen Nervensystems fortgeleitet. Das Modell der permanenten Reizeinwirkung ist für das Verständnis sog. „chronischer Irritationen" wesentlich. (Dieses Problem wird im folgenden Kapitel noch eingehend vertieft).

Gleichmäßig anhaltende Reizbelastungen führen zu kapazitätssteigernden Adaptaten (Hildebrandt, 1985).

Die Frage nach dem therapeutischen **Reizintervall** ist bisher wissenschaftlich nicht hinreichend bearbeitet. Ihre ausreichende Beantwortung ist jedoch Grundlage für eine rationale Therapie aller am RRP orientierter Verfahren.

Neben den reizbezogenen Determinanten spielt der Zustand des Organismus, der zur Reaktion gebracht werden soll, d. h. seine Reaktionsbereitschaft und Reaktionsfähigkeit eine entscheidende Rolle. Bereits der Greifswalder Psychiater Rudolf Arndt weist beispielsweise darauf hin, daß bei unterschiedlichem Ausgangszustand derselbe Reiz entgegengesetzte Wirkungen zur Folge haben könnte. Dieses Problem des wechselnden Ausgangszustandes eines Organismus oder einer Funktion, macht J. Wilder zum Gegenstand seiner Untersuchung und inauguriert das sog. „**Ausgangswertgesetz**" oder „The law of initial value". Auch K. Kötschau (1956) berücksichtigt diese Ausgangswertabhängigkeit bei seiner „Wirkungstypenregel" (WTR). Sie enthält das Schema der möglichen Reaktionsweisen eines lebenden Organismus oder seiner Funktionen auf einen Reiz. Sie läßt dabei dahingestellt, welcher Qualität Reiz und Reaktion angehören (siehe Abb. 3.7 oben). Welche Wirkung im Einzelfall auftritt, entscheidet der Organismus nach Maßgabe der WTR. Dieser endogenen Therapie steht die „Kontra-

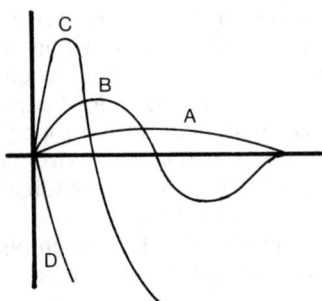

Wirkungstypenschema

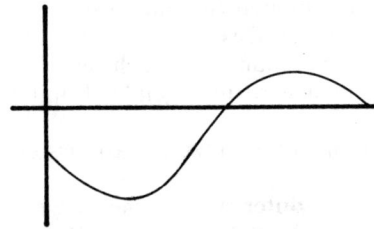

B-Kurve mit gehemmtem
Ausgangszustand

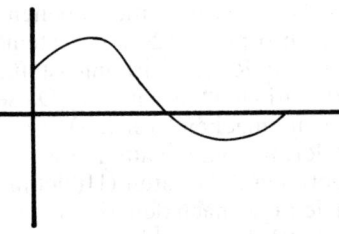

B-Kurve mit stimuliertem
Ausgangszustand

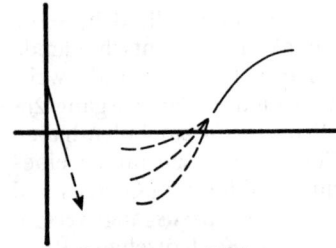

Contrarium-Wirkung
mit stimuliertem
Ausgangszustand

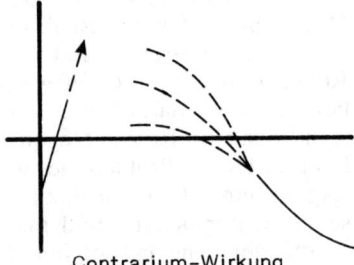

Contrarium-Wirkung
mit gehemmtem
Ausgangszustand

Abb. 3.7   Reiz-Reaktionsmodelle (Kötschau, 1956)

rium-Therapie" gegenüber. Kötschau betrachtet diese Form von exogener Therapie als „fremdgesetzlich-kausalen Eingriff", der mehr oder weniger streng linear gerichtet erfolgt. Es entsteht somit kein zusammenhängendes Phasengeschehen, sondern vielmehr ein zweizeitiges Teilgeschehen (s. Abb. 3.7 unten), das sich kybernetisch mit dem Begriff der passiven Regulationstherapie deckt.

Die organismische Reaktion wird jedoch nicht nur von der Ausgangslage, sondern auch von der konstitutionellen Reaktionsdynamik des Individuums bestimmt. In diesem Sinne sind Konstitutionstypen Adaptations- oder Reaktionstypen. Es ist deshalb verständlich, daß Physiognomie und Konstitutionslehren für die Einschätzung einer Reaktionsprognostik einen höheren Stellenwert haben als beim Einsatz pathogenetisch orientierter Forte-Präparate. So ist z. B. die vegetative Reaktionstendenz (vegetative Reaktionskinetik) des Menschen häufig mit bestimmten Persönlichkeitsdimensionen (Intraversion, Extraversion) verbunden. Aktuelle vegetative Reaktionslage (Labilität, Stabilität, Vagotropie, Sympatikotropie), Persönlichkeits-Faktoren, Geschlecht und Alter bestimmen dann auch entscheidend Richtung und Qualität der Reaktionsdynamik einer psychisch bedingten organischen Funktionsstörung oder Erkrankung. Hiervon ist der gesamte Bereich psychosomatischer Erkrankungen determiniert. Konstitutionelle Aspekte spielen ebenso eine Rolle bei der Frage, auf welcher Ebene bevorzugt die Reaktionen des Menschen organisiert werden. Neben dem bereits von G. Heim vorgestellten Mehrebenenmodell, unterscheidet N. Birbaumer (1984) bei der Schmerzreaktion eine „subjektiv-psychologische", „motorisch-verhaltensmäßige" und „physiologisch-organische" Reaktionsebene. Ähnlich differenziert E. Senn (1990) die verschiedenen Reaktionsebenen in „biochemische", „biomechanische", „biophysikalische" und „psychosoziale" Qualitäten.

Funktionsstörungen autoregulativer Systeme

Vegetative Dysadaptation und „peripheres Irritationssyndrom"

Funktionelle Störungen des autonomen Nervensystems führen zu einer Fehlsteuerung adaptiver Vorgänge, die sich in bezug auf Ursprung, Ausbreitung und Projektionsverhalten in allen Funktionsstufen des Nervensystems etablieren. Es können somatopsychische, psychische und psychosomatische Funktionsstörungen voneinander unterschieden werden. Neurobiologisch ist das Verständnis der peripheren und zentralen Organisation des sympathischen Nervensystems sowie der Codierung nozizeptiver Informationen aus Tiefenstrukturen wie Muskulatur, Gelenke, Bänder etc. nur lückenhaft und läßt noch kein schlüssiges Konzept zu (Jänig, 1984). Dies liegt z. T. daran, daß der experimentellen Neurobiologie geeignete Tiermodelle für das Phänomen der „chronischen Schmerzzustände" fehlen. Aus neurobiologischer Sicht bestimmt das „neuronale Schädigungsmodell" (Nerven- und Gewebsverletzung) den Ausgangspunkt der pathogenetischen Entwicklung eines **„peripheren Irritationssyndroms"** (Gross, 1985).

Jänig (1984) deutet das Irritationssyndrom bereits als Endstadium einer sympathischen Reflexdystrophie. Positive Rückkoppelungen über sympathische Efferenzen sind einerseits „ephaptisch", d. h. durch direktes elektrisches Überspringen efferenter Sympathikus-Aktivitäten auf benachbarte Nozizeptoren (Jänig, Blumberg, 1981), andererseits durch Ausschüttung von Noradrenalin oder ischämiebedingter Beeinflussung nozizeptiver Afferenzen auslösbar.

Topographie einer peripheren chronischen Irritation ist das Mesenchym. Bezieht man die Grundregulation in die Frage zur Ätiologie eines Irritationszentrums mit ein, so erweitert sich das Spektrum möglicher Verursachung aufgrund der Unspezifität mesenchymaler Reaktionen (Hauss u. Mitarbeiter, 1965): Infektionen, Toxine, Fremdeiweiß, allergische Reaktionen, O_2-Mangel, mechanische Reize u. a. m. können ursächlich verantwortlich sein für die Entstehung eines Irritationszentrums. Diese chronische Reizstelle, deren Intensität meist gering und subklinischer Natur ist, führt über eine unter Umständen Jahre oder Jahrzehnte dauernde Latenzphase zu einer lokalen Dysadaptation. Konkret bedeutet dies: progredientes Versagen der autonomen Peripherie, auf entsprechende Reize adäquat antworten zu können.

Diese zunächst regional begrenzte Dysfunktion („regionale Desintegration" nach Bergsmann) einzelner Grundsubstanzkomponenten wird durch eine permanente Desaggregation der Grundsubstanz um nicht abbaufähiges Material bedingt (Kellner, 1979). Nicht abbaubare Gewebsdesintegration ist eine Voraussetzung für Chronizität (Heine, 1991). Diese sichtbare histologische Manifestation wird meist von perivaskulären Rundzellen-Infiltraten und Fremdkörper-Riesenzellen begleitet (Kellner, 1979). Die veränderte Reaktionslage führt zu einer minimalen Syntheseumstellung der Fibroblasten und somit zur Veränderung des Kolloidzustandes. Makroskopisch kann dies die Bildung von „Gelosen" (Schade, 1921) zur Folge haben, die – nach Heine (1991) und Bergsmann (1979) – „Übergänge der PG/GAGs mit ihrem Wasser aus einem Sol – in einen reversiblen Gelzustand" darstellen und einen entsprechend elektrochemischen Gradienten zur Umgebung aufweisen. Die ständige Irritation des vegetativen Terminalretikulums führt zur Veränderung des Vasomotoren-Tonus und schließlich zu einer gestörten Kapillarfiltration. Hypoxämie und anaerober Stoffwechsel mit einer Störung der Diffusionsvorgänge und terminaler Zellschädigung sind die Folge (Eder, 1988). Besteht die persistierende Reizsituation weiter, so werden über den segmentalregulatorischen Komplex (Bergsmann u. Bergsmann, 1988) höhere zentralnervöse Integrationsstufen mit eingeschaltet. Die segmentbezogene und zentralnervöse Verarbeitung führt zu nozifensiven Reaktionsveränderungen in den betroffenen Dermatomen, Myotomen und zugeschalteten inneren Organen. Die veränderten Perfusionsverhältnisse sowie die Dysfunktion arteriovenöser Anastomosen, die als autoregulativer Versuch des Organismus zur Milieukorrektur zu verstehen sind, bedingen die „Veränderung der gesamten Metabolie und die humorale Verstellung der Parameter bis hin zu ihrem Zellgehalt" (Bergsmann, 1990). Der reflektorisch erhöhte Muskeltonus führt zu den bereits erwähnten „tonisch-algetischen Schmerzsyndromen".

Das periphere Irritationssyndrom ist demnach allgemein charakterisiert durch ein asymmetrisches Auftreten von:

▷ **Dysästhesie** (Schmerz)
▷ **Dyskinesie** (Muskeltonuserhöhung, Gefäßtonusveränderung)
▷ **Dyskrasie** (Ödem, Störung der Homöostase, humorale Asymmetrie) und
▷ **Dystrophie** (Störung der Trophik).

Die Homolateralität von Krankheitszeichen haben bereits Haed (1898) und Mackenzie (1917) erkannt. Die klinischen Störungen werden häufig von einer allgemeinen **Dysthymie** (Störung des psychischen Befindens) begleitet (Gross, 1985).
Die einzelnen klinischen Symptome entwickeln sich erst relativ spät und meist nur unter dem Einfluß sekundärer oder tertiärer Faktoren.
Das Auftreten einer klinischen „Fernstörung" eines Irritationszentrums wird durch ein sog. „Zweitschlag-Phänomen" (Speransky,

1950) realisiert. Im anglo-amerikanischen Sprachraum wird auch von „memory like phenomenon" gesprochen. Es handelt sich hierbei um Bagatellreize wie Infekte, Unterkühlung, Streß, körperliche Überanstrengung oder psychische Alterationen, die zur Auslösung sog. „Fernstörungen" führen. Diese bevorzugen ihrerseits häufig ein „prämorbides Terrain" (Eder, 1988), das aufgrund der dort lokal gesteigerten Erregungsbereitschaft als präformierter Manifestationsort dient.

Die „regulatorische Desintegration" (Bergsmann u. Bergsmann, 1988) ist Ausdruck einer Autonomiebestrebung der Peripherie gegenüber der zentralnervösen Steuerung. Die stufenweise Generalisation erfolgt über die Segmentebene hinaus zu den Nachbarsegmenten und schließlich weiter zu Stammhirn und Kortex. Die Ausbreitung der Irritation über vorwiegend periarterielle Nervengeflechte (ausbreitende Axonreflexe) und der Einbezug des sympathischen Grenzstranges bedingen die Entwicklung einer Störung mit Quadrantenmuster. Schließlich erfaßt der homolaterale Prozeß die gesamte Körperhälfte (Halbseitenfernreflex nach Knotz, 1926, 1927). Diese körperabschnittsweise Generalisation von pathologischen Erregungsvorgängen in der Peripherie gilt für alle reflektorischen Krankheitszeichen (Hansen u. Schliack, 1962; Erbslöh, 1953).

Bergsmann (1988, 1990) systematisiert diese klinischen Phänomene unter dem Begriff „Projektionssymptome" und unterscheidet mehrere klinische Regeln der „Projektion":

1. Segmentregel – Projektion in das zugehörige Segment
2. Dreifachprojektion – jedes Organ hat Bezug zu Thorakalsegmenten, Zervikalsegmenten und Trigeminusbereich
3. Lateralitätsregel – klinische Symptome primär auf der Seite des auslösenden Prozesses
4. Generalisationsregel – Einbezug immer mehrerer Segmente bis zur vollständigen Körperhälfte
5. Seitenkreuzung: kontralaterale Symptome bei streng einseitigem Prozeß sind Hinweise auf sekundäre Funktionsstörungen der Wirbelsäule.

Bergsmann versteht unter „Projektionssymptomen" ganz allgemein jeden erfaßbaren Ausdruck einer regulatorischen Desintegration eines Körperbezirkes mit vegetativer oder somatischer Regelveränderung. Bezüglich der Schmerzsymptome besteht jedoch eine Inkompatibilität zur Terminologie der Neurophysiologie. Als „Dolor projectus" wird nur diejenige Form des projizierten

Schmerzes verstanden, die durch periphere oder zentrale Irritation von Nervengebilden in dem davon betroffenen Nervengebiet entsteht.

Projektionssymptome funktionsgestörter innerer Organe „projizieren" deshalb nicht, sondern „übertragen" ihren Schmerz („Dolor translatus") in segmententfernte Areale der Körperoberfläche. Periphere Irritationssyndrome äußern sich klinisch häufig als Schmerzsyndrome des Bewegungsapparates. Achsenorgan und Kopfgelenke sind am Syndromaufbau wesentlich beteiligt. Dies hat Eder (1977) in einer Untersuchung an einem Kollektiv (NS = 682) mit Erkrankungen des degenerativ-rheumatischen Formenkreises untersucht. Er fand bei ca. einem Drittel (35,5 %) der Patienten ein sog. „Herd/Störfeldgeschehen". Eine weitere Analyse des Datenmaterials zeigt bei den zahlenmäßig im Vordergrund stehenden vertebratogenen Schmerzsyndromen eine hohe Beteiligung der Zervikalregion (36,8 %) bevorzugt mit Hypermobilitäts-/Instabilitätsbeschwerden. Eder fand eine Dominanz oronasaler „Herde" mit „Störstellen" im Bereich des Zahn- und Kieferbereichs von 17,3 % (118/242) und 8,5 % (58/242) der Fälle mit Nasen-Nebenhöhlenbeteiligungen. Die Studie berichtet darüber hinaus von 8,1 % (55/242) tonsillogener Störstellen; in nur 0,4 %, d. h. in 3 von 242 Fällen fand sich als Ursache eines peripheren Irritationssyndroms eine aktiv „gestörte" Narbe. Die Studienergebnisse zeigen eine gewisse Hierarchie der Irritationszentren (hier: Zahn vor Nasennebenhöhle). Da Patienten häufig mehr als eine Störstelle aufweisen, ist diese Erkenntnis von praktischer Bedeutung. Chronische entzündliche Irritationen im oronasalen Bereich weisen bevorzugt Reflexbeziehungen zur Kopfgelenkregion auf (Eder, 1988). Die Kopfgelenke (Occ. bis C3) werden über Trigeminus und sensible Trigeminuskerne sowie entsprechende Verschaltungen aus der oberen Zervikalregion von oronasalen Störstellen irritiert. Die Kopfgelenksregion ihrerseits zeigt vielfache Reflexbeziehungen zum Gebiet der Vestibulariskerne, Abducens-Motoneuronen und vegetativen Stammhirnzentren mit Beeinflussung von Atmung, Brechzentrum und Reaktionsbereitschaft (Eder, 1988).

Wie bereits oben festgestellt, genügt das bloße Vorhandensein von Irritationszentren nicht, eine regionale Desintegration zu generalisieren. Es handelt sich vielmehr um Summationseffekte, die sich aus dem individuellen Lebensstil des Patienten und der zivilisationsbedingten Schädigung des Grundregulationssystems zu ergeben scheinen (Perger, 1990; Eder, 1988). Wesentliche Aspekte hierbei könnten mental-psychische Faktoren, Ernährungsverhalten und toxikologische Umwelteinflüsse sein. Die pathogenetische Relevanz all dieser Faktoren für die Entwicklung und Generalisierung der „regionalen Desintegration" ist bislang zu wenig erforscht. Es gibt derzeit auch noch kein allgemein wissenschaftlich anerkanntes Nachweisverfahren, das eine eindeutige Verifizierung der Diagnose „chronisches Irritationszentrum", „Herd", „Störstelle" realisiert. Gelingt es, durch gezielte Therapie die Irritation zu inaktivieren und die Rückkehr zur Norm einzuleiten (Euaesthesie, Eukinesie etc.), handelt es sich vielmehr um eine „exjuvantibus"-Diagnose (Eder, 1988).

Eine weitere Gruppe autoregulativer Funktionsstörungen stellen ungelöste seelisch-geistige Konflikte und seelische Dauerbelastungen dar, die analog zu „peripher" als „zentrale" Irritationszentren bezeichnet werden könnten und als Dysadaptation eine neurovegetative Dysregulation unterhalten. Sie sind durch eine genaue biographische Exploration erfaßbar.

Hiervon abzugrenzen wären z. B. subklinische Intoxikationen durch Schwermetalle, die – nach Perger (1987, 1990) – psychische resp. somatopsychische Symptomenbilder produzieren sollen.

Test-Reaktionsverfahren

Die Fähigkeit lebendiger Systeme, auf einen Reiz angemessen reagieren zu können, ist die Grundlage aller RRP-orientierter Therapieverfahren. Um die individuelle Empfindlichkeit auf therapeutische Reizmaßnahmen abschätzen zu können, werden in der Balneologie und medizinischen Klimatologie seit langem anamnestische Verfahren, vegetative Reaktionslage-Bestimmungen und Test-Reaktionsverfahren eingesetzt. Sie sollen Aussagen über die individuelle Reaktionsprognostik und Reaktionstypologie des Menschen ermöglichen und praktische Hinweise für das „Responder/Nonresponder-Problem" geben. Beispiele für Test-Reaktionsverfahren sind UV-Bestrahlungstreppen zur Bestimmung der Erythem-Schwelle und die Anwendung von Kalt-Testreizen zur Erfassung der individuellen Gefäßreagibilität (Hildebrandt, 1990).

Störungen im autonom-vegetativen Nervensystem lassen sich prinzipiell mit dem gleichen Konzept des Test-Reaktionsverfahrens ermitteln. Man spricht dann von Reaktions- oder Regulationsdiagnostik. Am Beispiel der „chronischen Irritations-Diagnostik" sollen eine grundsätzliche Darstellung und Bewertung dieser Diagnoseverfahren vorgenommen werden:

Wie bereits oben ausgeführt, ist das „chronische Irritationssyndrom" durch eine Vielzahl vegetativer Dysfunktionen gekennzeichnet, die am Ort der regulatorischen Desintegration (Irritationszentrum) verschiedene Funktionsdifferenzen verursachen sollen. Die in diesem Zusammenhang diskutierten asymmetrischen Befundparameter (s. Tab. 3.5), müssen intraindividuell mit der jeweils gesunden Gegenseite geprüft werden. Sie beruhen auf erhöhter Sensibilität, erhöhter, verminderter oder „erstarrter" Reagibilität aller regulatorisch angesprochener Substrate, auf Dysfunktion der Endstrombahn sowie auf Erhöhung des Muskeltonus (Bergsmann, 1988, 1990). Strukturdiagnostisch führen die topische Angabe von Sensibilitätsstörung oder Schmerz sowie der Palpationsbefund zum Ort der Irritation. Funktionsdiagnostisch können verschiedene Test-Reaktionsverfahren zum Einsatz kommen, die definierte Testsubstanzen oder physikalische Testreize zur Regulationsdiagnostik verwenden. Die biochemischen, biophysikalischen und bioelektrischen Meßergebnisse werden gemäß eines zeitlichen Reaktionsablaufs nach einer meist einheitlichen Phasentheorie interpretiert, die sich ihrerseits vorwiegend auf das von Selye (1953, 1974) empirisch gefundene „allgemeine Adaptations-Syndrom" bezieht.

Tab. 3.5 Asymmetrische Befundparameter (verändert nach Bergsmann, 1991)

ASYMMETRISCHE FUNKTIONSPARAMETER BEI REGULATORISCHER DESINTEGRATION

Sensibilität der Haut für Temperatur, Berührung, Druck, Mikrotrauma, elektrische Stromstärke, UV-Licht, Softlaser;

Tonus und elektromyographische Aktivität der Muskulatur;

Turgor der Haut und Unterhaut;

Kreislaufparameter:
Ps-Pd im Schellongtest, postsystolischer Kurvenzug im Rheogramm, intravenöse Parameter infolge Dysfunktion der a. v. A. (BSG, Sauerstoffsättigung, kompletter Gascheck, Elektrolyte, ungesättigte Fettsäuren, Granulozyten und Lymphozyten (im Fingerbeerenblut);

Elektrische Parameter:
Widerstand (Leitwert), Kapazität, Potentialdifferenz, Speicherfähigkeit;

Reaktion des Gewebes nach chemischen Reizen.

Das Konzept des allgemeinen Adaptations-Syndroms beruht primär auf längeren, vorwiegend hormonal gesteuerten Reaktionsabläufen und betrifft stärkere, langfristig einwirkende Stressoren und Schädigungen.

Perger (Übersicht 1990) hat zahlreiche Reaktionsweisen-Bestimmungen durchgeführt und in Bezug auf Selye seine eigene Phasentheorie über unspezifische Reaktionen und ihre Zuordnung zu bestimmten Entzündungstypen (akut, rezidivierend exsudativ, rezidivierend proliferativ, chronisch progredient), anaphylaktoider Reaktion und maligner Entartung entwickelt. Da die verwendeten Test-Reaktionen in Periodendauern von Stunden liegen, ist die Interpretation der Untersuchungsergebnisse nach Selye methodisch unglücklich, weil dieses Phasenmodell anhand von langfristigen Effekten gefunden wurde. Die Testergebnisse als mögliche Folge eines Adaptations-Syndroms nach Selye zu interpretieren, ist hingegen zweifelsohne korrekt, da Selye selbst die „Erschöpfung" als dritte Phase der unspezifischen Reaktion beschrieben hat.

Die Definition der Test-Reaktion per se, sollte jedoch besser am 3-Phasen-Modell nach F. Hoff (1930, 1957) erfolgen, da sich dieses primär auf Immediateffekte bezieht.

Das zunächst wichtigste Ergebnis Perger'scher Studien besagt, daß bei zunehmender chronischer Belastung der Patienten die Fähigkeit zur peripheren Ausregulierung des Reizes progredient abnimmt oder verlorengeht (Perger, 1990). Dies zeigt sich durch ständiges Absinken der Reizschwellen, d. h. durch eine immer frühere Inanspruchnahme höherer Integrationsebenen des autonomen Nervensystems zur Ausregulierung immer niederer Reizdosen. Auch kleinste Reizintensitäten sind somit auf Dauer in der Lage, adaptive Regelvorgänge der neurovegetativen Peripherie zu labilisieren und schließlich zu erschöpfen.

Adaptationsphysiologisch lassen sich diese Ergebnisse dahingehend zusammenfassen, daß die Einwirkung permanenter Reize die toleranzsteigernden Adaptate der Grundregulation (neurale Hemmung, unspezifische Resistenzsteigerung u. a. m.) verbraucht und nach einer gewissen Zeit zu umfassenden vegetativen Reaktionen mit der Ausbildung kapazitätssteigernder Adaptate führt. Auf jeder Integrationsstufe wird der generalisierende Prozeß bis zur Erschöpfung kompensiert (Abb. 3.8).

Angesichts des Ausmaßes bisheriger Forschungsaktivitäten sind die Ergebnisse für die klinische Medizin enttäuschend. Dies liegt einerseits am geringen Verständnis für chronische Belastungsfakto-

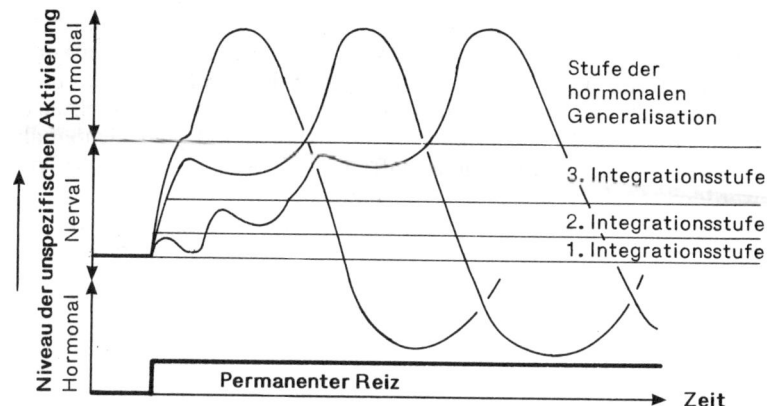

Abb. 3.8 Auslösung adaptiver Reaktionen auf permanenten Reiz (Amelung und Hildebrandt, 1985)

ren und adaptive Prozesse generell, andererseits an der willkürlichen Praxis, unterschiedlichste Einzelparameter von hochkomplexen Regulationsvorgängen herauszugreifen, über deren Stellenwert wenig bekannt ist. Erschwerend sind auch der Mangel an geeigneten statistischen Modellen, der hohe Meßaufwand für spezifische kurz- und langfristige Kriterien der Adaptation und die fehlende Übereinstimmung bezüglich der Wahl und Bedeutung geeigneter Parameter.

Weitere methodische Probleme insbesondere für die Verlaufsmessung (Prozeßdiagnostik) sind fehlende Stabilitätskoeffizienten zur Erhöhung der Retest-Reliabilität und die Erarbeitung von Testgüte-Kriterien.

Dennoch sind die Test-Reaktionsverfahren vom Ansatz her z.T. recht vielversprechend, da mit ihrer Hilfe der dynamische Aspekt der Krankheit resp. Gesundheit in seinen wesentlichen Gestaltmerkmalen erfaßbar wird und die Typusforschung im Sinne der Wirkungstypenregel (WTR)-Forschung von K. Kötschau (1956) eine sinnvolle Weiterentwicklung erfährt. Muster, Regel und Gestalt sind wichtige qualitative Parameter des diagnostischen RRPs.

In der ärztlichen Praxis der chronischen Irritationsdiagnostik ist der Einsatz physikalischer Testreize am häufigsten. Es handelt sich vorwiegend um thermische und elektrodermale Test-Reaktionsverfahren. Beispiele hierfür sind die Thermo-Regulations-Diagnostik (TRD) und das Segment-Elektrogramm (SEG).

Hautleitwert-Messungen beruhen auf den elektrodynamischen Eigenschaften der Haut und können Ungleichgewichte in den dissoziierten Zuständen der körpereigenen Elektrolyte beschreiben (Heim, 1988). Es werden nur die obersten Hautschichten meßtechnisch erfaßt, da Wassergehalt und Hautwiderstand oberflächennah sind. Die elektrischen Eigenschaften der biologischen Elektrolyte werden – nach Heim, 1988 – bestimmt durch:

▷ den Wassergehalt der stromdurchflossenen Gewebsschichten
▷ die Ionenkonzentration der Elektrolyte, die an den Stromkreislauf angekoppelt sind
▷ die Beweglichkeit der Ladungsträger
▷ die Kontaktspannung, die zwischen Elektrode und Hautoberfläche entsteht.

Bei chronischer Irritation wird am Ort der „regionalen Desintegration" durch Depolymerisation der Grundsubstanz katabole Energie frei, die das Gewebe elektrochemisch depolarisiert (Eder, 1988; Bergsmann, 1989; Heine, 1991). Diese elektrochemische Potentialdifferenz zwischen gestörtem und gesundem Umgebungsgewebe sowie der meist ebenfalls vorhandene Redoxpotential-Unterschied aktivieren das von Nordenström (1983) beschriebene VICC-System (vascular-interstitial-closed-electric-circuit). Es handelt sich dabei um ein ursprünglich am Tumorgewebe beobachtetes Phänomen von kreisenden physiko-chemischen „Verletzungspotentialen" zwischen Tumorgewebe und „normalem" Gewebe. Nordenström erweiterte diese Beobachtung zu einer eigenen BCEC-Theorie (biologically closed electric circuits) und postulierte ein zusätzliches Zirkulationssystem. Dieses soll – vereinfacht – einen Elektronen-Transfer zwischen den potentialdifferenten Gewebebezirken auf Kapillarebene realisieren. Hierzu werden die arterielle und venöse Gefäßanatomie als elektrisch isolierte Leiter und das Plasma als leitendes Medium benutzt. Die dabei entstehenden oszillierenden Potentiale sind „proportional zum Transport von Ionen in und aus dem gestörten Gewebsbezirk" (Heine, 1991). Die Oszillationen können über weite Strecken der Grundsubstanz verteilt werden und zu Resonanzphänomenen führen, da – nach Heine (1991) – das Proteoglykannetzwerk potentiell schwingungsfähig ist. Die elektrische Eigenschaft der Elektrolyte scheint somit am „Prozeß der Irritation" gekoppelt zu sein. Dies erklärt auch z.T. die von Perger erhobenen Daten der veränderten „Reaktionsweisen-Bestimmungen", die vorwiegend an Elektrolyten erfolgen. Die Veränderungen von Blutparametern könnte jedoch auch bloße Folge der Dysfunktion der arteriovenösen Anastomosen im Bereich der regulatorischen Desintegration darstellen.

Die Dynamik der Elektrolytflüssigkeit bestimmt die „Zeitstrukturen", die mit drei grundsätzlichen Signalformen in Erscheinung tritt. Diese sind – nach Heim (1988) –

▷ periodisch reine Sinuskurven mit fester Frequenz
▷ nadelförmige Impulssignale mit breitem Frequenzspektrum
▷ statistisches Rauschen.

Alle dynamischen Hautleitwertmessungen zeigen ein typisches „Abklingverhalten, wie man es auch bei der Aufladung von Kondensatoren beobachtet" (Heim, 1988), sowie eine mehr oder weniger konstante Kontaktspannung zwischen Elektrode und Haut.

Neben dem Prinzip der elektrodermalen Gleichstrom-Widerstandsmessung, können auch Kapazität, Potentialdifferenz und Speicherungsfähigkeit für Ladungen aus Strömen gemessen werden.

Die elektrodynamischen Reaktionsweisen und ihre Meßsignale müssen mit gesunden und pathologischen Zuständen des Organismus analogisiert und interpretiert werden. Eine Vielzahl von Untersuchungen (z. B. Bergsmann, Wooley-Hart, 1973) zeigen bereits hoffnungsvolle Ansätze. Dennoch gelten auch hier die gleichen methodischen Kritikpunkte wie für die biochemischen Reaktionsweisen-Bestimmungen.

Eine weitere Variante der Hautwiderstandsmessung stellt die Elektro-Akupunktur nach Voll (EAV) dar. Es handelt sich hierbei um keine „Flächenmessung" wie beim SEG, sondern um eine Gleichstrom-Widerstandsmessung an bestimmten Hautarealen mit einer Stromspannung von etwa 1 Volt (V). Die spezifischen Reaktionsstellen der Haut zeigen reproduzierbar einen um den Faktor >3 höheren Meßstrom bzw. Leitwert (oder erniedrigten Widerstand) gegenüber ihrer Umgebung.

Diese im Durchmesser 2–3 mm großen Hautareale korrelieren in ihrer Topographie mit den aus der chinesischen Akupunktur bekannten Punkten, aber auch neuere Punkte wurden von Voll und anderen gefunden (Hanzl, 1991). In der EAV wird ein Meßstrom von 9,1 μA (bei 0,870 V und 95 k) einer sog. Normalanzeige von 50 Teilstrichen zugeordnet (Höfer, 1988). Die Technik der Messung läßt sich bisher nicht automatisieren; Beschaffenheit der Haut, Elektrodendruck auf die Haut (ca. 500 p) und Dauer des Meßvorganges beeinflussen die Meßparameter.

Dennoch lassen sich durch erfahrene Diagnostiker intraindividuelle Untersuchungsergebnisse reproduzieren (Rossmann, Popp, 1986). Eine umstrittene Erweiterung des bisher erläuterten Meßvorganges ist der sog. „Medikamententest" der EAV-Methode. Er beruht auf der bioinformationellen Arbeitshypothese, daß Medikamente, die in den Meß-Stromkreis eingebracht werden, das Meßergebnis verändern können. Bei „heilwirksamen Medikamenten" soll der Meßvorgang zur Normalanzeige rückgeführt werden. Hier stoßen wir auf wissenschaftlichen Erklärungsbedarf, der weder aus dem dominierenden Bereich der Biochemie noch mit allgemeinen biophysikalischen Kenntnissen zu befriedigen ist. Dies soll jedoch nicht dazu führen, daß das Thema prinzipiell negiert oder gar illegalisiert wird, sondern es bedarf einer sorgfältigen Inventarisierung und Bewertung.

Zahlreiche „bioinformative" oder besser „bioinformationelle" Naturheilverfahren, wie die Homöopathie, EAV, Kinesiologie, Bioresonanz-Therapien, begründen ihre Wirkungsweise mit Hilfe „elektromagnetischer Schwingungen" und ihrer Fähigkeit zur Resonanz. Obwohl die Quantentheorie seit dem ersten Drittel dieses Jahrhunderts von verschiedenen Physikern wie Max Planck, Albert Einstein, Niels Bohr, Werner Heisenberg u. a. m. formuliert wurde und es seither als bewiesen gilt, daß selbst die subatomaren Teilchen keine Festkörper im Sinne der klassischen Physik sind, sondern abstrakte Gebilde, die als Teilchen oder Welle auftreten, sind unsere Lehrbücher der Physiologie noch weit entfernt von einem quantenfeldphysikalischen Weltbild. Ergebnisse moderner physikalischer Grundlagenforschung (David Bohm, Goffrey Chew, Burkhard Heim) zeigen nicht nur Konsequenzen für die Physik selbst, sondern auch für die weltanschauliche Perspektive. So erweitert z. B. die Heim'sche Quantenfeld-Theorie die Ja/Nein-Logik auf eine mehrwertige Logik etc. Weitere Ausführungen sollen an dieser Stelle nicht unternommen werden. Die Medizin würde aber gut daran tun, die Betrachtung physikalischer Phänomene im Sinne der Quantenphysik zu reformieren, um bei der Deutung von Lebensvorgängen nicht der Naivität des Jahrhundert-Beginns zu verhaften.

Kehren wir zurück zu den elektromagnetischen Schwingungen, die wir im Bereich der Medizin bereits kennen. Hierzu zählen die ionisierenden Strahlen, mit einer Wellenlänge unter 100 Nanometer, die in den Zellen Strahlenschäden verursachen. Darüber hinaus sind uns thermische Effekte von Mikrowellen und Laserstrahlen bekannt, die auf der Absorption der Feldenergie durch das bestrahlte

Gewebe beruhen und deren elektromagnetische Wechselfelder die Moleküle und Zellflüssigkeiten zum Rotieren bringen. Reibungswärme und induzierte Ströme in den Zellionen erwärmen die Gewebe (Höfer, 1988). Die von Popp und Nagel nachgewiesenen Quantenstrahlen in Form sog. Biophotonen (um den Faktor 10^{18} < Tageslicht), die aus der DNS emittiert werden, sind kaum bekannt und sehr umstritten. Eine weitere, noch weniger bekannte Form elektromagnetischer Schwingungen stellen die Solitonen (solitäre Wellen) dar, die in der nichtlinearen Physik auch „kink-Schwingungen" genannt werden. Es handelt sich hierbei um „tiefe Schwebungsfrequenzen", die durch Koppelung der Schwingungen der Elektronenhüllen von Molekülen mit denen der Atome im Molekül entstehen (Höfer, 1988). Diese kink-Schwingungen sollen – nach Höfer (1988) – bei der Medikamenten-Testung der EAV erfaßt werden. Die Resonanzfrequenz von Zellmembranen und Membrananteilen, die infolge der Potentialschwankungen oszillieren, werden von Fröhlich (1980) mit 10^{11} bis 10^{12} Hertz angegeben. Es wird somit postuliert, daß die Schwingungen des Medikamentes mit den Zellverbänden in Resonanz treten (Höfer, 1988; Hanzl, 1991; Popp, 1985).

Dies zu den Arbeitshypothesen bioinformativer Naturheilverfahren.

Neben den dynamischen Test-Reaktionsverfahren, gibt es eine Reihe statischer Indikatoren, die Auskunft über die vegetative Ausgangslage bieten. Vielversprechend sind Kombinationen verschiedener Funktionsgrößen wie z. B. Pulsfrequenz, Blutdruck, Atmung etc., um Aussagen über bestimmte Koordinationsleistungen autonomer Funktionen zu erhalten (Hildebrandt, 1990). Eine der bekanntesten Kombinationsgrößen ist das Frequenzverhältnis von Herz- und Atemrhythmus, der sog. Puls-Atem-Quotient (Weckenmann, Schreiber, 1982). Die Bestimmung der vegetativen Reaktionslage ermöglicht Prognosen über das Reaktionsverhalten während einer am RRP orientierten Therapie (z. B. Kuraufenthalt). Es liegen entsprechende Erfahrungen über die „Normalisierung" von kardiovaskulären Funktionsgrößen vor (Lit.-Übersicht, Hildebrandt, 1990).

Literatur

Amelung W, Hildebrandt G. Balneologie und medizinische Klimatologie. Heidelberg, New York, Tokio: Springer, 1985.

Bergmann KCH. Immunologie. Byk Gulden Pharmazeutika Konstanz.

Bergsmann O, Bergsmann R. Projektionssymptome – reflektorische Krankheitszeichen als Grundlage einer medizinischen Holistik. Wien: Facultas Universitätsverlag, 1988.

Bergsmann O, Wolley-Hart A. Differences in electric skin conductivity between acupuncture and adjacent skin areas. Am. J. Acupuncture 1973, 1: 27–32.

Bergsmann O. Bioelektrische Funktionsdiagnostik. Heidelberg: Haug, 1979.

Bergsmann O. Klinisch-biophysikalische Studie zum Problem des Akupunkturpunktes. In: Matrixforschung in der Präventivmedizin. Heine H (Hrsg.) Stuttgart: Gustav Fischer, 1989.

Bergsmann O. Risikofaktor Standort. Wien: Facultas Universitätsverlag, 1990.

Bergsmann O. Sensomotorik als Grundlage der Reflextherapie. Therapiewoche 1982; 32: 5870–92.

Bergsmann O. Projektionssymptome, Schmerz und sensomotorisches System. Workshop „Peripheres Irritationssyndrom als Chronifizierungsfaktor des Schmerzes". München, 1988.

Bergsmann O, Eder M. Zur Ätiologie und Pathophysiologie thorakaler Funktionsstörungen. Phys. Med u. Reha 15: 6, 1974.

Beutel M. Bewältigungsprozesse bei chronischen Erkrankungen. Weinheim: VCH, 1988.

Birbaumer N. 1984. Psychologische Analyse und Behandlung von Schmerzzuständen. In: Schmerz. Zimmermann M, Handwerker O (Hrsg.). Berlin, Heidelberg, New York, Tokio: Springer 124–153, 1984.

Brügger A. Die Erkrankungen des Bewegungsapparates und seines Nervensystems. Stuttgart, New York: Fischer, 1980.

Derbolowsky U. Manuelle Medizin und Chirotherapie. Heidelberg: Verlag für Medizin Dr. Ewald Fischer, 1975.

Eder M. Herdgeschehen – Komplexgeschehen. Heidelberg: Haug, 1977.

Eder M. Störfeldtheorien und Chronifizierung des Schmerzes. Vortrag München, 1988.

Egger J. Von der psychobiologischen Streßforschung zur Neuropsychoimmunologie. Heilkunst Heft 2 Jahrgang 105. 2/92: 59–65.

Eigen M. Selforganization of Matter and the Evolution of Biological Macromolecules. Die Naturwissenschaften 1971; 58: 465–528.

Erbslöh F. Die neuropathischen Grundlagen chronischer Schmerzzustände. Acta neuroveget 1953; 6: 355.

Fliess W. Nasale Fernleiden. Leipzig: Dentiche, 1926.

Froneberg W. Reflexzonentherapie. Eigenverlag W. Froneberg, Mönchengladbach, 1980.

Fröhlich H. Advances in electronics and electron physics 1980; 53: 85.

Gleditsch JM. Reflexzonen und Somatotopien. Schorndorf: WBV Biologisch-Medizinische Verlagsgesellschaft, 1983.

Golenhofen. Physiologische Aspekte zur Soziosomatik des Kreislaufs.Verh. Dtsch Ges Kreislaufforsch 1966; 32: 23–37,

Gross D. Therapeutische Lokalanästhesie. 3. Aufl. Stuttgart: Hippokrates, 1985.

Grote LR. Über die Einheit der Heilkunde und die hippokratische Medizin. Hippokrates 1954; 25: 1–11.

Grote LR. Der Arzt im Angesicht von Leben, Krankheit und Tod. Stuttgart: Hippokrates, 1961.

Gutman V. Molekulare Systemorganisation zum Verständnis von Hochpotenzen; Vortrag im Rahmen d. Symp.; NHV – ein neuer Forschungsschwerpunkt. München-Nymphenburg, 1985.

Gutmann V, Resch G. Non-statistical approach to solutions. Pure and Appl Chem 1981; 53: 1447–59.

Haase I. Haltung und Bewegung und ihre spinale Koordination. In: Die Physiologie des Menschen, Band 14. Gauer, Kramer, Jung, (Hrsg.) München: Urban & Schwarzenberg, 1976.

Hansen K, Schliack H. Segmentale Innervation, ihre Bedeutung für Klinik und Praxis. Stuttgart: Thieme, 1962.

Hanzl GS. Das Punktphänomen – Grundlage elektrodermaler Messungen. Vortrag München, 1991.

Hauss WH, Junge-Hülsing G, Gerelach U. Die unspezifische Mesenchymreaktion. Stuttgart: Thieme, 1965.

Head H. Die Sensibilitätsstörungen der Haut bei viszeralen Erkrankungen. Berlin: Hirschwald, 1898.

Heim G. Elektrodermale Parameter und chronische Irritation. Vortrag München, 1988.

Heine H, Schaeg G. Informationssteuerung in der vegetativen Peripherie. Z Hautkr 1979; 54: 590–8.

Heine H, Schaeg G. Cytidinmonophosphatase (CMPase) – eine Transporthydrolase membranständiger Glycokonjungate. Z. mikrosk.-anat. Forsch. 97: 81–91, 1983.

Heine H. Basalmembranen als Regulationssystem zwischen epithelialen Zellverbänden und Bindegewebe. Morph Jahrb 1986; 132: 322–5.

Heine H. Grundregulation – ein ganzheitsbiologisches Funktionsmodell und seine mögliche Bedeutung für die periphere Nozizeption. Vortrag Symposium „Medizinischer Holismus in der Schmerztherapie", München, 1987.

Heine H. Lehrbuch der biologischen Medizin – Grundlagen und Systematik. Stuttgart: Hippokrates, 1991.

Hess WR. Die Organisation des vegetativen Nervensystems. Basel: Karger, 1948.

Hildebrandt G. Allgemeine Grundlagen. In: Physikalische Medizin, Band I. Drexel H, Hildebrandt G, Schlegel KF, Weimann G (Hrsg.). Stuttgart: Hippokrates, 1990: 13–80.

Hildebrandt G. Chronobiologische Untersuchungen autonomer Regulation. Vortrag Symposium „Naturheilverfahren – ein neuer Forschungsschwerpunkt", München, 1985.

Hildebrandt G. Freizeit und Urlaub. In: Praktische Arbeitsphysiologie. Rohmert W, Rutenfranz J (Hrsg.). Stuttgart: Thieme, 1983: 381–93.

Hildebrandt G. Reaktionsprognose und Reaktionstypologie. In: Physikalische Medizin. Drexel H, Hildebrandt G, Schlegel KF, Weimann G (Hrsg.). Stuttgart: Hippokrates, 1990.

Hildebrandt G. The time structure of adaptive processes. In: Biological adaption. Hildebrandt G, Hensel H (Hrsg.). Stuttgart, New York: Thieme 1982: 24–39.

Hildebrandt G. Zur Zeitstruktur adaptiver Reaktionen. Z Physiother 1982; 34: 23–34.

Höfer GG. Diagnose und Therapie mit biophysikalischen Methoden. Vortrag München, 1988.

Hoff F. Fieber, unspezifische Abwehrvorgänge, unspezifische Therapie. Stuttgart: Thieme, 1957.

Hoff F. Unspezifische Therapie und natürliche Abwehrvorgänge. Berlin: Springer, 1930.

Jänig W, Blumberg H. Neurophysiological analysis of afferent and efferent (postganglionic) fibres in skin nerves with experimentally produced neuromata. In: Stumpf and phantom pain. Siegfried I (Hrsg). Berlin: Springer, 1981.

Jänig W. Zur neurophysiologischen Deutung der Schmerztherapie durch Lokalanästhesie im peripheren Nervensystem. In: Schmerzkonferenz 1–2. Gross D, Thomalske G, Schmitt E (Hrsg.). Stuttgart, New York: Gustav Fischer, 1984.

Kellner. Die Wirkungen des Herdes auf die Labilität des Grundsystems. Öst. Z. f. Stomatol. 1963; 60: 312–340.

Kellner G. Der Herd in experimentell-histologischer Sicht. Österreichische Ärzte Zeitung 1979; 34: 15–6.

Knotz I. Die Halbseitenfernreflexe als diagnostischer Wegweiser. Wien Klin Wochenschr 1926; 39, Heft 37 und 1927; 40, Heft 38 und 39.

Kötschau U. Wandlungen in der Medizin. Gedanken zu einer Ganzheitsmedizin. München: Urban & Schwarzenberg, 1956.

Komarek 1977. Berichte der Bunsengesellschaft für Physikalische Chemie 80, 765 (1976) - 81, 936 (1977).

Lechner J. Der odontogene Herd und seine Bedeutung für die Schmerzpraxis. Vortrag in R. Schmerzkolloquium Münchener Modell. München, 1991.

Mackenzie I. Krankheitszeichen und ihre Auslegung. 3. Aufl. Würzburg: Kabitzsch, 1917.

Marquadt H. Reflexzonenarbeit am Fuß. Heidelberg: Haug, 1980.

Mayr A. Neue Erkenntnisse über Entwicklung, Aufbau und Funktion des Imunsystems. tierärztl. Praxis 19: 235-1991.

Meichenbaum DW, Turk T. Stress, coping and disease: a cognitive-behavioral perspective. In: Achievement, stress and anxiety. Krohne HW, Laux L, Hrg. New York: McGraw-Hill, 1982: 289–305.

Meichenbaum DW. Cognitive-behavioral modification. New York: Plenum, 1977.

Melzack R, Wall PD. Pain-mechanism: a new theory. Science 1965: 959–71.

Monnier M. Die funktionelle Ordnung im vegetativen Nervensystem. In: Therapie über das Nervensystem, Band VII. Geiger T, Gross D (Hrsg.). Stuttgart: Hippokrates 1967: 10–45.

Müller-Limmroth W. Ergebnisse experimenteller Untersuchungen über die Einwirkung hydrotherapeutischer Maßnahmen auf das limbische System und die Konsequenzen für die Praxis. In: Würzburger Gespräche über Kneipptherapie; Band I: Hydrotherapie. Brüggemann W (Hrsg.). Bad Wörishofen: Sebastian-Kneipp-Institut, 1973: 87–140.

Müller-Limmroth W. Neurophysiologische Grundlagen der Kneipptherapie. In: Kneipptherapie, ein Lehrbuch. Berlin, Heidelberg: Springer, 1980: 8–24.

Nogier P. Lehrbuch der Aurikulotherapie. Sainte-Ruffine: Maisonneuve, 1973.

Nordenström BEW. Biologically closed electric circuits. Stockholm: Nordic Medical Publications, 1983.

Perger F. Kompendium der Regulationspathologie und -therapie. München: Sonntag, 1990.

Perger F. Unterschiedliche Entwicklungen von Schwermetallbelastungen (Pb, Cd, Hg) und ihre Therapie. Ärztezeitschr NHV 1987; 28: 774–94.

Pischinger A. Pathologische Grundlagen und Probleme der Herderkrankungen. Nauheimer Tagung der DAH. München: Hauser, 1954.

Pischinger A. Das Schicksal der Leukozyten. Z Mikr-Anat Forsch 1957; 63: 627–9.

Pischinger A. Das System der Grundregulation. Grundlagen für eine ganzheitsbiologische Theorie der Medizin. 4. Aufl. Heidelberg: Haug, 1975.

Popp FA. Biophysikalische Zellforschung – quantenphysikalisches Wirkmodell. Symposium „Naturheilverfahren – ein neuer Forschungsschwerpunkt", München, 1985.

Prosser CL. Physiological adaptation. Washington DC: Am Phys Soc, 1958.

Resch G, Gutmann V. Wissenschaftliche Grundlagen der Homöopathie Berg/Starnbergersee: O.-Verlag, 1986.

Rossmann H, Popp FA. Statistik der Elektroakupunktur nach Voll. Ärztezeitschr NHV 1986; 27,1: 51–57 und 27,9: 623–30.

Schade H. Untersuchungen in der Erkältungsfrage: III über den Rheumatismus (Myogelose). MMW 1921; 68: 95.

Schöttl W. Die craniomandibuläre Regulation. Heidelberg: Hüthig, 1991.

Schulz JH. Das autogene Training. Leipzig: Thieme, 1935.

Schulz KH, Räder A. Tumorimmunologie und Psychoimmunologie als Grundlage für die Psychoonkologie. Psych Ther Med Psychol 1986; 36: 114–29.

Selye H. Einführung in die Lehre vom allgemeinen Adaptationssyndrom. Stuttgart: Thieme, 1953.

Selye H. Streß. Lebensregeln vom Entdecker des Streß-Syndroms. München: Piper, 1974.

Senn E. Therapie zur Diskussion gestellt (II). Natur- und Ganzheitsmedizin 1990; 3: 209–11.

Senn E. Physikalische Medizin - Grundlagen Vortrag i. R. Modellstudiengang MM. München, 1990.

Sherrington CS. The integrative action of the central nervous system. London: Constable, 1906.

Siedeck H. Die Phasenschwankungen des Kreislaufs und des Stoffwechsels und ihre Bedeutung für pathologische Vorgänge. Wien Klin Wschr 1951; 63: 687–91.

Siedeck H. Über die zeitlichen Verhältnisse der phasenförmigen Reizbeantwortung nach Pyrogeninjektion. Acta Neuroveget 1955; 9: 94–9.

Speransky AD. Grundlagen und Theorie der Medizin. Berlin: Sänger, 1950.

Stach W. Morphologische Beziehungen zwischen Mastzellen und vegetativen Endformationen. Z Mikro-Anat Forschung 1969; 671: 257–80.

Stiefvater EW. Praxis der Akupunktur. 5. Aufl. Heidelberg: Verlag für Medizin Dr. E. Fischer, 1977.

Tilscher H, Eder M. Reflextherapie. Stuttgart: Hippokrates, 1989.

Trincher RL. The mathematic-thermodynamic analysis of the anomalies of water and the temperature range of life. Water Res. 1981; 15: 433–48.

Upledger JE. Craniosacral Therapy II Seattle: Eastland Press, 1987, 1989.

Voll R. Topographische Lage der Meßpunkte der Elektroakupunktur. Ülzen: MLV, 1968.

von Kerekjartko M. Psychoneuroimmunologie: Grundzüge eines neuen Verständnisses der Beziehung zwischen Psyche und Soma. Sandorama 1987; 4: 4–7.

Weckenmann M, Schreiber K. Die Beziehungen des Puls-Atem-Quotienten zu Alter, Geschlecht und Konstitution. Krankenhausarzt 1982; 55: 515–22 1982.

Wilder J. Stimulus and response. The lam of initial value. Bristol: Wright, 1967.

Yamamoto I, Maric-Oenler. Yamamoto Neue Schädelakupunktur - YNSt. Freiburg: Chan Jo-Verlag, 1991.

Zeitler H. Einführung in die Schädelakupunktur. Heidelberg: Haug, 1978.

Zimmermann M, Handwerker HO. Schmerz - Konzepte und ärztliches Handeln. Berlin, Heidelberg: Springer, 1984.

Zimmermann M. Was kann die Physiologie zum Nachweis von Reiztherapie leisten? Vortrag i. R. des Symposium NHV - ein neuer Forschungsschwerpunkt, Münchner Modell, München-Nymphenburg, 1985.

4 Therapeutische Zielstrukturen als gemeinsamer Angriffsort unterschiedlicher Naturheilverfahren – ein Konzeptualisierungsversuch am Beispiel „Schmerztherapie"

D. Melchart

Das Phänomen Schmerz ist untrennbar mit der Subjektivität und der individuellen Erlebnisqualität des Patienten verknüpft. Die mangelnde Fähigkeit zur Objektivierung führte lange Zeit dazu, daß die Algesiologie erst in jüngster Zeit stärker thematisiert und fortentwickelt wird. Ein erweitertes Verständnis für das Phänomen Schmerz führte zur Entwicklung differenzierter schmerztherapeutischer Verfahren. Trotzdem nimmt gerade in den industrialisierten Ländern das Problem der Chronifizierung von Schmerz zu. Neben biomedizinischen, somatopsychischen oder psychosomatischen Aspekten müssen auch soziokulturelle Problemlösungen miteinbezogen werden. Auch Fragen zur Ökologie, Philosophie, Ethik und Pädagogik werden hiervon berührt. Dieser Trend zum individuellen und holistischen Ansatz führte auch zunehmend zum Einsatz komplementärer Schmerzverfahren aus dem Bereich autoregulativer Medizin.

Teilt man die einzelnen Behandlungsarten in die Funktionsstufen des Nervensystems ein, so können je nach ihrem Angriffsort verschiedene Verfahren unterschieden werden. Dieter Gross (1979, 1985) illustriert diese Übersicht in Abb. 4.1. Er zeigt eine Anzahl differenziertester Therapieverfahren und deren grob vereinfachte Zielstrukturen im Rahmen der Funktionsstufen des somatischen und vegetativen Nervensystems. Alle Behandlungsarten, die in der Lage sind, neurovegetative Funktionsstörungen oder Organkrankheiten über das Nervensystem zu beeinflussen, faßt Gross unter dem Begriff „Neurotherapie" zusammen. Ziel ist die Wiederherstellung des funktionellen Gleichgewichts, worunter er ein Equilibrium körperlich-seelischer Funktionen versteht.

Die Einteilung verschiedenster Behandlungsverfahren in die Funktionsstufen des Nervensystems ermöglicht eine einfache Konzeptualisierung autoregulativer Verfahren. Mental-psychologische Ansätze wie Autogenes Training, Verhaltenstherapien, katathymes Bilder-

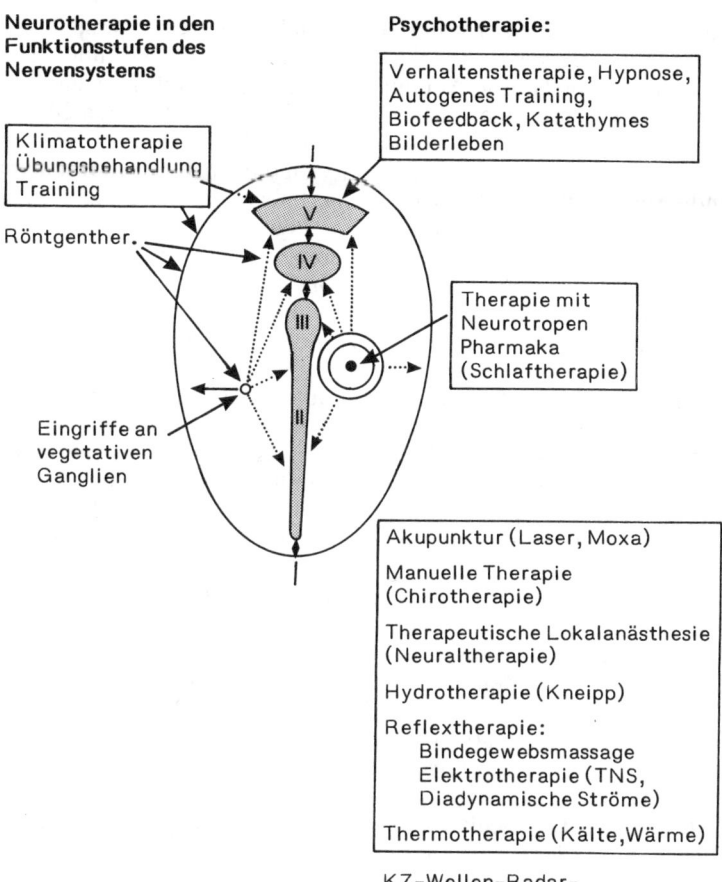

Neurotherapie in den Funktionsstufen des Nervensystems

Psychotherapie:

Verhaltenstherapie, Hypnose, Autogenes Training, Biofeedback, Katathymes Bilderleben

Klimatotherapie
Übungsbehandlung
Training

Röntgenther.

Therapie mit Neurotropen Pharmaka (Schlaftherapie)

Eingriffe an vegetativen Ganglien

Akupunktur (Laser, Moxa)

Manuelle Therapie (Chirotherapie)

Therapeutische Lokalanästhesie (Neuraltherapie)

Hydrotherapie (Kneipp)

Reflextherapie:
  Bindegewebsmassage
  Elektrotherapie (TNS, Diadynamische Ströme)

Thermotherapie (Kälte, Wärme)

KZ–Wellen–Radar–
Ultraschalltherapie

Abb. 4.1   Neurotherapie in den Funktionsstufen des Nervensystems (Gross, 1972, 1979, 1985)

leben etc. finden ihren primären Ansatzpunkt im Bereich der kortikalen Regulationsstufe von Neokortex und Mesenzephalon. Es handelt sich vorwiegend um bioinformative NHV. Die retikuläre Formation ist auf allen Funktionsstufen an der Reizanalyse, Integration und Modulation von Funktionen beteiligt. Maßnahmen, die

an mehr oder weniger scharf umschriebenen Reaktionsstellen im
Bereich der Körperoberfläche ihre therapeutische Wirkung entfalten, sind beispielsweise Akupunktur, Manuelle Medizin, Neuraltherapie, Hydrotherapie, Thermotherapie etc. Der gemeinsame
Angriffsort dieses Therapiespektrums ist die neurovegetative und
somatosensible Peripherie. Obwohl sich die einzelnen Methoden in
Indikation, Qualität, Topographie und Technik voneinander unterscheiden, ist jede von ihnen dazu geeignet, neurovegetative Dysfunktionen und ihre Symptome therapeutisch zu beeinflussen.
Schmerz, gestörte Vaso- und Viszeromotorik und Beeinträchtigung
der Homöostase sowie der inneren und äußeren Sekretion sind
vegetative Störungen, die als Reizsyndrome in der Praxis imponieren. Neben der neurovegetativen Dysregulation spielen auch die
tonisch-algetischen Schmerzsyndrome eine klinisch wichtige Rolle.
Travell und Simons (1983) beschrieben in diesem Zusammenhang
das sogenannte myofaszielle Triggerpunktgeschehen. **Trigger-points**
oder Tendomyosen sind druckempfindliche Areale, die sich als
verhärtete Faserzüge des Skelettmuskels oder in Faszien als punctum
maximum der Verhärtung darstellen. Über den segmental-reflektorischen Komplex können in ihrer Qualität unterschiedliche Reizsi-
gnale auf die Muskulatur geschaltet und ihr Tonus erhöht werden.
Die muskulären Maximalpunkte entsprechen ihrer Lage nach den
klassischen Akupunkturpunkten (Melzack, 1978). Nach Bergsmann
(1982, 1990) verlaufen die muskulären Hartspannzüge in sogenannten „Muskelfunktionsketten". Es werden hier Verbindungen zur
umfassenden Systematik der Akupunktur erkennbar. Diese klinisch-
physiologischen Erfahrungen sind jedoch nur zum Teil erforscht und
bekannt.
Sympathikus-Dysregulation und myofasziale Triggerpunkte liegen –
nach Ebell (1988) – als klinische Erscheinungsbilder zwischen den
sogenannten „rezeptorvermittelten" und „neurogenen" Schmerz-
vorgängen (Abb. 4.2). Letztere werden bevorzugt durch „Blockade-
Technik" therapiert. Auch hier lassen sich unterschiedliche therapeutische Strategien dem Schema zuordnen.
Um nun zu einer Kompetenz bezüglich peripher ansetzender
therapeutischer Indikationen zu gelangen, ist eine subtile klinische
Diagnostik nötig. Die durch gestörte Erregungsmuster der Afferenzen ausgelösten klinischen Reaktionen müssen im Sinne einer
Strukturanalyse (Tilscher, Eder, 1989) dem jeweils betroffenen
peripheren Substrat (Reaktionsstruktur) zugeordnet werden. Die in
diesem Zusammenhang wichtigsten klinischen Befunde können an

der Haut, der Muskulatur oder an den Gelenken nach Ort und Art der Störung unterschieden werden. Diese Befunde müssen – wie bereits oben gesagt – von radikulären Symptomen abgegrenzt werden, deren Therapie über das Nervensystem erfolgt. Echte Neuralgien werden mit therapeutischen Blockadetechniken unmittelbar am peripheren Nerven, an der Nervenwurzel oder am Grenzstrang behandelt. Die nozifensiv führende Reaktionsstruktur bestimmt gleichzeitig das zum Einsatz kommende Verfahren. Darüber hinaus wird von Tilscher und Eder (1989) eine **Aktualitätsdiagnose** verlangt, die das Schmerzsyndrom in akut oder chronisch einteilt. Akute Situationen verlangen eher den Einsatz dämpfender Methoden, chronische Zeitverläufe erfordern vermehrt stimulative Verfahren.

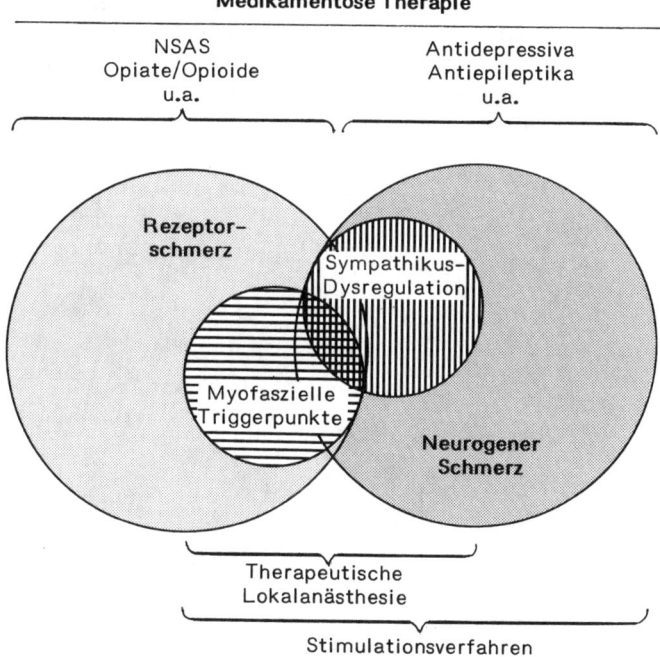

Abb. 4.2 Rezeptorvermittelte und neurogene Schmerzvorgänge mit Zuordnung therapeutischer Strategien (Ebell, 1988)

Im folgenden werden die wesentlichen diagnostisch-therapeutischen Zielstrukturen einer funktionellen (physiologischen) Schmerztherapie besprochen.
Abb. 4.3 zeigt eine Übersicht nozifensiver Reaktionsstrukturen und ihre enge Verknüpfung mit der autonomen Peripherie, dem Grundregulationssystem und den Funktionsstufen des autonom- und somatosensiblen Nervensystems. Unter „autonomer Peripherie" versteht man nicht nur „äußere" und „innere" Körperoberfläche, sondern die gesamte kapilläre Endstrombahn, die terminale nervöse Versorgung, den Beginn des Lymphgefäßsystems und den gesamten interstitiellen Kreislauf (Kellner, 1970). Wie bereits in Kap. 3 ausgeführt, enden die terminalen vegetativen Axone frei von einer Schwann'schen Hülle blind in der Grundsubstanz. Die Information Schmerz ist – nach Heine (1988) – ein „lebenswichtiger Hinweis auf unphysiologische Abweichungen der Grundregulation von der individuellen Homöostase". Die Erregung der Nozizeptoren erfolgt somit erst sekundär; d.h. „die Information ‚Schmerz' ist in die Grundsubstanz codiert" (Heine, 1988). Es muß hierbei klar festgehalten werden, daß diese Aussagen bisher rein hypothetischen Charakter haben.

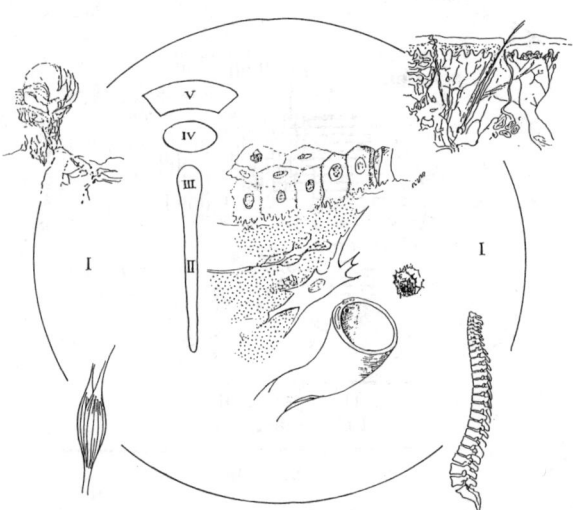

Abb. 4.3 Übersicht nozifensiver Reaktionsstrukturen (Melchart, 1987)

Nun zu den einzelnen diagnostisch-therapeutischen Zielstrukturen der neurovegetativen und somatosensiblen Peripherie:

Haut und Subkutis als diagnostisch-therapeutische Zielstruktur

Die rezeptorreiche Haut mit der darunter liegenden Subkutis ist ein wichtiges Aufnahmeorgan für Reize und ein großflächiges Ausscheidungsorgan. Die Haut dient als peripheres Glied verschiedenster autonomer Regulationen wie Thermo-, Kreislauf-, Wasser-, Stoffwechsel- oder Immunregulation. Die aus inneren Organen übertragenen Schmerzen sowie projizierte oder lokale Schmerzentstehung und sympathische Dysregulation verursachen nozifensive Reaktionen. Sie imponieren klinisch als Verquellung, Hyperalgesie, Parästhesie oder oberflächliche Ausstrahlungsschmerzen. Wärme- oder Kältegefühl sowie Rötung oder Blässe sind weitere klinische Hinweise.

Bevorzugte Therapieverfahren sind nach Herget, Tilscher, Eder diverse chemische, mechanische und thermische Reizmittel. Die Auswahl der zur Anwendung kommenden Behandlungsmethoden wird neben Strukturanalyse und Aktualitätsdiagnostik nicht zuletzt vom Ausbildungsstand des Therapeuten und der Mitarbeit (Compliance) des Patienten mitbestimmt. Im Gegensatz zu der ausschließlich suppressiv orientierten medikamentösen Schmerztherapie mit Analgetika, wird der therapeutische Verlauf bei Behandlungsarten die am Reiz-Reaktions-Modell orientiert sind, stark von der jeweiligen individuellen Reaktionsdynamik des Patienten bestimmt.

Zu den **Kontraindikationen** zählen Dermatosen, Allergien und Hautinfektionen.

Motorisches System (Muskel, Sehnen) als diagnostisch-therapeutische Zielstruktur

Wie bereits in Kap. 3 ausgeführt, ist die Muskulatur dem segmentalreflektorischen Komplex etagenweise angeschlossen. Die myofaszialen Maximalschmerzpunkte (Bergsmann, 1990) werden in der Literatur als Tendomyosen (Brügger, 1965) oder als Myogelosen

(Schade, 1921) sowie als myofasziale Trigger-points (Travel und Simons, 1983) beschrieben. Es handelt sich hierbei um überempfindliche, tastbar verhärtete Stellen in einem geschwächten und verkürzten Muskel oder dessen Faszie. Topographisch finden sie sich – außer im Muskelbauch direkt – häufig am Muskelansatz, in den Sehnen, in der Faszie und am Periost (Flöter, 1988). Palpatorisch werden sie in der Tiefe eines hypertonen Muskelareals bei leichtkreisenden Bewegungen und verstärktem Andruck als härterer Knoten mit wenigen Millimetern Durchmesser gefunden. Es werden meist mehrere Trigger-points in Gruppen gefunden. Die klinische Palpation sollte möglichst am entspannten Patienten durchgeführt werden und im Sinne einer vergleichenden Palpation mit der gesunden Innenseite gegengeprüft werden. Durch Druck auf den Maximalpunkt können oft typische Schmerzausstrahlungen im Sinne eines „Dolor translatus" entlang sogenannter kinetischer Ketten (Bergsmann, 1990) als tonisch algetische Symptome ausgelöst werden. Solche „Trigger-Straßen" haben eine starke Parallele zu dem Verlauf muskulotendinärer Meridiane der Akupunktur (Bergsmann, Meng, 1984). Neben der klinischen Palpation lassen sich diese Maximalpunkte auch durch apparative Methoden verifizieren.

Es sind Veränderungen der Hautpotentiale, des elektrischen Widerstandes und des Leitwertes sowie Abweichungen der Infrarot-Abstrahlung und der Hauttemperatur bekannt (Fischer, 1981; Bergsmann, 1973, 1979; Sola, Williams, 1965).

H. Heine (1989, 1991) beschreibt morphologisch an den von ihm untersuchten Reaktionsstellen (Akupunkturpunkte) typische Gefäß-Nervenbündel, die die oberflächliche Körperfaszie durchbrechen und einen Zylinder aus Proteoglykanen der Grundsubstanz mitnehmen. Bergsmann (1991) folgert daraus, daß durch diese faszialen Perforationsstellen unterhalb des Punktes eine unmittelbare Beeinflussung der myotonen Spannungsänderung auf die „Strömungsdynamik und Reagibilität der Endstrombahn im Punktbereich" möglich wird und die Reaktionsstelle ein „Fenster zum Grundsystem" darstellt.

Histologisch finden sich Zeichen einer Gewebedegeneration (Mielke, 1960; Fassbänder, 1975). Sie ist Folge der Vasokonstriktion mit verminderter Gewebe-Clearance und verminderter Gewebe-Perfusion. Die betroffenen Gebiete sind fühlbar kälter. Myofasziale Schmerzen sind fast immer – neben einer Muskelverkürzung und dem Triggerpunkt-Phänomen – von vegetativen Erscheinungsformen begleitet.

Die bevorzugten therapeutischen Verfahren sind nach Tilscher, Eder und Bergsmann die therapeutische Lokalanästhesie sowie Akupunktur, Massagetechniken, postisometrische Relaxation, Bewegungstherapie und Elektrotherapie sowie Ruhigstellung oder Schonhaltung. Die Korrektur von Fehlhaltungen und -stereotypien, sowie eine möglichst lückenlose „Ausschaltung" von Triggerpunkten sind für einen andauernden Erfolg wichtig.

In diesem Zusammenhang möchte ich auch auf die Besonderheit der „reflektorischen Atemtherapie" nach H. Schmitt hinweisen (Schmitt, 1981; Brüne, 1983). Auch hier gelten für die Auswahl der jeweiligen Verfahrenstechnik die exakte topische Diagnostik (Muskel, Sehne) und die Aktualitätsdiagnose. Zunehmende Bedeutung gewinnen auch kinesiologische Verfahren, die mit Hilfe von Muskeltests diagnostische Aussagen treffen. Methodenabhängige **Kontraindikationen** können z. B. Allergien gegen Lokalanästhetika vom Ester-Typ, starke Leberfunktionsstörungen, Blutungsneigung etc. darstellen.

Wirbelsäule, Gelenke und Bandapparat als diagnostisch-therapeutische Zielstruktur

Ergibt die Strukturanalyse eine vorwiegende Beteiligung von Gelenken und dem dazugehörigen Bandapparat, so ist immer eine diagnostische und therapeutische Berücksichtigung der Wirbelsäule notwendig. Das Achsenorgan ist durch den segmentalreflektorischen Komplex in die meisten haltungs- und bewegungsabhängigen Regulationsstörungen eingebunden. Die zentrale Bedeutung der Wirbelsäule veranschaulicht das unter Kapitel 3 beschriebene Junghans'sche Bewegungssegment. Das Wirbelgelenk als Steuerungsfaktor im segmental-reflektorischen Komplex zeigt im Falle der reversiblen, segmentalen Dysfunktion sogenannte „Blockierungsbeschwerden", die als chronisch intermittierende Schmerzen imponieren.

Ein bevorzugtes Therapieverfahren bei reversiblen, nozifensiven Reaktionen an Gelenken stellen chirotherapeutische Techniken dar. Wird bei der Prüfung des Gelenkspiels eine schmerzhafte Blockierung festgestellt, so wird eine therapeutische Mobilisation vorgenommen. Hierbei kommen Verfahren wie die Traktion und das translatorische Gleiten zum Einsatz. Nach entsprechender Vorberei-

tung durch die Mobilisation wird die Technik der Manipulation
ausgeübt, bei der mit gezieltem Impuls die physiologische Gelenkbeweglichkeit wiederhergestellt wird. Postisometrische Relaxation
und Muskel-Energietechniken (Mitchell) liegen zwischen Mobilisation und Manipulation. Bei schmerzhafter Hypermobilität am
Gelenk sind therapeutische Lokalanästhesie und Akupunktur sowie
stabilisierende Maßnahmen indiziert.

Kontraindikationen sind schwere entzündliche oder rheumatische
Erkrankungen, schwere Porosen, frische traumatische oder schwere
degenerative Veränderungen; sämtliche Tumoren.

Das Lymphsystem als diagnostisch-therapeutische Ziel-
struktur

Das Lymphsystem setzt sich aus dem **Lymphgefäßsystem** und dem
lymphomyeoliden Komplex (Lymphknoten, Thymus, subepithelia-
les lymphoidales Gewebe etc.) zusammen. In der klinischen Medizin
spielt das Lymphsystem eine zu Unrecht unterschätzte Rolle. Ganz
im Gegensatz hierzu steht die naturheilkundliche Praxis: Sie mißt
dem Lymphsystem insbesondere bei entzündlichen Erkrankungen
des Kopf- und Halsbereiches eine bestimmende Rolle zu. Eine
eindeutige Strukturanalyse – wie bei den bisher vorgestellten
Reaktionsstrukturen – läßt sich für das Lymphsystem jedoch nicht
durchführen. Starke Aktivität von subepithelial gelegenen lympho-
idalen Geweben und Behinderung oder Stauung des Lymphgefäßsystems sind jedoch häufig palpatorisch an meist druckdolenten
Reaktionsstellen nachweisbar. Ein System lymphwirksamer Punkte
an Kopf und Hals haben insbesondere Gleditsch (1983) und Adler
(1976) paravertebral, neben den Dornfortsätzen der Halswirbelsäule
sowie an weiteren Reaktionspunkten am äußeren Hals, Schultergürtel und Thorax gefunden. Als Folge dentogener, tonsillogener oder
sinugener – vorwiegend chronischer – Entzündungsprozesse werden
lymphatische Schwellungen auch häufig im Kieferwinkel- und
Submandibulargebiet beschrieben. Zur exakten Bestimmung der
Punkte empfiehlt Gleditsch (1983) die „Very-Point-Technik", mit
deren Hilfe „ein palpatorisch vorlokalisiertes Punktareal mit sehr
feiner Einmalkanüle mit lockerer Hand tangential klopfend" untersucht wird. Wenn der eigentliche Punkt, d. h. der „Very-Point"
getroffen wird, penetriert die Nadel mühelos in das Gewebe.

Gleditsch beschreibt eine Punktkette um Hals und Schultergürtel, die er als „Lymph-Belt" zusammenfaßt. Dies zur ärztlichen Empirie der Topographie dieser Reaktionsstellen.
Wissenschaftliche Grundlagen zur Physiologie und Pathophysiologie des Lymphgefäßsystems finden sich bei Földi und Casley-Smith (1983). Nach Földi (1990) bestehen die beiden wichtigsten Aufgaben des Lymphgefäßsystems in der Resorption und im Abtransport der sog. lymphpflichtigen Eiweiß- und Wasserlast sowie in der Ausübung einer „Sicherheitsventil-Funktion". Unter letztgenanntem Begriff versteht man die Fähigkeit des Lymphgefäßsystems, auf einen Anstieg der lymphpflichtigen Eiweiß- und Wasserlast mit einem Anstieg des Lymphzeitvolumens zu reagieren. Voraussetzungen hierfür sind eine gleichzeitige Aktivierung der Resorption der Gewebsflüssigkeit durch die Lymphkapillaren (Lymphbildung) und der Abtransport der Lymphe durch eine verstärkte Lymphangiomotorik. Die von der Endstrombahn ultrafiltrierte Gewebsflüssigkeit wird im Interstitium – und somit im System der Grundregulation – in prälymphatischen Kanälen zu den Lymphkapillaren mit Hilfe rhythmischer Pulsationen der glatten Muskulatur der präkapillaren Arteriolen (Vasomotion) befördert (Földi, 1990). Das erste periphere Lymphangion, das von einer distalen und einer proximalen Klappe begrenzt wird, sorgt mit seiner glatten Muskulatur wie eine Pumpe für ein Vorantreiben der Lymphe. Die Regulation der Lymphangiomotorik ist – nach Földi – ein nicht nur myogenes, sondern auch autonom-nerval und humoral mitbestimmtes komplexes Geschehen. Die Pumpleistung des Lymphangions paßt sich dem jeweiligen Bedarf an und ist durch einen Maximalwert, der der klinischen Transportkapazität entspricht, in ihrer Leistungsfähigkeit limitiert. Aus dieser Tatsache ergeben sich auch die pathophysiologischen Formen der Insuffizienz. Földi (1990) unterscheidet eine **dynamische Insuffizienz** (Hochvolumeninsuffizienz) mit Anstieg des Lymphzeitvolumens über die Transportkapazität bei sonst intaktem Lymphgefäßsystem, von einer „Sicherheitsventil-Insuffizienz", bei der es bereits zur Erkrankung des Lymphgefäßsystems mit Einschränkung des Abtransports der normalen Lymphflüssigkeit gekommen ist **(mechanische Insuffizienz)**. Die Folge ist in beiden Fällen ein Lymphödem.
Die in unserem Zusammenhang wichtigste Form der dynamischen Insuffizienz findet sich im Frühstadium der akuten Entzündung. Hier ist eine physikalische Entstauungstherapie durch Lymphdrainage (Földi, 1990) oder „Very-Point-Technik" (Gleditsch, 1983)

möglich. Auch bei Formen der mechanischen Insuffizienz hat die physikalische Entstauungstherapie im ersten Stadium des klinischen Verlaufs reversible Erfolgsaussichten. Sie soll laut Földi (1990) mit Atem- und Bewegungstherapie sowie gegebenenfalls an Extremitäten mit Kompressionsbehandlung kombiniert werden.

Völlig ungeklärt ist bisher die Frage, ob die von Gleditsch (1983) und anderen (z. B. Sichert) beschriebene Therapie „lymphwirksamer" Reaktionsstellen der Haut und Subkutis, die bevorzugt bei chronischer Irritation durch sogenannte „Kopfherde", die überwiegend dem lymphomyeloiden Komplex zuzuordnen sind, auftreten, mit dem Modell der spontan reversiblen Entstauung eines dynamisch insuffizienten Lymphgefäßsystems in Zusammenhang gebracht werden können.

Zusammengefaßt kann gesagt werden: Die Klinik beschreibt lymphwirksame Reaktionspunkte der Körperoberfläche. Sie betreffen vorwiegend das Drainagegebiet der Kopf- Halsregion. Das Lymphgefäßsystem beantwortet – nach Földi (1990) – eine drohende Lymphostase mit Aktivierung der Lymphbildung und erhöhter Lymphangiomotorik, d. h. „die Sicherheitsventil-Funktion der noch funktionstüchtigen Lymphgefäße wird aktiviert".Weitere vaskuläre Antworten sind die Entstehung von Umgehungskreisläufen, lympholymphatischen Anastomosen und Transport von Gewebsflüssigkeit in benachbarte Areale des lymphostatischen Gebiets. Als zelluläre Antwort werden vorwiegend Makrophagen aktiviert (Földi, Casley-Smith, 1983), die die extralymphovaskulären Plasmaproteine beseitigen. Jede autoregulative Lymphtherapie hat somit das Ziel, die Lymphbildung im Interzellularraum sowie die Lymphangiomotorik zu erhöhen.

Die Strukturdiagnose ist nur eine der möglichen Entscheidungshilfen für die Auswahl der geeigneten Therapiemethode. Häufig kommt eine Kombination verschiedener Verfahren wie Akupunktur, Therapeutische Lokalanästhesie und Manuelle Medizin zum Einsatz. So wird z. B. mit der Akupunktur von Fernpunkten der beteiligten Meridiane begonnen, eine manuelle Manipulation durchgeführt und schließlich eine erneute Akupunktur an Lokalpunkten wiederholt.

Als **Kontraindikationen** gelten Lymphangitis und Tumorerkrankungen.

Der Darm als therapeutische Zielstruktur

Eine weitere wichtige Zielstruktur für Naturheilverfahren stellt der menschliche Darm dar, der wie alle anderen bisher abgehandelten Zielstrukturen enge Beziehungen zum Grundregulationssystem nach Pischinger und zu immunologischen Abwehrleistungen aufweist.

Fastenkuren, Einlauftherapien (Kolon-Hydrotherapie, Irrigator, Klistier) und mikrobiologische Behandlungen (Symbioselenkung) stellen in diesem Zusammenhang die wichtigsten Verfahren dar. Es liegen ihnen vorwiegend humoralpathologische Vorstellungen der Detoxikation und Ausleitung zugrunde.

Im Rahmen der Schmerztherapie zeigen sich häufig Zusammenhänge zwischen Schmerz und Darmmykosen (Dysbiosen), Schwermetallintoxikation und Nahrungsmittelallergien (Herget, Thilo-Körner, 1991).

Die Darmfunktion ist in beträchtlichem Umfang in neurovegetative Prozesse miteingebunden. Es bestehen darüber hinaus enge Beziehungen zum muskuloskelettalen Apparat. Zunehmende Beachtung gewinnt das viszerale System mit seinen rhythmischen Bewegungsabläufen (Peristaltik) in Zusammenarbeit mit Techniken der „visceral manipulation" (Barrel, Mercier, 1988), eine Form manueller Medizin, die verschiedene Grifftechniken zur Behandlung von funktionellen Organstörungen verwendet.

Den mehr physikalischen Verfahren mit ihren peripheren Angriffsorten stehen die psychologischen und behavioralen Strategien autoregulativer Medizin gegenüber. Ihr Angriffsort ist die höchste Stufe in der neuroanatomischen Stufenlehre.

Hierzu zählen die Verfahren des Autogenen Trainings, der Ordnungstherapie und verschiedene Selbsthilfetechniken wie Atmungs- und Entspannungstechniken sowie die Gestalttherapie, Konditionierung, positives Denken, neurolinguistisches Programmieren (NLP), Gesprächstherapie, Gruppentherapien usw. (Tab. 4.2). Abschließend zeigt Tab 4.1 ein Umfrageergebnis von Seemann, Schlote und Zimmermann (1987) an deutschen Schmerzambulanzen, das den hohen Stellenwert der physiologischen Schmerztherapie im Behandlungsangebot bestätigt.

Tab. 4.1 Therapieangebot der Schmerzambulanzen an Kliniken (A) (n = 74) und Schmerzpraxen (P) (n = 40) nach Seemann, Schlote, Zimmermann, 1987 (%-Angaben entsprechen der Anzahl der Einrichtungen, die die genannte Therapiemethode anbieten)

Therapie	A	P
Medikamente	100 %	100 %
Therapeutische Lokal- und Leitungsanästhesie	99 %	100 %
TENS (Transkutane Elektrische Nervenstimulation)	95 %	70 %
Rückenmarksnahe Opiatapplikationen	88 %	44 %
Physikalische Therapie	72 %	72 %
Neurolytische Nervenblockaden	72 %	47 %
Akupunktur	62 %	75 %
Implantationen (Pumpen, Ports, Stimulatoren u. ä.)	46 %	8 %
Kleine Psychotherapie	45 %	68 %
Entzugsbehandlung	43 %	70 %
Entspannungsverfahren	34 %	52 %
Chirurgische Verfahren	31 %	12 %
Manuelle Therapie	30 %	42 %
Biofeedback	22 %	37 %
Laser	19 %	42 %
Verhaltenstherapie	14 %	20 %
Hypnose	14 %	25 %
Körperorientierte psychotherapeutische Verfahren	10 %	12 %
Zentrale Stimulation	7 %	2 %

Tab. 4.2 Selbsthilfetechniken zur Schmerztherapie (n. M. Gessler)

Ablenkung
Atemtherapie
Autogenes Training
Desensibilisierungs-Strategien
Einbildungskraft
Entspannung
Fühlen und Genießen trainieren
Hypnosetherapie
Meditation
Musiktherapie
Phantasieren
Progressive Muskelrelaxation nach Jakobsen
Ruhewort
Verhaltenstherapie
Vorstellungsbilder

Literatur

Adler E. Erkrankungen durch Störfelder im Trigeminusbereich. Heidelberg: Fischer, 1976.

Barral JP, Mercier P. Visceral Manipulation. Seattle: Eastland Press, 1988.

Bergsmann O. Bioelektrische Funktionsdiagnostik. Heidelberg: Haug, 1979.

Bergsmann O. Dysregulation von Matrix und Sensomotorik im Rahmen des chronischen Belastungssyndroms. Therapeutikon 1991; 5, 1–2: 17–28.

Bergsmann O, Wooley-Hart A. Differences in electric skin conductivity between acupuncture and adjacent skin areas. Am J Acupunkture 1973; 1: 27–32.

Bergsmann O. Projektionssymptome – reflektorische Krankheitszeichen als Grundlage für holistische Diagnose und Therapie. Wien: Facultas Universitätsverlag, 1990.

Bergsmann O. Risikofaktor Standort. Wien: Facultas Universitätsverlag, 1990.

Bergsmann O. Sensomotorik als Grundlage der Reflextherapie. Therapiewoche 1982; 32: 5870–92.

Bergsmann O, Meng A. Akupunktur und Bewegungsapparat. Versuch einer Synthese. Heidelberg: Haug, 1984.

Brügger A, Rhonheimer R. Pseudoradikuläre Syndrome des Stammes. Bern: Huber, 1965.

Brüne L. Reflektorische Atemtherapie. 2. Aufl. Stuttgart: Thieme, 1983.

Ebell HJ, Beyer A. Medizinischer Holismus in der Schmerztherapie. Vortrag München 1987.

Fassbender HG. Pathologie und Pathogenese des sogenannten Muskelrheumatismus. Psyche und Rheuma. Schwabe/Eular Publ, 1975.

Fischer AA. Thermography and pain. Arch Phys Med Rehab 1981; 62: 542.

Flöter T. Kompendium der Triggerpunktinfiltration. Wedel: Astra Chemicals GmbH, 1988.

Földi M. Das Lymphsystem und seine therapeutische Bedeutung. Vortrag München, 1990.

Földi M, Casley-Smith JR. Lymphangiology. Stuttgart, New York: Schattauer, 1983.

Gessler M. Schmerzkolloquium, i. R. d. Münchener Modells. München, 1991.

Gleditsch JM. Reflexzonen und Somatotopien. Schorndorf: WBV Biologisch-Medizinische Verlagsgesellschaft, 1983.

Gross D. Advances in pain research and therapy, Vol 2. Bonica JJ, Albe-Fessard D (Hrsg.). New York: Raven Press, 1979.

Gross D. Therapeutische Lokalanästhesie. 3. Aufl. Stuttgart: Hippokrates, 1985.

Heine H. Akupunkturtherapie – Perforation der oberflächlichen Körperfaszie durch kutane Gefäß-Nervenbündel. Therapeutikon 1988; 4: 238–44.

Heine H. Lehrbuch der biologischen Medizin – Grundlagen und Systematik. Stuttgart: Hippokrates, 1991.

Heine H. Matrixforschung in der Präventivmedizin. Stuttgart, New York: Gustav Fischer, 1989.

Herget H, Thilo-Körner D. Persönliche Mitteilung, 1991.

Kellner G. Regulation und Dysregulation im Bindegewebe. Manuelle Medizin und ihre wissenschaftlichen Grundlagen 1970: 60–9.

Melzack R. Das Rätsel des Schmerzes. Stuttgart: Hippokrates, 1978.

Miehlke K, Schulze G, Eger W. Klinische und experimentelle Untersuchungen zum Fibrositissyndrom. Zeitschrift für Rheumaforschung 1960; 19: 310.

Schade H. Untersuchungen in der Erkältungsfrage: III Über den Rheumatismus (Myogelose). MMW 1921; 68: 95.

Schmitt JL. Atemheilkunst. Pforzheim: Humata 1981.

Seemann H, Schlote B, Zimmermann M. Schmerztherapieführer. 2. Aufl. Universität Heidelberg, 1987.

Sola AE, Williams RL. Myofascial pain syndromes. Neurol 1965; 6: 91.

Tilscher H, Eder M. Reflextherapie. Stuttgart: Hippokrates, 1989.

Travell JG, Simons DG. Myofascial Pain and Dysfunction. The Trigger Point Manual. Baltimore: Williams & Wilkins, 1983.

5 Grundzüge einer naturheilkundlichen Diagnostik und Therapie

D. Melchart

Der Naturheilkunde als einer Lehre der Naturheilverfahren fehlt bislang das Gebäude einer echten Heilkunde. Hierfür wäre eine kontinuierliche Prüfung, Sicherung, Differenzierung und Erweiterung von naturheilkundlich-medizinischem Wissen erforderlich. Dieses Defizit der Naturheilkunde begründet sich u. a. durch ihre außer-universitäre Entwicklung in der überwiegend nichtklinischen Medizin. Wenn im weiteren Text von Naturheilkunde gesprochen wird, so geschieht dies mit dem Wissen, daß es eigentlich nicht die Naturheilkunde sondern nur mehrere „Naturheilkunden" geben kann.

Dennoch gibt es Grundzüge in der Diagnostik und Therapie von Naturheilverfahren, die deutlich skizzierbar sind.

Anamnestik der Naturheilkunde(n)

Die Anamnesetechnik unterscheidet sich zunächst nicht von der an der Hochschule gelehrten Art und Weise. Nach der ersten unstrukturierten Schilderung des Patienten (Klienten), warum er den Behandelnden aufsucht, wird eine **Krankheits**geschichte erhoben, die Genese und Charakter der Erkrankung aufzeigt. Die aktuellen Beschwerden werden unter folgenden Aspekten differenziert erfragt:

- **topische** (wo tut es weh?)
- **strukturelle** (was tut weh?)
- **zeitlich-funktionelle** (morgens/abends, Tageszeit, aktuell/chronisch – welche Funktionen sind eingeschränkt?)
- **kausale** (auslösende Ursachen?) und
- **modale** (Verbesserung, Verschlechterung bei Zugluft, Kälte, Wärme, Ärger, Zorn etc.)

Die aktuelle Anamnese führt zu Hinweisen über Ort, betroffene Struktur, gestörte Funktion und Zeitverlauf des Prozesses (Abb. 5.1)

Abb. 5.1   Methodenübergreifende naturheilkundliche
Krankheitsbeschreibung

---

topischer Aspekt (Wo tut es weh?)

Strukturaspekt (Was tut weh? Welches Substrat ist betroffen?)
– Gelenk
– Muskulatur
– Bindegewebe
– Haut/Unterhaut
– Lymphgewebe u. a. m.

zeitlich-funktioneller Aspekt
(akut/chronisch, welche Funktion ist eingeschränkt?)

kausaler Aspekt (auslösende Ursachen erkennbar?)
modaler Aspekt (was verbessert, was verschlechtert?)
Ziel: Ort, betroffene Strukturen, gestörte Funktionen
        und Zeitverlauf des Prozesses zu erfassen

Diese Hinweise werden von vielen Untersuchern bereits in unterschiedliche Bezugssysteme der Einzelmethoden transformiert. So kann z. B. ein Modalitätenstatus nach Kriterien der Traditionellen Chinesischen Medizin (TCM) und/oder der Homöopathie unterschiedlich erhoben und interpretiert werden. Eine einheitliche naturheilkundliche **Semiotik** fehlt. Naturheilkundliche Ärzte verbindet häufig nur noch die spätere gemeinsame naturwissenschaftliche Diagnosefindung.

Die Krankheitsgeschichte wird ergänzt durch die **Kranken**geschichte, d. h. die Geschichte des Kranken/Gesunden (Lebensgeschichte). Sie beinhaltet methodenübergreifend wesentliche Merkmale einer Biographie des Patienten (Abb. 5.2). Lebenskrisen, Infektionen, Intoxikationen, Impfungen, Verletzungen und Unfälle mit Narbenbildungen, frühere Medikationen, Operationen, Implantation von Fremdmetallen etc. sind wichtige biographische Aspekte der Anamnese.

In der geschichtlichen Entwicklung von Krankheitssymptomen und Persönlichkeitsmerkmalen, lassen sich häufig prozessuale Zusammenhänge von Symptom-Metamorphosen und Zeitgestalten von Heilungsvorgängen erkennen. Ein Beispiel hierfür stellt die Hering'sche Regel dar (Braun, 1985), die bei der homöopathischen

Abb. 5.2 Methodenübergreifende naturheilkundliche
Krankenbeschreibung

Persönlichkeitsmerkmale
(Welcher Konstitutionstyp wird erfaßt/ist betroffen?)

Personale Lebensgeschichte (biographische Anamnese)
– Lebenskrisen
– Infektionen
– Intoxikationen ⎤
– Impfungen
– Verletzungen
– Unfälle mit Narbenbildungen
– frühere Medikationen
– Operationen
– Fremdmetalle ⎦

prozessuale
Zusammenhänge von
Symptom/Krankheit
– Zeitgestalt
– topographische
  Entwicklung

Persönlicher Lebenstil, Lebensführung, Lebensziel,
Lebensstrategien
Umweltanamnese (Schadstoffbelastung am Arbeitsplatz,
Wohnbereich, Kleidung etc.)

Behandlung ihre Gültigkeit haben soll. Diese besagt, daß vektoriell
die Heilung von innen nach außen und von oben nach unten im
menschlichen Organismus verläuft. Innere Symptome sollen früher
als äußere Symptome verschwinden. In diesem Zusammenhang
versteht man unter „anamnestischen Reaktionen" das Wiederauftreten früherer Symptome unter Therapie. Beispiel: Verschwinden des
Asthma bronchiale unter gleichzeitigem Wiederauftreten eines
ekzematösen Exanthems.
Weitere wichtige biographische Daten sind persönlicher Lebensstil
und Lebensführung. Hierzu gehört auch die Erarbeitung von
Schlüsselberichten, von Lebenszielen und Lebensstrategien (Motivationsstatus).
Eine besondere Berücksichtigung finden außerdem Hinweise auf
eine herdbezügliche Anamnese, die mit gezielten Fragen nach
rezidivierenden oronasalen Infekten, Zahnbehandlungen, gynäkologischen und urologischen Erkrankungen, Gelenk- und Muskel-
schmerzen, Verletzungen und Operationen, homolateraler Krank-
heitsentwicklung, Allergien und vegetativer Symptomatik verfolgt
werden (Abb. 5.3).

Abb. 5.3   Herdbezogene Anamnese

– rezidivierende oronasale Infekte – Zahnbehandlungen – gynäkologische / urologische Erkrankungen – Gelenk- und Muskelschmerzen – Verletzungen und Operationen

Darüber hinaus ist eine detaillierte Umweltanamnese erforderlich (Schadstoff-Belastungen am Arbeitsplatz, Wohnbereich, Ernährungsverhalten etc.).

Die Untersucher-abhängige System-Anamnese berücksichtigt schwerpunktmäßig Fragen nach Grund- und Basisfunktionen des Lebens. Hierzu zählen: kardiovaskulärer Zustand, Ernährungs- und Stuhlverhalten, Stuhlqualität, individuelle Schlafqualität und Schlafgewohnheiten, Schweiß- und Urinqualität, Bewegungsaktivität, Atemrhythmus, Leistungsfähigkeit, Geschlechtsleben etc. (Abb. 5.4). Ziel der Befragung ist, Einblick in das autonome Leistungsspektrum und vegetative Stabilitäts- und Reaktionsvermögen des Menschen zu erhalten. Damit sind Aussagen zum allgemeinen Adaptationsniveau des Individuums und seine potenzielle Verbesserungsfähigkeit zu erreichen. Häufig wird in diesem Zusammenhang auch von „energetischem Zustand", d. h. von „Lebensenergie" oder „Lebenskraft" des Menschen gesprochen.

Viele Naturheilverfahren zeigen eine primär körperbezogene Sichtweise. Konfliktorientierte Anamnese und Aufdeckung neurotischer

Abb. 5.4   Basisfunktionenstatus

Kardiovaskulärer Zustand – Ernährungsverhalten – Stuhlverhalten, -qualität – Schlafqualität und -gewohnheiten – Schweißqualität – Urinqualität – Bewegungsaktivität – Atem, Atmung (Rhythmus etc.) – Sexualität – Kraft, Leistung

Reaktionsbereitschaften, wie sie eine psychosomatisch orientierte Vorgehensweise realisiert, sind eher selten. Statt einer Konfliktanalyse steht die Persönlichkeitsanalyse im Vordergrund. Individuelle Eigenschaften kennzeichnen auch **Konstitution, Disposition** und **Diathese** des Menschen.

Unter Konstitution versteht man die Summe aller angeborenen Eigenschaften des Menschen.

„Das schwächste Organ reagiert bei starken Reizen krankhaft" (Herget, 1988). Die Schwachstelle (locus minoris resistentiae) und die Anfälligkeit des Organismus, auf bestimmte Reize krankhaft zu reagieren, werden als Disposition umschrieben.

Als Diathese wird schließlich die Bereitschaft zur Manifestation, d. h. an bestimmten Körperstellen oder Organsystemen zu erkranken, bezeichnet. Konstitution und Disposition werden durch Umwelt- und Lebensstilfaktoren wie Arbeit, Ernährung, Klima, Wohnung, Strahlung etc. beeinflußt. Kriterien einer traditionellen Konstitutionserfassung wurden von Aschner (1953, 1962) zusammengetragen und in jüngerer Zeit von Abele (1989) und Herget (1988) erneut propagiert. Man unterscheidet u. a. allergische, angiospastische, exsudative, lymphatische, rheumatische Diathesen. Die Konstitutionsmedizin basiert auf humoralpathologischen Vorstellungen, die schon „der altägyptischen Medizin als wissenschaftstheoretische Grundlage dienten" (Herget, 1988).

In Abhängigkeit vom persönlichen Ausbildungsstand des Untersuchers, werden bevorzugt auch konstitutionelle Gesichtspunkte aus den Bereichen Homöopathie und Traditionelle Chinesische Medizin (TCM) anamnestisch eingearbeitet.

Prinzipiell muß darauf hingewiesen werden, daß Umfang und Qualität der Anamnestik häufig erst durch mehrmaliges Befragen der Patienten zu unterschiedlichen Zeitpunkten der Anamnesegespräche gesteigert werden kann.

Grundzüge der körperlichen Untersuchung und Befunderhebung

Der prinzipielle Aufbau der Statuserhebung erfolgt im klassischen Kopf- Fußschema mit **I**nspektion, **P**alpation, **P**erkussion, **A**uskultation und **F**unctio laesa (**IPPAF**) [Abb. 5.5].

Inspektion: Physiognomie und konstitutionelle Merkmale (Dimen-

Abb. 5.5   Körperliche Untersuchung und Befunderhebung

Inspektion (z. B. Konstitution)
Palpation (z.B. Projektionssymptome)
Perkussion
Auskultation
Functio laesa (z. B. Gelenksfunktionsprüfung)

sion, Proportion, Tonus und Komplexion als Pigmentierung von Haut, Regenbogenhaut und Haaren)
Vergleichende Inspektion beider Körperhälften nach Symmetrie-/Asymmetrie-Befunden des Bewegungsapparates (Ruhe/Bewegung), Bindegewebsverquellung, Narben, Farbunterschiede, Höhenunterschiede von Organen etc.
Körperhaltung, Statik und Dynamik der Wirbelsäule, Hautbeschaffenheit, Formen des Abdomens, (Kotbauch, Blähbauch, etc.), Atmungstyp (Abb. 5.6)
Mundinspektion (Zungen-, Schleimhaut-Zahn-Tonsillen-Status)
Palpation: Die Palpation beschränkt sich nicht auf eine orientierende Prüfung der großen Bauchorgane, sondern wird durch eine subtile funktiotrope Palpation von Haut, Bindegewebe, Muskulatur, Gelenken etc. im Sinne einer Strukturanalyse (Tilscher, Eder, Marx) ergänzt. Der aktuelle Befund wird der betroffenen nozifensiven, d. h. auf Schmerz reagierenden und reflektorisch veränderten Struktur (Schicht) bestmöglich zugeordnet. Weitere Einzelheiten entnehmen sie der Abb. 5.7. Die einzelnen Befundsymptome werden dann **methodenspezifisch interpretiert.** So erfährt die topische Diagnose im Bezugssystem der Akupunktur mit der Einbeziehung des betroffenen Meridianverlaufes eine neue Bedeutung und eine zusätzliche Information.
Perkussion und **Auskultation** von Abdomen, Herz und Lunge erfolgen weitgehend schulorientiert.
Die **Funktionsprüfung** am Bewegungsapparat spielt hingegen wieder eine weit wichtigere Rolle in der naturheilkundlichen Basisdiagnostik als in der üblichen klinischen Routine.
Einzelheiten zur Untersuchungstechnik, wie z. B. aktive und passive Bewegungsprüfungen und translatorische Gelenktests, können dem Kapitel „Manuelle Medizin" entnommen werden. Die Aufdeckung sogenannter „Blockierungen" spielt in diesem Zusammenhang eine bedeutende Rolle. Eine weitere in der Praxis immer häufiger zum

Abb. 5.6 Inspektion

1. Konstitutionelle Aspekte
   - Dimension, Proportion (schmal, mittel, breit gebaut)
   - Tonus (straff, schlaff)
   - Komplexion
     (Pigmentgehalt von Haut, Haar, Regenbogenhaut)
   - Lebensalter
   - Geschlecht
   - hervorstehendes Organsystem
2. Vergleich: Inspektion beider Körperhälften (Symmetrieprüfung)
   - Kopfhaltung, Gesichtshälften
   - Höhendifferenz der Schulterblätter, Schultereckgelenke
   - Beurteilung der Dornfortsatzlinie (Wirbelsäulenhaltung)
   - Faltenbildung (Thorax, Taille, Gesäß)
   - Beckenschiefstand
   - Bestimmung der dominierenden Körperseite
3. Bindegewebsverquellung
   - Narben
   - Farbunterschiede der Haut (z. B. Ohren)
4. Mundinspektion
   (Zungen-, Schleimhaut-, Zahn-, Tonsillenstatus)
5. Atmungstyp
6. Formen des Abdomens (Kotbauch, Blähbauch)
7. Körperhaltung (posturales System von Kiefergelenk und Okklusionsbeurteilung über kranio-sakrales Bewegungssegment bis hinunter zu den Füßen inspizieren)
8. Vitalitätsbeurteilung (Bewegungsmuster, Physiognomie)

Einsatz kommende Untersuchungstechnik stellt die angewandte Kinesiologie dar. Es handelt sich um eine diagnostische Methode zur Testung von Muskel-Imbalancen und der mit ihnen korrelierenden Akupunktur-Meridiane und Funktionen. So sollen sich mit Hilfe der angewandten Kinesiologie Fragen zur Verträglichkeit bestimmter Stoffe, psychische Alterationen u. a. m. unter verschiedenden Aspekten testen lassen.

Abb. 5.7 Palpation

Nach der obligatorischen Organ- und Gefäßpalpation (Leberrand etc.) wird eine orientierende Weichteilpalpation von reflektorisch veränderten Körperarealen durchgeführt.

1. Untersuchungstechniken der Weichteilpalpation
   - auf entspannte Position des Patienten achten
   - mit Fingerkuppen und Fingerbeeren untersuchen (nicht mit den Fingernägeln)
   - Palpation im gesunden Körperbereich beginnen und sekundär in das Symptomengebiet vorarbeiten
   - Palpation zum „Starter" (Bergsmann O. und R., 1990)
   - Formen der Palpation:
   - Strichpalpation (Bindegewebsstrich),
   - Kibler'sche Hautfaltentechnik,
   - Schichtpalpation:
     Palpation mit geringstem Druck beginnen und mit kreisförmigen Bewegungen der Fingerbeeren schichtenweise in die Tiefe gehen. Beurteilung der Gewebe (Haut, Unterhaut, Bindegewebe, Muskel, Sehnen, Periost, Knochen) nach Verschieblichkeit und Beschaffenheit, Kälte, Wärme, Tonus, Turgor, Sensibilität und punctum maximum des Druckschmerzes.
   - Symmetrische Palpation im Vergleich der Befunde durchführen
   - muskuläre Verspannungen entlang des „referred pain" untersuchen
2. Palpation von Projektionssymptomen
   - Aufsuchen der Projektionszonen:
     - zunächst Aufspüren des Tonus des M. trapezius und des Hautturgors über dem Muskelareals
     - Strichpalpation paravertebral
     - Hautfalten-Technik am stehenden Patienten in den Flanken zur groben Seitenorientierung beginnen und paravertebral von unten nach oben untersuchen (einschließlich Hals- und Gesichtsmuskulatur sowie M. pectoralis-Areal)
     - Schichtpalpation am punktum maximum des Hautfaltenbefundes
   - beachte die Regeln der Projektion (Lateralitätsregel, Segmentregel, Halbseitensymptomatik, Sekundärzonen).
3. Palpation des Abdomens
   - viszerale Osteopathie
   - Bauchdecken-Diagnostik nach F.X. Mayr

Diagnostik

Anamnese und Befunderhebung führen schulgemäß zu einer **Vermutungsdiagnose,** respektive zu einer vorläufigen Diagnose. Neben dieser mehr oder weniger eindeutigen Schuldiagnose, ergibt sich eine Fülle weiterer Hilfsbefunde bzw. Zusatzdiagnosen, die naturheilkundlich als **„Zustandsdiagnosen"** bezeichnet werden können. Sie stellen die Summe aller Krankheitszeichen und Lebensäußerungen des Patienten zum Zeitpunkt der Untersuchung dar. Es sind bevorzugt subjektive und autonom-funktionelle Symptome. Die prinzipiell dialogisierende Einstellung der Naturheilkunde gegenüber Lebensäußerungen des Menschen führt zur teleologischen Deutung der Symptome. Grote (1938) faßt Fragen nach Zweckbestimmung und Bedeutung von Symptomen mit dem Wort **„Bedeutungsdiagnose"** zusammen. In diesem Sinne kennt die „Semiotik" der Naturheilkunde auch positive Krankheitszeichen. Biologische Abwehrprozesse wie Fieber, Durchfall oder Ekzem werden somit häufig als zweckdienlich eingestuft und therapeutisch eher verstärkt und unterstützt.

Eine diagnostische Besonderheit von Naturheilverfahren stellt die sog. „Herddiagnostik" oder „chronische Irritationsdiagnostik" dar (siehe auch Kap. 3).

Es handelt sich um Test-Reaktionsverfahren, die Veränderungen von Hautwiderstand und Hauttemperatur, von humoralen Parametern und „körpereigenen Schwingungen" – die auf Resonanzphänomenen beruhen sollen – erfassen.

Häufig verwendete Testverfahren der chronischen Irritationsdiagnostik sind:

– Dekoderdermographie
– Bioelektrische Funktionsdiagnostik
– Segmentelektrographie
– Vega – Testmethode
– Thermoregulationsdiagnostik
– Elektroakupunktur nach Voll
– Kinesiologische Techniken
– Bioresonanz-Therapien
– Physioenergetik

Sämtliche Verfahren sind wissenschaftlich umstritten. Aussage- und Prognosequalität dieser Verfahren erhöhen sich möglicherweise

durch Kombination der Einzelverfahren und durch korrelative Prüfung und/oder Score-Bewertung der mehrdimensionalen Einzelparameter.
Zusammenfassend kann gesagt werden, daß eine differenzierte Anamnese und Befunderhebung eine methodenübergreifende naturheilkundliche Krankheitsbeschreibung im Sinne einer topischen Diagnose, Struktur- und Funktionsdiagnose sowie Aktualitätsdiagnose einerseits und eine biographische Erfassung andererseits ermöglicht. Weitere Hilfsbefunde und Zusatzdiagnosen sind Konstitutionsdiagnose, Modalitäten-Status, Herddiagnose, vegetativer Reaktionsstatus und Zustand der Basisfunktionen. Die Zustandsdiagnosen werden durch eine Bedeutungsdiagnose ergänzt. In ihrer Gesamtheit stellen sie die Grundlage für weiterführende Diagnose- und Therapiestrategien naturheilkundlicher Basis- und Einzelverfahren dar und erlauben somit eine selektivere Auswahl von Indikationen im Sinne einer Indikationen-Kompetenz (Abb. 5.8). Aufgrund fehlender Systematik beginnt der Untersucher jedoch meist zu einem zu frühen Zeitpunkt der Diagnostik mit einem Einzelverfahren-orientierten Bezugsschema.
Je nach individuellem Kenntnis- und Erfahrungsstand des Arztes und dem zugrundegelegten methodenspezifischen Bezugssystem führt dies zu unterschiedlich etikettierten Diagnosestellungen, zum Beispiel:

Asthma bronchiale = „schulmedizinische" Diagnose

Fülle Dickdarm = Traditionelle Chinesische Medizin
Hitze Leber

Arzneimittelbild = Homöopathie
Pulsatilla

Grundzüge der Therapeutik

Analog den bekannten Wirkprinzipien von Kräftigung, Normalisierung und Schonung (Hildebrandt, 1983), kann eine Art **Basistherapie autoregulativer Funktionen** der Naturheilkunde postuliert werden. Sie dient der Förderung hygiogenetischer Prozesse im Krankheitsfall und sorgt für Erhalt oder Verbesserung des allgemeinen Adaptationsniveaus. Die allgemeinste Form einer unspezifischen Basistherapie stellt das „Gesundheitstraining" dar. A. Hoff (1949)

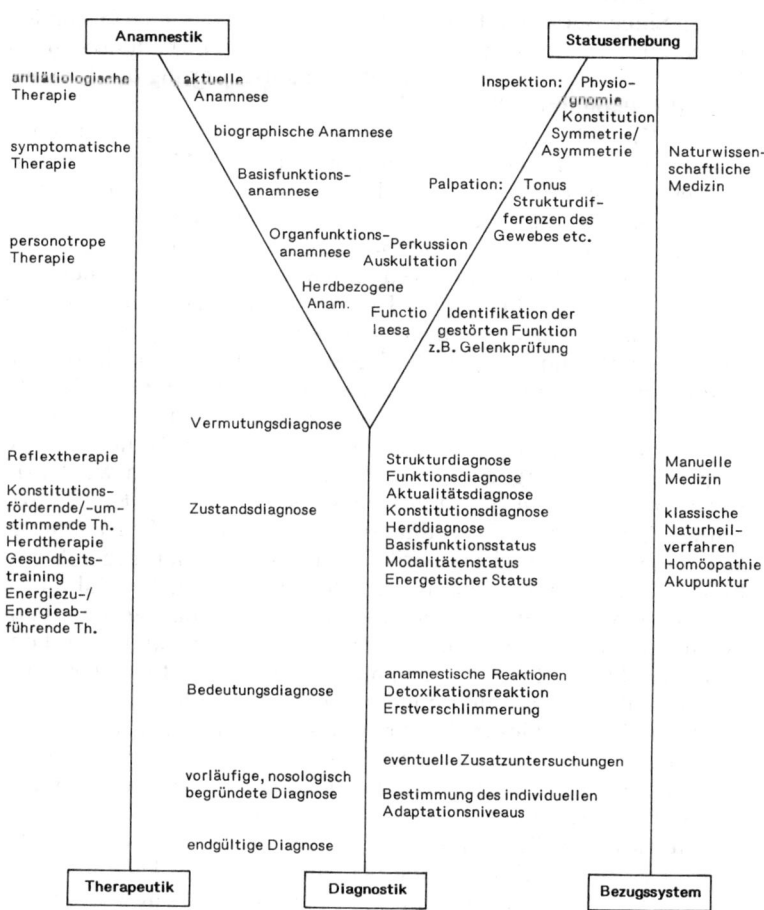

Abb. 5.8 Übersicht MN (methodenübergreifende naturheilkundliche) Diagnostik und Therapie

nannte es „aktive Gesundheitspflege" und verstand darunter eine auf Erhöhung der Leistungsfähigkeit und Lebensfreude des Menschen gerichtete Lebensgestaltung. „Gesundheitstraining" umfaßt in diesem Sinne Beratung, Training und Motivation der noch Gesunden und bereits Kranken in gesunder Lebensführung. Es handelt sich um die Grundzüge der Therapie, die der Neuorientierung der Lebensweise des Patienten/Klienten dienen.

Da das Kapitel „Gesundheitstraining" gesondert behandelt wird, möchte ich an dieser Stelle besonders auf die Maßnahmen zur seelischen Neuorientierung eingehen. Sie werden in der klassischen Naturheilkunde kaum berücksichtigt und sind erst in neuerer Zeit Bestandteil einer ganzheitsorientierten Medizin-Entwicklung. Es sind vor allem konfliktaufdeckende bzw. konfliktlösende Therapieansätze. Ebenso wichtig ist die Erarbeitung und Formulierung von Lebenszielen, Idealen und Identifikationsfiguren. Ansätze von stützenden Psychotherapien finden sich auch bei den klassischen Naturheilverfahren in den Bereichen von Hypnosetherapie, Musiktherapie, Atemtherapie und Autogenem Training. Spezielle Aspekte der Verhaltenstherapie wurden bereits an früherer Stelle besprochen. Lernprozesse und Verhaltensadaptationen werden in Form von Seminaren zur intensiven Selbsthilfe und zur Konfliktbewältigung vermittelt. Einbildungskraft, Meditation, Entspannung, Vorstellungsbilder und Desensibilisierungs-Strategien gegen Stress finden im Sinne autoregulativer Medizin Verwendung (s. Tab. 4.2). Informationen über die individuelle Lebensführung des Patienten/Klienten und bestehende Defizite von Basisfunktionen können der biographischen Anamnese und dem Leistungsstatus autoregulativer Basisfunktionen entnommen werden.

Primäres Ziel des Gesundheitstrainings ist es, das vegetative (energetische), mentale und psychosomatische Gleichgewicht wiederherzustellen. Es handelt sich somit um „Regeneratio", was dem Prinzip der Normalisierung zugeordnet werden kann.

Die **konstitutionelle Begleittherapie** stellt eine weitere Form der Basistherapie dar. Konstitution bedeutet in diesem Falle nicht nur „polare Typusbeschreibung mit Übergangsformen" und reaktionsprognostischer Hinweisgeber, sondern Anleitung zur Therapie. Je nach Bezugssystem werden mehrere Konstitutionslehren unterschieden: Aschner-Methoden, Homöopathie, Traditionelle Chinesische Medizin und Aryuvedische Medizin stellen die wichtigsten methodischen Richtungen dar. Am Beispiel der traditionellen Konstitutionsdiagnostik nach Aschner, sollen die Grundzüge einer Konsti-

tutionsmedizin aufgezeigt werden. Aschner (1953) unterscheidet drei große Konstitutionstypen (nach Herget, 1988):
1. Die lymphatische Konstitution
   - blaue Augen, helle Haut, mit konstitutioneller Empfindlichkeit der Haut, Schleimhäute und des Nervensystems sowie Disposition zu Lymphatismus
2. Die hämatogene Konstitution
   - braune Augen, brünette bzw. schwarze Haare; biliäre Konstitution mit cholerischem Temperament
3. Die gemischte Konstitution
   - grau-grünliche Augen, helle Haut, dunkle Haare; dyskratisch

Den jeweiligen Konstitutionstypen und differenzierten Konstitutionsmerkmalen werden entsprechende Therapieformen zugeordnet. So kommen (nach Herget, 1988) antidyskratische Therapien, antiphlogistische, antispasmodische (sedative) und resolvierende sowie tonisierende Therapien zum Einsatz. Es handelt sich hierbei um überwiegend diätetische und phytotherapeutische Begleittherapien, die als konstitutionsumstimmende Therapiemethoden zusammengefaßt werden. Sie spielen in der derzeitigen Praxis der Naturheilkunde eine untergeordnete Rolle.
Häufiger finden die sogenannten konstitutionsverbessernden Therapiemethoden (Herget, 1988) Verwendung, die als „ausleerende" und „ausleitende" Therapieverfahren bekannt sind. Hierzu zählen blutentziehende Therapien wie Aderlaß, Blutegel oder Schröpfen; Derivationsverfahren wie das Kantharidenpflaster, das in der Form des blasenziehenden Pflasters im Mittelmeerraum entwickelt worden ist und eine engumschriebene oberflächliche Verbrennung zweiten Grades verursacht, sowie die Purgation als die Methode der „Körperreinigung über den Darm". Eine moderne Form der Purgation stellt die Kolon-Hydrotherapie (Darmspülung) dar. Daneben gibt es noch eine Reihe anderer Verfahren, wie diaphoretische Therapien (Steigerung der Schweißabsonderung), diuretische Therapien und eminagoge Therapien (menstruationsfördernde Verfahren) sowie emetische Therapien (künstliches Erbrechen). Bei Durchsicht dieser konstitutionsverbessernden Verfahren, läßt sich überwiegend das Prinzip der „Detoxikation" verfolgen. Sie stellt eine Variante des Wirkprinzips „Schonung" dar. Die überwiegend technischen Methoden der Humoralpathologie (Schröpfen, Blutegel etc.) lassen sich – nach Abele (1989) – als hämorheologische

Maßnahme zur Verbesserung der Mikrozirkulation, als Immunstimulation, als lokale Lymphdrainage oder als Gewebe-pH-verbessernde Anwendung verstehen.

Die Summe dieser aus- und ableitenden Verfahren kann in das Spektrum der Reflextherapien eingeordnet werden. Hierzu zählen auch differenzierte Einzelverfahren wie Akupunktur, Neuraltherapie und Chirotherapie, die derzeit – neben den etablierten physikalischen Naturheilverfahren – eine weit größere Verbreitung innerhalb der Naturheilkunde haben.

Mit Hilfe der topischen Diagnose, Strukturdiagnose und Aktualitätsdiagnose ist eine gezielte funktionelle Korrektur sensomotorischer und vegetativer Regelung über die Afferenzen von Haut, Muskulatur und Gelenke etc. erreichbar.

Weitere zentrale Maßnahmen einer naturheilkundlichen Basistherapie stellen das Heilfasten und die Sanierung der Darmflora dar. Letzteres wird durch die sogenannte Symbioselenkung des Darmes als „mikrobiologische Therapie" durchgeführt. Die mikrobiologische Therapie bedarf jedoch bestimmter Indikationen. Beide Maßnahmen können dem Wirkprinzip der „Detoxicatio" zugeordnet werden.

Eine etwas spezifischere Indikationenstellung benötigt auch die aktive Fiebertherapie, die als eine der wichtigsten Umstimmungsmaßnahmen durch künstliche Erzeugung von Fieber der Vollständigkeit halber angeführt werden soll. Weitere Umstimmungstherapien sind die Verwendung pflanzlicher Reizkörper (Echinazin-Injektionen, Organextrakte, Autolysate von Bakterienstämmen etc.) sowie die Eigenblutbehandlung. Es wird eine bewußte „Auslenkung" von vorwiegend immunologischen Körperfunktionen herbeigeführt, die als Prinzip der „Alteratio" bezeichnet werden könnte. Es ist dem übergeordneten Prinzip „Kräftigung" zuzuordnen.

Neben den Grundzügen einer Basistherapie gibt es eine Vielzahl verschiedener spezieller Einzelverfahren. Hierzu zählen u. a. Homöopathie, Akupunktur, Diagnostisch-Therapeutische Lokalanästhesie (Neuraltherapie), Manuelle Medizin etc., deren diagnostische und therapeutische Strategien jedoch methodenorientiert erfolgen. Dies ist auch der Grund dafür, daß Kenntnisse über bewährte Indikationen und überadditive Effekte durch Kombination der Einzelverfahren noch wenig systematisiert sind und oft nicht über allgemeine Erfahrungen hinausgehen.

Zusammengefaßt läßt sich in der Therapeutik der Naturheilkunde eine gewisse „Basistherapie" erkennen, die sich den Wirkprinzipien

Schonung, Kräftigung und Normalisierung (Hildebrandt, 1983) resp. Detoxicatio, Alteratio und Regeneratio (Melchart, 1987) verschreibt (Abb. 5.9).

Die Einzelverfahren aus dem Bereich der Basistherapie sowie weitere spezifische Naturheilverfahren verfolgen therapeutische Ansätze, die entweder als **personotrop** (Konstitutionsmedizin, unterstützende Psychotherapien usw.), **funktiotrop** (Reflextherapie, Ökonomisierung der vegetativen Basisfunktionen, Wiederherstellung der gestörten Körperfunktion etc.) oder als **organotrop** (Zelltherapie usw.) zu bezeichnen sind.

Eine methodenübergreifende Diagnostik mit systematischer Erarbeitung von Zustandsdiagnosen könnte eine gewisse Rationalisierung der naturheilkundlichen Therapiestrategien ermöglichen.

Abb. 5.9 Naturheilkundliche Basistherapie

Schonung (Detoxicatio)	Kräftigung (Alteratio)	Normalisierung (Regeneratio)
z. B. – Erholung – Schlaf – Entspannung – Vermeidung von –– Dysstreß –– Umweltgiften –– falsche Ernährung –– Konflikten –– zivilisationsbedingte Noxen (Rauchen, Alkohol, UV-Strahlung, Überernährung) – Entgiftung –– Ausscheidungsproz. (Niere, Haut, Lunge) –– Darmsanierung –– Ausleitungsverf. –– Fastentherapie –– Schwitzkuren –– Trinkkuren	z. B. – Abwehrsteigerung d. Eigenbluttherapie/echinaceahaltige Immunmodul – Leistungssteigerung – Wachstums- und Fortpflanzungsprozesse fördern – Motivationssteigerung	z. B. – Regulationstraining (Regularisierung) autoregulativer Prozesse: –– Kreislauf –– Atmung –– Bewegungsapp. –– Wärmehaushalt –– Stoffwechsel –– Endokrinium –– Sexualität –– Bewältigungsstrategien – Rhythmisierung von Lebensprozessen

▷ **Beispiel:** akute Lumbalgie
Eine Erkrankung wie die akute Lumbalgie (Aktualitätsdiagnose)
wird zunächst mit Schonung, Entlastung und Ruhigstellung der
betroffenen Strukturen (Gelenk, Muskulatur) behandelt.
Aktive Mobilisierung und gezielte Manipulation sind in diesem
Stadium meist kontraindiziert. Hier stehen medikamentöse Maßnahmen (Phytotherapie, Homöopathie und/oder Analgetika),
Kälteapplikation, therapeutische Lokalanästhesie sowie Akupunktur im Vordergrund der Therapieanwendung. Zusätzliche
Möglichkeiten, über somatotopische Reflexsysteme wie Fuß-,
Mund- und Ohrreflexzonen das akute Geschehen zu beeinflussen, werden von einigen Autoren empfohlen (z. B. Gleditsch,
1981).

▷ **Beispiel:** Schulter-Arm-Syndrom
Chronische Beschwerdebilder – wie z. B. ein Schulter-Arm-
Syndrom – zeigen hingegen häufig durch Schonung und Ruhigstellung entstandene Einschränkungen der Beweglichkeit (bis hin
zur Einsteifung der Schulter); hier müssen Dehnung der Muskulatur, Mobilisierung der Bewegungskette und gezielte Manipulation durchgeführt werden.
Häufig ist auch hier der Einsatz von therapeutischer Lokalanästhesie und Akupunktur hilfreich.
Ergibt die aktive und passive Bewegungsprüfung eine Behinderung der Drehbewegung des Kopfes und des seitlichen Nickens
und zeigt sich das punktum maximum des Schmerzes im lateralen
Längsdrittel der Schulterregion (topische Diagnose), so lassen
sich unter Einbezug der Kenntnisse über „Projektionssymptome"
folgende Überlegungen anstellen:
Nach Head, Hansen und Schliack, Bergsmann zeigen reflektorische Krankheitszeichen innerer Organe immer eine Beteiligung
von Thorakal- und Schultersegmenten (C3-C4) und dem Trigemi-
nusgebiet. Das oben beschriebene Symptomengebiet entspricht
teilweise der „Projektion" resp. den Zonen des übertragenen
Schmerzes von Leber und Gallenblase.
Die Schichtpalpation zeigt eine deutliche Verspannungssympto-
matik und Tonuserhöhung des M. trapezius; der punctum maximum des Schmerzes entspricht einem Triggerpunkt dieses Mus-
kels. Der Palpationsbefund ergibt noch mehrere druckdolente
Punktareale im Bereich des „referred pain", die kettenförmig
aneinandergereiht sind. Im Bezugssystem der Akupunktur ent-

Funktionsbeziehungen zum Gesamtorganismus

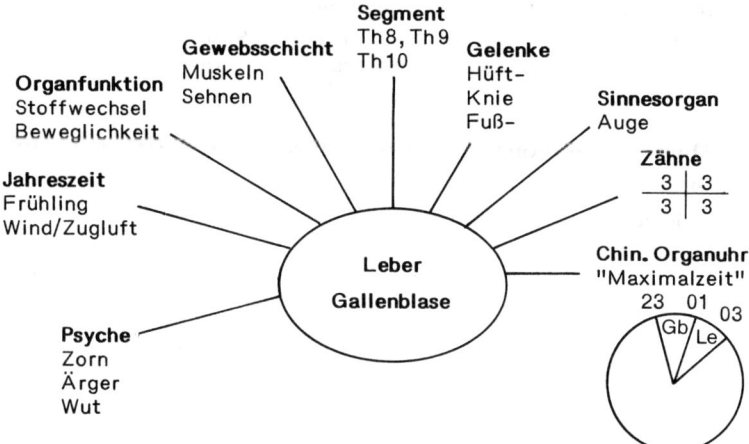

Abb. 5.10 Funktionsbeziehungen des Leber-Gallenblasen-Meridians in der Akupunktur (Kampik, 1988).

spricht die Topographie der Punkte dem Gallenblasen- und Dreierwärmer-Meridian (s. Abb. 5.10). Bei Anwendung der speziellen Akupunktur-Regeln können sog. „Fernpunkte", Gb1 39 3E 5, oder „Nahpunkte", Gb1 20 B1 10–15, und im Ausstrahlungsgebiet des Schmerzes 3E 5 3E 10 gestochen werden.

Der Modalitätenstatus gibt weitere Hinweise auf Zugluftempfindlichkeit (Gb1 20, LG 20), Wärmeempfindlichkeit, Kälteempfindlichkeit (Moxa-Therapie) des Schmerzbildes, die therapeutisch miteinbezogen werden können.

Die Funktionsbeziehungen des Leber- Gallenblasenmeridians zu Psyche, Organfunktion, Gewebeschicht, Segment, Gelenken etc. sind weiterführende diagnostisch- therapeutische Aspekte, die durch das Bezugsystem der Akupunkturlehre in das Konzept eingebaut werden.

Alternativ zur Akupunktur können auch nur die Triggerpunkte infiltriert oder Hautquaddeln gesetzt werden. Umstellungen in den persönlichen Lebensstilfaktoren des Patienten (richtiges Bewegungsverhalten etc.), Verbesserung von autoregulativen Prozessen (Stuhlgang, Kreislauf, Schlaf, etc.) sind wichtige, den Therapieerfolg stabilisierende Maßnahmen. Bei Therapieversa-

gern oder „Non-Respondern" ist eine „chronische Irritationsdiagnostik" als Zusatzuntersuchung notwendig, um sog. „Regulationsblockaden" auszuschließen. Hinweise ergeben sich bereits
aus der herdbezüglichen Anamnese. In diesen Fällen sind
besonders sorgfältig Punktareale im Bereich C1-C7 auf Druckschmerzhaftigkeit zu untersuchen (s. Abb. 5.11). Sie geben
Hinweise auf oronasale „Störstellen" im Sinne peripherer Irritation.

▷ **Beispiel:** chronische Kopfschmerzen (KS)
In der Anamneseerhebung bei Kopfschmerzpatienten führt
bereits die topische Diagnose, d. h. die Lokalisation der Schmerz-

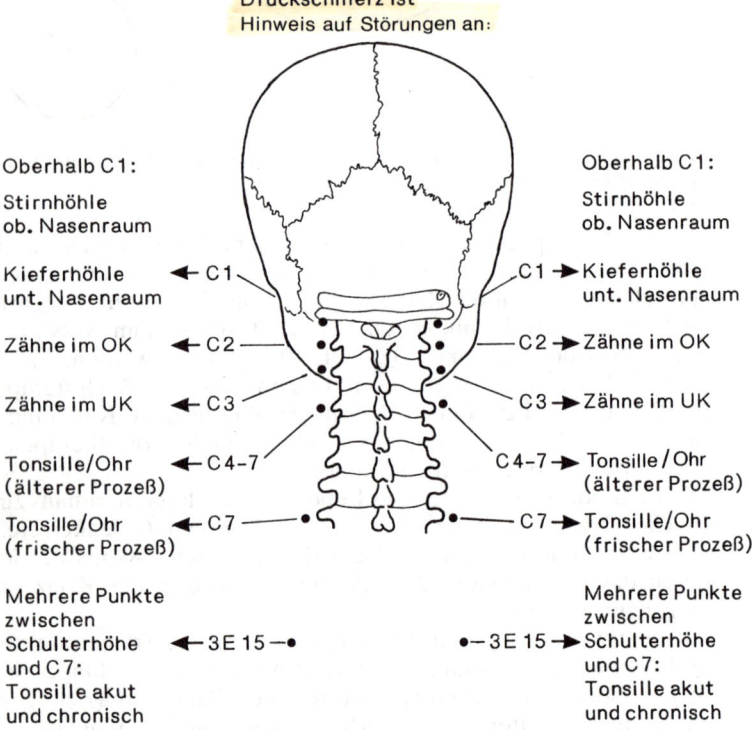

Abb. 5.11 Reflektorische Druckschmerz-Stellen als Hinweis auf oronasale
„Störfelder" (Gleditsch, 1988).

phänomene häufig zur vorläufigen Diagnose des Kopfschmerz-
typs im Bezugsystem der naturwissenschaftlichen Medizin.
So ist z. B. ein beidseitiger Kopfschmerz häufig ein Spannungs-
kopfschmerz, der vom seitenwechselnden Kopfschmerztyp der
Migräne oder vom seitenkonstanten KS des zervikogenen Typs
unterschieden wird. Informationen über Dauer, Intensität, Frequenz, Erstmanifestation gehören zur Aktualitätsdiagnose. Ein
ausführlicher Modalitätenstatus und die Durchführung der Sta-
tus-Erhebung mit Erarbeitung der Schichtdiagnose gibt bereits
erste Hinweise für eine differenzierte Therapie und gegebenenfalls weiterführende Diagnostik. Eine genaue Untersuchung des
posturalen Systems (von Fuß bis Zahnokklusion) und der Suche
nach möglichen Störfeldern, Nahrungsmittelallergien, Schwermetallbelastungen und weiteren Umweltgiften, Darmmykosen
usw. sind weitere diagnostische Möglichkeiten, Ursachen einer
Migräne abzuklären, bevor verschiedene Therapiekombinatio-
nen zum Einsatz kommen. Konstitutionsdiagnose, Modalitäten-
status und biographische Anamnese geben weitere Hinweise auf
z. B. homöopathische Arzneimittelbilder, die mit Sachkunde
durch eine genaue Repetorisation erarbeitet werden können.

Literatur

Abele J. Lehrbuch der Schröpfkopftherapie. 3. Aufl. Heidelberg: Haug, 1989.

Aschner B. Lehrbuch der Konstitutionstherapie. Heidelberg: Haug 1953

Braun A. Methodik der Homöopathie. Regensburg: Johannes Sonntag, 1985: 29–30.

Grote L R. Die Bedeutungsanalyse der Krankheitserscheinungen als klinischer Forschungsweg. In: Adam C (Hrsg.). Die natürliche Heilweise im Rahmen der Gesamtmedizin. Jena: Fischer, 1938: 34–50.

Hansen und Schliak, Segmentale Innovation. Stuttgart: Thieme, 1962.

Herget H F: Neuro- und Phytotherapie schmerzhafter funktioneller Erkrankungen. Bd 1, 2. 4. Aufl. Gießen: Aus der wissenschaftlichen Abteilung der Pascoe Pharmazeutische Präparate GmbH, 1985.

Hildebrandt G. Freizeit und Urlaub. In: Praktische Arbeitsphysiologie. Rohmert W, Rutenfranz J (Hrsg.). Stuttgart: Thieme, 1983: 381–93.

Hoff A. Die naturgemäße Heilweise. Stuttgart: Hippokrates, 1949

Kampik G. Propädeutik der Akupunktur. Stuttgart: Hippokrates, 1988: 207.

Melchart, Funktionelle Schmerztherapie als „analgothrope Regulationstherapie", Vortrag im Rahmen des Symposiums „Medizinischer Holismus in der Schmerztherapie". München, 1987.

Ostendorf G M. Gibt es eine Naturheilkunde – spezifische Diagnostik? natura-med 1989; 10: 576–583.

Ray R, Lachavski K H. Elemente der Homöopathie. Regensburg: Sonntag, 1982.

Schiffter R. Neurologie des vegetativen Systems. Berlin, Heidelberg, New York, Tokyo: Springer, 1985.

Zahn V, Schule-Uebbing C. Checkliste Umweltmedizinische Fibel, 1. Aufl. Hrsg. UMGEWE (Umweltschutz im Gesundheitswesen) Straubing, 1991.

6 Kritische Bewertung von Naturheilverfahren

D. Melchart, F. Worku, K. Linde

Im Jahresgutachten 1990 des Sachverständigenrates für die Konzertierte Aktion im Gesundheitswesen werden mit dem Begriff „Wissenschaftliche Medizin" folgende Qualitäten, respektive Forderungen, verbunden:
- immerwährendes Fortschrittsbemühen
- Nähe zu den Naturwissenschaften
- Offenheit gegenüber Kritik
- Eingeständnis von Fehlern

Demgegenüber sind die „besonderen Therapierichtungen" – die weitgehend den „bioinformativen Naturheilverfahren" entsprechen – vom gleichen Gremium mit folgenden Kritikpunkten bedacht worden:
- Ersatz der Regeln der Wissenschaft durch eigene Kriterien
- Schaffung spezieller Terminologien
- ideologischer Charakter

Die wissenschaftstheoretische Kritik des Sachverständigenrates wendet sich mit Recht gegen das „wilde Spekulantentum", das im Bereich bioinformativer Naturheilverfahren anzutreffen ist. Eine Verallgemeinerung für den gesamten Bereich „besonderer Therapierichtungen" ist jedoch nicht akzeptabel.

Zur Kritik an Naturheilverfahren am Beispiel der Homöopathie

Welche Faktoren und Verständnisschwierigkeiten sind für die Integrationsprobleme verantwortlich? Betrachten wir als Beispiel die Homöopathie, so sind schlagwortartig folgende Kritikpunkte erkennbar:
- ideologisches Lehrgebäude mit Kennzeichen einer Religion (Heubner, 1925 und Tobiasch, 1987, zitiert nach Schaffrath, 1990), autistisches Denken (Bleuler, 1921); mangelnde Weiterentwicklung (Hapke, 1979)

- Zahlreiche unterschiedliche Formen von Homöopathie werden heute praktiziert (Hopff, 1986).
- Das Simileprinzip ist pathophysiologisch nicht nachvollziehbar und nicht belegbar (Hopff, 1986; Forth, 1987); was Hahnemann aus seinem Selbstversuch mit Chinin ableitete, war eine Fehldeutung (Hopff, 1986).
- Die durch Arzneimittelprüfungen am Gesunden erbrachten Arzneimittelbilder beruhen vornehmlich auf Plazebowirkungen (Aulas et al, 1991; Pirtkien, 1976).
- Die individualisierte Diagnose und Therapie ist inkompatibel mit der pathogenetischen Vorgehensweise der Schulmedizin (Forth, 1985).
- Anwendung der gleichen Therapie bei völlig unterschiedlichen Krankheiten (Prokop u. Prokop, 1979)
- Die Wirksamkeit der Homöopathie ist nicht nachgewiesen (Aulas, 1991; Schaffrath, 1990), bzw. ihre fehlende Wirksamkeit ist nachgewiesen (Hopff, 1986).
- Wirkung und Wirksamkeit von Hochpotenzen sind unmöglich (z. B. Hopff, 1986).
- „Positive" Wirkungs- und Wirksamkeitsnachweise sind nicht reproduzierbar (Schaffrath, 1990).

In der Tat hat sich insbesondere die klassische Homöopathie seit Hahnemann nur wenig weiterentwickelt. Dies muß jedoch nicht ausschließlich negativ bewertet werden, sondern kann auch als Indiz für die Bewährung der Therapie in mehr als 200 Jahren ärztlicher Praxis aufgefaßt werden. Die pauschale Höherbewertung wissenschaftlicher Theorie gegenüber der ärztlichen Erfahrung muß ebenfalls als fragwürdig bezeichnet werden (Schmid, 1991). Die Schwierigkeiten der Schulmedizin mit der Hahnemannschen Interpretation vor allem der chronischen Krankheiten erscheinen verständlich. Die Homöopathie bemüht sich aber in den letzten Jahrzehnten vermehrt, Wirkungs-, Wirksamkeits- und Wirkmechanismusnachweise zu erbringen und Anschluß an den naturwissenschaftlichen Kenntnisstand zu gewinnen.

Bisher war die Durchführung von Forschungsvorhaben in universitären Einrichtungen jedoch nur selten möglich und eine staatliche Förderung durch ablehnend eingestellte Gutachterkommissionen erschwert. Die Diskussion um Publikationen positiver und negativer Wirksamkeitsnachweise und deren Reproduzierbarkeit wurde von Befürwortern und Gegnern meist polemisch geführt (s. z. B. die

Diskussion um die Studien von Shipley et al, 1983 im Lancet und von Davenas et al, 1988 in Nature).

Ein weiterer Kritikpunkt sind die durch Arzneimittelprüfung am Gesunden ermittelten Symptome der Arzneimittelbilder. Zahlreiche Autoren (z. B. Aulas et al, 1991) gehen davon aus, daß es sich meist um Plazebosymptome handelt. Von homöopathischer Seite wird jedoch darauf hingewiesen, daß die therapeutischen Erfahrungen die Arzneimittelbilder bestätigt haben. Dennoch ist die Problematik der Plazeboeffekte für die Arzneimittelbilder aus naturwissenschaftlicher Sicht sicher gegeben.

Zugestimmt werden muß auch der Kritik, daß heute in der Praxis zum Teil völlig unterschiedliche therapeutische Konzepte als Homöopathie bezeichnet werden.

Einigkeit besteht jedoch darüber, daß die therapeutischen Möglichkeiten der Homöopathie dort enden, wo durch irreversible Prozesse keine Gegenregulation mehr möglich ist.

Insgesamt fällt auf, daß ein großer Anteil der Kritiker mit den Grundsätzen und der Basisliteratur der Homöopathie wenig vertraut zu sein scheint (siehe hierzu auch Majerus, 1990). In letzter Zeit haben sich einige Autoren jedoch sehr intensiv mit diesem Naturheilverfahren auseinandergesetzt (z. B. Schaffrath, 1990; Aulas et al, 1991), die Beurteilung der Forschungsbefunde erfolgte aber nicht nach vordefinierten Kriterien.

Die Diskussion über die Homöopathie kann also in keinem Fall als abgeschlossen oder bereits entschieden betrachtet werden.

Bei der Beurteilung vieler anderer Verfahren spielt häufig das Unverständnis darüber eine Rolle, daß sie überwiegend unspezifisch wirken. Die primär spezifisch ausgerichtete Hochschulmedizin sieht darin den Hauptgrund für die angebliche Unwirksamkeit der Naturheilverfahren. Anstatt die unspezifischen Reaktionsweisen bloß zu kritisieren, sollte man sie mehr zum Gegenstand der Forschung machen.

Kriterien zur allgemeinen Bewertung von Naturheilverfahren

Weniger auf wissenschaftstheoretischem Wege als auf rechtswissenschaftlichem fordert seit 1977 die private Krankenversicherung mit ihrer sogenannten „Wissenschaftlichkeitsklausel" (§ 5/1f MB/KK76) eine allgemeine wissenschaftliche Anerkennung für alle Untersuchungs- oder Behandlungsmethoden und Arzneimittel, die zur Kostenerstattung vorgelegt werden.

Als allgemein wissenschaftlich anerkannt gilt eine Behandlungsmethode, „wenn sie sich in der Schulmedizin und der Praxis so durchgesetzt hat, daß in der überwiegenden Zahl der Fälle nach statistischer Wahrscheinlichkeit ein beliebig reproduzierbarer therapeutischer Erfolg erzielt werden kann" (Oberlandesgericht Stuttgart 14414/88, zitiert nach Ostendorf, 1991). Diesem Urteil wurde vom Amtsgericht Wolfsburg (12C257/89) dahingehend widersprochen, „daß die Frage, was wissenschaftlich allgemein anerkannte Untersuchungs- und Behandlungsmethoden und Arzneimittel seien, nicht identisch mit der Frage sei, welche Untersuchungs- und Behandlungsmethoden und Arzneimittel von der Schulmedizin anerkannt seien" (Ostendorf, 1991).

Welche Kriterien müssen zugrundegelegt werden, um eine Diagnose und Therapiemethode adäquat bewerten zu können?

Medizinwissenschaftliche Kriterien

Zentrales Kriterium ist der **Wirksamkeitsnachweis,** d .h. der Nachweis, ob die Methode dem Patienten hilft. Er sollte nach Ansicht der schulmedizinischen Fachleute durch randomisierte, kontrollierte klinische Studien erbracht werden. Um zu relevanten Aussagen zu kommen, ist entscheidend, daß neben allgemeinen methodologischen Kriterien auch den besonderen Qualitäten und Gegebenheiten des geprüften (Naturheil-)Verfahrens Rechnung getragen wird. Bisher fehlen jedoch randomisierte Studien in ausreichendem Maße. Es liegen vielmehr meist Erfahrungsberichte, Kasuistiken und klinische Dokumentationen vor, die z. T. noch von Therapeut zu Therapeut widersprüchlich sind.

Die Indikationsbereiche von Naturheilverfahren betreffen meist funktionelle Störungen und Befindlichkeitsparameter. Konzeptionell sind diese schwer objektivierbar, erbringen „weiche Daten" und sind deshalb oft nicht genügend erfaßt. Dies führt zur Frage nach der Qualität der benutzten Meßinstrumentarien und Meßkonzeptionen.

Durch **experimentelle Studien** kann gezeigt werden, ob, unter welchen Umständen und auf welche Parameter eine Methode einen Einfluß ausübt. Im Bezug auf Naturheilverfahren finden sich aussagekräftige Wirkmodelle vor allem in den Bereichen Adaptationsphysiologie, Chronobiologie, Neuro-Endokrinologie und Immunologie.

Grundlage einer seriösen Beurteilung des Forschungsstandes von Wirk- und Wirksamkeitsnachweis ist die systematische Sammlung und praktikable Bewertung der vorhandenen wissenschaftlichen Literatur. Selbst bei sorgfältiger Auswertung sind verallgemeinernde Schlußfolgerungen jedoch äußerst problematisch (zur Problematik von klinischen Studien und Forschungsbeurteilung siehe auch Kap. 17).

Einen weiteren Beurteilungsparameter stellt die **Plausibilität der Theorienbildung** dar. Sie soll Auskunft über die Geschlossenheit des Denkansatzes geben, der der Methode zugrunde liegt. Soweit klare Vorstellungen zum Wirkungsmechanismus vorliegen, sind diese auf ihre Vertrauenswürdigkeit hin zu überprüfen. Weitere Aspekte sind geschichtliche und geisteswissenschaftliche Erklärungsmodelle. Wichtig für die Beurteilung ist ein nachvollziehbares, begründetes Vorgehen mit Befund- und Behandlungsdokumentation (vgl. Ostendorf, 1991). Auch das Bemühen, dem allgemeinen Wissenschaftsverständnis nachzukommen, und das Streben nach wissenschaftlicher Anerkennung sollten in der wissenschaftlichen Gesamtbewertung berücksichtigt werden. Tendenzen, die vorgeben, daß nur eigene Zirkel und Eingeweihte in der Lage sind, die jeweilige Methode zu verstehen, sind ausdrücklich abzulehnen. Diese Verfahren gehören in den Kreis magisch-okkulter Praktiken.

Da der empirische Nachweis (Wirkung und Wirksamkeit) und die Plausibilität (Theorienbildung und Wirkmechanismen) entscheidende Faktoren bei der Bewertung sind, ist klar, daß ein Verfahren, dessen Wirkmechanismen im Rahmen des aktuellen wissenschaftlichen Kenntnisstandes erklärbar sind, eine höhere Plausibilität

aufweist und somit vergleichsweise weniger empirischer Nachweise
für eine Anerkennung bedarf (Knipschild et al, 1990).
Aus schulmedizinischer Sicht ist die Plausibilität der meisten Naturheilverfahren jedoch gering. Das hat zur Folge, daß für die Anerkennung dieser Verfahren mehr Studien mit positiven Ergebnissen
vorgelegt werden müssen als für vermeintlich plausiblere schulmedizinische Therapien.
Die Anzahl der benötigten Studien hängt – neben den Resultaten –
wesentlich von deren Güte und Aussagekraft ab. Die empirische
Beweiskraft einer Veröffentlichung kann durch ihre „likelyhood
ratio" (LR, ins Deutsche am ehesten als Wahrscheinlichkeitsverhält-
nis zu übersetzen) ausgedrückt werden (Knipschild et al, 1990).
Anhand solcher Vorgehensweisen wird deutlich, warum schulmedizinische Therapiestrategien trotz der häufig unbefriedigenden
Methodik der durchgeführten klinischen Studien (siehe hierzu z. B.
Liberati et al, 1986, Koes et al, 1991) eher anerkannt werden als nicht
schulmedizinische. Auf der Basis der im weiteren Textverlauf
geschilderten, ständig deutlicher werdenden Defizite der üblichen
Denkschemata und der Erkenntnisse von Quantenphysik und
Chaostheorie ist jedoch vor einer Überbewertung der vorurteilsan-
fälligen Plausibilität zu warnen.

Schließlich soll eine **konzeptuelle Zugehörigkeit** zum Gesamtbereich
Naturheilverfahren erkennbar sein.
Hauptkriterium hierfür ist der autoregulative Charakter der Methode, d. h. die aktive Beteiligung und Nutzung selbstregulativer
Prozesse des Menschen in Richtung Gesundheit. Die rationale
Aufarbeitung und Darstellung von Determinanten des Reiz-Reaktions-Prinzips sind zukünftig vermehrt zu fordern. Hier zeichnet sich
deutlich das Forschungsdefizit bezüglich der Naturheilverfahren
ab.

Die formulierten Kriterien dürfen nicht im Sinne einer Bringschuld
oder Beweislast für die Vertreter von Naturheilverfahren verstanden
werden.
Hinsichtlich der offenbar vorhandenen Nachfrage nach Naturheilverfahren in der Bevölkerung und des aufgrund der aus schulmedizinischer Perspektive geringen Plausibilität besonders hohen
Bedarfs an hochwertigen wissenschaftlichen Untersuchungen
erscheint es unabdingbar, daß die Forschung in diesem Bereich
verstärkt staatlich gefördert wird.

Die wissenschaftliche Aufarbeitung von medizinischen Verfahren, die von einem erheblichen Anteil der Bevölkerung in Anspruch genommen werden, kann und darf nicht allein den Vertretern von Naturheilverfahren aufgebürdet werden, denen infrastrukturelle und finanzielle Voraussetzungen fehlen.

Universitäre Einrichtungen und Vertreter von Naturheilverfahren müssen ihre Berührungsängste und Vorurteile überwinden und gemeinsam Studien durchführen. Dabei muß berücksichtigt werden, daß der methodologische und finanzielle Aufwand groß ist, mit wenigen Studien in der Regel aber dennoch nur wenige Fragen beantwortet werden können.

Gesundheitspolitische Kriterien

Neben den wissenschaftlichen Aspekten gehört zur allgemeinen Beurteilung von Naturheilverfahren auch die **Frage nach dem Bedarf.** Das Ziel der Medizin kann nicht nur „Leben erhalten" oder „Leben verlängern" bedeuten, sondern muß sich um die Dimension „Lebensqualität verbessern" erweitern. Dies ist eine Aufgabe der Gesellschaft, nicht nur der Ärzte. Eine Medizin, die sich nicht mehr ausschließlich krankheitsorientiert entwickeln will, wird zwangsweise auch gesellschaftspolitisch aktiv.

Stellt sich die Frage nach dem medizinischen Bedarf bei einem definierten Naturheilverfahren, so ist zunächst abzuklären, ob eine bevorzugte Indikation für diese Methode vorliegt und wenn ja, ob es für diese Indikation bereits eine hochwirksame, nebenwirkungsarme Therapie gibt. Darüber hinaus kann eine bevorzugte Indikation eine Krankheitsgruppe betreffen, die noch nicht ausreichend erforscht und somit von der etablierten Medizin nicht befriedigend versorgbar ist. Hierzu gehören unter anderem Geschwulsterkrankungen usw.

Schließlich muß die Nachfrage bei Patienten (Selbsthilfegruppen, Organisationen, Öffentlichkeit), Studenten und Ärzten für das entsprechende Naturheilverfahren bei der Bedarfsdiskussion berücksichtigt werden.

Verfahrensorientierte Kriterien

Ein weiteres wichtiges Beurteilungskriterium für Naturheilverfahren stellt der **Vergleich von Nutzen und Erfolg ex ante** zwischen anerkannten Verfahren und der zu beurteilenden Methode dar.

Der Arzt ist primär verpflichtet, die Methode anzuwenden, die die größte Aussicht auf Erfolg hat. Weicht der Arzt hiervon ab, muß er den Patienten umfassend aufklären und seine Einwilligung einholen. Das Problem bei der Einschätzung der Erfolgsaussicht eines Naturheilverfahrens zeichnet sich jedoch darin ab, daß dies meist aus der Sicht der Schulmedizin erfolgt. Es fehlt eine entsprechende Indikationenkompetenz.

Neben dem Nutzen soll das **Risikoprofil** einer Methode beschreibbar sein. Klar formulierte Kontraindikationen und das Vorliegen von Nebenwirkungsberichten sind bei Einschätzung des Risikos wichtig. Sorgfältige Befund- und Behandlungsdokumentation stellen hierbei wiederum die wichtigsten Grundlagen dar.

Manche Naturheilverfahren neigen zur unkritischen Propagierung ihrer Methoden. Eine Verharmlosung von Risiken darf nicht darüber hinwegtäuschen, daß auch sogenannte Naturheilverfahren Nebenwirkungen erzeugen. Sie zeigen in der Regel keine akuten Risiken, sind aber durchaus in der Lage, regulationsphysiologische Schäden zu verursachen. So sind z. B. klassische Homöopathen der Meinung, daß die falsche Auswahl von Homöopathika oder die Verwendung zu hoher Arzneipotenzen unter Umständen zu Fehlregulationen und Nebenwirkungen führen kann. Selbst ernsthafte Verletzungen können durch falsche und ungeschickte Techniken bei Nadeltherapie, Neuraltherapie und manueller Medizin hervorgerufen werden. Für den Beurteiler muß erkennbar sein, ob eine zusätzliche Gesundheitsgefährdung für den Patienten von der Methode ausgeht. Unerfahrenheit oder mangelnde Qualifikation des Therapeuten sind ein weiteres und schwer kalkulierbares Risiko, das häufig zu einer Verschleppung der Krankheit oder einem Fernhalten von einer wirksamen und anerkannten Therapie führt. Körperlich-seelische Gefährdung, Enttäuschungen und nicht zuletzt schwere finanzielle Belastungen des Patienten sind mögliche Folgen. Der zu erwartende Nutzen muß dem möglichen Risiko gegenübergestellt werden. Diese Nutzen-Risiko-Relation zu berücksichtigen, ist jedoch nicht in jedem Fall durchführbar.

Ein weiteres Bewertungskriterium stellen **Qualitätskontrolle** und **Qualitätssicherung** dar. Hierzu zählt das Wissen über die Verbreitung der Methode. Häufigkeit der Anwendung in der Bevölkerung und generelle Bestehens- und Bewährungszeit der Methode innerhalb der Gesellschaft, Kultur etc. sind bereits wichtige Hinweise für die Güte eines Verfahrens.

Das Vorliegen von Angaben zur Spezifität, Sensitivität und Validität z. B. technischer Methoden wie SEG (Segmentelektrographie), EAV (Elektroakupunktur nach Voll) etc. sollte gefordert werden. In Bezug auf arzneiliche Naturheilverfahren sind Informationen über definierbare Substanzklassen und gegebenenfalls physiko-chemische und pharmakologisch-toxische Prüfprotokolle einzuholen.

Weitere Qualitätsparameter stellen **Aus- und Weiterbildung zur Methode** dar. Das Lehrgebäude der Methode soll lehrfähig und vermittelbar und die Seriosität der Repräsentanten überprüfbar, Organisation, Stil und Inhalt der Weiterbildung transparent und nachvollziehbar (Richtlinien, Erfolgskontrollen etc.) sein.

Es ist deshalb zum Schutze der Patienten sowie im Interesse der Methoden selbst dringend darauf hinzuwirken, daß eine solide und transparente Aus- und Weiterbildung auf dem Gebiet der Naturheilverfahren garantiert wird. Es fehlen bislang praxisorientierte Weiterbildungseinrichtungen, die in Form von Ambulanzen und „Bedside-teaching" Schulung für Studenten und Ärzte ermöglichen.

Ambulante Einrichtungen und das Mitwirken von niedergelassenen Kollegen könnten das Verständnis für sog. nichtklinische Verfahren auch und gerade an den Hochschulen verbessern helfen. Die oft sehr derbe Kritik an den Naturheilverfahren wird insbesondere von theoretischen Medizinern (Rechtsmedizin, Anatomie etc.) und Hochschulklinikern geübt. Dies begründet sich durch das Empirie-Theorie-Problem zwischen medizinischem Wissenschaftler (Theoretiker) und handlungsorientiertem Arzt, durch das Fehlen des typischen Praxis-Klientels in der hochspezialisierten Universitäts-Medizin.

Vorhandene Forschungsaktivitäten sollten Bemühungen zeigen, Anschluß an wissenschaftlichen Fortschritt und Erkenntnisstand zu gewinnen.

Rechtlich-wirtschaftliche Kriterien

Schließlich sollte erkennbar sein, welche Indikationenkompetenz die Methode selbst besitzt. Es muß für den beurteilenden Arzt möglich sein, bestimmte Naturheilverfahren einem bestimmten Indikationsgebiet zuordnen zu können, das konventionell nicht oder nur unzureichend therapierbar ist.

Weitere praxisrelevante Aspekte sind Patientenaufklärung, Patienteneinwilligung, Abrechnungsproblematik und Arzthaftung. Daneben sind heute in zunehmendem Maße auch wirtschaftliche Aspekte maßgeblich (Anschaffungskosten für den Arzt, Kosten-Nutzen-Verhältnis, Kostenübernahme etc.).

Erst die Gesamtschau aller Bewertungskriterien und eine dem Gegenstand adäquate Gewichtung einzelner Maßstäbe können zur allgemeinen Gesamtbeurteilung einer Diagnose- und/oder Therapiemethode aus dem Bereich Naturheilverfahren führen und zu entsprechenden Schlußfolgerungen autorisieren.

Denkrahmen der naturwissenschaftlichen Medizin

Trotz des hier vorgeschlagenen Versuchs, Naturheilverfahren an Hand vordefinierter Kriterien zu bewerten, erscheint es notwendig, darüber hinausgehend den naturwissenschaftlichen Denkrahmen selbst auf seine Defizite zu überprüfen.
Nach Pietschmann (1988) ist dieser durch folgende Eigenschaften charakterisiert:
- Reproduzierbarkeit
- Quantifizierung
- Analyse (Isolierung)
- Eindeutigkeit
- Widerspruchsfreiheit
- Begründbarkeit

Reproduzierbarkeit bedeutet aber den Verzicht auf Einmaliges. Bei der Erforschung lebender Systeme sind geradezu (siehe Kap. 3) die Nichtlinearität komplexer Systeme und die Unwiederholbarkeit mancher evolutionärer, individueller und biographischer Ereignisse exemplarisch zu berücksichtigen. Auch Eigenschaften, die oft mehr sind als die Summe einzelner Zellen oder Organe und Qualitäten, werden durch bloße Quantifizierung nicht erfaßt. Analyse steht im Widerspruch zum systemischen Erfassen.
Vernetztes und Zusammenhängendes zu verstehen, ist bei der multifaktoriellen und hochkybernetischen Natur des Lebendigen ein wichtiger Weg zur Erkenntnis.

Die geforderte Eindeutigkeit bedeutet – so Pietschmann – einen Verzicht auf Offenes, Buntes, Kreatives; Widerspruchsfreiheit und Begründbarkeit lassen für Lebendiges, Spontanes und Zielorientiertes keinen Raum. Naturwissenschaftliche Kriterien, Methoden und Arbeitsweisen sind zweifellos unverzichtbar, aber nur bedingt dazu geeignet, Leben umfassend zu beschreiben.

Medizinwissenschaftliches Denken muß dem Wandel Rechnung tragen, der sich durch die immer stärker spürbare Umbruchszeit ergibt. Die Abwendung von der reinen Zellularpathologie und das Wiederaufkommen der Humoralpathologie, die zunehmende Akzeptanz von Systemwissenschaft und Humanökologie in der Medizin sowie das Aufkommen der Chaostheorie und die Abkehr von ausschließlich biomechanischen und biochemischen Denkmodellen zwingen auch die naturwissenschaftliche Medizin zum gründlichen Überdenken ihrer Position und geben Anlaß zu eher wissenschaftstheoretischen Erörterungen.

Übersicht: Kriterien zur allgemeinen Bewertung von Naturheilverfahren

▷ **Medizinwissenschaftliche Kriterien**
- Wirksamkeitsnachweis
  - Meßkonzept
  - Einzelfallberichte
  - klinische Studien
- Wirkungsnachweis
  - experimentelle Studien
- Wirkmechanismen
- A-priori Vertrauenswürdigkeit wissenschaftlicher Befunde und Theorienbildung
  - Plausibilität der Erklärungskonzepte einschließlich geisteswissenschaftlicher und geschichtlicher Erklärungsmodelle
- konzeptionelle Zugehörigkeit zum Gesamtbereich Naturheilverfahren
- Bemühen um wissenschaftliche Anerkennung und um Anschluß an Fortschritt und Erkenntnisstand

▷ **Gesundheitspolitische Kriterien**
- Defizite in der indikationsorientierten Versorgung
  - Bestehen bevorzugte Indikationen für die Methode und gibt es hierzu bereits eine wirksame Therapie?
  - Bestehen bevorzugte Indikationen für noch nicht ausreichend erforschte Erkrankungen?

- Defizite in der methodenorientierten medizinischen Versorgung
  - Besteht Nachfrage bei Patienten (Selbsthilfegruppen, Organisationen, Öffentlichkeit), Studenten, Ärzten für entsprechende Verfahren?

▷ **Verfahrensorientierte Kriterien**
- Vergleich von Nutzen und Erfolgsaussicht zwischen anerkannter Behandlungsmethode und dem Naturheilverfahren
- Risikoprofil der Methode
  - zusätzlich körperlich-seelische Gesundheitsgefährdung des Patienten/Behandlers
  - Nebenwirkungsberichte, Schadensprotokolle
  - Nutzen-Risiko-Relation
  - Kontraindikationen bekannt
- Verbreitung der Methode
  - Häufigkeit der Anwendung in der Bevölkerung
  - Bestehenszeit der Methoden
- Qualitätskontrolle/-sicherung
  - Qualität der Aus- und Weiterbildung
  - Bewertung der Lehrfähigkeit
  - Seriösität der Repräsentanten
  - Vorliegen physiko-chemischer, pharmakologisch-toxischer Befunde zu definierten pharmakologischen Stoffen
  - Angaben zur Spezifität, Sensitivität und Validität der Verfahren
  - Forschungsverhalten
- Indikationenkompetenz der Methoden

▷ **Rechtlich-wirtschaftliche Kriterien**
- Patientenaufklärung, Patienteneinwilligung, Arzthaftung, Abrechnungsproblematik
- Kostenhöhe und -übernahme, Investitionskosten, Kosten-Nutzen-Verhältnis

Literatur

Aulas JJ, Bardelay G, Royer JF. Homéopathie – état actuel de l'èvaluation clinique. Paris: Editions Frison-Roche, 1991.

Bleuler E. Das autistisch-undisziplinierte Denken in der Medizin und seine Überwindung. 5. Aufl. Berlin: Springer, 1975.

Davenas E, Benveniste J, Poitevin B, Belon P et al. Human basophil degranulation triggered by very dilute antiserum against IgE. Nature 1988; 333: 816-8 (Diskussion hierzu siehe z. B. Nature 1988; 334: 287–91 und 375–6 sowie 1988; 335: 760–3).

Forth W. Pharmakotherapie in Homöopathie und Schulmedizin: die Inkompatibilität der Konzepte. In: Deneke JFV, Roessler W, Swertz P. Aktuelle

Fragen der Sozialmedizin. Bochum: Studienverlag Dr. N. Brockmeyer, 1985: 313–22.

Forth W. Homöopathie. In: Forth W, Henschler D, Rummel W. Allgemeine und spezielle Pharmakologie und Toxikologie. 5. Aufl. Mannheim: Bibliographisches Institut & F.A. Brockhaus AG, 1987: 90–2.

Hapke HJ. Homöopathie und Pharmakologie. Prakt Tierarzt 1979; 60: 94–9.

Heubner W. Affekt und Logik in der Homöopathie. Berlin: Springer, 1925.

Hopff WH. Eine kritische Stellungnahme aus der Perspektive einer naturwissenschaftlich orientierten Medizin. Schwei. Apoth.-Ztg. 1986; 124, 10: 589–91.

Koes BW, Assendelft WJJ, van der Hejden GJMG, Knipschild P. Physiotherapy exercises and back pain: a blinded review. Br Med J 1991; 320: 1572–6.

Knipschild P, Kleijnen J, ter Riet G. Zur Glaubwürdigkeit alternativer Medizin. Skeptiker 1990; 3: 4–8.

Liberati A, Himel HN, Chalmers TC. A quality assessment of randomized control trials of primary treatment of breast cancer. J Clin Onc 1986; 4,6: 942–51.

Majerus M. Kritische Begutachtung der wissenschaftlichen Beweisführung in der homöopathischen Grundlagenforschung – Gesamtbetrachtung aus dem frankophonen Sprachraum. Diss. Tierärztliche Hochschule Hannover, 1990.

Ostendorf GM. Die Bedeutung der „Wissenschaftlichkeitsklausel" der privaten Krankenversicherung (§ 5/1 f MB/KK 76) unter Berücksichtigung der neueren Rechtssprechung. Versicherungsmedizin 1991; 43,5: 134–40.

Pietschmann H. Paradigmenwechsel oder Paradigmenvielfalt. In: Wiener Dialog über Ganzheitsmedizin. Wien: Jugend & Volk, 1988: 19–23.

Pirtkien R. Zehn Jahre Forschung auf dem Gebiet der Homöopathie. Z Allg Med 1976; 52: 1203–9.

Prokop O, Prokop L. Homöopathie und Wissenschaft. Stuttgart: Enke, 1979.

Schaffrath B. Homöopathie – eine kritische Analyse kontroverser Argumente. Ulm: Universitätsverlag, 1990.

Schmid F. Modell und Wirklichkeit: Die klinische Studie im Filter der therapeutischen Realität. Hufeland-Journal 1991; 6,1: 7–12.

Shipley M, Berry H, Broster G, Jenkins M, Clover S, Williams I. Controlled trial of homoeopathic treatment of osteoarthritis. Lancet 1983: 97–8 (Diskussion hierzu in Shipley M. Controlled clinical trial of homoeopathic treatment of osteoarthritis. British Homoeopathic Research Group Communications 1984; 12: 21–4).

Tobiasch V. Wissenschaftliche Medizin – Homöopathie. In: Tobiasch V (Hrsg). Wissenschaftliche Medizin – alternative Heilmethoden. München, Bern: Zuckschwerdt, 1987.

7 Historische Elemente aus Erfahrungs- und Naturheilkunde für komplementäre Naturheilverfahren in Klinik und Praxis

K. Dieckhöfer, in Kooperation mit J. Moerchel

Einleitung

Die historische Sichtweise erlaubt einen Zugang zu dem Begriff „Naturheilkunde", wie er 1850 von Lorenz Gleich (München) geprägt wurde, und zu den zur praktischen Anwendung kommenden Naturheilverfahren – im Rahmen einer novellierten Approbationsordnung für Ärzte medizinisches Prüfungsfach ab 1993.

Schon Johann Gottfried Rademacher (1772–1849), Arzt in Goch am Niederrhein, wollte die sich entwickelnde naturwissenschaftliche Medizin um die Dimension der Erfahrung ergänzt wissen. 1843 war seine „Rechtfertigung der von den Gelehrten mißkannten verstandesrechten Erfahrungsheilkunde der alten scheidekünstigen Geheimärzte und treue Mitteilung des Ergebnisses einer fünfundzwanzigjährigen Erprobung dieser Lehre am Krankenbett" erschienen. Das Postulat einer „Heilkunde der Erfahrung", formuliert von Samuel Hahnemann (1755–1843), wird wohl nicht nur seinerzeit wie eine Provokation empfunden worden sein. Moderne, zur Schulmedizin komplementäre Therapiekonzepte sollten sich auf medizinhistorisch reflektierte Modelle und auf ethno-medizinische Grundlagen stützen.
Ein solches erfahrungsheilkundliches Programm integriert Mittel aus der natürlichen Umwelt (Heilquellen, Phytotherapeutika, Diätetik) und Vorgänge, welche natürlichen Einflüssen entstammen oder solche nachahmen (physikalische Aspekte des Bades und des Badens, Warm- und Kaltreize, Klima, Bewegung). Angriffspunkte der Naturheilverfahren sind sowohl Natur bzw. Konstitution der Patienten als auch deren Erkrankung: Naturheilkunde entwickelt eine spezifische, naturheilkundlich orientierte Anthropologie und Nosologie. Sie umfaßt als Ganzheitsmedizin (einem bio-psychosozialen Modell gemäß, vgl. Abb. 7.1) somatische, psychische, sozialmedizinische Aspekte des Kranken und überwindet den

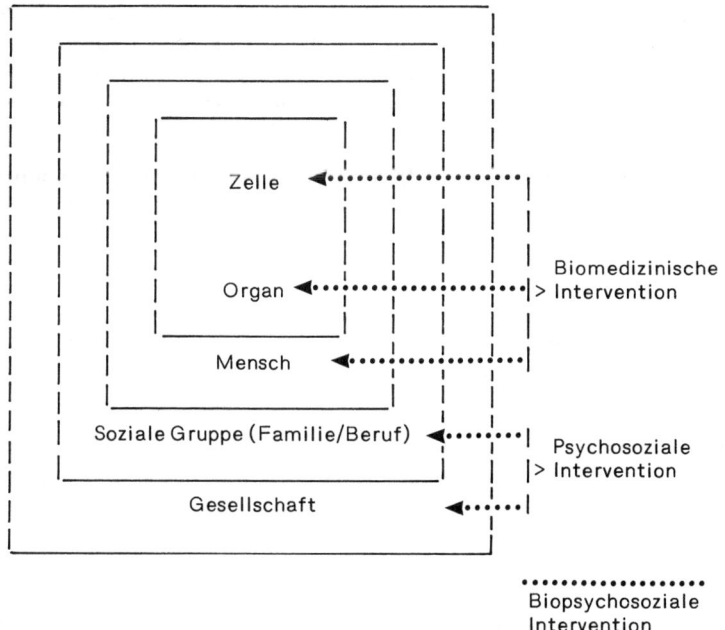

Abb. 7.1   Interventionsebenen einer ganzheitlichen Medizin.

Primat des Somatischen durch die Einführung des Subjekts in die
Medizin (nach Viktor von Weizsäcker). Kennzeichnend für diese
anthropologisch-biologisch orientierte Medizin ist die Identifikation
der naturheilkundlich praktizierenden Ärzte mit ihrem Fachgebiet.
Dabei ist ihr Einfühlungsvermögen ebenso wichtig wie die Motivation der Patienten.

Die Beobachtung der Natur und die Stellung des Menschen im antiken Zeitalter der Naturphilosophie

Im Zeitraum vom 7. Jahrhundert v.Chr. bis um 400 v.Chr. konkre-
tisierte sich das menschliche Bedürfnis nach der Einheit von Leib,
Seele und Geist.

- Thales von Milet (624–545) drückt ein Verlangen danach aus, den einheitlichen Urstoff zu suchen. Er findet ihn in Gestalt des Wassers bzw. allgemein des flüssigen Aggregatzustandes: „Arché" wird zur Ausgangsbasis für die wirkenden Kräfte, die schließlich die Elemente bilden.

- Für Anaximander (ca. 610–540) entstehen aus diesem Apeiron Kräfte, die sich aus der Polarität von Feucht/Trocken einerseits und Warm/Kalt andererseits ergeben; diese Phänomene sind seither aus der Medizin, zumal ihrer naturheilkundlichen Sichtweise, nicht mehr wegzudenken.

- Bei Anaximenes (ca. 580–520) wird die Luft (Pneuma) als zentrales Prinzip zur Trägerin des Lebens. Physis umfaßt Wachsen und Werden, Wandel und Gestalt aller Dinge.

- Über Pythagoras (ca. 570–480) von Samos gelangt die ionische Lehre der Naturphilosophie nach Griechenland. Für ihn steht die Zahl als das formende Prinzip im Mittelpunkt, der auch das Feuer als Wandlungskraft untertan ist. Die Zahl (Arithmós) rückt einerseits in das Reich des Metaphysischen und wird andererseits zur Basis für den Eidos, die Beschaffenheit des Leibes. Als Krankheit wird folgerichtig ein Abweichen von der Norm bezeichnet. Die Zahl wird zum Ordnungsprinzip und Ausgangspunkt für die Naturheilkraft.
  Der vollkommene, gesunde Mensch, der Schönheit und geistige sowie körperliche Leistungsfähigkeit besitzt, birgt das formende Prinzip in sich; Harmonie gilt als das Höchstmaß an Vollkommenheit. Maß zu halten, das Metron und den harmonischen Gleichklang nicht zu beeinträchtigen, ist erstrebenswert. Die Diaita, die Regelung der Lebensweise in ethischer wie physischer Beziehung, erweist sich als praktische Möglichkeit, die naturphilosophische Schau eines Lebensentwurfes zu verwirklichen.

- Empedokles von Agrigent (ca. 500–430) postuliert nicht nur einen Grundstoff, sondern vier Elemente: Feuer, Wasser, Luft und Erde. Neben den genannten Urstoffen erkennt Empedokles die elementaren Kräfte, die Dynámeis, das Thermón (die Hitze), das Psychrón (die Kälte), das Xerón (die Trockenheit) und das Hygrón (die Feuchtigkeit). Die richtige Mischung dieser Kräfte ist gleichbedeutend mit dem erstrebenswerten Zustand der Gesundheit. Krankheit entspricht der Störung dieser Harmonie.

- Anaxagoras (ca. 500–425) ist neben Empedokles der zweite jüngere Naturphilosoph des 5. Jahrhunderts aus Klazomenai. Sein philosophisches Programm wird von Simplicius aus Kilikien (ca. 529 n.Ch.) übermittelt: Alles ist in allem enthalten (sog. Homoiomerie).

- Alkmaion von Kroton (ca. 570–500) vertritt eine „naturgemäße" Deutung der menschlichen Krankheit: Krankheit stellt sich dann ein, „wenn ein Übermaß von Hitze oder von Kälte ihren Ausbruch bewirkt". Krankheit liegt im Blut, Mark oder Gehirn begründet, kann aber auch durch äußere Ursachen (Wasser, Erdreich, Gewaltanwendung) hervorgerufen werden. Erstmals taucht hier der Gedanke auf, daß auch die Krankheit ein Bestandteil der menschlichen Natur ist.

Griechisch-römische Naturheilvorstellungen

Hippokrates von Kos (460–377)

Die hippokratische Medizin sieht den Menschen im Zusammenhang mit der gesamten Natur. – Im Corpus Hippocraticum findet die Naturheilung ihre eigentliche Grundlegung. Hier sind die Wurzeln naturärztlichen Denkens begründet: „Die Naturen sind die Ärzte für die Krankheiten. Die Natur selbst findet für sich immer Mittel und Wege". Der Natur kann der Arzt gerecht werden, indem er auf Konstitution und Kräfte der Patienten achtet.
Die Physis trägt den Charakter des Gesetzmäßigen. Indes hat Hippokrates die Wirkungen der Natur eingehend beobachtet. In seiner Schrift „Über die Nahrung" heißt es: „Die Natur bedarf nirgends der Belehrung". Krankheit wird als Folge der falschen Mischung der den Körper bestimmenden Säfte angesehen. Über eine Kochung (= pepsis) und anschließende Ausscheidung der Materia peccans im Schweiß, durch Stuhl- und Harnentleerung, Auswurf, Blutungen, Eiter und Hautausschläge sieht Hippokrates die Selbsthilfe des Körpers wirken. Fieber und Entzündungen unterstützen den Heilungsvorgang erheblich. Der Arzt übernimmt dabei eine dienende Funktion. Er ist „Diener der ärztlichen Kunst". Diese äußert sich im Entziehen des Überschüssigen, im Zusetzen des Fehlenden. Auch sich selbst müsse der Kranke in den Heilungsprozeß einbringen.

Wasseranwendungen bedeuten in der hippokratischen Medizin eine
wesentliche Hilfe für den Kranken.
Das Kernstück einer zeitlosen Behandlung, wie sie Hippokrates in
seiner „Lebensordnung" beschrieben hat, besteht in einer erlesenen
Wahl der Speisen. Die Gerste in ihren verschiedenen Zubereitungsarten spielt dabei die Hauptrolle.

Wahres Heilen verlangt, das eigene Ich den Interessen des Kranken
unterzuordnen und beruht auf Erfahrung; daher ist die Beobachtung
jedes einzelnen Falles für den hippokratischen Arzt von zentraler
Bedeutung.

Medizin und Badewesen im antiken Rom

Im 2. Jahrhundert v.Chr. wurden die ersten Badehäuser (balnea)
errichtet. Daraus entstanden die öffentlichen Bäder (thermae). Es
entwickelte sich eine bedeutende allgemeine Körper- und Gesundheitspflege. Nicht nur der reiche Bürger, der allerdings vorwiegend
sein Privatbad (balneum) vorzog, sondern auch der Sklave konnte
von der Einrichtung der staatlichen Bäder als beliebte Erholungs-
stätte Gebrauch machen. Die römischen Bäder waren unterteilt
in:
- Apodyterium (Auskleideraum)
- Frigidarium (Kaltbad)
- Tepidarium (temperierter Raum zwischen Kalt- und Warmbad)
- Caldarium (Warmbad)
- ggf. Laconicum (Schwitzbad)
- Sphaeristerium (Turnplatz) mit Unctorium (Raum für das Einsal-
  ben des Körpers)
- Destrictorium (Säuberungsraum nach dem Turnen)
- Piscinae natatoriae (Schwimmbecken)

Die Bäder öffneten um die Mittagszeit, wenn die Feuerungsanlage
(hypocausis) in Betrieb gesetzt war.
Zur Zeit des Agrippa war der Besuch der Thermen, die vom Staat
verpachtet waren und sonst nur gegen ein (wenn auch geringes)
Eintrittsgeld (balneaticum) betreten werden konnten, frei. Neben
der eigentlichen Bademöglichkeit und dem Sonnenbaden wurden
das Frottieren, Massieren und Parfümieren des Körpers in den
Thermen zu festen Einrichtungen für alle Bürger.

- Bei Asklepiades von Prusa (*124 v.Chr.) waren Bäder in allen Formen, Massagen und Reibungen, Turnen und Wandern Therapeutika ersten Ranges. Aber auch Reiten und Schaukeln, Licht- und Luftveränderungen setzte Asklepiades auf sein physikalisch-diätetisch ausgerichtetes Therapie-Programm.

- Diätetische Maßnahmen und das Baden sind auch im Werk „De medicina" des ärztlichen Schriftstellers und Enzyklopädisten Aulus Cornelius Celsus (1. Jh. n. Chr.) zentrale Begriffe. Der vielfache Nutzen des Badens in kaltem wie warmem Wasser wird besonders unterstrichen. Neben der Wasseranwendung ist vom Baden des gesamten Körpers in warmem Öl bei Dünndarmkrankheiten die Rede; Sitzbäder mit Kräuterzusätzen werden bei Nierenkrankheiten verordnet.
  Durch die Anwendung kalter Bäder wurde Kaiser Augustus (63 v.Chr. – 14 n.Chr.) im Jahre 23 v.Chr. durch seinen Leibarzt Antonius Musa von einem Leberleiden geheilt. Von da an erfreuten sich in Rom Kaltwasserkuren besonderer Beliebtheit.

- Als Leibarzt des Kaisers Marc Aurel (121–180) legte Galenos von Pergamon (129–199) sich nicht auf spezielle Lehrmeinungen fest und kann als Eklektiker bezeichnet werden. Die Volksmedizin diente ihm als Quelle für sein Heilkonzept, dessen Hauptgedanke die Qualitäten- und Qualitätenmischungslehre war: Diät und Medikamente sollen helfen, die Unausgewogenheit (intemperies) der Organe wiederherzustellen. In Anlehnung an seine Theorie benötigen z. B. Nieren- und Blasensteinkranke verdünnende Heilmittel und Ernährung.
  Die „Physis" in ihrem Heilbestreben zu unterstützen, war wie bei den Hippokratikern auch bei Galen oberstes Gesetz des ärztlichen Handelns.
  Eine besondere Vorliebe hegte Galen für die Bäderbehandlung. Die harten und gespannten Teile, so Galen, würden durch die Bäder erweicht und alles werde verteilt, was an Säften überschüssig sei. Kaltbaden, grundsätzlich im Sommer empfehlenswert, erforderte besondere Vorbereitung. Abreibungen mit Öl durch Wärter mit entsprechenden Handschuhen wurden als zusätzliche Maßnahmen empfohlen. Der Übermüdung könne mit heißem Wasser begegnet werden, um die Haut zusammenzuziehen, zu spannen und zu erwärmen, später sollten langsame Bewegungen und Reibungen sowie Bäder erfolgen.

- Aetios von Amida (Mesopotamien), Arzt am Hofe Justinians I. (527–565) in Byzanz, empfahl Kaltwasseranwendungen bei katarrhalischen Zustandsbildern und fieberhaften Krankheiten, aber auch bei schweren psychischen Alterationen.

- Alexander von Tralles (*525 n.Chr.) in Lydien nutzte Wasseranwendungen bei Leber- und Gallenleiden sowie Lähmungen. Bei chronischen Lähmungszuständen bevorzugte er allerdings natürliche Thermen, und zwar in mäßiger Applikation.

- Paulus von Aegina (7. Jahrhundert n.Chr.) sah Heilungserfolge im Bade bei Apoplektikern, wobei er zusätzlich Salbenanwendungen empfahl.

Das aufblühende Christentum stand angesichts der mit dem Bade verbundenen Ausschweifungen dem Bäderwesen durchaus nicht unkritisch gegenüber.

Die Klostermedizin des Abendlandes schätzte zwar die römische Badetradition und wandte sie nutzbringend an; die klösterlichen Baderäume waren indes ausschließlich für Geistliche bestimmt.

Für ein Fortleben des römischen Badewesens sorgte im Hoch- und Spätmittelalter das arabisch geprägte Andalusien: Entsprechende Einrichtungen finden sich in der zwischen dem 12. und 14. Jahrhundert in Granada errichteten Alhambra. Auch wurde die aus Rom bekannte Praxis des Heißluftbades und der Wasserübergießungen fortgeführt. Avicenna (980–1038) machte als erster von der Dusche Gebrauch.

Benediktinische Klostermedizin und Heilkräutergärten

Benedikt von Nursia (ca. 480–560), der Gründer des im Jahre 529 entstandenen Benediktiner-Ordens, gilt als einer der großen Wegbereiter medizinischer Ausbildung des frühen Mittelalters.

Ein hervorragendes Beispiel christlicher Hospitäler, die als Ausdruck der Nächstenliebe im Rahmen geschlossener Klosteranlagen entstanden, ist der sogenannte St. Gallener-Klosterplan, der um 820 auf der Insel Reichenau entstand und auch einen Garten für Heilkräuter aufweist.

Die Benediktiner schufen für ihren Orden eigene Gesundheitsregeln. Diese Gesundheitsregeln des hl. Benedikt (zwei gekochte Gerichte, ein Schoppen Wein, als tägliche Brotration ein Pfund, ein dreiteiliger Tageszeitplan mit Gottesdienst, Lesung und Handarbeit, Heil- und Bußfasten während der Fastenzeit, Straffasten bei bestimmten Vergehen, nicht nur der Mönche, sondern auch der im Kloster unterwiesenen Kinder, ausreichender Nachtschlaf sowie ein kurzer Mittagsschlaf im Sommer bei anstrengender Tagesarbeit) prägen bis heute das klösterliche Gemeinschaftsleben.

Im Hinblick auf Heilpflanzen sei beispielhaft das „Lorscher Arzneibuch" erwähnt, dessen Heilpflanzenliste eine Fülle von (teils auch giftigen) Kräutern umfaßte, deren Spektrum von Alraune, Anis, Artischocke, Baldrian, Beifuß, Bilsenkraut, Brennessel über Dill, Gurke, Herbstzeitlose, Johanniskraut, Mohn, Minze, Pfingstrose bis hin zu Schlehe, Thymian, Wermut, Zimt und Zwiebel reichte.
Der Heilkräutergarten im Gedicht des Benediktiners Walahfrid Strabo (ca. 809–849), das 24 Heil- und Genußpflanzen beschreibt, wurde das Vorbild für den benediktinischen Kräutergarten, den die Stadt Lorsch 1982 anlegte.

Die Seherin und Heilerin, die Heilige Hildegard von Bingen (1098–1179), stellt mit ihren medizinischen Schriften „Physica" (Liber simplicis medicinae) und „Causae et Curae" einen Höhepunkt mittelalterlicher Klostermedizin dar. Die sog. Hildegard-Medizin integriert einheimische Heilpflanzen aus der Volksmedizin in den Arzneischatz und ist noch heute Ausdruck eines ganzheitlichen Gesundheitsbegriffs.
Nach Hildegard ist Heilung von Krankheit nur in Bezug auf Gott möglich. Ein Zustand von Gesundheit ist einem Fließgleichgewicht im System Seele-Körper-Geist vergleichbar. Urgrund dieses harmonischen Seins ist Gott, vermittelt und erlebbar über Jesus Christus.

Naturheilkunde zu Beginn der Neuzeit

Die Erkentnisse von **Paracelsus** (1493–1541) stammen nicht von Galen oder Celsus, antiken Autoritäten, sondern „von der höchsten Lehrmeisterin Natur, in eigener Erfahrung und Handanlegung empfangen". Theophrastus Bombastus von Hohenheim stellt als erster – nach Hippokrates – die Heilkraft der Natur in den Vordergrund. Das „Opus paramirum" (um 1529/31) birgt grundlegende Aussagen zur Krankheitsentstehung. Für Paracelsus bestimmen drei chemische Grundbestandteile den Körper: Salz (Sal), Quecksilber (Mercurius) und Schwefel (Sulfur). Salz bedeutet ihm dabei das erdigsalzige (nach der Verbrennung als Asche zurückbleibende) Prinzip des Stofflichen, Quecksilber das sublimierende (in Rauch aufgehende) und Schwefel das brennbare (vom Feuer spurlos zerstörbare) Prinzip. Sein ärztliches Denken und Handeln ist nicht vom Stofflichen, sondern von der Kraft, vom dynamischen Prinzip beherrscht. Träger des Lebens ist der von ihm so benannte Archaeus, eine Kraft, die auf chemischem Wege wirkt. Archaeus, analog der hippokratischen Physis, wirkt als „inwendiger Arzt" der Krankheit entgegen. Somit wird die Natur selbst zur Heilerin der Krankheit. Der „auswendige Arzt" ('Destruction') soll erst dann eingreifen, wenn der inwendige versagt. Im „Paragranum" (um 1529/1530) entwirft Paracelsus das Programm einer neuartigen Medizin, das sich auf vier Säulen stützt: Unter Philosophia versteht er Naturkunde und Naturphilosophie, Astronomia beschreibt als Mikrokosmos-Makrokosmos-Lehre den Einfluß des Himmels auf den Menschen; mit der Alchimia begründet er die Lehre von den chemischen Arzneien. Unter Proprietas (oder Virtus) versteht Paracelsus Deontologie und Standesethik, christlich-reformatorisch geprägt. Paracelsus vollzieht angesichts der ihn umgebenden Natur ein schauendes Denken, am Krankenbett ein denkendes Schauen.

Seiner Ansicht nach müssen Bäder die richtigen chemischen Grundbestandteile (sal, mercurius, sulfur) aufweisen, um entsprechende Heilerfolge bei Krankheitsbildern zu erzielen. Enthalten die jeweiligen Bäder einen „spiritus" solcher „primarium trium", so weisen sie auch die „Kraft und Gewalt" auf, die spezifizierten Krankheiten „zu vertreiben". So heilen z.B. Bäder und Wässer, mit Karniol versetzt, Krankheitsbilder wie Dysenterie, Hämoptyse oder blutende Wunden. Aus „Mercurio solis" entspringende Wässer eignen sich für die „paralyticos". Thermalwässer besitzen seiner Überzeugung nach „arzneiische Kräfte".

Badewesen und Heilkräfte der Natur während der Renaissance

Das Auftauchen der großen Seuchen wie Pest, Syphilis und Lepra begünstigte (verminderte Ansteckungsgefahr an fließenden Quellen) zu Beginn des 16. Jahrhunderts die Benutzung von „Wildbädern" (griech. „Akratothermen", auch „Bauernbäder" genannt; einfache, warme Quellen über 20 °C mit sehr wenig festen, gelösten Bestandteilen sowie freier Kohlensäure). Baden wird volkstümlich. Indikationen zu den einzelnen Badeorten setzen sich durch. Reinigungs- und Vergnügungsbäder nehmen den Charakter des Heilbades an. „Badefahrten" werden populär (Abb. 7.2). Die erste deutschsprachige Badeschrift (Nürnberg ca. 1480) stammt von dem Nürn-

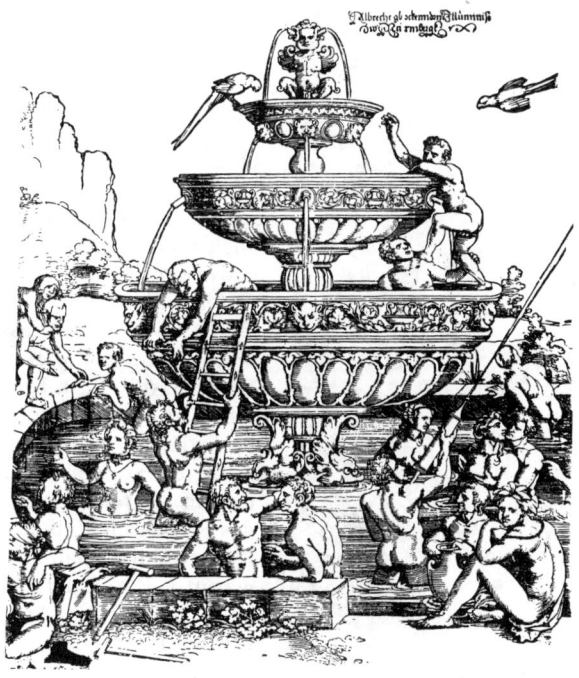

Abb. 7.2   Im 16. Jahrhundert (um 1530) schnitt Hans Sebald Beham seinen „Jungbrunnen": das Bad als „Verjüngungsmühle".

berger Meistersinger und Barbier Hans Folz (~1450–1515). Eine
Fülle von Schriften über Bäder, Bäderfahrten und Badekuren
erscheint in dieser Zeit.
Als Beispiel für das Aufblühen der Mineralbäder im 16. Jahrhundert
sei Spa erwähnt. Die Heilwassertrinker („bobelins") von Spa
wandten das Wasser bei einem breiten Spektrum von Krankheiten
an, u. a. bei Inappetenz, Katarrhen, Steinleiden, Nerven- oder
Muskelschwäche sowie Sterilität.

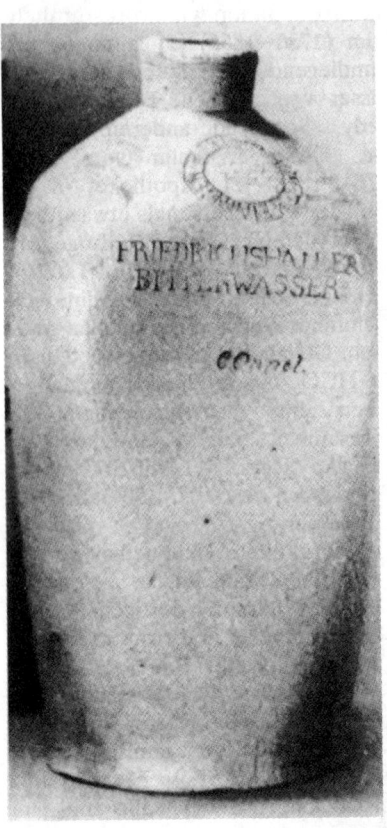

Die Indikationen für eine Mineral- und Badekur in Spa sind
heute vor allem Anämie (die Wässer von Spa enthalten
überwiegend das vom Körper einzig aufnehmbare dreiwertige Eisen), ferner funktionelle
Herzbeschwerden, Hypertonie, Neurasthenie und Rheumatismus.

Die Umgebung von Spa weist etwa 300 gefaßte eisenhaltige
Quellen auf, die sich auf vier Regionen verteilen. Die verschiedenen Quellen enthalten
auch nichteisenhaltige Wässer sowie solche, die kohlensäurefrei sind.

Der Export der Wässer von Spa begann vor mehr als 400
Jahren (Abb. 7.3). Kohlensäurehaltige Wässer wie solche in
Spa oder Pyrmont mußten mit erhitzten Steinen oder Eisenkugeln – freilich auf Kosten
des dadurch abnehmenden Kohlensäuregehaltes – vorgewärmt („Badsieden") werden,
bevor sie zum Baden benutzt werden konnten.

Abb. 7.3 Steinzeugkrug für Heilwasser, hier: „Friedrichshaller Bitterwasser" zum Versand.

Die Badezeiten während der Badekuren waren reichlich bemessen. So berichtete Guintherius von Andernach (1487–1574), Lehrer des Vesal (1514–1564) und erster Autor einer balneologischen Schrift über die deutschen Bäder, daß eine Badekur im Durchschnitt 80–100 Stunden Badezeit, nicht selten aber auch bis zu 180 Stunden und mehr umfaßte, in der Absicht, eine 'corrosio', eine Dermatitis also (notfalls unter zusätzlichem Schröpfen), hervorzurufen, um den krankmachenden Stoffen eine Ableitung zu verschaffen, ganz im Sinne eines humoralpathologischen Konzeptes.

Das medizinisch ambivalente Denken des Barockzeitalters

- Ein Schwanken zwischen Experimentierfreudigkeit, Religiosität und Magie kommt in dem Schüler und Bekämpfer des Paracelsus, Johann Baptista van Helmont von Merode (Brabant) (1577–1644) am deutlichsten zum Vorschein: Das eigentliche Urelement stellt für ihn das Wasser dar. Der Archaeus, eine Art Spiritus, wird mit dem Enormon, dem „Belebenden" des Hippokrates, gleichgesetzt. Dabei wird dieser von Paracelsus übernommene Archaeus als inwendiger Lenker angesehen, der alles bewirkt.
  Die Krankheit ist für van Helmont der fremde Gast („ignotus hospes morbus"). Die Natur als Allheilerin tritt, dem ausgeprägten Skeptizismus des barocken Zeitgeistes entsprechend, in den Hintergrund. Der Arzt muß als Herrscher über die Natur wirken.
  Der Iatrochemiker van Helmont, der als Entdecker der Lehre vom Gas gilt, das er eindeutig vom Wasserdampf unterscheidet, definiert Krankheit als übermäßige Säurebildung im Blut. Insofern müsse eine vermehrte Ausscheidung durch Diät und Abführmittel angestrebt werden, nachdem die dynamisch wirkenden „Arcana" (eigentlich das „Geheimnisvolle") eine Besänftigung des Archaeus eingeleitet oder gar vollendet hätten.

- Für den „englischen Hippokrates" Thomas Sydenham (1624–1689) steht der hippokratische Grundgedanke („Die Natur des Menschen ist sein Arzt.") besonders in der Therapie im Mittelpunkt. Als eines der wichtigsten Mittel, durch das der Organismus sich selbst zu helfen sucht, sieht Sydenham das Fieber an. Im Gegensatz zu den Iatrochemikern, die durch ihr aktives

Eingreifen die Krankheit zu beeinflussen suchten, ist sein Heil-
schatz bescheiden: Aderlaß, Brech- und Abführmittel. Einen
breiten Raum nehmen diätetische und arzneiliche Kräftigungs-
mittel ein. Durch starke Betonung praktischer Ziele in der
Medizin setzt er sich gegen eine Theoretisierung der Heilkunde
zur Wehr. Diese praktisch-empirische Sichtweise bringt die Einführung neuer pflanzlicher Heilmittel wie Chinarinde, Brechwurzel und Aloe mit sich.

- Der philosophisch wie medizinisch in Oxford ausgebildete Arzt
  John Floyer (1649–1714) verhilft der Wasserheilkunde zu neuem
  Ansehen. Insbesondere werden die Wirkungen des Kalt-Badens
  gepriesen. So empfiehlt er für die „alte englische Krankheit",
  „Flüsse" (= Rheumatismus), das Kaltbaden unter Zuhilfenahme
  von purgierenden Mitteln und Diät. Bei Asthma solle man indes
  zusätzlich Wasser trinken.
  Auch die hippokratischen „artes gymnasticae" und die Übungen
  in der Palaestra kommen bei Floyer wieder zur Sprache.
  Zur Verhütung von Rachitis und „Schwerenoth" (= Epilepsie)
  empfiehlt Floyer, die Kinder schon früh an kühle Luft und das
  Wassertrinken zu gewöhnen und sie leichte Kleider tragen zu
  lassen.

- Der Hallenser Universitätsprofessor Friedrich Hoffmann
  (1660–1742) kann neben Floyer in England als einer der ersten
  Methodiker der Naturheilbewegung bezeichnet werden.
  „Nichts geschieht in der Natur ohne Ordnung", so beginnt
  Hoffmann seinen Diskurs über die „Gantze Diaet – oder Lebens-
  Ordnung". Als Iatromechaniker und Anhänger der Aufklärung
  entwickelte er ein neues System der Krankheitslehre, das auf
  'ratio' und 'experientia' gründet und gleichzeitig hippokratisches
  Gedankengut amalgamierte. Eine Wissenschaft vom Menschen
  war ja das wichtigste Ziel der Aufklärer. Dazu wurden „observatio
  et ratio" mobilisiert. Hoffmanns erste Lebensregel lautete: „Man
  meide alles dasjenige, was zu viel ist". Zur Erhaltung des Lebens
  „in gutem vigeur" erachtete Hoffmann die Brunnenwässer für
  unentbehrlich. Er unterschied gemeine und mineralische Wässer,
  doch verdienten seiner Meinung nach nicht alle Gesundbrunnen
  die Bezeichnung „mineralisches Wasser". Sehe man von den
  „schlimmen Wässern" ab, so bleibe das schon von Hippokrates
  gelobte Regenwasser, zudem das rechte Wasser mit seinen Ingre-

dientien und Spiritus, dessen Nutzen darin bestehe, daß „es die Schärffe aller übrigen Säffte, mit denen es sich vereinigte, bricht und schwächet...". Um eine erfolgreiche Brunnenkur durchzuführen, sei ein Laxiermittel nötig, damit man „also dem Wasser den Weg bähne".

Frühmorgens und in geringen Mengen beginne man mit dem Trinken. Ein Arzt müsse die Trinkkur, die mit Baden abwechseln solle, überwachen. Die Diätregeln seien bei einer solchen Wasserkur zu berücksichtigen. So warnte Hoffmann vor unmäßigem Essen und Trinken sowie vor heftigen Gemütsbewegungen.

In seiner „medicina rationalis systematica" verknüpfte er mechanistische mit dynamistischen Gedanken.

Die Hauptleistung der Natur führte Hoffmann auf die Ausscheidung unnützer 'humores' zurück. Für Bewegung müsse daher gesorgt werden, um eine verhaltene Transpiration zu überwinden und die Exkretion bei allen Krankheiten mit gehöriger Vorsicht zu fördern. Hierzu zählte Hoffmann schweißtreibende Mittel, vor allem aber mineralische Gesundbrunnen und warme Bäder. Hoffmann empfahl bei allen Krankheiten wenige, „aber auserlesene Medikamente": „Denn die Natur ist mit wenigem vergnügt und braucht keinen großen Vorrath von Artzneyen...". Dem Wasser wies Hoffmann die Eigenschaft einer „Universalmedicin" zu. Es diene dazu, Gesundheit zu erhalten, Krankheiten vorzubeugen und zu heilen.

Naturheilkunde im 18. und 19. Jahrhundert

Johann Sigmund Hahn (1696–1773)

Aus der Ärztefamilie der „Wasserhähne" stammt Johann Sigmund Hahn. Wie sein Vater (gleichen Vornamens) wurde er in Schweidnitz/Schlesien geboren. Sein Werk „Unterricht von der wunderbaren Heilkraft des frischen Wassers, bei dessen innerlichem und äußerlichem Gebrauche durch die Erfahrung bestätigt" erschien erstmals im Jahre 1737 und erlebte insgesamt sechs Auflagen, zuletzt 1889.

Die Anwendungsarten des kalten Wassers, wie sie Hahn beschrieb, waren vielfältig: Vollbäder, Duschen, Sturzbäder, Fuß- und Handbäder, Tauchbäder, Teil- und Ganzwaschungen sowie Abreibungen.

In Anlehnung an die antike Säftelehre ging er davon aus, daß Säfteeindickungen bei Wasseranwendung verdünnt und im Zuge des Blut- und Säfteumlaufs zur Ausscheidung gelangten. Feuchte Umschläge, Packungen und Waschungen sollten bei reduziertem Kräftezustand zur Anwendung kommen, wenn ein Wasserbad nicht indiziert sei.

Als Ergänzung der Wassertherapie sah Hahn besonders bei Gichtkranken und Fettleibigen das Fasten bzw. den Genuß von allerlei Obst und Gemüse an. Insofern wird bei Hahn neben der balneologischen Ausrichtung auch eine diätetische Komponente deutlich, die durch Aufforderung zu ausgiebiger Bewegung in der frischen Luft ihre Ergänzung erfährt.

Christoph Wilhelm Hufeland (1762–1836)

Hufeland, einer der berühmtesten Ärzte zu Beginn des 19. Jahrhunderts, stammte wie Hahn aus einer Arztfamilie. Dem „Dichterfürsten" Johann Wolfgang von Goethe (1749–1832), der damals auch ein Ministeramt innehatte, hatte es Hufeland zu verdanken, daß er 1793 zum Professor der Medizin an der Universität Jena und gleichzeitig zum Leibarzt am Weimarer Hof ernannt wurde. Später nahm C.W. Hufeland eine Professur an der Berliner Charité an und wurde Leibarzt des preußischen Königs Friedrich Wilhelm III (1770–1840).

Die Naturheilkraft gelangte zu mehr Ansehen, seit er sie in seinem „System der practischen Heilkunde" als spezielle Therapeutik der Natur beschrieben hatte. Daraus entwickelte C.W. Hufeland in der „Makrobiotik" eine Kunst, „das menschliche Leben zu verlängern".

Als ein ausgesprochener Vitalist war er Verfechter der Naturheilkraft und überzeugter Anhänger der These von der Selbsthilfe des Organismus. Die „Lebenskraft" aufrechtzuerhalten, sah C.W. Hufeland als entscheidend an: „Das Leben selbst ist nicht die Ursache, sondern die Action des Lebens". Der Arzt solle Diener, nicht Magister der Natur sein. Er forderte: „Wenig thun, Alles der Natur überlassen".

Als Freund der Heilquellen verordnete er diese gerne in seiner Praxis und hatte selbst sehr viele von ihnen besucht. Es ging ihm stets um

die Beschreibung des spezifischen Charakters der jeweiligen Heilquelle. So äußerte er sich in einer Übersicht zu insgesamt 26
bekannten Quellen, u. a. zu Pyrmont, Fachingen, Karlsbad, Warm-
brunn und Wildungen.

Die künstlich imitierten Mineralwässer lehnte C.W. Hufeland ab.
Nur bei natürlichem Wasser sei gewährleistet, daß ein Teil der
Kohlensäure mit in das Blut übergehen und so seine therapeutische
Wirkung auch in entfernten Organen entfalten könne. Von den
gesamten Bestandteilen der Wässer, ihren bekannten und noch nicht
bekannten, könne man eigentlich nur unmittelbar an der Quelle
profitieren.

Jede Brunnenkur wird von C.W. Hufeland als eine „künstliche
Krankheit" angesehen; daher seien reizende und schwächende
Einwirkungen zu meiden, um die Sekretion allenthalben während
der Kur zu fördern. Große, kleine und mittlere Kuren, Jahres- und
Tageszeit der Anwendung, die Einhaltung von Ruhe ohne Schlaf
nach dem Trinken zur völligen Aufnahme und Verteilung der Stoffe
im Blut werden eingehend von ihm abgehandelt.

Die Einhaltung einer strengen Diät des Körpers, aber auch der Seele
(Vermeiden einer „Anstrengung der Denkkraft und Leidenschaft"),
sei unerläßlich. Der zusätzlichen Anwendung von Arzneimitteln
während der Kur steht C.W. Hufeland sehr zurückhaltend gegenüber: Allenfalls solche Mittel hält er für zulässig, welche die
„Beförderung der Verdauung des Wassers selbst" verbessern, etwa
z. B. „Elixir viscerale Hoffmanni", mit einem Viertel Tinctura amara
versetzt.

Die Trinkkur mit einer Badekur zu kombinieren, hält C.W. Hufeland
für sehr nützlich. Spritz- und Tropfbäder, Lokal- und Tauchbäder,
auch das Regensturzbad, wie er es in Doberan gesehen habe, seien
vorzüglich dazu geeignet, die Heilkraft der Natur zu fördern. Als
Kenner innerer Krankheiten warnt er schließlich aber auch vor
Fällen, die ihm den Gebrauch der Mineralwässer als kontraindiziert
erscheinen lassen: Lungenschwindsucht, Eiterung innerer Eingewei-
de sowie Schwangerschaft aufgrund treibender Eigenschaften der
eisenhaltigen Wässer.

Auch der Terminus „Nachkur" ist Hufeland schon geläufig: Die volle
Entfaltung der Heilwirkung könne erst 6–8 Wochen nach Ende der
Brunnenkur erwartet werden.

Samuel Hahnemann (1755–1843)

Der Begründer der Homöopathie, Samuel Hahnemann, war stark
von der paracelsischen Lehre wie von Aspekten der Volksmedizin
beeinflußt und wandte bei seinen Kranken auch gerne Bäder,
besonders Fußbäder an, vorwiegend als allgemeines Stärkungsmit-
tel, unabhängig vom jeweiligen Syndrom. Kalte Wasserbäder seien
zwar keine eigentliche Arznei, erwiesen sich aber zusammen „mit
Kaffee-Trank und Reiben mit der Hand" als „oft hinreichend
wirksam".
Die Bäder, u. a. auch wiederholte Eintauchungen, qualifizierte
Hahnemann als „homöopathische Beihilfe" und als „Palliativ". Bei
lang anhaltendem Mangel an Lebenswärme sowie Frostigkeit sollten
z. B. auch warme Bäder verordnet werden.

1810 erschien in Dresden Hahnemanns „Organon der rationellen
Heilkunde". In Köthen arbeitete er an seinem 1828 erscheinenden
zweiten Hauptwerk: „Die chronischen Krankheiten, ihre eigen-
thümliche Natur und homöopathische Heilung".
Seine Ähnlichkeitsregel – schon bei Empedokles taucht das Homoion-Homoion-Prinzip auf – besagte, daß ein Heilmittel, das in
normalen Dosen eine manifeste Arzneikrankheit auslösen kann, in
sehr viel niedrigeren Dosen als „Reiz auf das System" wirkte und
durch das Entstehen einer unterschwelligen, nun nicht mehr mani-
fest werdenden Arzneikrankheit, die eigentlichen Krankheitserscheinungen zu bekämpfen und zu neutralisieren in der Lage sei.

Begründung der neuzeitlichen Physiotherapie

Für den Gesamtkomplex der Naturheilbewegung im 19. Jahrhundert
zeigte K. Rothschuh folgende konstituierende Anteile auf:
- eine vermehrte emotionale Bindung gegenüber der Natur, sog.
  Naturismus im Sinne einer allgemeinen Bewegung
- ein Konzept von Gesundheit, Krankheit, Behandlung und Heilung im Sinne einer Naturheilkunde
- eine Bevorzugung von naturgemäß aufgefaßten Naturheilverfahren in den Medien Wasser, Licht und/oder Luft sowie durch
  Bewegung und Diät, die sogenannte Physiotherapie

Der Enthusiasmus, mit dem die Vertreter der Naturheilkunde für ihre Disziplin eintraten, trug geradezu apologetisch-erlösende Züge: Die Natur wurde als „Sonne der Medizin" am therapeutisch sonst verhangenen Himmel der Schulmedizin erlebt und gepriesen. Im ausklingenden Zeitalter der Aufklärung entstand nicht nur eine Vielfalt neuer Wissenschaftszweige. In der Zeit von Revolution und Romantik prallten die Gegensätze vielmehr heftig aufeinander. Die geistige Auseinandersetzung in der Heilkunde brachte ihre vom Zeitgeist geprägten Lehren hervor; in der sich konsolidierenden Naturheilkunde kam es zum „Naturismus", den Geist J.J. Rousseaus (1712–1778) widerspiegelnd, der in Europa für die Begründung eines neuen Naturgefühls eintrat. Jean-Jacques Rousseaus Werk „Emile ou de l'éducation" ist hier besonders erwähnenswert. Schon im ersten Satz dieses im Jahre 1762 erzählerisch angelegten, pädagogischen Lehrbuches schrieb Rousseau seine Idee über die Natur nieder:

„Alles ist gut, wie es hervorgeht aus den Händen des Urhebers der Dinge; alles entartet unter den Händen der Menschen".

Die körperliche Kraft, die Naturkraft, wird von Rousseau beschworen, der herrschenden Heilkunst wird eine Absage erteilt. Dies gilt insbesondere für die Einnahme von Arzneien:

„Das Medizinieren ist bei uns Modesache...".

Der nüchternen Wissenschaft steht Rousseau ebenso skeptisch gegenüber, den Tugenden der Mäßigung, Einfachheit, Bescheidenheit und Tapferkeit räumt er den Vorrang ein. Der Landmann und der Arbeiter leben Rousseau zufolge gesund und rüstig, auf dem Lande ist im Gegensatz zu den Städten, die als „Abgrund des menschlichen Geschlechtes" bezeichnet werden, die lebenslange Gesundheit weitgehend garantiert. Auch wird der reichliche Gebrauch von Wasser und Bädern zugunsten einer Kräftigung der Kinder von Rousseau dringend empfohlen.

Die führenden Geister im Europa der Aufklärung wandten sich von der Wissenschaft ab und enthusiastisch der Natur zu. Dabei wundert es nicht, daß die Wasserbehandlung in Deutschland überwiegend von Nichtärzten und Autodidakten ausging.

Eucharius Ferdinand Christian Oertel (1765–1850)

Oertel entwickelte einen geradezu missionarischen Eifer für die Wasserheilkunde.

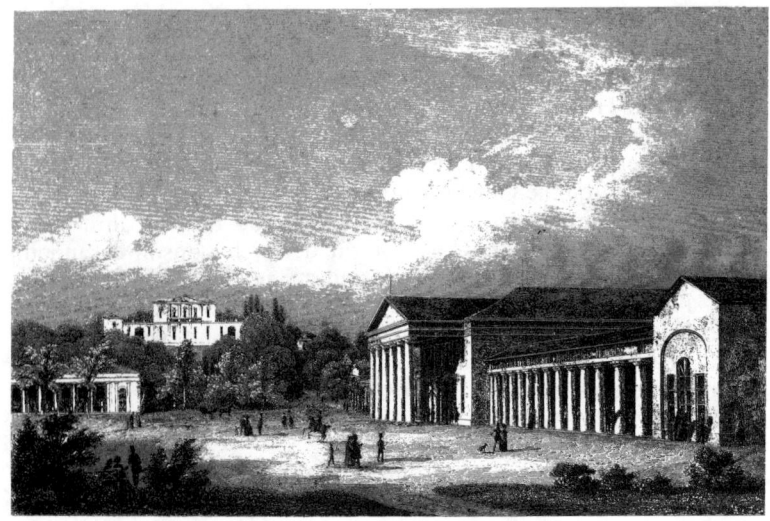

Abb. 7.4 Wiesbaden und sein Kurhaus mit Brunnenkolonnaden, das weltbekannte Modebad im 19. Jahrhundert.

Er hatte sich anfangs theologischen Studien in Erlangen gewidmet und gleichzeitig klassische Sprachen studiert. Im Jahre 1789 erfolgte seine Promotion zum Dr. phil. Während seines Studiums führte er bei sich selbst Kaltwasserkuren durch, da er viel unter Kopfschmerzen litt. Johann Sigmund Hahns Buch „Von Krafft und Würckung des frischen Wassers in die Leiber der Menschen" und die eigenen guten Erfahrungen mit der Anwendung des Wassers ermunterten Oertel, den Wassergebrauch auch im Angehörigen- und Freundeskreis zu empfehlen. Als weitere Anregung diente ihm die Lektüre von Hippokrates, Galen und Celsus.

Eine im Jahre 1826 von ihm in München veröffentlichte Abhandlung über die Anwendung des kalten Wassers („De aquae frigidae usu Celsiano") trug ihm allerdings kein positives Echo seitens der Ärzteschaft ein. C.W. Hufeland lehnte eine Veröffentlichung in seinem Journal ab. Oertel ließ sich indes von seiner Überzeugung nicht abbringen, die Vorzüge der Wasserheilkunde („Allerneueste Wasserkuren – Eine Heilschrift für jedermann"; Nürnberg 1829–1832) zu popularisieren. Im Jahre 1832 schließlich gründete Oertel mit Freunden zusammen den „Hydropathischen Gesundheitsverein" für ganz Deutschland, wobei er sich im Gründungsaufruf speziell auf den „neuen Erwecker der Wasserheilkunde Dr. Johann Sigmund Hahn" bezog. Oertel verstand es zeitlebens, in seiner Begeisterung für die natürlichen Heilweisen auf die Wirksamkeit von Wasserkuren hinzuweisen und pries auch das Prießnitzsche Verfahren sowie die Kuren auf dem Gräfenberg.

Vinzenz Prießnitz (1799–1851)

Prießnitz wurde bei Freiwaldau in (Österreichisch-)Schlesien geboren und wuchs auf einem Bauernhof auf. Er entwickelte frühzeitig eine Neigung zur eingehenden Beobachtung der Natur. Der junge Bauernsohn lernte schon in der Jugend die Heilwirkung des Wassers kennen, das er bei Verletzungen bei sich selbst anwandte (Prießnitz-Umschlag). Er applizierte bald nasse Abreibungen und Umschläge nicht nur den ihm anvertrauten Tieren, sondern auch den Menschen, die ihn in Schlesien zunehmend aufsuchten. Ganz- und Teilwaschungen, Umschläge, Schwitzkuren, feuchte Ganzeinpackungen und Bäder standen auf seinem therapeutischen Programm.
Bei Prießnitz auf dem Gräfenberg, der zu einem „Mekka der Wasserheilkunde" geworden war, wollte der Zustrom der Kranken, die auf Genesung hofften, nicht abreißen (Abb. 7.5). War seine Badeanstalt ursprünglich nur zu körperlichen Reinigungszwecken im Jahre 1831 auf Antrag genehmigt, so wurde der endgültige Bescheid zum Betreiben einer Wasserheilanstalt erst 1837 durch ein ärztliches Gremium erteilt.

Prießnitz kommt das Verdienst zu, die moderne Hydrotherapie als Laie begründet und die Wirkung des einfachen Heilmittels Wasser der ärztlichen Welt näher gebracht zu haben. Seine Methode basierte auf der Überzeugung der klassischen Humoralpathologie: Die kranken Säfte müßten aus dem Körper entfernt werden. Richtige Diät, Schwitzen, körperliche Bewegung wie Wandern, Sägen und Holzhacken sowie die Anwendung des kalten Wassers zur Stärkung der Abwehrkraft gegenüber den schädlichen Stoffen könnten dem Kranken die ersehnte Heilung bringen. Dabei betrachtet Prießnitz als Empiriker stets den Menschen in seiner Gesamtheit, nicht nur die manifestierte Krankheit und die Frage nach einer eventuell typischen Behandlungsform.

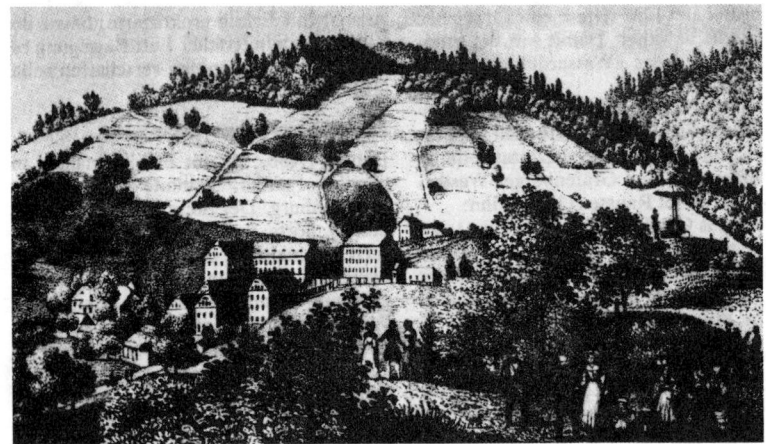

Abb. 7.5 Gräfenberg. Zeitgenössische Darstellung; aus J.H. Rausse: Der
Gräfenberger Wasserarzt. Meissen 1840 (nach Rothschuh, K.E.: Naturheil-
bewegung-Reformbewegung-Alternativbewegung. Stuttgart, 1983).

J.H. Rausse (1805–1848)

Rausse, so sein angenommener Name, geboren als H.F. Franke,
stammte aus Güstrow/Mecklenburg. Als Forstgeometer hatte er die
Urwälder Nordamerikas bereist und war dort am Gelbfieber
erkrankt. Nachdem er durch die frische Seeluft auf der Fahrt an Deck
eines Schiffes in seine europäische Heimat Linderung verspürte,
schilderte er seine Eindrücke in „Reiseszenen aus zwei Welten".

Um sich gänzlich zu erholen, entschloß er sich zu einer Kur bei
Prießnitz. Deren Erfolg war für ihn Anlaß, über eigene Erfahrungen
am Gräfenberg in einer Schrift „Der Geist der Gräfenberger
Wasserkur" unter dem Motto „Wasser thut's freilich" zu berich-
ten.
Das Wasser lobt Rausse als den „wahren versöhnenden Heiland und
Obermedicinalrath auf dieser Erde". Der Schilderung einiger typi-
scher Gräfenberger Kurbilder (chronische Leberleiden, Rückenschmerzen) schließt sich eine Beschreibung des Diätplanes an:
Rausse dokumentiert, daß dort schlichte, aber reichliche Hausmannskost ohne spezielle Indikationen bevorzugt wurde.

Wasser hält Rausse nicht für eine Universalmedizin, sondern für ein Universalheilmittel: „Das reine Wasser ... hat nicht das geringste Medicinische". Luft und Wasser, Enthaltung von allen Giften, Medikamenten und Reizmitteln sei die einzig richtige Heilkunst. Die Schriften Rausses haben der Wasserheilkunde mächtigen Auftrieb verliehen. Die „Anleitung zur Ausübung der Wasserheilkunde" wurde nach der 1. Auflage und 1. Abteilung, die Rausse noch selbst herausgab, von seinem Schüler und Werkvollender Theodor Hahn ediert.

Theodor Hahn (1824–1883)

Hahn, gebürtig aus Ludwigslust/Mecklenburg, übernahm ab 1850 nach einer Tätigkeit als Laienbehandler in Schwerin in kurzer Folge die Leitung mehrerer Wasserheilanstalten am Bodensee bzw. in der Schweiz. Zuletzt gründete er selbst die Heilanstalt „Auf der Waid" bei St. Gallen im Jahre 1864.

Für die Naturheilkunde hat Hahn Besonderes in der Diätetik geleistet: Die vegetarische Heilnahrung pries er als Diät der Zukunft. Apologetisch verteidigte er den Vegetarismus, dem er selbst in späteren Lebensjahren überzeugt anhing. Neben dem Diätetiker Johann Schroth (1798–1856), der Trink- und Trockentage mit Fasten und Dürsten sowie der Applikation von feuchter Wärme empfahl, ist Hahn einer der ersten Vegetarier in der Naturheilkunde. Fleischfreie Kost sei der gemischten Nahrung stets überlegen. Pflanzliche Kost rege die Darmtätigkeit an. Fleischgenuß wird von Hahn als Zivilisationsphänomen bezeichnet. Nahrungsmittel vegetarischer Qualität wirken im Unterschied zu Fleisch Hahn zufolge kaum belastend oder gar ermüdend.

Ideen einer grundsätzlich vegetarischen Lebensweise im aufkommenden Industriezeitalter mit dem Bekenntnis zu einem „Zurück zur Natur" vollendete der Pfarrer Eduard Baltzer (1814–1887) in Nordhausen/Thüringen. Hier erschien 1867 sein lebensreformerisches Werk „Die natürliche Lebensweise, der Weg zu Gesundheit und sozialem Heil". Baltzers Ideen zielten in drei Richtungen: ethisch-religiös (Mord jedes Lebewesens nicht statthaft), hygienisch-medizinisch (fleischloses, frugivores Leben, Verzicht auf Genußmittel, natürliche Lebensweise) und ökonomisch (Ackerbau als Grundlage der sozialen Existenz).

Moritz Schreber (1808–1861)

Von den vielen Prießnitzschülern muß Moritz Schreber genannt werden, der sich nach dem Studium der Medizin in Leipzig sowie philosophischen, psychologischen und insbesondere pädagogischen Studien an seiner Heimatuniversität habilitierte, nachdem er einige Zeit als Reisearzt bei einem russischen Aristokraten in Diensten gestanden hatte.

Regelmäßig führte er selbst wegen seiner Korpulenz turnerische Übungen durch. Diesbezüglich günstige eigene Erfahrungen setzte er später bei seinen Patienten als Direktor einer orthopädischen und heilgymnastischen Anstalt um, die 1844 von ihm in Leipzig eingerichtet wurde. Hier praktizierte er erfolgreich neben Prießnitz'schen Verfahren gymnastische Heilmethoden.

Schreber hatte spezifische, auf einzelne Heilzwecke berechnete Arten der Bewegung entwickelt, darunter verschiedene Formen von Freiübungen sowie unterschiedliche Techniken an Geräten, ferner auch Abläufe von Sprungübungen, die er für die unterschiedlichsten orthopädischen Zustandsbilder als Therapeutikum empfahl.
Im Jahre 1852 erschien sein Werk „Kinesiatrik oder die gymnastische Heilmethode" (Kinesiatrik = Heilmethode durch Bewegung). Seit 1848 hatte Schreber neben der Behandlung orthopädischer Krankheitsbilder auch einen Kursus der gymnastischen Heilmethode für Kranke mit rheumatischen Zuständen, Lähmungen einzelner Muskelpartien sowie zur Verbesserung der Atmung eingerichtet.
Ein besonderes Anliegen Schrebers galt der systematischen körperlichen Ertüchtigung der Jugend. Die Gründung eines Turnvereins gelang Schreber ebenso wie die Begeisterung speziell der akademischen Jugend für das Turnen. Für Eltern, Erzieher und Lehrer gab Schreber im Jahre 1858 das Werk mit dem Titel „Kallipädie oder Erziehung zur Schönheit durch naturgetreue und gleichmäßige Förderung normaler Körperbildung, lebenswichtiger Gesundheit und geistiger Veredelung und insbesondere durch möglichste Benutzung specieller Erziehungsmittel" heraus.

Sebastian Kneipp (1821–1897)

Sebastian Kneipp stammte aus Stefansried im bayerischen Allgäu. Während seiner Schulzeit hatte Überanstrengung zu einer Lungenentzündung geführt. Auf der Suche nach völliger Heilung las der Theologiestudent Kneipp Johann Sigmund Hahns Buch „Unterricht von Krafft und Würckung des frischen Wassers in die Leiber der Menschen". Wie schon Oertel, der häufig an Kopfschmerzen und Obstipation litt und die Autotherapie mit der Hahn'schen Methode erfolgreich erprobt hatte, gewann auch Kneipp Zutrauen zu diesem Verfahren. Die kalten Waschungen, Abreibungen und Bäder nach Hahns Vorschrift, im Winter teilweise sogar im eiskalten Wasser der Donau, sowie seine heimlichen Begießungen im Garten des Gregorianums (katholisches Priesterseminar in München) mit der Gießkanne besserten allmählich das Befinden Kneipps.

Seine eigene Heilung und die Gesundung eines kränklichen Alumnen, bei dem Kneipp die Wasserkur nach Hahn'schem Muster durchführte, begeisterten ihn so sehr, daß er zeitlebens neben dem Seelenheil der ihm als Priester anvertrauten Menschen auch die Gesundheit des Leibes der ihm Anbefohlenen im Auge hatte: Die Kaltwasserkur bei Kranken anzuwenden, stand fortan im Mittelpunkt seines Interesses. Der Seelsorger Kneipp entwickelte sich gleichzeitig auch zum „Leibsorger" (Rothschuh).

Nach seiner Amtseinführung als Pfarrer von Wörishofen (1880) wurde eine eigene Badeanstalt für therapeutische Zwecke errichtet, die 1890 sogar erweitert werden mußte.

Hier hielt Kneipp seine Sprechstunden stets im Beisein von Ärzten ab, um dem Vorwurf der Kurpfuscherei zu entgehen (Abb. 7.6). Alle Anwendungen erprobte er zunächst im Selbstversuch. Er war überzeugt davon, daß ein häufig wechselnder Kältereiz des Wassers von optimaler Wirksamkeit sei.

Die Güsse stellen das Herzstück der Kneipp'schen Anwendungen dar. Kräuter als Badezusatz und Gesundheitstees zur inneren Anwendung kamen durch Kneipps Empfehlungen zunehmend in Gebrauch. Wickel mit Kräuterdekokten, Quark, aber auch Lehm und das wechselwarme Kräuterbad wurden von ihm als neue Therapeutika verwendet.

Popularisieren konnte Kneipp das Barfuß-Laufen im taufrischen Gras oder im Schnee sowie das Wassertreten.

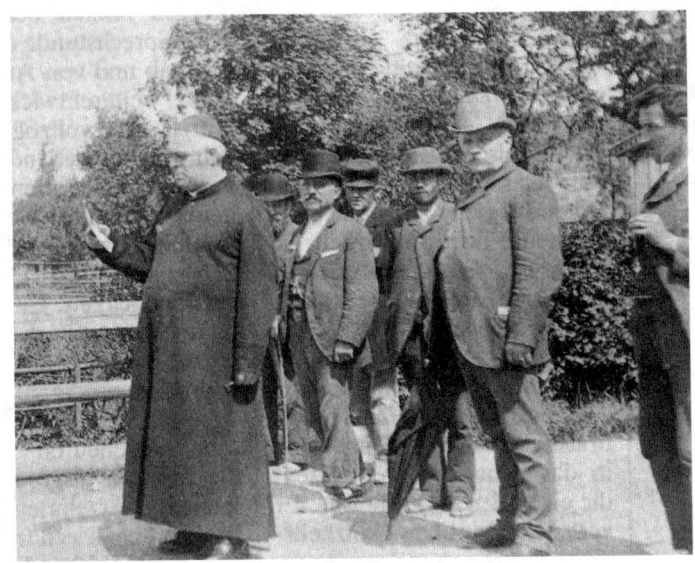

Abb. 7.6 Pfarrer Sebastian Kneipp in Begleitung seiner Badeärzte (historische Aufnahme von Gustav Baader aus Krumbach).

Kalte, rasch genommene Halb- oder Vollbäder nach kurzem Schwitzen und anschließendes Überstreifen eines Leinenhemdes, ohne sich abzutrocknen (= feuchte Wärme!), waren eine weitere Therapie Kneipps (Abb. 7.7).
In der Diät standen einfache Hausmannskost, Mehlspeisen nach bayerischer Art, auch Fleisch und Fisch auf dem Speiseplan, gelegentlich Bier und Honigwein.

Kneipp war kein Theoretiker, geschweige denn ein Vielschreiber. Relativ spät erst trat er mit seinen Büchern an die Öffentlichkeit. So schrieb er zunächst 1886 „Meine Wasserkur" (25 Auflagen bis 1891), ferner 1894 „Mein Testament für Gesunde und Kranke" sowie 1897 „So sollt ihr leben". Seine Heilmethoden erfuhren auf diesem Wege weite Verbreitung.

Die Wirkungsweise des Wassers beschreibt Kneipp in der Einleitung zu „Meine Wasserkur" wie folgt:

„Auflösen, ausleiten (gleichsam abwaschen), kräftigen, diese drei Eigenschaften des Wassers genügen uns, und wir stellen die Behauptung auf: Das Wasser, speziell (im Besonderen) unsere Wasserkur heilt alle überhaupt heilbaren Krankheiten; denn ihre verschiedenen Wasseranwendungen zielen darauf ab, die Wurzeln der Krankheit auszuheben; sie sind im Stande:

a) die Krankheitsstoffe im Blute aufzulösen,

b) das Aufgelöste auszuscheiden,

c) das so gereinigte Blut wieder in die richtige Circulation zu bringen;

d) endlich den geschwächten Organismus zu stählen, d. i. zu neuer Thätigkeit zu kräftigen...“

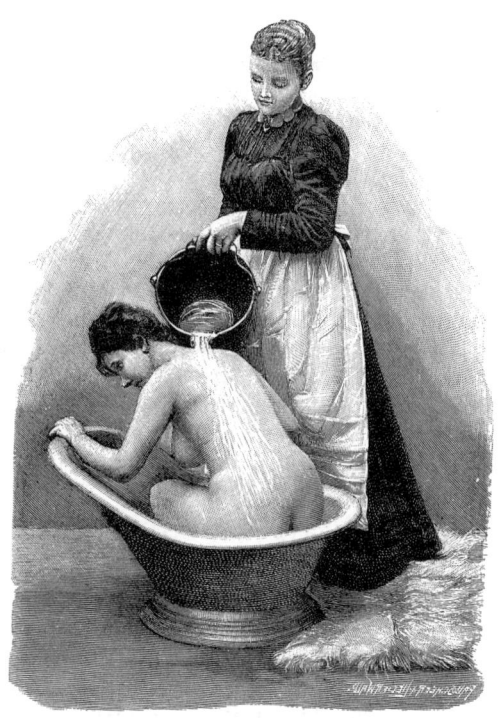

Abb. 7.7   Blitzguß-Wannenbad.

Kneipps pathophysiologische Denkweise entsprach den Prinzipien
der Humoralpathologie. Bei der Verwendung von ,Wasser' dachte er
stets nur an kaltes Wasser. Dabei folgte er dem Erfahrungsgrundsatz:
je kälter, desto besser. Zur Winterzeit mischte er für Gesunde in das
zu Güssen bestimmte Wasser noch kältenden Schnee (man bedenke
die überaus kurze Dauer seiner Kaltwasseranwendungen!).

Felke, Bircher-Benner und Winternitz

Die als „Jungborn" benannte Einrichtung des ev. Pastors **Emanuel
Felke** (1856–1926) in Repelen bei Krefeld, ab 1916 in Sobern-
heim/Nahe, war mit Lufthütten in Parkanlagen ausgestattet, in
denen die Hilfesuchenden u. a. auch Lehmpackungen erhielten.
Diese Methode trug Felke den Namen „Lehmpastor" ein. Wie der
katholische Pfarrer Kneipp schätzte der leutselige Pastor Felke das
kalte Wasser: Sitzbäder, Übergießungen, Abspülungen und feuchte
Umschläge gehörten ebenso zu seinem umfangreichen Therapie-
programm wie Elektrizität, Magnetismus, Hypnose und Massage.

Ein Verfechter der natürlichen Lebensweise und einer Ordnungstherapie war der Arzt **Dr. Max Bircher-Benner** (1867–1939), ein
späterer „Klassiker der Naturheilkunde", gebürtig aus Aa-
rau/Schweiz. Nach seinem Medizinstudium in Zürich wandte er sich
nicht der Schulmedizin zu. Kneippsche Anwendungen und vegetarische Kost hielt er zur Gesundung und Gesunderhaltung für besser
geeignet als Medikamente. 1891 übernahm er eine Stadtpraxis, 1897
gründete er in Zürich eine physikalisch-diätetische Privatklinik, wo
er seine Ernährungslehre begründete und als „Grundzüge der
Ernährungs-Therapie" in Berlin 1903 publizierte. Psychosomatische
Zusammenhänge wurden von Bircher-Benner schon besonders
berücksichtigt.

Der wissenschaftlichen Begründung der Hydrotherapie hatte sich
Wilhelm Winternitz (1834–1917) verschrieben. Dabei berief er sich
auf den Bauern Prießnitz, den er zeitlebens hoch in Ehren hielt. Auf
dem Gräfenberg bei Josef Schindler (1814–1891), dem Nachfolger
von Prießnitz, sammelte Winternitz seine ersten hydrotherapeutischen Erfahrungen, bevor er 1865 in der Allgemeinen Wiener

Poliklinik eine hydrotherapeutische Einrichtung und später eine eigene Kaltwasserheilanstalt in Kaltenleutgeben im Wiener Wald errichtete. Er setzte es sich zum Ziel, die Wasserheilverfahren klinisch zu erproben. Über dieses Thema konnte er sich an der Wiener Universität 1865 für Hydrotherapie und 1874 für Innere Medizin habilitieren. 1899 übernahm er den ersten Lehrstuhl für Hydrotherapie, den er bis zu seiner Emeritierung im Jahre 1910 innehatte.

Winternitz muß als erster Hochschullehrer und wissenschaftlicher Begründer der Hydrotherapie im deutschsprachigen Raum gelten. Sein umfangreiches Werk, das an der Wiener Universität entstand, behandelt alle Formen der Hydro- und Thermotherapie sowie deren physiologische Grundlagen. Hervorzuheben ist sein Artikel über die Hydrotherapie im Handbuch der allgemeinen Therapie von Ziemssen.

Winternitz stellte, gestützt auf die wissenschaftliche Entwicklung in Frankreich, England und Deutschland, umfassend die einzelnen Methodiken von Wasserheilverfahren dar, indem er von den physiologischen Bedingtheiten ausging (Temperatur und thermische Reizwirkungen, Wärmeentziehung, Wärmezufuhr, sekretorische Hautfunktionen sowie mechanische und chemische Einwirkungen des Wassers, Wassertrinken).

Spekulative Äußerungen über die Wirkungsweise von Mineralwässern geraten nach einem Jahrhundert der Aufklärung in den Hintergrund. Gefragt sind fortan physikalisch-chemische Analysen der Balneologie. Erfahrungen über die therapeutische Wirksamkeit der Heilquellen sind verlangt. Grundsätze aus Physik und Chemie werden auf die physikalische Therapie, speziell die Balneotherapie, übertragen. Die Naturheilkunde versucht jetzt, die Schranken zu wissenschaftlich fundierten Heilverfahren zu durchbrechen.

Zur Geschichte der Massage

Die Massagebehandlung, heute als therapeutisches Element in der Klinik fest etabliert, kann auf eine lange Tradition zurückblicken. Nach dem französischen Kliniker Piorry (1794–1879) wird das Wort vom griechischen Verb „mássein" (kneten, streichen), nach dessen Landsmann Savary (1776–1814) hingegen aus der arabischen Wurzel „mass" (sanft drücken) abgeleitet.

- Für die hippokratische Heilkunde besteht die Wirkung der Massage in Auflösung, Festigung, Fleischbildung oder Abmagerung. Die Kräftigung der Muskulatur, der Effekt des Trainings durch Massage sowie eine allfällig in Erscheinung tretende Inaktivitätsatrophie gehörten zum Wissensgut.

- **Ambroise Paré** (1510–1590), der Begründer der wissenschaftlichen Chirurgie in Frankreich, beschrieb die Heilmethode in ihren verschiedenen Formen und Wirkungen.
  Im 19. Jahrhundert sind es erneut die Franzosen, welche die Massage als uralte Technik für die Medizin wieder zu beleben suchen. Pierre Adolphe Piorry, der Erfinder der mittelbaren Perkussion, pries die Schmerzlinderung durch Massage.

- Der aus Amsterdam stammende Arzt **Johann Georg Mezger** (1838–1909) begründete die Massage physiologisch. 1869 siedelte er nach Bonn über, wo er seine Heilmethode Studenten und Ärzten gegenüber vorführte.

- Die sogenannte schwedische bzw. klassische Massage ist dem Schweden **Peer Henrik Ling** (1776–1836) zu verdanken.

- 1902 trat der Nervenarzt **Dr. Alfons Cornelius** (1865–1933), damals Oberstabsarzt an der Kaiser-Wilhelm-Akademie Berlin („Pepinière"), mit seiner Schrift „Nervenpunkte, ihre Entstehung, Bedeutung und Behandlung mittels Nervenmassage" hervor. Dem Leiter der Poliklinik für Nervenmassage des Kgl., späteren Charité-Krankenhauses zu Berlin, verdankt diese Methode auch ihren Namen: „Cornelius-Massage".

- In Rheumabädern wie Aachen entwickelte sich aus dem „System Aix-les-Bains" die sog. Dusche-Massage.
  Unterwasser-Druckstrahlmassagen nach dem Leitungsmodell (Umwälzpumpe ohne zusätzlichen Wasserverbrauch) von Trautwein (1939), Blitzguß-Massagebäder (Wärmebäder im Wechsel mit heißen Blitzgüssen) nach der Methode des Wörishofener Arztes Chr. Fey (um 1950) oder die heißen Segment-Blitzgüsse

nach dem Kneipparzt J.H. Kaiser (1968) stellen die jüngsten Entwicklungen dar, wobei das Verfahren nach Trautwein in den letzten Jahrzehnten verbessert werden konnte.

Zur Geschichte der Phytotherapie

Dem griechischen Sagenschatz ist zu entnehmen, daß die Wunde des Achill, des Vaters des Heilgottes Asklepios, von dem Kentauren aus Thessalien mit Schafgarbe (Achillea millefolium, aus der Familie der Asteraceae) geheilt wurde, deren Gerbstoffe antiseptische Wirkung besitzen.

- Die biologische Heilkunde des Hippokrates, die viele einfache pflanzliche Mittel und Komposita als heilkräftig aufführt, sowie die Heilpflanzenlehre des Galen mit seinen empirischen pharmakognostischen Ansätzen (Qualitätenlehre) lassen erkennen, daß Drogenkunde und Phytotherapie das Denken des antiken Arztes beeinflußten.

- Die Heilige Hildegard von Bingen (1098–1179) war es, die in ihrer „Physica" zwischen 1151 und 1168 den einzelnen Pflanzenheilmitteln auch deutsche Namen, aus der Volksmedizin stammend, zuwies.

- Zu Begründern einer wissenschaftlichen Botanik über die eigentliche Heilpflanzendarstellung hinaus entwickelten sich die Ärzte Otto Brunfels (1488–1534) und Leonhard Fuchs (1528–1586). Ihre Kräuterbücher illustrierten die Pflanzen und schilderten ihren medizinischen Nutzen.

- Paracelsus lehrte als einer der ersten, wirksame Bestandteile aus Drogen auszuscheiden und in Tinkturen wie auch Extrakten zur Anwendung zu bringen.

Im 19. Jahrhundert aber entwickelte sich die Therapie zur Allopathie. Maßgeblich wurde ein linear-kausales, mechanistisches Denken in der Medizin. Vitalistisch-phyto- wie physiotherapeutische Gedankengänge wurden zunehmend aus der Schulmedizin ver-

drängt. Allein die Homöopathie Hahnemanns blieb eine Wegberei-
terin der biologischen Heilkunde. Richtungskämpfe zwischen ihren
Anhängern und der neuen naturwissenschaftlichen Lehrmeinung
waren zu Anfang des 20. Jahrhunderts unvermeidlich: So schrieb
Kahnt in seiner „Phytotherapie" 1900:
„Man ist einerseits bei den historischen Mitteln geblieben, sodann
hat die chemische Industrie ... sich daran gemacht, auf künstlichem
Wege selbständig allerlei Stoffe herzustellen, welche Heilmittel sein
sollen".
Die Phytotherapie hatte zu Ende des 19. Jahrhunderts durch Pfarrer
Kneipp nochmals einen entscheidenden Anstoß bekommen und
erfuhr eine neue Blüte in den 30er Jahren, wovon das umfangreiche
dreibändige Lehrbuch der biologischen Heilmittel von G. Madaus
(1901), im Nachdruck von R. Madaus (1938), Zeugnis ablegt.

Die Lebensreform und ihre Ziele

Im Zuge der immer weiter fortschreitenden industriellen Revolution
hatte sich eine Gegenbewegung entwickelt, die das Gedankengut
Rousseaus in neuer Form umsetzen wollte: heraus aus den Miets-
kasernen und „Konfliktkulissen" der Großstädte in die lichte, heile
Natur. Schrebergärten und Vegetarismus, Wandervogelbewegung
und Volkstumspflege, Nacktkultur und Kleiderreform, Tier- und
Pflanzenschutz, Obstbausiedlung und Vegetarierkolonien waren die
Ziele, welche die Lebensreformer zu Beginn des 20. Jahrhunderts
anstrebten.

Begründung klinischer Einrichtungen
für Naturheilverfahren

Ernst Schweninger (1850–1924) leitete von 1900 bis 1906 das
Naturheilkrankenhaus in Berlin-Großlichterfelde. Er war Leibarzt
des Fürsten Bismarck (1815–1898) und verdankte diesem einen
Lehrstuhl (Dermatologie), den er, gegen das ausdrückliche Votum
Rudolf Virchows (1821–1902) und weiterer Mitglieder der Berliner
Charité, von 1884 bis 1900 innehatte.

Die Sozialmedizin hatte Schweninger maßgeblich beeinflußt: Die später von den Landesversicherungsanstalten eingeführten Frühheilverfahren, 1957 gesetzlich geregelt, mit ihrer physikalischdiätetischen Therapie, gehen auf ihn zurück.

Die Forderung nach der Einrichtung von Lehrstühlen für „Physiatrie" war schon 1848 und 1858 von dem Münchener Arzt L. Gleich (1798–1865) erhoben worden. Erst 1920 konnte unter Hinweis auf das Wiener Vorbild und nach Überwindung zahlreicher Schwierigkeiten seitens der medizinischen Fakultät in Berlin eine ordentliche Professur für Naturheilverfahren eingerichtet werden, die von F. Schönenberger (1865–1933) wahrgenommen wurde. Die Klinik bestand aus einer Poliklinik und 20 stationären Betten. Später übernahm Schönenberger zusätzlich das Prießnitz-Krankenhaus Mahlow bei Berlin, dessen Leitung (1929–1934) A. Brauchle (1898–1964) übernahm.
Eine zweite Universitätsklinik für Naturheilverfahren entstand 1924 in Jena. Ihr erster Ordinarius und Direktor wurde ein Schüler von Schweninger, E. Klein (1873–1950), der aus Gesundheitsgründen allerdings bald zurücktreten mußte. Seine Nachfolge trat K. Kötschau (1892–1982) an, als dessen Schüler W. Groh gilt.
An die im Jahre 1934 neu gegründete Klinik für Naturheilverfahren in Dresden, hervorgegangen nach Aufgliederung des Johannstädter Krankenhauses, wurde Alfred Brauchle als Direktor berufen, während L.R. Grote (1886–1960) Leiter der im Johannstädter Krankenhaus integrierten medizinischen Klinik wurde.
Schulmedizin (Innere Medizin) und Naturheilkunde gelangten im Laufe der kommenden Jahre zu einer durchaus fruchtbaren Synthese, wenn auch vom politischen Zeitgeist gesteuert und weitgehend „gleichgeschaltet".
Im Sinne der Naturheilkunde wurde eine Symptomauflösung des Zustandsbildes mit natürlichen Mitteln angestrebt, im Gegensatz zur „Symptomverdrängung" als Ausdrucksform der Schulmedizin. Diese Überzeugungen finden sich in dem dreibändigen Werk „Ergebnisse aus der Gemeinschaftsarbeit von Naturheilkunde und Schulmedizin" sowie in „Gespräche über Schulmedizin und Naturheilkunde" (von Brauchle, zusammen mit Grote [1886–1960]).

Der nationalsozialistische Staat förderte die natürliche Heilweise und den Rückgriff auf medizinisches Volksgut aus ideologischen Gründen. Zwischen 1935 und 1939 fanden Fortbildungskurse zur

„Naturheilkunde im Rahmen der Gesamtmedizin" an der Dresdener Klinik statt, an denen Ärzte aus ganz Deutschland teilnahmen. Klinische Ausbildung in Homöopathie erfolgte durch die Professoren Stiegele und K. Saller am Stuttgarter Robert-Bosch-Krankenhaus. Beim Wiederbeginn und Neuaufbau von Abteilungen für Naturheilverfahren nach dem 2. Weltkrieg konnte hier angeknüpft werden, gereinigt von ideologischem Ballast.

Im Westen Berlins eröffnete schon bald nach Kriegsende im September 1945 Heinrich, ein niedergelassener Arzt, im St. Gertraudenstift (Bezirk Kreuzberg), das von den Amerikanern beschlagnahmt und in ein Seuchenkrankenhaus umgewandelt worden war, unter schwierigen Verhältnissen eine physikalische Abteilung in bescheidenem Rahmen. Nach einem Chefarztwechsel um 1950 (Dr. Braun) und einer Aufgliederung der Einrichtung in eine I. und II. Innere Abteilung, richtete Lothar Straßburg (1904–1983) die II. Abteilung mit der Zusatzbezeichnung „Natürliche Heilweise" ein.
Von 1968 an übernahm Günther Kuban (* 1923) die auf 86 Betten angewachsene Einrichtung; durch vorübergehende Kampagnen, Schließung seit Ende der 60er Jahre sowie durch mehrfache Umzüge (26 Betten im Lazaruskrankenhaus, 30 in Moabit sowie 20 Betten im ehemaligen Paul-Gerhardt-Stift) kam es zur Qualitätsminderung. Neuerlichen Auftrieb verspricht man sich durch die Berufung von Malte Bühring (1989) aus Frankfurt, Pirlet-Schüler, auf den Lehrstuhl für Naturheilkunde an der Freien Universität Berlin, verbunden mit der Leitung der IV. Inneren Abteilung (Naturheilwesen) am Krankenhaus Moabit.

In Hamburg ging aus dem Allgemeinen Krankenhaus Ochsenzoll 1981 eine neue Abteilung „Physikalische Therapie" hervor, der Fritz Oelze (* 1923), seit 1958 Chefarzt der dortigen Inneren Abteilung, bis 1988 vorstand. Mit den Schwerpunkten Ordnungstherapie, Wasser- und Bewegungstherapie sowie Pflanzenheilkunde und Diätetik hatte Oelze die Abteilung ausgebaut.

Im Raum München konnten in dem dort bestehenden Homöopathischen Krankenhaus in Höllriegelskreuth seit 1958 durch das Engagement des Internisten Walther Zimmermann (* 1923) neue Schwerpunkte gesetzt werden. Seit 1968 Vertragspartner aller Krankenkassen, ist es zur internistischen Weiterbildung für vier Jahre und zur Erlangung der Zusatzbezeichnung Naturheilverfahren und Homöopathie anerkannt. Seither wurde das Haus mit 110 Betten im Klinikum München-Harlaching als „Krankenhaus für Naturheilweisen" integriert. Ein umfassendes Spektrum natürlicher Heilverfahren, Reiz- und Umstimmungsverfahren, Neuraltherapie sowie Lymphdrainage und Heilgymnastik prägt den klinischen Stil dieses Städtischen Münchener Krankenhauses.

Auf organisatorischer Ebene sorgt der Zentralverband der Ärzte für Naturheilverfahren e. V. für eine Vertretung in standes- und berufsrechtlichen Fragen. Seit dem Zweiten Weltkrieg werden laufend ärztliche Fortbildungskongresse des Zentralverbandes in Freudenstadt/Schwarzwald durchgeführt.

Als gewichtiges, praxisorientiertes Forum für Naturheilverfahren hat sich die Gesellschaft der Ärzte für Erfahrungsheilkunde e. V. (Sitz Heidelberg) entwickelt, durch kooperative Mitgliedschaft in der Hufeland-Gesellschaft für Gesamtmedizin integriert. Zusammen mit Spezialvereinigungen für besondere Naturheilverfahren in Deutschland wird seit nunmehr 25 Jahren mit wachsendem Zuspruch die Medizinische Woche Baden-Baden jeweils Ende Oktober/Anfang November durchgeführt. Wissenschaftlich fundiert erscheint die führende, auflagenstarke „Erfahrungsheilkunde" als eine Zeitschrift für kritische Erforschung unkonventioneller diagnostischer und therapeutischer Methoden, seit 1951 nunmehr im vierzigsten Jahrgang. Vielen Ärzten ist sie ein wesentlicher Wegbereiter für ein erweitertes Denken und Handeln in der Medizin. Sie soll eine Brücke schlagen zwischen praktischem Erfahrungsgut und theoretischem Wissen. 1979 erhielt sie den Untertitel „acta medica empirica", womit unterstrichen wird, daß Medizin auch Erfahrungsheilkunde bedeutet, deren Basis dokumentierte Empirie aus möglichst langer Beobachtungsdauer an einer möglichst großen Patientenzahl bildet.

Seit 1989 läuft mit wachsendem Zuspruch von studentischer Seite und weiterbildungswilligen Ärzten das Projekt „Münchener Modell", das die Integration von Naturheilverfahren in Forschung und Lehre an der Ludwig-Maximilians-Universität München betreibt. Den Projektleitern D. Melchart und H. Wagner gebührt Anerkennung für ihre Bemühungen, diesen interdisziplinär angelegten Studiengang initiiert zu haben. Damit ist vorbildhaft ein wichtiger Schritt erfolgt, Naturheilverfahren gleichberechtigt neben andere Therapien, nicht nur in der Praxis, sondern vor allem schon in der Medizinerausbildung, treten zu lassen. Diesem Ziel dient auch die Überarbeitung des GK 3 für den 2. Abschnitt der ärztlichen Prüfung im Institut für Medizinische und Pharmazeutische Prüfungsfragen in Mainz (IMPP) und die Aufnahme der Naturheilverfahren als Lehr- und Prüfungsfach in das Curriculum medizinischer Fakultäten.

Rückblick und Ausblick

Die Tatsache, daß Krankheit ein Bestandteil der menschlichen Natur ist, bedeutete eine wichtige Erkenntnis der antiken griechischen Philosophie. Das Corpus Hippocraticum bestimmte schließlich die Naturheilung zur eigentlichen Zielsetzung ärztlichen Denkens. Diagnostik galt als reine Empirie, während Therapie im wesentlichen als Umstimmung des Lebens besondere Beachtung erfuhr. Die Körper- und Gesundheitspflege der Römer war hoch entwickelt: Staatliche Bäder als Erholungsstätten für Körper und Seele waren ein Garant der Naturheilkraft.

Als dynamisches Prinzip lebte die Heilkraft der Natur fort: Paracelsus galt an der Wende zur Neuzeit als ihr Hüter; der grauen Theorie setzte Theophrastus Bombastus von Hohenheim ein humanes Arzttum für den ganzen Menschen entgegen.

Das Barockzeitalter stellte den Arzt in die Mitte heilerischen Denkens, nur er allein wirkte als Herrscher über die Natur.

Naturheilverfahren wurden im 17. Jahrhundert durch Friedrich Hoffmann und John Floyer fortentwickelt. Hier konnte Johann Sigmund Hahn anknüpfen, als er der Hydrotherapie weitere Durchsetzungskraft verlieh.
Mit dem Vitalismus tritt die Natur wieder ihre Vormachtstellung an: „Natura sanat, medicus curat morbos", so hieß es bei C.W. Hufeland.

Das 19. Jahrhundert legte Strömungen frei, die für den Naturalismus und damit die zentrale Rolle des Gesundheitsgedankens in breiten Schichten der Bevölkerung kennzeichnend wurden. Populär gehaltene Schriften verhalfen der Naturheilkunde zu großem Ansehen. Zeitweilig mußte die Schulmedizin abseits stehen. Der Ideenreichtum von Männern wie Prießnitz, Kneipp und Felke hatte ein volkstümliches Konzept von Gesundheit, Krankheit und Behandlung entworfen. Die Elemente des natürlichen Daseins wie Wasser, Sonne und Luft wurden neben der naturgemäßen Diät zu den „Machtmitteln naturheilkundlicher Therapie". Ärzte wie Schreber oder Bircher-Benner erkannten Ströme der Natur und wußten sie individuell einzusetzen.

Zwar erreichte die Naturheilkunde über die Lehrstühle von Winternitz bzw. Schweninger Anerkennung. Danach kam es jedoch wieder zu lähmendem Stillstand, teilweise sogar zum Boykott der Naturheilkunde durch die Schulmedizin seit den 20er Jahren unseres Jahrhunderts.
Die Bewegung „Neue deutsche Heilkunde" und die Volksheilverbände in der nationalsozialistischen Zeit vermochten es, Naturheilverfahren wieder weiteren Kreisen zu öffnen. Dabei wurde die Naturheilkunde aber im Sinne einer rassistischen Ideologie instrumentalisiert.

Auch in der Ideologie-bestimmten DDR lagen die Naturheilverfahren sicher nicht im Interesse des dialektischen Materialismus der herrschenden real-sozialistischen Staatspartei SED. Ersatz bot das eigenständige Fach Physiotherapie; in ihrer Wirkung unerklärliche „natürliche Heilweisen" waren unerwünscht. Behandlungselemente stammten vielmehr aus manueller Behandlungstechnik (Massage- und Bewegungstherapie), komplexer physikalischer Therapie und medizinischer Trainingslehre, allesamt materialistisch erklärbar. Lehrstühle (z. B. an der Humboldt-Universität Berlin) und ein Forschungszentrum (Bad Elster) sorgten für den entsprechenden wissenschaftlichen Unterbau.
Große Ärzte wie August Bier (1861–1949), der die Homöopathie positiv interpretierte, Ferdinand Sauerbruch (1875–1951) und Ludolf von Krehl (1861–1937) hatten entgegen einer verwissenschaftlichten Schulmedizin die Naturheilkunde immer wieder gefördert, ohne für ihre Gleichstellung bzw. umfassende Integration in das universitäre Curriculum sorgen zu können.

Erst unter dem Eindruck eines tiefgreifenden Wandels im Gesundheitswesen der westlichen Industriegesellschaften gegen Ende des 20. Jahrhunderts kommt es zur Neubewertung dieses verschütteten Kulturgutes, begünstigt durch den Paradigmenwechsel in der Medizin von Akut-Erkrankungen (Infektionen) hin zu chronischen Krankheiten (Herz-Kreislauf, Rheuma, Neubildungen, psychische Störungen), demographische Umschichtung (Zunahme der multimorbiden, geriatrischen Patienten) und durch ein verändertes Verhältnis zur Umwelt.

Kuration in Akutkrankenhaus und Hausarztpraxis verlangt heute mehr denn je Ergänzung auf den Ebenen von Prävention und Rehabilitation. In einer ganzheitlichen Medizin, die sich bewußt der Naturheilverfahren bedient, kommt es auf ein harmonisches Zusammenwirken von Arzt und Patient in einem therapeutischen Bündnis an, unter Berücksichtigung von Umfeld, Mitwelt und Arbeitswirklichkeit, in Interdisziplinarität von Arzt, Psychologen, Sozialarbeitern, Logopäden, Krankengymnasten, Ökotrophologen. Neuartige Gesundheitsteams bilden das Korrelat zu einer zukünftigen Gesundheitszentrierung; Medizin als Wissenschaft von den Krankheiten mit beeindruckenden Objektivierungsleistungen erfährt eine notwendige Ergänzung in Richtung Gesundheitswissenschaft. Wenn sich die Medizin mehr biologisch-ganzheitlich, gesprächsoffener orientiert, überwindet sie die bloße naturwissenschaftlich-technologische Abstraktion.

Um zu einer anthropologisch begründbaren Selbstfindung des Menschen zu gelangen, bedarf es der Gesundheitsbildung, Eigenverantwortung und Lebensstiländerung. Naturheilverfahren tragen dazu bei, sei es in der Rehabilitationsklinik oder in prä- bzw. poststationärer ambulanter Behandlung am Wohnort. Die Entwicklung von passiv physikalischer Therapie über aktive Maßnahmen hin zur motivationsverändernden Verhaltensmedizin wird sich verstärken. Gesundheitsorientierte Lebensführung wird zunehmend das Bewußtsein von Ärzten und Patienten prägen. Naturheilkunde kann dafür sorgen, daß chronischen Erkrankungen bereits in jüngeren Lebensabschnitten durch gesunde, ausgewogene Ernährung und sinnvolle Bewegungstherapie wirkungsvoll begegnet, in älteren Jahren ein Pflegefallrisiko hinausgezögert oder vermieden werden kann. Minderung von Risikofaktoren, Gesunderhaltung und Überwindung von Krankheitsfolgen stellen vorrangige Lebensziele dar. Eine Rückbesinnung auf die hippokratische „diaita" verhilft zu einer

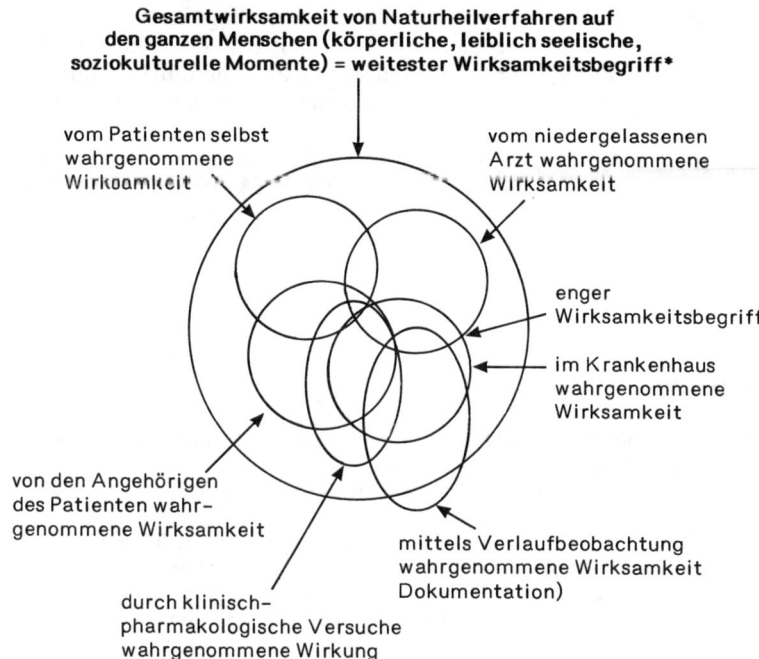

Gesamtwirksamkeit von Naturheilverfahren auf den ganzen Menschen (körperliche, leiblich seelische, soziokulturelle Momente) = weitester Wirksamkeitsbegriff*

vom Patienten selbst wahrgenommene Wirksamkeit

vom niedergelassenen Arzt wahrgenommene Wirksamkeit

enger Wirksamkeitsbegriff

im Krankenhaus wahrgenommene Wirksamkeit

von den Angehörigen des Patienten wahrgenommene Wirksamkeit

mittels Verlaufbeobachtung wahrgenommene Wirksamkeit Dokumentation)

durch klinisch-pharmakologische Versuche wahrgenommene Wirkung

* Die Größenverhältnisse haben keine inhaltliche Bedeutung

Abb. 7.8 Schematisches Modell des Wirksamkeitsbegriffes (nach GESO-MED-Studie): Die Aufbereitung medizinischen Erfahrungsmaterials mit (sozial-) wissenschaftlichen Methoden zur Beurteilung der Wirksamkeit von Arzneimitteln; abgewandelt nach: Fortschr. Med. 105 (1987), Suppl. 38, S. 6).

gesunden Lebensführung, wenn Heilkunde als angewandte Anthropologie verstanden wird.

Ein System der Diätetik umfaßte bei Hippokrates drei große Gruppen: Bei den Res naturales, von Individuum und Arzt nicht zu beeinflussen, handelte es sich um anlagebedingte Konstitution, die Wirkungen der Säfte und die Berücksichtigung einer angeborenen Idiosynkrasie. Die Res contra naturam stellten die eigentlichen Krankheitsursachen dar, die ärztlichen Eingreifens bedurften. Der Arzt wirkte als „Therápon phýseos iatrós", die dem Organismus des Patienten innewohnende Lebenskraft (Physis) unterstützend. Die

Res non naturales waren zum Leben unbedingt notwendig, von jedem Individuum beeinflußbar. Die richtige Lebensführung hat hier ihren Platz. Medizinische Heilkunst würde zukünftig verarmen, wenn Empirie zugunsten der Experimenta aufgegeben werden würde. Naturwissenschaftliche Erkenntnis, Erfahrungen und praktische Vernunft beeinflussen einen holistischen Wirksamkeitsbegriff, der für Naturheilverfahren kennzeichnend ist (vgl. Abb. 7.8).

Literatur

Bier A. Homöopathie und harmonische Ordnung der Heilkunde. Schlegel O (Hrsg.). München-Berlin: Lehmanns, 1939.

Brauchle A. Die Geschichte der Naturheilkunde in Lebensbildern. 2. erw. Aufl. von „Große Naturärzte", Stuttgart: Reclam, 1951.

Brauchle, A. Zur Geschichte der Physiotherapie. Naturheilkunde in ärztlichen Lebensbildern. Hrsg. v. W. Groh. Heidelberg: Haug, 1971.

Brauchle, A., L. R. Grote. Ergebnisse aus der Gemeinschaftsarbeit von Naturheilkunde und Schulmedizin. Bd. 1–3. Leipzig: Reclam, 1938–1940.

Brauchle, A., L. R. Grote. Gespräche über Schulmedizin und Naturheilkunde. Leipzig: Reclam, 1935.

Dieckhöfer K. Grundzüge der Geschichte der Naturheilkunde und Naturheilverfahren. In: Lehrbuch der Naturheilverfahren. 2. Aufl. Schimmel KC (Hrsg.) Stuttgart: Hippokrates, 1990: S. 46–94.

Hahnemann S. Heilkunde der Erfahrung. Nachdr. Heidelberg: Haug, 1989.

Helmont J. B. van. Opera omnia. Frankfurt 1682.

Hildegard von Bingen: Naturkunde. Nach den Quellen übers. u. erläutert v. P. Riethe. Salzburg: Müller, 1959.

Hippokrates. Erkenntnisse. Im griech. Text ausgewählt, übersetzt und auf die moderne Heilkunde vielfach bezogen v. Th. Beck, Jena: Diederichs, 1907.

Hoffmann, F. Vollständige Anweisung zu einer sichern, vernünftigen und in Erfahrung stehenden Praxis Medica, in Ordnung gebracht v. G. F. Reimmann, Bartholomäies, Ulm: Sohn, 1743.

Rousseau, J.-J. Emil oder über die Erziehung. I.-V. Buch. Paderborn: Esterhnes, 1962.

Hufeland C. W. Mein Begriff von der Lebenskraft. In: Kleine medizinische Schriften. Bd. 2. Berlin: Reiner, 1823.

Hufeland CW. Die Kunst, das menschlichen Leben zu verlängern, Leipzig u. Wien, Bibliogr. Inst., o.J.Makrobiotik.

Kahnt, K. Die Phytotherapie. 2. Aufl. Berlin: Selbstverlag, 1900.

Kneipp, S. Meine Wasserkur. 50. Aufl., Kempten: Kösel, 1894.

Madaus G. Lehrbuch der biologischen Heilmittel. Bd. I. Nachdr. d. Ausg. Leipzig 1938. Hildesheim, New York: Olms, 1976.

Moerchel J. EGB 761-Position zwischen exakter Wissenschaft und medizinischer Heilkunst. In: Erfahrungsheilkunde 38 (1989), 633–643.

Moerchel J. Entwicklungsschritte der Naturheilkunde in mehr als 100 Arzt-Generationen, in: Erfahrungsheilkunde 39 (1990), 585–592.

Platte, A., KW. Platte (Hrsg. v. Heimat- und Kulturverein Lorsch): Das Lorscher Arzneibuch. Klostermedizin in der Karolingerzeit. Ausgew. Texte und Beiträge. Lorsch: Laurissa, 1989.

Rausse, J. H. Anleitung zur Ausübung der Wasserheilkunde für Jedermann. Hrsg. v. Th. Hahn. 1. Abtlg. Leipzig: Keil, 1875.

Rausse, J. H. Der Geist der Gräfenberger Wasserkur. Zeitz: Schieferdecker, 1838.

Rothschuh KE. Naturheilbewegung, Reformbewegung, Alternativbewegung. Stuttgart: Hippokrates, 1983.

Schadewaldt H. Naturheilkunde – ein medizinhistorischer Überblick. In: Med. Welt 41 (1990), 584–585.

Schumacher J. Antike Medizin. 2. Aufl. Berlin: de Gruyter, 1963.

Theophrast von Hohenheim, gen. Paracelsus: Labyrinthus medicorum errantium. In: Sämtliche Werke. Sudhoff K., Hrsg. München-Planegg: Barth, 1925.

Methoden

8 Gesundheitstraining als Ordnungstherapie

D. Melchart, V. Glaser, H. Höft

Naturheilverfahren stellen das Subjekt und seine Gesundheit in den Vordergrund ihres therapeutischen und diagnostischen Interesses. Seit Beginn der siebziger Jahre formiert sich als „Ausdruck einer Richtungsänderung in der Medizin" (Gross, 1986) auch in den USA eine Holismus-Bewegung, die eine grundlegende qualitative Neuorientierung mit dem Ziel ganzheitlicher Denk- und Handlungsweisen verfolgt. Sie wird nicht nur von medizinischen Berufsgruppen sondern gerade auch von Patienten-Initiativen getragen. Das Thema Gesundheit wird als Aufgabe der gesamten Gesellschaft betrachtet und ist nicht nur auf die ärztliche Profession begrenzt. Eine besondere Bedeutung haben für den medizinischen Holismus die humanistischen Wechselbeziehungen, zu denen nach R. Gross (1986) Begriffe wie psycho-physische Interaktionen, Lebensstilfaktoren, soziales Milieu und Environtologie sowie ökonomische Bedingungen zählen. Ziele des Holismus sind Erhalt und Wiederherstellung der Gesundheit.

So wird – unterstützt und ergänzt durch wissenschaftliche Ergebnisse von Psychosomatik, Neuropsychologie, Psychoneuroimmunologie und Verhaltensmedizin – das traditionelle Denkschema der Naturheilkunde durch das moderne Denkmodell des medizinischen Holismus wesentlich ergänzt. Das gemeinsame Bemühen um Möglichkeiten der aktiven Mitbeteiligung jedes Einzelnen am Heilungs- und Gesundheitsprozeß stellt die charakteristische Basis einer autoregulativen Medizin dar.

Ein zentrales Anliegen diagnostischer und therapeutischer Strategien der Naturheilkunde ist somit – neben der Krankenversorgung – die Gesundheitssicherung. Die Optimierung autonomer Regulationen als Gesunderhaltungsfaktoren, Restitutions- oder Reparationsfaktoren, ist Grundlage der klassischen naturheilkundlichen Ordnungstherapie. Dieser Begriff erscheint uns jedoch antiquiert. Er ließe sich beispielsweise durch den Begriff „Gesundheitstraining" ersetzen.

Ziel der Maßnahmen ist es, die persönliche Lebensordnung und Lebensführung, die den Patienten zur aktiven Mitgestaltung seiner Gesundheit befähigt, gesundheitsfördernd zu beeinflussen. Die

Bereitschaft und Kenntnis, dies zu tun, kann mit den Termini „Gesundheitsbewußtsein" und „Gesundheitsbildung" bezeichnet werden. Mit Hilfe des Übungsprinzips ist der Mensch schließlich in der Lage, sein Verhalten und seine körperlichen Reaktionen auf Stressoren in seinen natürlichen Tages- und Jahresrhythmus einordnen zu lernen. Diese Vorgänge können als Gesundheitstraining zusammengefaßt werden.

Das Gesundheitstraining ermöglicht dem Menschen Hilfe zur Selbsthilfe. Der Helfende (Arzt/Gesundheitstrainer) wird Lehrer und Gefährte im Gesunderhaltungs- oder Heilungsprozeß. Eine solch umfassende Konzeption von Gesundheitstraining verlangt schon aus zeitlichen Gründen kotherapeutische Berufe, die den des Arztes ergänzen und die Aufgaben der Beratung, des Trainings und der menschlichen Begleitung mit übernehmen.

Das Gebiet der Prävention ist in primäre, sekundäre und tertiäre Sektoren zu unterteilen.

- Die **primäre Prävention** wendet sich zunächst an den Gesunden oder bedingt Gesunden und bildet den Schwerpunkt des Gesundheitstrainings.
- Die **sekundäre Prävention** befaßt sich mit der Früherkennung von den Krankheiten, die bei Risikofaktorenträgern erfahrungsgemäß am häufigsten entstehen. Sie betrifft Patienten in der vorklinischen Phase, d. h. zu einem Zeitpunkt, an dem noch keine Beschwerden vorhanden sind.
- Die **tertiäre Prävention** dient dazu, bei bereits vorhandener Erkrankung ein weiteres Fortschreiten und Auftreten von Folgeschäden zu vermeiden. Hier bedeutet Gesundheitstraining Förderung des Gesundheitsverhaltens im Sinne der Rezidivprophylaxe und des Erhalts von sog. „Restgesundheiten". Der Patient soll dazu angeleitet werden, krankheitsbezogene Einstellungen und Verhaltensweisen aufzuspüren und zu modifizieren. Ziel ist es, sein eigenes Potential zur Selbstheilung und Selbstregulation zu stärken (Teegen, 1990). Die tertiäre Prävention umfaßt nicht nur die Begleitung chronisch Kranker, sondern reicht bis hin zur Begleitung von Sterbenden (Schipperges, 1988; Teegen, 1990).

Entwicklungen des Gesundheitstrainings

Bereits die vom Humanismus induzierte geistige Entwicklung
forderte eine bis dahin vernachlässigte körperliche Erziehung. Um
1880 wurde auf breiter Front die Bedeutung ausreichender Bewegung für die Gesundheit erkannt (Kohlrausch, 1952). Im Münchener
Umfeld sei an Kneipp und besonders an M.J. Oertel (1884) erinnert,
der mit seiner „Terrainkur" in den bayerischen Bergen die aktive
Selbst-Bewegung (nach langer posthippokratischer Vernachlässi-
gung) zur Behandlung von Kreislaufstörungen wieder in die Therapie einführte. P. Beckmann (1966, 1973) entwickelte ab 1953 seine
aktive Übungsbehandlung, etwa gleichzeitig mit mehreren anderen
Vertretern der Bewegungstherapie wie Groh u. a. Dabei erfolgte
auch eine Anreicherung des Indikationsspektrums mit orthopädisch
ausgerichteten Übungen (Kohlrausch, 1952) neben Entspannungsübungen und weiteren Komponenten wie Hydrotherapie, Ernährung und Gesundheits-Information.

Zusammengefaßt kann gesagt werden, daß die Vermittlung und das
Einüben gesunder Lebensführung sowie die Schulung von Bewältigungsstrategien gegenüber Krankheit und Stress die wesentlichen
Präventivmaßnahmen darstellen. Diese sollen nun im einzelnen
dargestellt werden.

Gesundheitstraining und Lebensführung

Unter „aktiver Gesundheitspflege" verstand bereits Adolf Hoff
(1949) Maßnahmen, die jeder einzelne für die Steigerung von
Gesundheit, Leistungsfähigkeit und zur Entwicklung eines positiven
Lebensgefühls durchführen soll und kann. Gemeint ist die „Kunst
der gesunden Lebensführung", die an die klassische Diaita hippo-
kratischer Medizin anknüpft.
Schipperges und seine Mitarbeiter (1988) aktualisieren und systema-
tisieren die klassische Diätetik, indem sie den Lebensbereichen des
Menschen sog. „Regelkreise" der vernünftigen Lebensführung
zuordnen. Die Arbeitsgruppe unterscheidet:
- Lebensraum und seine Gestaltung
- Ernährung und ihre Prinzipien
- Alltag und seine Ordnung

- Kräftehaushalt und sein Ausgleich
- Körper und seine Pflege
- Gefühlsleben und seine Dynamik

▷ Der erste Regelkreis umfaßt den biologischen Lebensraum mit seinen genuinen Naturfaktoren von Licht, Luft, Wasser und Boden. Er betrifft die humanökologischen Aspekte der Lebensführung und die Hinführung zur bewußten Reflektion über das individuelle gesundheitsdienliche Verhalten des Menschen in seiner Umwelt (Umwelt- und Innenweltschutz). Die vielfältigen Reaktionen unseres Organismus auf Wetterreize, Wohnung und Kleidung etc. sind hier zu bedenken. Eine zivilisatorisch bedingte Verarmung an Umweltreizen führt häufig zu Adaptationsverlusten und zur sog. „Verweichlichung". Hier findet sich der klassische Ansatz der Naturheilkunde mit der therapeutischen Nutzung klassischer Naturfaktoren: Der physikalische Reiz von Wasser und Luft sorgt für eine Übung des peripheren Kreislaufsystems und die Anregung der Haut und Schleimhäute; tägliche Gymnastik führt zu Kräftigung und Übung des Bewegungs- und Halteapparates. Als Bestandteil der Gymnastik versteht sich auch die tägliche Atemübung.

▷ Ein zweiter Schwerpunkt der Lebensführung stellt die Ernährungsberatung dar. Die Naturheilkunde zeichnet sich durch die Empfehlung naturbelassener Ernährungsformen aus. Die Vollwerternährung wird an späterer Stelle des Textes behandelt. Eine wichtige Variante der Ernährungsbehandlung ist das Fasten. Darunter versteht man die „freiwillige und zweckbestimmte Enthaltung jeglicher Nahrung – außer der lebensnotwendigen Flüssigkeitsmenge in Form von Kräutertee oder Fruchtsäften während einiger Tage und Wochen" (Hoff, 1949).

▷ Einen weiteren Bereich stellen der Alltag und seine Ordnung dar (Schipperges, 1988). Unter Ordnung versteht man hier eine zeitliche Ordnung, die eine biorhythmische Regulation des Alltages ermöglicht. Funktionen wie Stuhlgang sowie Schlaf- und Wachverhalten sind zeitlich trainierbare Körperfunktionen. Eine richtige Schlafhygiene, die eine gewisse Regelmäßigkeit der Schlafenszeiten sowie Ernährungsempfehlungen und kreislauffördernde Bewegungsprogramme oder schlaffördernde Maßnahmen wie abendliche Wechselfußbäder etc. umfaßt, kann in diesem Zusammenhang als Lebensregel verordnet werden. Ihr prinzipielles Ziel ist die Wiederherstellung von Ordnung und Gleichgewicht physiologischer Abläufe, psychosozialer und geistiger Alltagsvorgänge.

▷ Ein kontinuierlicher Ausgleich zwischen Leistung und Erholung ist für den ökonomischen Umgang mit der begrenzten Lebensenergie und für den Erhalt der Leistungsfähigkeit nötig. Die tägliche Reizüberflutung und Leistungsanforderung beeinflußt den menschlichen Organismus im Sinne der von Selye beschriebenen „Alarmreaktion". Im Falle von Dysstreß und langanhaltenden sympathikotropen Reaktionsphasen kommt es zu empfindlichen Gleichgewichtsstörungen im vegetativen und sensomotorischen Nervensystem. Muskuläre Verspannungen und beeinträchtigtes Wohlbefinden sind die Folge.

Auch hier kann das Gesundheitstraining mit Übungen nach den polaren Prinzipien von „Anspannung-Entspannung" und „Regenerieren-Verausgaben" eine therapeutische Regulierung der Leistungsrhythmik erreichen. Insbesondere die Bereiche Bewegung, Atmung und Entspannung sind in das Gesundheitstraining einbezogen. Vorwiegend körperliche Übungen können als Entspannungsmethoden den Abbau von Streß- und berufsbedingten Restverspannungen bewirken und die generelle Bewegungsarmut ausgleichen. So läßt sich durch Gymnastik, Sport und „Stretching" ein psycho-physischer Spannungsausgleich erzielen. Eine Verbesserung der Atmung ist im Sinne des Bewußtwerdens von Atembewegung und eigenrhythmischer Lösung der Atmung unter Zuhilfenahme von vorwiegend gedanklich-konzentrativen Methoden der Entspannungsübungen (Meditation, Autogenes Training, bildhaftes Erleben) zu erreichen und eine gezielte, vorwiegend muskuläre Entspannung einzuleiten. Die Summe dieser Maßnahmen dient dazu, dem Menschen eine gewisse Hilfe zur körperlichen und seelischen Entspannung zu vermitteln, um den Abbau von Alltagsstreß aktiv zu bewältigen.

▷ Ein weiterer Aspekt des Gesundheitstrainings ist die Körperpflege. Als Beispiel für einen Grundplan der Körperpflege empfahl Adolf Hoff (1949) als Vertreter einer klassischen Naturheilkunde folgende Verhaltensregeln:
● Schlaf bei geöffnetem Fenster
● Gymnastik (10–15 Minuten)
● kalte Ganzwaschungen
● Bewegung an frischer Luft (mindestens 1 Stunde)
● richtiges Atmen

- Luftbad im Zimmer vor dem Schlafen mit Trockenfrottieren der Haut (5 Minuten)
- Sonnenbäder 1–2 mal wöchentlich
- Warmes Vollbad oder Sauna 1 mal wöchentlich

Die Empfehlungen folgen dem naturheilkundlichen Prinzip der Abhärtung, um die Selbstordnungsprozesse des Organismus wie die Vasomotion von Blut- und Lymphgefäßen, Gewebeclearance, Muskeltonus, Neurovegetativum, Neuroendokrinium, peripheren Kreislauf und Immunsystem zu unterstützen. Heute konzentriert sich die Körperpflege vorwiegend auf kosmetische Inhalte und unterliegt modischen Trends.

▷ Schließlich stellt das seelisch-geistige Erleben des Menschen einen wichtigen Bereich dar, der für das Gesundheitstraining zugänglich ist. Für psychosomatische Störungen hat Bierbaumer (1977) ein „ständig erhöhtes Aktivierungsniveau" des neurovegetativen Nervensystems nachgewiesen. Körperliche Symptome der Alarmreaktion wie Verspannung der Muskulatur, Schwitzen, Tachykardie etc. werden meist nicht „im Zusammenhang mit sozialen Reizen als Angsterfahrung verstanden" (Teegen, 1990). Dies führt häufig zur Chronifizierung sympathischer Übererregung und schließlich zur Schädigung bestimmter Organstrukturen und organismischer Funktionen. Neben den bereits vorgestellten biologischen Möglichkeiten der Selbstregulation (Bewegungs-, Atmungs-, Ausdrucks- und Entspannungsübungen) muß die Beobachtung und Wahrnehmung von „Zusammenhängen zwischen situativen Bedingungen (z. B. kritisierender Chef), Gefühlen (Angst) und Körperreaktionen (z. B. Magendruck) geschult werden" (Teegen, 1990). Das Bewußtwerden dieser Zusammenhänge ist Voraussetzung, um neue Verhaltensweisen zu konditionieren. Der Klient (Patient) lernt, sein Verhalten, spezielle soziale Reize und psychische oder psychosomatische Reaktionen situativ einzuordnen. Das Gesundheitstraining vermittelt darüber hinaus eine zeitliche Einordnung in den natürlichen Tages- und Jahresrhythmus.
In diesem Sinne läßt sich Gesundheitstraining als Ordnungstherapie verstehen. Voraussetzung zur Bewußtmachung und Wahrnehmung geistig seelischer Vorgänge ist eine Schulung des Klienten/Patienten in seiner Wahrnehmungsfähigkeit gegenüber körperlichen, seelischen und sozialen Signalen. Auch die Begegnungsfähigkeit und soziale Reife im Zusammenleben mit Partner und Gesellschaft gilt es

zu fördern. Dies trifft zuallererst für den Behandelnden selbst zu, der darüber hinaus seine eigene Fähigkeit zum „Mitfühlen" (Empathiefähigkeit) meist nur durch persönliche Krisen (Bild des „verwundeten Heilers", Teegen, 1990) erwirbt.
In diesem Zusammenhang läßt sich Gesundheitstraining als Hilfe zur Selbsthilfe auf dem Weg der Selbstfindung und eigenen Bewußtwerdung verstehen.

Zusammengefaßt ist Gesundheitstraining als Ordnungstherapie eine Hilfe zur Selbsthilfe bei der Erhaltung oder Wiederherstellung der Lebensordnung. Die zeitliche Ordnung aller harmonischer Rhythmen ist eine der Voraussetzungen für die Funktionsfähigkeit menschlicher Lebensvorgänge. Lebensordnung vollzieht sich auch im Spannungsfeld zwischen polaren Eigenschaften des Lebens wie Erholung und Leistung, Freude und Leid, Licht und Dunkel, Anspannung und Entspannung, Geben und Nehmen etc. Grundfunktionen des Lebens wie Atmung, Bewegung, Ernährung, Ausscheidung von Stuhl, Schweiß und Urin, Schlafverhalten, Sexualität und Sozialverhalten werden im Sinne natürlicher Fähigkeiten und Fertigkeiten des Menschen zur Autoregulation gefördert. Durch geschultes Körperbewußtsein und verbessertes Wahrnehmungsvermögen lernt der Klient/Patient den Umgang mit sich selbst und Selbstverantwortung für seine Gesundheit zu übernehmen. Die im Training erlernte Fähigkeit, individuelle Reaktionen und Verhaltensweisen auf situative Reize einzuordnen und sich des eigenen Reiz-Reaktions-Modells bewußt zu werden eröffnet dem Menschen auch Möglichkeiten kognitiver Selbstkontrolle resp. den Weg zur Selbstfindung und Bewußtwerdung.

Praktische Schwierigkeiten ergeben sich bei der Darstellung der Motive für das Gesundheitstraining: Häufig fehlen Einsicht und Bereitschaft des Menschen, konkret etwas für die Gesunderhaltung zu tun, solange er sich selbst weitgehend gesund fühlt. Dieses mangelnde Gesundheitsbewußtsein beruht darauf, daß Gesundheit nicht als ein dynamischer Prozeß verstanden wird, der permanenter Restitution und Regeneration, d. h. ständiger Gesundheitspflege, bedarf.
Die innere Trägheit, die einer aktiven Lebensgestaltung entgegensteht, wird oft bereits im Kindesalter durch passiven Konsum (Fernsehen etc.) gefördert. Dies führt häufig dazu, daß der Mensch durch Medien und Konsum meist nur noch „gelebt wird", d. h. eine

passive Rolle einnimmt, anstatt sein Leben aktiv zu führen und selbst zu gestalten. Es ist jedoch pädagogisch unwirksam, lediglich zu informieren und zu beraten oder gar Verordnungen und Anweisungen zur Änderung eines solchen Lebensstils zu erteilen (Abb. 8.1). Vielmehr sollte der Einzelne über einen individuellen Zugang auf völlig neue Art motiviert werden: Spaß, Spiel und Bewegung sollten mehr im Vordergrund des pädagogischen Vorgehens stehen (Abb. 8.2). Hier ist die krankheitsorientierte Medizin pädagogisch und inhaltlich überfordert. Gesundheitsförderung muß sich deshalb als Aufgabe der gesamten Gesellschaft verstehen. Ärzte benötigen Kotherapeuten, die mit Klienten bzw. Patienten Gesundheitstraining in allen Lebensaltern durchführen. Anstatt einem Mehr an zusätzlicher medizinisch-technischer Assistenz sind die Entwicklung und der

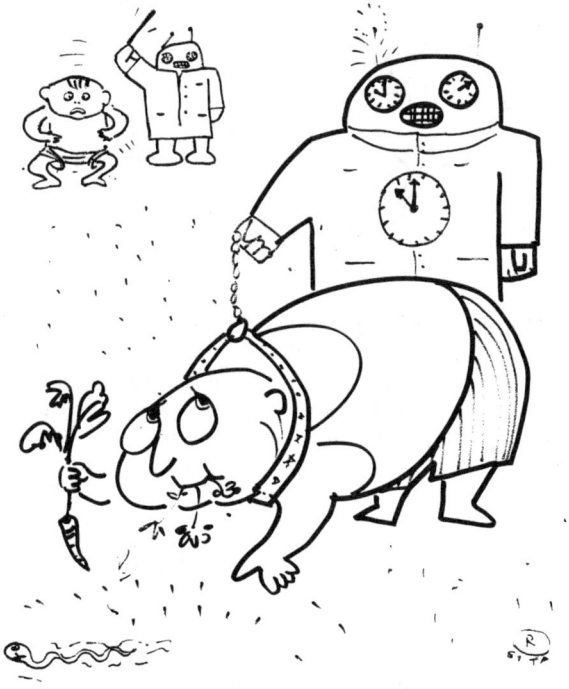

Abb. 8.1 Pädagogisch unwirksame Strategien des Gesundheitstrainings

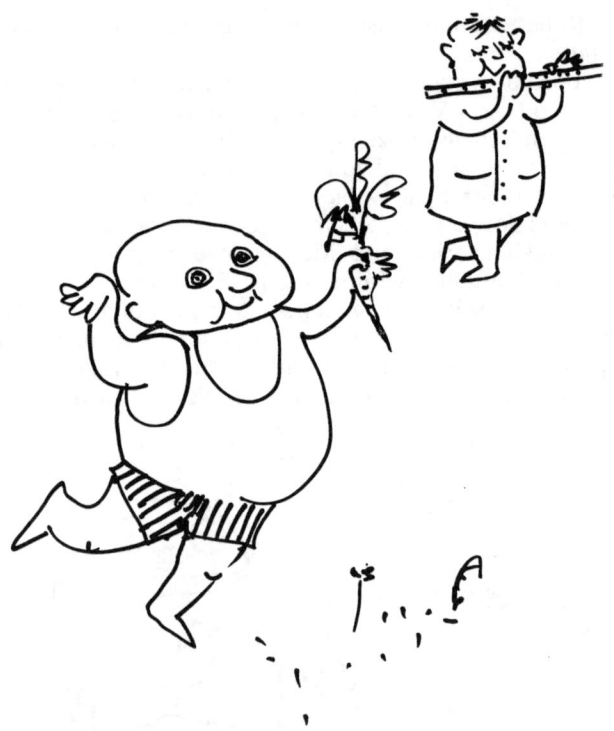

Abb. 8.2   Spiel und Spaß beim Gesundheitstraining

Aufbau gesundheitsfördernder und gesundheitstrainierender Berufe (Gesundheitstrainer) in Praxen, Kliniken, Betrieben und öffentlichen Gesundheitseinrichtungen von Staat und Gesellschaft zu fordern.

Beispiele für angewandtes Gesundheitstraining

„Atmung" und „Atem" (V. Glaser)

Unter Atmung versteht man den Luftwechsel und Gasaustausch, also eine organische Teilfunktion des Körpers, die allenfalls in dualistischem Sinne von undefinierbaren psychischen (oft als vegetativ bezeichneten) Einflüssen verändert wird.

Der Begriff „Atem" ist jedoch seit Alters her in den Atem- und Gesundheitslehren mit der Empfindung für Lebendigkeit verknüpft. Er wird als das gesunde oder gesundende Agens betrachtet, das auf „geheimnisvolle Weise in uns waltet". In den einzelnen Kulturkreisen wird er unterschiedlich umschrieben; so nennen ihn die Chinesen beispielsweise Ch'i und meinen damit ein Medium, das sowohl in den Meridianen fließend gedeutet wird, als auch im gesamten Kosmos enthalten sein soll. Atem symbolisiert auch den gleichen Begriffsinhalt wie Prana, Pneuma, Psyché oder Odem. In diesen überkommenen Wortschöpfungen ist stets die Einheit von Psyche und Soma gemeint. Das beinhaltet nicht nur die affektiven, emotionellen und intellektuellen Prozesse innerhalb des Menschen, sondern zugleich auch deren motorische Auswirkung auf den Atemablauf bei der Interaktion mit der Umwelt. Für diese Auffassungsweise prägten wir die Bezeichnung „Psychotonik".

Die Erfahrung besagt, daß der Begriff Gesundheit für den Menschen nicht nur Beschwerdefreiheit bedeutet, sondern auch die Tatsache beinhaltet, daß er sich innerhalb seines Lebenskreises und im Austausch mit seinem sozialen Umfeld wohlfühlt. Dieses Wohlgefühl ist insofern keine Atemangelegenheit, als es eigentlich bedingt, daß sich der Mensch dabei seines Atems völlig selbstverständlich und unbewußt bedienen kann, z. B. daß er wandern, tanzen, singen, lachen, lieben und Sport treiben kann, ohne in Atembedrängnis zu kommen. Ja, es dürften nicht einmal andere Menschen, mit denen er spricht, darauf aufmerksam werden, daß Luft dabei geholt werden muß.

Dieser naturgemäß unbewußte Ablauf des Atmens ist der Grund für das mangelnde Interesse und die fehlende Kenntnis von Rhythmus und Ausmaß der Atembewegungen. Erst wenn sich Atembeschwerden einstellen, wird man sich mit dieser Problematik beschäftigen und eventuell den Arzt um Rat fragen.

Bezüglich dieser Ratschläge wäre es falsch, dem Patienten die anatomischen Kenntnisse so anzubieten, wie sie auf dem klinischen Sektor wissenschaftlich erarbeitet worden sind, weil das persönliche Empfinden für die Atemfunktion – wenn es überhaupt für angebracht erscheint, auf die Beachtung des Atems hinzuweisen – mit völlig anderen Vorstellungen verbunden ist.

Diskrepanz zwischen anatomisch-physiologischem Wissen und subjektiver Körpererfahrung vom Atem

Offensichtlich stimmen die gefühlsmäßigen Vorstellungen vom Bau des Körpers nicht mit der Anatomie überein, die in unseren Lehrbüchern gezeigt wird.
Dazu einige Beispiele zum praktischen Nacherleben und Nachdenken:

▷ Größe des Atemraumes

Die anatomischen Grenzen des von der Atemluft gefüllten Thorax sind röntgenologisch und perkutorisch gesichert. Empfindungsmäßig werden sie aber von den einzelnen Versuchspersonen viel weiter nach kaudal verlagert. Dieser Luftraum kann über den Bereich des Rumpfes hinaus bis in die Enden der Glieder erlebt werden. Er wird sogar als ein Umfeldraum geschildert, der über die Körperbegrenzung hinausragt (Middendorf, 1984). Der Grad dieser Empfindung ist abhängig von der allgemeinen Munterkeit und Erlebnisfähigkeit des einzelnen Menschen sowie davon, wie gut er darin geschult ist, Vorgänge in seinem Körper zu erfahren.
Die Angaben über die Größe des Atemraumes nähern sich erfahrungsgemäß nur dann den tatsächlichen Verhältnissen an, wenn sich der Mensch bei allgemeiner Schwäche ganz in sich zurückzieht und nur mühsam Atem holt oder sich in Abwehrspannung verhärtet.

Benutzt man bei atemtherapeutischen Anweisungen nur das anatomische Wissen, so ignoriert man zwar den erlebnismäßigen Anteil, führt aber dennoch die Patienten, wenn auch ungewollt, in eine Verspannungs- und Abwehrhaltung.

▷ Atembewegungen

Es steht außer Zweifel, daß sich jede organische Bewegung nur durch Kontraktion der Muskulatur vollziehen kann. Das gilt auch für die Atembewegungen. Das natürliche Einatmen entfaltet sich allerdings mühelos und unbewußt unter dem Empfinden des Sich-Ausweitens, als würde sich der Brustkorb dehnen. Beim atemrhythmisch angepaßten Sprechen und Singen (Coblenzer) erscheint die Einatmung sogar als passiv, obwohl alle meßbaren Tatsachen das Gegenteil beweisen.

Beim angestrengten Atmen des Asthmatikers und Emphysematikers aber verschiebt sich das Atemerlebnis wegen der Notwendigkeit des Luftholens auf die Arbeitsphase der Muskulatur, und bei demjenigen, der sich einen Muskelpanzer (Lowen) zugelegt hat, kommt so ein Kontraktionsbewußtsein auf.

Erfahrungsgemäß sind atemtherapeutische Anweisungen um so effektiver, je mehr sie Gefühle der Dehnung, Lösung und Weitung hervorrufen. Empfehlungen, die auf stärkere Kontraktion der Einatemmuskulatur hinzielen, erscheinen im Sinne einer natürlichen Atemfähigkeit kontraindiziert.

▷ Organgefühl

Im Anatomieunterricht für Sprecherzieher begegnen wir anfangs immer wieder einem Befremden darüber, daß die Atemluft durch einen so kleinen und engen Spalt der Stimmlippen ganz vorn im Halse hindurchgeht, ja daß sich der Spalt sogar bei der Tonerzeugung fast völlig schließt: Dem Empfinden nach sei der Luftdurchlaß doch viel breiter, nähme nahezu den ganzen Hals ein und würde sich beim Singen eher noch erweitern.

Nicht viel anders ist die Rückmeldung, wenn danach gefragt wird, wie und wo man die Wirbelsäule empfinde. Sie wird meist auf das Gebiet der Dornfortsätze projiziert, obwohl sie doch weit in den Rumpf hineinreicht. Diese Empfindung entspricht am ehesten der Darstellungsweise der klassischen Anatomie der Chinesen.

Nicht von ungefähr können das Skelett oder die Gallenblase leichter lokalisiert werden, wenn etwa Gelenkbeschwerden mit reflektorischen Muskelspannungen oder Muskelhärten im zonalen Reflexbereich vegetativer Organe eine solche Projektion nahelegen. Schaar-Schuch berücksichtigt diese Erfahrung, wenn sie sagt: „Da sich beim (gefühlsmäßigen) Erfragen der Rumpfräume nur kranke Gebiete bemerkbar machen, sind wir damit einverstanden, gleichsam nur 'leere' Räume vorzufinden."

Kontraktions- und Lösungsgefühl (Sensomotorik)

Ein weiterer Aspekt ist die Muskeltätigkeit bei der Atmung.
Es versteht sich von selbst, daß sich die Atmung über Muskelkontraktionen vollziehen muß, – zumindest, was die Einatmung anbe-

langt. Es ist aber eine ganz andere Frage, ob es förderlich wäre, wenn man die Empfehlung gäbe, die entsprechenden Atemmuskeln, Zwerchfell, Interkostalmuskulatur und eventuelle Atemhilfsmuskeln zu kontrahieren, also zusammenzuziehen. Im folgenden sollen einige Übungen ausgeführt werden, bei denen die Muskeltätigkeit bei der Atmung bewußt wird:

▷ **Übung:** Einatmung mit Kontraktions- und Weitegefühl
Der Versuch, das Zwerchfell bei der Einatmung zu kontrahieren, ist nahezu unmöglich. Man orientiert sich allenfalls an der Vorwölbung des Bauches. Noch uneffektiver ist es, wenn man versucht, über Kontraktion der Interkostalmuskulatur eine thorakale Einatmung zu vollziehen.
Beide Einatmungsformen vollziehen sich dagegen leichter unter der Vorstellung des „Sich-Ausweitens".
Das „Weite-Empfinden" wird bei nahezu allen modernen Methoden der Körperfühlarbeit, die sich mit der subjektiven Eigenerfahrung der leiblichen Vorgänge beschäftigen, eingesetzt. Nur wenige Namen seien an dieser Stelle genannt: Die Körperfühlarbeit bei Gindler, die Lösungs- und Atemarbeit nach Schaarschuch, die Eutonie bei Gerda Alexander, der „Erfahrbare Atem" nach Middendorf.

▷ **Übung:** Atmung bei der Tongebung
Hierbei ist natürlich auch eine Aktivität der Ausatemmuskulatur erforderlich.
Der Versuch, bei der Tongebung, also während der Ausatmung, ein Gefühl des Enger-Werdens von Brust und Bauchgebiet zu erzeugen, würde der Sprache oder dem Gesang jegliche Wirkungsfähigkeit nehmen.
Die Tongebung bedarf einer besonderen Tonisierung des Zwerchfelles, die als Atemstütze bezeichnet wird. Ihr zugeordnet ist das Phänomen der automatischen Luftergänzung nach der Sprechphase. Vorbedingung für diese Tonisierung ist immer ein subjektives „Weitegefühl", das intentional aufgerufen werden kann, da es an eine emotionale Hinwendung zum Ansprechpartner gebunden ist, auf den man sich subjektiv „auszuweiten" hat. Das Gefühl für den Atem wird nicht durch den Luftwechsel, sondern durch Muskeltonusphänomene ausgelöst, auch wenn diese den Luftwechsel bedingen.

Die Tatsache, daß die Atmung zur gleichen Zeit eine psychisch mitbeeinflußte Angelegenheit des Verhaltens ist, kann anhand einiger Beispiele unterschiedlicher Verhaltensformen deutlich gemacht werden.

Psychotonik der Atmung

In der Abb. 8.3a werden sechs unterschiedliche Haltungen gezeigt. Man kann diesen Bildern gegenüber natürlich völlig indifferent verbleiben und nur rein sachlich die Unterschiede registrieren. Doch wenn man sich bemüht, diese Figuren zu imitieren, so würde sich zunächst eine unangenehme Sensation einstellen. Dieses emotionale Angesprochen-Sein ist bereits eine Veränderung der tonischen Steuerung des Atemapparates. Man könnte noch deutlicher differenzieren: Die Beeinträchtigung der Atmung auf der untersten Bildreihe betrifft stärker den abdominalen Bereich, auf der mittleren den hypogastrischen und auf der oberen den thorakalen Bereich. Dem emotionalen Gehalt nach zeichnen sie sich insgesamt dadurch aus, daß in jeder Form eine Tendenz zum Rückzug von der Umwelt zum Ausdruck kommt, die allerdings motivationsmäßig unterschiedlich ausgeprägt ist. Diese Unterschiedlichkeit unterliegt einer bestimmten Systematik.

Wie man sieht, sind auf den Darstellungsformen Linien angezeichnet worden, die in etwa den chinesischen Meridianen entsprechen. Der Darsteller hatte die Aufgabe zu versuchen, in den jeweiligen Bereichen der Linien die Muskulatur anzuspannen.

Bergsmann und Gleditsch haben auf Tonusveränderungen im Bereich der Meridiane hingewiesen. Da die taktilen Testungen am ruhenden Patienten stattfinden, werden solche Muskelhärten als schmerzhafte Residuen isometrischer Spannungszustände gedeutet, die sich nach Bergsmann auf den sog. Muskelmeridianen finden lassen. Hier auf den Bildern sind sie jedoch isotonisch bedingt.

Eine durch Akupunktur oder andere Maßnahmen bedingte Entspannung dieser Muskelzüge führt naturgemäß nicht zur „Erschlaffung", denn in dieser würde sich der Mensch gefühlsmäßig auch von der Umwelt zurückziehen, sondern zu einer grundsätzlichen Umlenkung der Motivation auf eine Zuwendung zur Welt hin. Dieses gegenteilige Verhalten ist aus den Abbildungen der 6 Evolutionsformen zu entnehmen (Abb. 8.3b).

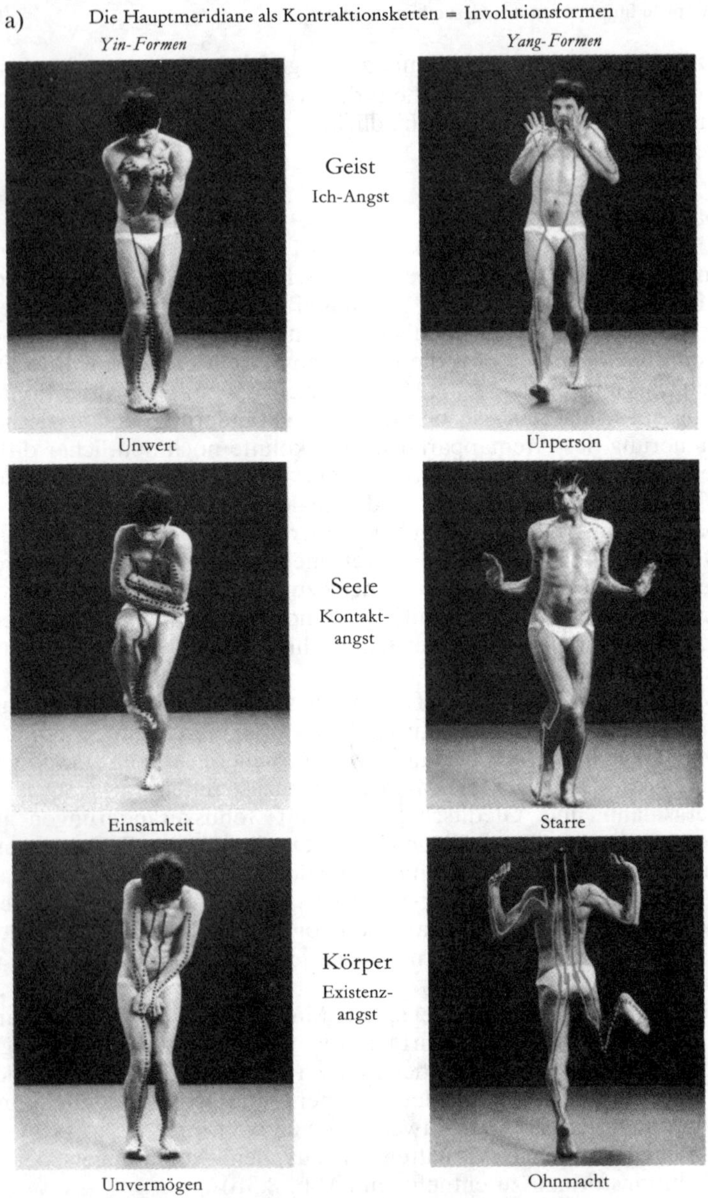

a) Die Hauptmeridiane als Kontraktionsketten = Involutionsformen

Yin-Formen   *Yang-Formen*

Geist
Ich-Angst

Unwert   Unperson

Seele
Kontakt-
angst

Einsamkeit   Starre

Körper
Existenz-
angst

Unvermögen   Ohnmacht

Abb. 8.3 Körperdynamik und chinesisches Meridiansystem

b)

Die Hauptmeridiane als Lösungsketten = Evolutionsformen

Yin-Formen   *Yang-Formen*

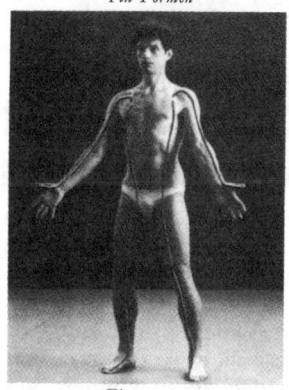 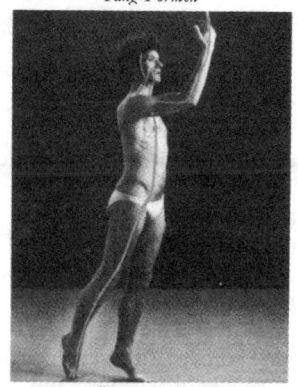

Geist
Selbst-
bewußtsein

Eigenwert   Überlegenheit

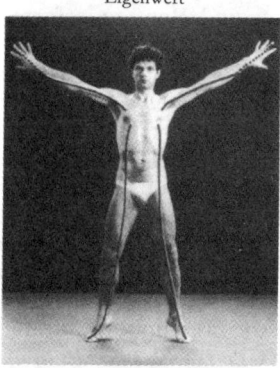 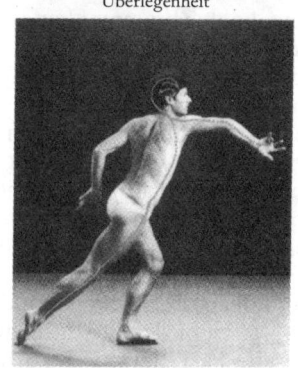

Seele
Miteinander-
Sein

Austausch   Handlung

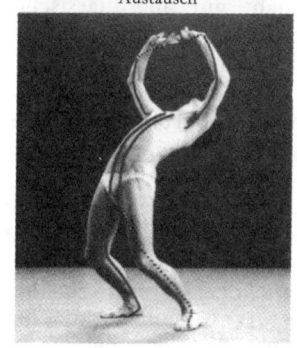 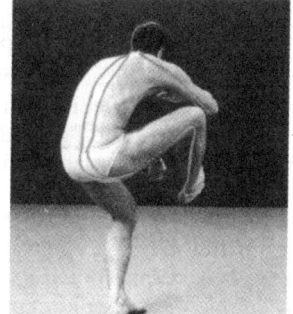

Körper
Vitalität

Empfangen   Raum-Schaffen

Wenn im vorigen Bild Extremformen der pathologischen Einengung gezeigt wurden, sind es hier Extremformen der Entwicklungstendenzen. Die Sensationen, die hiermit verbunden sind, entsprechen dem Ch'i-Gefühl der Chinesen, das, ohne genau definiert werden zu können, wie gesagt als Atem, Odem, Pneuma, Prana oder Energie übersetzt wird und eigentlich nichts anderes als Empfinden für Lebendigkeit bedeutet. Dieses schwer beschreibbare Gefühl tritt betont im Verlauf der gelösten Gebiete auf, führt aber auch zu einem generalisierten Vitalgefühl. Da hierbei der Tastbefund eine vorzügliche Elastizität in diesem Bereich vermittelt, ist er für den Therapeuten irrelevant und wird wohl deshalb von Porkert als fiktive Projektion der Hauptmeridiane gedeutet. Vieles spricht dafür, daß gerade diese Vitalgefühle für die chinesischen Ärzte der Anlaß gewesen sein werden, die Meridiane entdecken zu können, auch wenn kein Zusammenhang mit Haltungs- und Bewegungsformen überliefert worden ist.

Wegen der intentional bedingten psychischen Beteiligung des Menschen an der freien Entscheidung, sich der Umwelt zuwenden zu wollen, konnten die Zuwendungsformen bisher nicht nach den Kriterien der wissenschaftlichen Experimente untersucht werden. Doch können die Innervationsschemata des gut untersuchbaren Abwehrverhaltens der Involutionsformen theoretisch auf die Evolutionsformen, reziprok umgesetzt, als selektive „Hemmung" im Bereich der Dehnungsketten interpretiert werden. Da sie von einem ebenfalls gesteigerten Grundtonus der Bereitschaftshaltung ausgehen, vollzieht sich die tatsächliche Bewegung über unbewußt reflektorische Fazilitierung der Antagonisten (Glaser).

Auf diesem Lösungsprinzip beruhen nicht nur alle klassischen Atemlehren, sondern es wird auch in den Leiberfahrungspraktiken und Atemlehren moderner Prägung erkennbar.

In den gleichen Körperarealen, in denen bei den Involutionsformen die Atemfähigkeit beeinträchtigt wurde, wird sie bei den Evolutionsformen verbessert und gefördert. Die entsprechenden Atemformen ließen sich pneumographisch aufzeichnen.

Das würde z. B. bei der unteren rechten Form, die ja wohl ein dynamisches Verhalten ausdrückt, bedeuten, daß die Atmung im unteren Leibbereich eine gleichsam kernige Betonung bekommen würde. Mit kernig meine ich, daß die Bauchdecken straff-elastisch werden und die ganze Person sich vital gestärkt fühlen würde. Diese Thematik gehört mit zum Grundverhalten einer gesunden Atemform.

Die Haltungsform des im Andreaskreuz Ausgebreitet-Seins wurde von vielen Atemlehrweisen übernommen. Die Haltung wird allerdings meist als Übung zur Kräftigung der Rückenmuskulatur beschrieben, ratsamer ist es jedoch, sie über eine Gefühlsthematik aufzubauen und von sich aus dem entsprechenden Entwicklungsprinzip nachzuspüren, etwa dem Sinngehalt nach „Sich-Einzuordnen" oder „Sich mit allen Wesenheiten in seinem Umfeld auszutauschen".

Es geht allerdings nicht darum, die sechs Extremformen einzeln zu üben. Sie sind der Fähigkeit vergleichbar, extrem tief ein- oder ausatmen zu können, um die Vitalkapazität zu prüfen, oder die Luft lange anhalten zu können und hinwiederum in der Art des Tiffenau-Tests ganz schnell herauszustoßen, um die extreme Funktionstüchtigkeit des Atemapparates zu testen. Hier jedoch geht es darum, die Bandbreite natürlichen Verhaltens, das durch eine ausgewogene Aktivierung aller Entwicklungstendenzen gewährleistet wird, zu erfassen. Natürlich müssen im Laufe des Lebens solche Entwicklungstendenzen wie Dynamik, Wandlungslust, Entscheidungsfähigkeit, die aktiven Formen des Verhaltens, ebenso angesprochen und gefördert worden sein wie die mehr statischen Formen des passiven Aufnehmens, der Einordnung und des Von-Sich-aus-Gebens, wenn darauf abgezielt wird, den Menschen zum euton ausgeglichenen und damit gesunden Verhalten reifen zu lassen.

Eine solche Reifung findet nicht im ausschließlichen Selbstbezug statt. Hier bedarf es unbedingt des zwischenmenschlichen Kontaktes. Auch der Arzt könnte hier Zugangswege in der einfühlenden Diagnostik finden und Möglichkeiten, sich selbst mit als Ansprechpartner einzusetzen. Die taktile Begegnung ist hierbei zu bevorzugen. Darum hat sich die Atemmassage als besonders wirkungsvoll erwiesen.

Auch wenn der Atem im Rahmen der Naturheilverfahren streng genommen kein Heilmittel ist, das der Arzt verordnen kann, da das Atmen ja nur über die eigene Intention des Menschen zur Wirkung kommen kann, so gilt für die „Arbeit am Atem" doch auch das gleiche Prinzip, das die Ernährung zum Heilmittel, Genußmittel oder eben Lebensmittel machen kann:

Als **Heilmittel** muß der Atem von einem Kenner – also einem, der um die kommunikativen Gesetzmäßigkeiten des Atem weiß – gefördert und angesprochen werden.

Sich selbst mit dem eigenen Atem zu beschäftigen und seiner Köstlichkeit selbst inne zu werden, würde dem **Gourmetverhalten** zuzurechnen sein, natürlich mit allen Vorzügen und eventuellen Verdauungsschwierigkeiten, die damit verbunden sein können. Der Atem als **Lebensmittel** stellt sich jedoch im natürlichen lebensgerechten kommunikativen Verhalten als anonymer Diener so situationsgerecht zur Verfügung, daß man nicht auf ihn zu achten braucht, sondern sich in der Welt wohlfühlen darf. Solche kommunikativen Situationen zu schaffen und schon von Jugend an als soziale Selbstverständlichkeit zu gestalten, gehört zu den wichtigsten sozialpolitischen Aufgaben der Gesundheitsvorsorge – auch von seiten der Ärzteschaft.

Primäre Prävention durch Gesundheitstraining mit Bewegung (H. Höft)

Das Ideal, daß Ärzte entsprechende Gruppen selbst leiten, wird zwar mit Erfolg, aber doch nur in Einzelfällen praktiziert. Um so wichtiger ist es, daß der Arzt, wenn er mehr Bewegung und/oder Entspannung für indiziert hält und „verschreibt", bei der Vermittlung von Patienten an Fachkräfte (Übungsleiter, Gesundheitstrainer u. a.) über ein bestimmtes Wissen verfügt.
Da sich die Methoden fortentwickeln, ist eine zumindest orientierende regelmäßige Teilnahme an entsprechenden Fortbildungen anzuraten. Außerdem sollte der Arzt die von ihm betreute Klientel bezüglich sachkundiger Literatur über aktive Gesundheitspflege im häuslichen Bereich beraten können.

Primäre Prävention besagt in diesem Zusammenhang, daß zwar von keiner bestimmten Vorschädigung ausgegangen wird, der Zweck aber Vermeidung von Schäden und Voralterung ist. Es handelt sich auch nicht nur um einen vergnüglichen Konsum; primäre Prävention orientiert sich an einer idealen Gesundheitsvorstellung. Der Klient/Teilnehmer soll über das Wohlbefinden eine bewußte, positive Einstellung zur Prävention bekommen.
Zum Begriff **Gesundheitstraining** zählen:
▷ das Wohlbefinden durch eigene, laufende Bemühungen zu verbessern und erhalten
▷ den Willen „dran zu bleiben" stärken; die einzelnen Aktionen aber locker und vergnüglich durchzuführen.

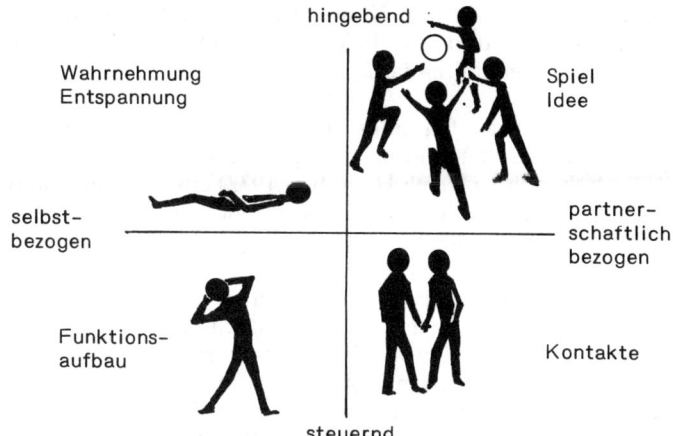

Abb. 8.4 Gesundheitstraining in der primären Prävention: In dieser komplexen Ausformung (Schema in Anlehnung an Lüscher, 1985) bekommt das Gesundheitstraining über den Funktionswert hinaus einen zeitgemäßen Sinngehalt. Waren die Griechen, als Augenmenschen, noch auf Gesundheit, Kraft und Schönheit eingeschworen, formuliert die WHO heute als Leitsatz: Gesundheit und Wohlbefinden

Die vielfältigen **Bewegungs-Aktivitäten** haben ein gemeinsames Grundmuster: die wechselseitige Beeinflussung durch verschiedene Wirkprinzipien:

▷ Die Mobilisierung aller Kräfte eines Menschen durch ihre umfassende Beanspruchung. Eine Bergwanderung z. B. fordert den Willen, alle Bewegungs-, Kreislauf- und Atmungsorgane; sie wird erst zu einem Genuß durch die einfühlsame Aufnahme der Umwelt. Die Autoregulation durch aktive Handlung, neben notwendiger passiver Behandlung erhält so eine sichere Chance.

▷ Zur Schulung des Spannungsausgleiches Einbau von Lockerungs-Entspannungs- und Atmungskomponenten

▷ korrigierend-ausgleichende Angebote, wenn Fehlfunktionen der Sensomotorik erkennbar oder konstitutions- und altersbedingt zu erwarten sind.

▷ Die Angebote sollten einen begreifbaren Sinn und einen einprägsamen Namen („Ohrwurm") haben.

▷ Lockere Ausführung ohne Kommando oder äußeren Rhythmus-Zwang; Spaß fördert den Erlebniswert und ist Motivation zu dauerhafter Eigeninitiative.

Bei der Anleitung der Patienten spielt das kundige und undistanzierte Vor-Bild der stets mitmachenden Ärzte und Kotherapeuten („Mitseinsbehandlung" nach Halhuber, 1972) eine wesentliche Rolle. Sowohl Lockerheit im Umgang wie eine Tagesordnung haben ihren geplanten Stellenwert.

Diese auch in ähnlichen Früh-Heilverfahren modifizierten Prinzipien wurden in der Folge in zwei Richtungen differenziert:
▷ Es wurden, unter Anleitung der Sportmedizin und der Krankengymnastik spezielle Programme für bestimmte Krankheitsgruppen erarbeitet: Herz-Kreislauferkrankungen, Lungenkrankheiten, orthopädische Schädigungen u. a. Diese Programme werden heute in flächendeckendem Umfang zuhause weitergeführt, z. B. in den bekannten Koronargruppen (Brusis, 1975; Donat, 1975; Halhuber, 1981).
▷ Die dokumentierte Notwendigkeit, auch die nicht in krankheitsspezifischen sondern präventiven Programmen geschulten Entlassenen der Kurkliniken länger als einige Monate bei der Stange zu halten, führte schon frühzeitig zur Einrichtung von allgemein gesundheitsorientierten Nachfolgegruppen am Heimatort. Eine solche entwickelt sich oftmals durch altersbedingten Wechsel und positive Neugier, ganz natürlich zu einer Gesundheitstrainings-Gruppe, die den ehemals therapeutischen Übungsfundus in Angebote für eine Gesundheitsvorsorge und -sicherung breiter Bevölkerungskreise überträgt. Die Gesundheitsförderung auf kommunaler Ebene (Bergdoldt, 1974; v. Frankenberg, 1983) ist inzwischen auch zu einem Anliegen der WHO („Healthy Cities" Projekte) geworden. Dabei werden die Erkenntnisse der Bewegungspädagogik (Lagerström, 1986; Fischer, 1985; Reuß, 1983) optimierend aufgegriffen.

Bewegungsübungen
in der primären Prävention (p.P.)

In fünf der sechs „Regelkreise einer vernünftigen Lebensführung" von Schipperges (s.S. 188) spielt ausreichende Bewegung eine fundamentale Rolle. Das Gesundheitstraining durch Bewegungs-

übungen leitet autoregulative Prozesse auf folgenden Ebenen ein:
▷ Ausgleich der Bewegungsarmut (Haltungsverfall) in der Sitzkultur; dabei ist auf die in der Jugend entwickelten, aber vergessenen natürlichen Antriebe und Modelle zurückzugreifen.
▷ Abbau maskierter Restspannungen (Fehlhaltungen), z. B. berufsbedingt (einseitige Überlastung), lebensgeschichtlich (Unfälle, Depressionen), konstitutionsbedingt; Hanna (1988) ordnet folgendes einander zu: Rundrücken-Haltung – Residuen des Stop-Reflexes,
Hohlkreuz-Haltung – Residuen des Start-Reflexes,
Schiefstellung – nach Verletzungen und bei Schmerzen
▷ Aufbau einer natürlichen Haltung
▷ Der Voralterung entgegenwirken, Gehirn-Training durch neue und abwechslungsreiche Angebote
▷ Förderung von Wohlbefinden (mehr als Beschwerdefreiheit) durch das Erleben körperlicher und psychischer Eu-tonie (Glaser)

Empfehlungen zur Übungs-Praxis

Oft ist der größere Teil einer neuen Übungsgruppe in seinem Bewegungsvermögen ungewandt (Bei etwa der Hälfte der Bevölkerung läßt der natürliche Bewegungsdrang nach der Pubertät nach). Man baut am besten auf Gewohnheiten des Alltags (Gehen, Sitzen) auf, um das verschüttete Bewegungsbedürfnis zu reaktivieren. Anfangs stehen animierend-vergnügliche Angebote im Vordergrund; bei zunehmendem Bewegungsvermögen folgen auch zweckorientierte Übungen. Jedoch darf niemals eine lockere und heitere Atmosphäre verlorengehen. Es soll nicht der Eindruck einer Turnstunde, sondern der eines Bewegungs-Treffs entstehen.

Von den Faktoren, die in der Bewegungspädagogik dargestellt werden, ist anfangs die Beweglichkeit (sowohl Gelenkführung, als auch Dehnfähigkeit der Muskeln und Bänder) von größter Bedeutung, da in dem Bereich der spielerischen Gymnastik die größten Bewegungs-Ressourcen der breiten Bevölkerung liegen. Danach hat eine ausreichende körperliche Kraft, besonders zur Stabilisierung des Rumpfes den nächstwichtigen Stellenwert. Die Koordinationsfähigkeit verbessert sich von selbst und wird durch gelegentliches spielerisches Testen gefördert. Der Ausdauer ist besondere Aufmerksamkeit zu widmen (s. unten). Auf Schnelligkeit wird im

Gesundheitstraining nicht geachtet. Die Gesundheitstrainer(innen) müssen ihre Angebote in Intensitätsbereiche einordnen können:

Tab. 8.1 Trainingsangebote und ihre Wirkung

Intensitätsbereiche	Trainingsangebote	Wirkung
Pulsfrequenz bis ca. 110/min	Beweglichkeit, Kraftaufbau, Wahrnehmung und Koordination	Umschaltung der vegetativen Organisation in Richtung Erholung; Zunahme der intramuskulären Durchblutung und der Mitochondrien
Pulsfrequenz altersabhängig über 110/min	Ausdaueraktivitäten, Kraftsteigerung, Koordinationsoptimierung	Organzuwachs

In der primären Prävention bewegen sich die Angebote angepaßt an die Fortschritte meistens im Übungsbereich, mit zunehmenden Ausflügen in die Trainingsstufen.

Übungsinhalte und -situationen

Ein vollständiges Bewegungsprogramm umfaßt:
- wöchentlichen Bewegungstreff
- tägliche Fitneßminuten
- Sport oder mobilisierendes Hobby (Kegeln, Schwimmen, Volleyball, Tanzen usw.)
- bei Gelegenheit Wochenendaktivitäten (Bergwandern, Radtouren usw.)

Für den wöchentlichen Bewegungstreff oder die Fitneßstunde hat sich das folgende Ablaufschema bewährt. Es ist dabei die hohe Kunst des Gesundheitstrainers, die Fachvorgaben auf einem fröhlichen und geselligen Niveau zu halten. Fischer hat auf den hohen Stellenwert einer erlebnisorientierten Gestaltung hingewiesen. Unter diesem Aspekt ist das unten beschriebene Schema nach der jeweils aktuellen Situation zu variieren. Man kann durchaus auch mit einem Spiel aufwärmen und sollte vor allem Programmpunkte fallen lassen, wenn andere anhaltenden Spaß machen.

Ablauf einer Fitneßstunde

▷ Aufwärmen mit dynamisch-spielerischer Gymnastik

| Aktives
Aus-
ruhen
durch
Wechsel | Gehen
Sitzen
Stehen
Liegen
mit Klein-
geräten
mit Partner | physiologische Gymnastik
Dehnen (statisch)
Kräftigen
Dehnen (aktiv)
Anspannen/Entspannen, (aktiv)
Wahrnehmung
Ausdauer
Entspannung
Atmung |

▷ Geläufige rhythmische Bewegungen, atemsynchrone Übungen, Spiele. Beginn und Abschluß sind gleichwertige Anteile.

Vorsicht vor Hypermobilität (Testen) und vor Schwungübungen (am Schaden vorbei bewegen). Wippen und Federn verstärkt unter Umständen eine eventuell bestehende Verspannung.

Die Anbindung an die Standardsituationen (Liegen, Gehen u. s. w.) erlaubt es den Teilnehmern, die Übungen auch in ihren Tagesablauf zu integrieren.

Grundlagen einer Dehn- und Kräftigungsgymnastik

Zwei verschiedene Muskelfasertypen, ST- und SF-Fasern, bedingen die Eigenschaften überwiegend tonischer und überwiegend phasischer Muskeln, der Haltungs- und der Zielmuskulatur.
Tonische Muskeln neigen zu Verkürzungen und müssen daher gedehnt werden; phasische Muskeln neigen zur Abschwächung und sind zu kräftigen (Gute Anleitungen in Spring et al, 1986: „Dehn- und Körperkräftigungsgymnastik").
Oberster Grundsatz: Dehnen vor Kräftigen. Nach intensiver Kräftigung evtl. nachfolgend nochmals regeneratives Dehnen.

Die wichtige Rolle von Bindegewebe und Sehnen berücksichtigen Übungsvorschläge von Schwind („Alles im Lot", 1985). Die Kontrolle vor dem Spiegel ergibt auch für den Einzelnen sichtbare Hinweise auf Schwachstellen und Versäumnisse.

▷ **Psychische Stimulierung**
Der Mensch ist sowohl Subjekt als auch Teil der Gemeinschaft. Die
Übungen sollten beiden Aspekten gerecht werden:
Die praktische Erfahrung lehrt, daß im Rahmen der primären
Prävention die Teilnehmer anfangs die Bewegungsabläufe einfach
von dem Übungsleiter abschauen, um die Mechanik eines Übungs-
angebotes zu lernen (so lange sie noch, wie häufig, „Bewegungsanal-
phabeten" sind).
Um den Sinn einer Übung unter diskreten Hinweisen des Übungs-
leiters selbst zu begreifen, muß man bei zunehmender Bewegungs-
erfahrung sich als Subjekt in den Übungsablauf einspüren und
allmählich die Selbstregulation aufbauen.

Glaser (1991) weist auf die entscheidende Rolle des Umweltbezuges
(Dinge, Partner, Ideen) für das Wohlbefinden hin. Eine lockere,
angstfreie Atmosphäre in der Gruppe kommt dem ebenso entgegen,
wie eine beflügelnde Motivation. Schon in den Übungsnamen
(-themen) sollte dieser Umweltbezug hergestellt werden.
Die Stimulierung des Wohlbefindens (Eutonus, Spannungsbalance)
wächst vom Eigen- zum Umweltbezug.

▷ **Ausdauer**
Innerhalb des **Übungs**bereiches muß der Übungsleiter sehr sorgfältig eine Ausdauerkondition bis über die unterste Wirkungsschwelle
(6–7 Min.) aufbauen. Beginnend mit forciertem Gehen (z. B. 40
schnelle, 20 normale Schritte im Wechsel), minutenweise gesteiger-
tem Traben und Laufen, auch über Laufspiele, Staffeln ohne
Wettkampf, läßt sich das Ziel für die meisten in ca. 15 Gymnastik-
stunden erreichen. Die einfachste Steigerung kann erfolgen, wenn
flottes Gehen in ansteigendem Gelände möglich ist (Pulskontrol-
le!).
Für den **Trainings**bereich (z. B. Laufen bis 20 Minuten und darüber)
können neue Gruppen an anderen Terminen, evtl. an Wochenenden
u. s. w. gebildet werden. Eingehende Information durch ausgebildete Übungsleiter und ärztliche Untersuchung der Teilnehmer sind
erforderlich.

▷ **Atmung**
Die Steuerungsmechanismen der Atmung sind so vielfältig (körper-
lich und psychisch), daß man am besten nicht in sie eingreift.
Offensichtliche Fehlatmung (z. B. Hochatmung) ist jedoch anzu-

sprechen. Sie korrigiert sich dann in Folge atmungspflegender Maßnahmen:

- Alle haltungsverbessernden Übungen sind auch Atmungsübungen; sie gewährleisten die unbehinderte Entfaltung der Atmung.
- Alle den Atem beobachtenden Übungen sind nicht nur sehr ergiebig für die Wahrnehmungsschulung („Körperfühlarbeit"), sondern harmonisieren auch den Bewegungsfluß (Middendorf, 1984; Schaarschuch, 1979).
- Bei jeglicher Form der Entspannung spielt die Atmung reflektorisch eine beachtliche Rolle.
- Der Psychotonus (Glaser) moduliert den Atmungsablauf wesentlich, und bietet somit auch Hinweise zur Diagnostik.

Aus diesen Gründen sollte die Atempflege in der primären Prävention nicht gesondert bearbeitet, sondern in die Übungsabläufe integriert werden. Die Übungsleiter bedürfen dazu einer besonderen Schulung mit Selbsterfahrung.

Entspannung im Rahmen des Gesundheitstrainings

Die Entspannung sollte nicht nur passiv konsumiert, sondern unter Anleitung selbst erlernt werden. Die primäre Prävention bedient sich begrenzter Anteile aus verschiedenen Verfahren zu

- Ent-spannung/Aufbau einer Spannungsbalance
- Streßbewältigung/Entängstigung, Erholung und Motivation

Der Gesundheitstrainer muß sich kundig machen, inwieweit primär therapeutisch konzipierte Methoden auch im präventiven Bereich nutzbar und statthaft sind. Zunächst sollen zwei einander ergänzende Standard-Methoden in ihrer Bedeutung für die primäre Prävention charakterisiert werden (vergl. „Entspannung"; Peter, Gerl, 1988).

▷ Entspannung über die Nerven-Muskeleinheit: die **progressive Muskelentspannung** von Jacobson (PM)
▷ Entspannung über Empfindung und Vorstellung: das **autogene Training** von Schultz (AT)

Progressive Muskelentspannung

Die **progressive Muskelentspannung** war bei Jacobson (* 1988 Chikago, 1936 Direktor des Institutes für klinische Physiologie der Universität Chikago) ein „rein muskulärer" Spannungsabbau bis zur elektroneurometrisch kontrollierten vollen Entspannung (rest). Die Sitzungen dauerten bis zu 1 Stunde und wurden bis zu 50 mal wiederholt. In der Therapie sollte keine „Entspannung ins Dunkle hinein!" stattfinden. Anlaß und Lokalisation der Verspannung wurden in der Voruntersuchung mittels eines Gespräches abgeklärt.

Da es, analog den motorischen Nerven, keine „Entspannungsnerven" gibt, läuft der Grundvorgang computerähnlich (1 oder 0), über tetanische Impulse oder weitgehendes Sistieren der zerebralen Signale ab. Die Methoden, mit denen Jacobson arbeitete waren:

▷ **Teilentspannungen** einzelner Muskelbereiche, „scharf und mit äußerster Genauigkeit" mit dem Zweck, sich selbst besser kennenzulernen durch Kontrolle der muskulären Ausführungsorgane und Pflege des Muskelsinnes (Zu gleicher Zeit in Berlin Elsa Gindler „Tasten"; weitergeführt in München, H. Stolze, 1959: Konzentrative Bewegungstherapie). Die Vorbedingung für **differentielle Entspannung** ist eine aktive, sich weiter automatisierende **Spannungsbalance** bei alltäglichen Mustern (z. B. Gehen); aber auch **der Spannungsausgleich,** „Gewohnheit der Ruhe" ist von Bedeutung.

▷ **Bei der Totalrelaxation** (= tiefer Ruhezustand) finden Reflexabschwächungen (Reduktion des Erregungsniveaus) statt. Die zerebrale und autonome Sphäre werden tonisch koordiniert (bestätigt durch Entdeckung des Gamma-Systems 1945). Nachgewiesenermaßen folgt die glatte Muskulatur mit einigem zeitlichen Abstand bei der Entspannung der quergestreiften. Deshalb ist es sinnvoll, Pausen zur Nachwirkung einzulegen.

Diese Methode wurde aufgenommen und wie folgt weiterentwikkelt:

1958 Verhaltensforscher Wolpe nimmt auch autosuggestive Momente auf.

1973 Bernstein und Borovec standardisieren ein Entspannungstraining (ET) auf 16 regionale Bereiche mit progressiver Verkürzung auf 7 und 4 Bereiche; maximal 2 Minuten pro Region.

Nicht enorme Tiefe, sondern durch Wiederholungen rasche Verfügbarkeit angestrebt.

Peter und Gerl, Psychologen in München, kombinieren – da ökonomisch – PM, AT und Meditation. Sie geben ausführliche, praktische Anleitungen.

Der sensorische Anteil ist dabei wichtiger als der motorische. Spannungs- und Entspannungszustände sollten festgehalten werden, um die Vergegenwärtigung zu fördern.

- **Vorzug** der Methode: am einfachsten zu erlernen, nicht von Nebenwirkungen bedroht.

- **Indikationen** im Rahmen primärer Prävention: gut geeignet zur Schulung der allgemeinen Entspannungsfähigkeit; Vermeidung von Schlafstörungen; dabei besonders wichtig Entspannung der Augen- und Ausdrucks- (Sprach-) Muskulatur. Physische und psychische Unlust (heute: Befindlichkeiten). Erholung, Resistenzerhöhung gegen Infekte (heute: Stimulierung des Immunsystems), Spannungsentlastung des Kreislaufs, Energieersparnis, nervöse Regulation.

Autogenes Training

Die Entwicklung einer **Entspannung über Empfindung und Vorstellung** läßt sich weit zurückverfolgen:

Bibel: David hellt die Depressionen Sauls durch Harfenspiel auf.

Celsus: Römischer Arzt, hält Schaffung einer günstigen Affektlage durch freundliche Begrüßung vor der Behandlung für wichtig.

Paracelsus: Zeitgenosse des Kopernikus, glaubt auch an magnetische Kräfte zwischen den Menschen.

Mesmer: Zeitgenosse Galvanis, glaubt durch Entlangstreichen am menschlichen Körper mit dem neu entdeckten (tierischen) „Magnetismus" Heilung bewirken zu können.

Abbé Faria: Zeigte 1819, daß man einen Menschen statt durch magnetisches Fluidum über seine Einbildungskraft und Willen beeinflussen kann.

Braid: Englischer Chirurg, prägt 1834 den Begriff Hypnose (Hypnos, Gott des Schlafes). Schlafähnliche Zustände hervorgerufen durch Einschränkung der Bewußtheit (Fixieren eines Fingers usw.) sind nützliche, um verbale Beeinflussungen (unbehindert von Kritik) zu lancieren.

Einige der oben genannten Rituale sind mögliche, nonverbale Signale. Schlafähnliche Zustände, heute meist durch Liegen auf einer Matte induziert, sind nicht unbedingt nötig, um eine **Suggestion** zu übertragen.

▷ **Suggestion:**

Sub-gerere = unter-schieben
Schieben = Vorgang der Beeinflussung
unter = Umgehung der bewußten, rationalen Oberschicht des Ich durch direkte Einflußnahme auf die tieferen, unbewußten Schichten des Selbst
Moderne Formulierung von Stokvis und Wiesenhülter (1979):
Suggestion = Beeinflussung eines anderen Menschen unter weitgehender Umgehung der rationalen Persönlichkeitsbereiche – in Form affektiver Resonanz auf dem Boden eines zwischenmenschlichen Grundvollzuges.
Zwischenmenschlicher Grundvollzug: Mensch wurzelt in dem subrationalen Grundbedürfnis nach Kontakt (Novalis, v. Weizsäcker, 1958).
Doppelseitige Resonanz baut sich nicht nur in Worten, sondern besonders über motorische Ausdrucksmittel (= Gesten, Berührung u.s.w.) auf.

O. Vogt (1897), Lehrer von J.H. Schultz, erkannte um 1900, daß Versuchspersonen, die 40–50 mal hypnotisiert worden waren, sich selbst in eine Auto-Hypnose sinken lassen können, in dem sie sich des Zustandes einer Hetero-Hypnose erinnern (vergegenwärtigen). So konnten sich die Personen selbst ruhigstellen und ein Zuviel an schädlichen Erregungen verhindern. Vogt traute dies jedoch nur „Begabten" zu.
J.H. Schultz (1964), versuchte nun, bei seinen Patienten einen Zustand zu erreichen, in dem alle ohne Hypnotiseur Schritt für Schritt (Training) Autosuggestion wirksam werden lassen können. Bei entsprechenden Versuchen (mit Studenten) zeigten sich folgende Sensationen, meistens in gleicher Abfolge:

- behagliches und wohliges Gefühl der Ruhe und Geborgenheit
- Schwerwerden des Körpers (Schaarschuch: besonders bei Verspannten, eher Leichtigkeit bei Erschlafften)
- einströmende Wärme
- bei Konzentration auf die Atmung: prolongierter Ablauf

Schultz nannte diesen Ablauf „Konzentrative Umschaltung".

Diese Umschaltvorgänge können durch „**autogenes Training**" nicht nur von Begabten erlernt werden, sind aber, wie andere subkortikal gesteuerten Umschaltungen (z. B. Orgasmus), empfindlich gegen willentliche Eingriffe, deshalb sollte man hineinleiten.

Mit zunehmender Erfahrung konnten folgende Faktoren angegeben werden, die zu einer erfolgreichen Umschaltung erforderlich sind:
- Einverständnis
- Selbstverfügbarkeit
- entspannte Lagerung oder Haltung
- Außenreizverarmung
- punktförmige und monotone Reize (Konzentration auf den *ganzen* Körper anfänglich verzögernd)
- Sammlung auf Vorgänge wie Wärme oder Atmung fördern, Somatisierung (Hineinleiten ohne Zeitzwang, wie in ein angenehmes Bad)
- Es folgt meist eine Generalisierung (über „Transport", wie bei Kneipp'schen Güssen). Das Innenleben wird bildhaft (deshalb gutes Angebot: Ruhebild). Manchmal Steigerung bis zur „reflektorischen Überwältigung" – östlich: Erleuchtung

Folgende Voraussetzungen sind auch bei einfachen konzentrativen Umschaltungen im Rahmen der p.P. zu beachten:
- anfangs Vorgaben beachten, wie bei Erlernen der Schrift
- ohne laufende Wiederholung, keine Automatisation = keine Umschaltung
- Leistungsdenken hinderlich, nur passive Hingabe („Hineingleiten") fördert
- Übungsformeln nicht wie Befehle, die Vorstellungen realisieren sich erst inselhaft. Beschreibend, ohne Hilfsverb („ist") beginnen, da nicht bei jedem sofort einsetzend.

Autogenes Training entspannt über Empfindung und Vorstellung. Es besteht eine gute **Chance, die Befindlichkeit allgemein kurzzeitig zu**

verbessern. (Der therapeutische Einsatz dagegen ist langdauernd und Fachkräften vorbehalten).

Die Entspannungsübungen der verschiedenen Methoden haben folgenden gemeinsamen Ablauf:
- Abschirmung und entspannte Lagerung
- Konzentration auf bestimmte Bereiche (Körperteile) oder Funktion (z. B. Atmung, muskuläre Entspannung, Vorstellung)
- Umschaltung (Hineingleiten-Lassen in die Generalisation)
- Erholung
- Re-Aktivierung oder Motivation (Trance)

Vor Beginn müssen geklärt sein:
- Abschirmung und Lagerung
- Erholungs- und Motivationsziele
- Zeitpunkt und Vorgang der Reaktivierung (abhängig von der Folge-Situation).

Im Rahmen der pP kann muskuläre Entspannung „progressiv" über mehrere Termine großzügig angeboten werden. Entspannung über Empfindung und Vorstellung bedarf eingehender Erfahrung der Übungsleiter(innen).

Mentale Entspannung

Auch bei einer dritten Methode – **der mentalen Entspannung** – besonders gut als erster Schritt zu Streßbewältigungen des Alltags geeignet, ist eine eingehende Schulung der Gesundheitstrainer erforderlich.
Von entscheidender Bedeutung bei streßverursachenden Ereignissen ist es nämlich, auf die emotionale Bedrängung durch (stille) Selbstgespräche angemessen zu reagieren (H. Witte, 1985). Das Verfahren soll hier nur angedeutet werden.
Dabei muß man die stressauslösende irrationale Bewertung des Ereignisses im zweiten Schritt der Bewältigung rationalisieren, wie das Schema darstellen soll:

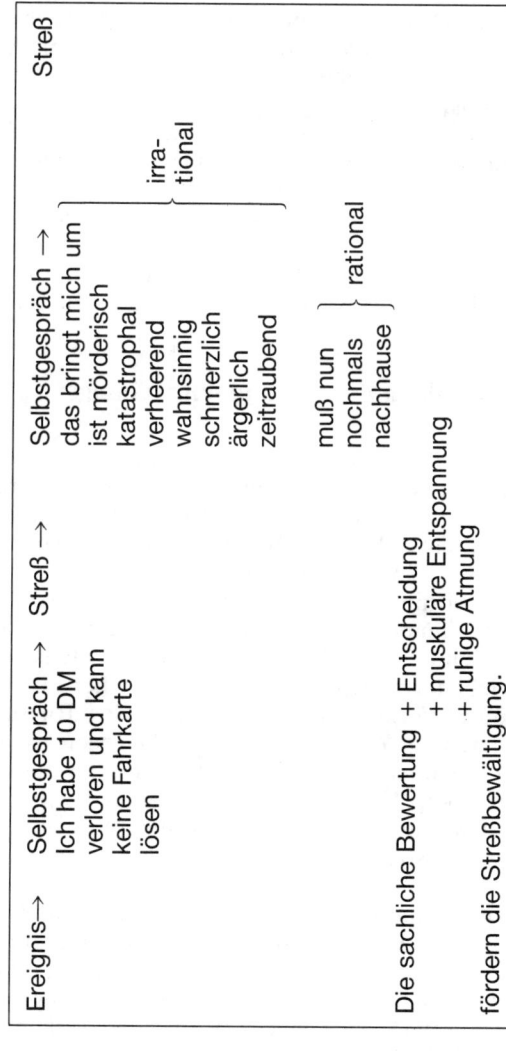

Abb. 8.5 Bewältigung einer Streßauslösenden Situation.

▷ Zeitbedarf

Die Angebote einer Basisauswahl für das Gesundheitstraining
können in halbjährigem Turnus zu ca. 15–20 Terminen (VH-
Semester) eingeübt werden. Die Grundmuster sollen sich zur
täglichen Wiederholung ohne Zeitaufwand eignen („sowieso" im
Gehen, Sitzen usw.
Sie sollen „bewegte" Freizeitaktivitäten stimulieren (Schwimmen,
Wandern/Radfahren, Tanzen usw.) und so den Außenbezug verbrei-
tern. Sie sollen auch Interesse an spezieller Weiterbildung anregen
(Ausdauer-Treffs, Atmungs-Seminare, systemische Bewegungs-
Workshops usw.).
Insgesamt sollte tägliche bewußte Bewegungsaktivität zum Bedürf-
nis werden – als Gegengewicht zur zeitbedingten Immobilisation.

Grundlegende Ideen des Gesundheitstrainings

Erhaltung und Verbesserung der Gesundheit sind Ziele des Gesundheitstrainings. Dabei ist die individuelle Handlungsfreiheit der
Ausführung in ihrer aktivierenden Wirkung zu fördern („Aktive
Übungsbehandlung", Beckmann); Leitlinie: Lustvolles Dürfen,
anstatt zu müssen, Spaß an der Freud'.
Zwangslose Atmosphäre, besonders zwischen den Übungen, fördert
die spielerische Freude (Auslösung der Kreativität) auch an anstren-
genderen Aktivitäten. Förderung der Willenskraft ist erstrebenswert, übertriebener Ehrgeiz in der Gruppe eher zu verhindern.
Steuerung über Vormachen, Kommando oder Rhythmuszwang
laufen aktivierenden Absichten zuwider. Dagegen ist der Eigenrhythmus (z. B. über Atmung, Gang) immer wieder nebenbei
bewußt zu machen. Gelegentlich gemeinsames Rhythmuserlebnis
durch Klatschen, Tanzen u. s. w. ermöglichen. Weniger korrigieren,
eher bessere Selbstregulation durch eigenes weiteres Erproben
initiieren.
Bei den Übungen hat ein Vorgang der Sammlung und Verinnerli-
chung, eine geistige Konzentration Vorrang vor einer nur mechani-
stisch-perfekten Durchführung. Dies läßt sich mit einer lässig-
gelassenen, aber liebevollen Demonstration übertragen. Das voll
bewußte Einspüren (Schaarschuch, 1979: „Das Denken registriert,
was das Einspüren reguliert") und die gezielte Steuerung des
Übungsablaufes sind nur bei langsamen Aktionen möglich. Um allen

angestrebten Belangen (Geschmeidigung, Kräftigung, Koordination, Wahrnehmung u. s. w.) gerecht werden zu können, sind dann Variationen im Tempo, unter Berücksichtigung der individuellen Gegebenheiten erforderlich; sie führen am ehesten zu einer Umstimmung des gesamten Organismus.

Eine ausreichende Information über die Notwendigkeit und das Ziel der Übungen bei gegebener Gelegenheit darf nicht unterlassen werden. Plakativ-bildhafte Vorstellungen („Ohrwürmer" als Thema) erleichtern die Vollzüge und das Behalten der Übungen. Über zunehmendes Verständnis der Sinn-Zusammenhänge (nach längerer Erfahrung, oft erst nach mehreren Kursen) ist die Förderung der eingebetteten Bewußtheit (Beckmann: Der besonnene Mensch) ein erweitertes Ziel des Lernens. Wichtig ist auch, das Erfahrene „zur Sprache kommen lassen".

Leibesübungen (Soma: der beseelte Leib) haben nicht nur oben beschriebene Zwecke, sondern sollen Bewegungsbefreiung auslösen und ganz reale Selbsterfahrung ermöglichen. Der Arbeit in der Gruppe kommt hier ihre ganz besondere Bedeutung zu:
Die sinnlich wahrnehmbare Rückmeldung der Mitglieder baut ein Sicherheitsgefühl und nicht selten kreative Anstöße auf.
Kontaktübungen sollen zunächst über Kleingeräte (Bälle u. s. w.) laufen, intensiver Körperkontakt bedarf der Vorbereitung. Rücksichtnahme auf schwächere Teilnehmer steuert zunehmendes Kommunikationsvermögen in die richtige Balance zwischen Intra- und Extraversion.

Trotz anfänglich notwendiger methodischer Ausrichtung ist es notwendig, im Laufe einiger Kurse eine komplexe Übungskultur anzustreben. Die Teilnehmer sollen Interesse auch an ungewohnten Bewegungsabläufen (Feldenkrais) entwickeln und Vergnügen dabei empfinden. Die wie nebenbei erfahrene abrufbare Bewußtheit der inneren Gesamtbewegung („bewegter Leib") ist so wichtig wie äußerliche Körperfunktion. Die mühelose Einbindung in den Umweltbezug (reale Selbstverwirklichung) ist der Lohn (Wohlbefinden) für die persönlichen Bemühungen (Abb. 8.4).

Literatur

Alexander G. Eutonie; Ein Weg zur körperlichen Selbsterfahrung, Kösel, 1976.

Beckmann P. Brücken zum Leben. Stuttgart: Belser, 1954.

Beckmann P. Moderne Gesundheitspflege. München: Barth, 1966.

Bergdolt H. Infarktrehabilitation durch den niedergelassenen Arzt. Ärztliche Praxis 1974; 96: 4145.

Bergsmann O, Meng A.C. Akupunktur und Bewegungsapparat, Versuch einer Synthese. Heidelberg: Haug, 1982.

Bierbaumer N. Psychophysiologie der Angst. München, Berlin,Wien: Urban & Schwarzenberg, 1977.

Brusis O, Weber H (Hrsg.). Handbuch der Koronargruppenbetreuung. Erlangen: Perimed, 1975.

Coblenzer H Muhar F. Atem und Stimme. Österr. Bundes V. f. Unterr., Wissensch. u. Kunst, Wien 1976.

Donat K (Hrsg). Kardiologische Prävention und Rehabilitation am Wohnort. Erlangen: Perimed, 1975.

Fischer WD, Binkowski H. Gesundheitsbildung. Isny-Neutrauchburg: Eigenverlag, 1985.

Frankenberg HV, Reuss P. Präventionstraining. Karlsruhe: Eigenverlag, 1983.

Gindler E. Die Gymnastik des Berufsmenschen. Gymnastik I, 1926.

Glaser V. Eutonie, Lehrbuch für Psychotonik, 3. Aufl. Heidelberg: Haug, 1989.

Glaser V, Glaser U. Atemtherapie. In Schimmel K. H.: Lehrbuch der Naturheilverfahren Bd. 1, 2. Überarbeitete Aufl. Stuttgart: Hippokrates, 1990. 156–179.

Gleditsch J.M. Reflexzonen und Somatotopien. Schorndorf: WBV Biolog.-mediz. Verlags GmbH., 1983.

Groh W. Bewegungbehandlung in der biologischen Heilkunde. Hippokrates Heft 23, 1936.

Gross RWJ. Wege der Gesundheitsforschung. Ergebnisse und Perspektiven der Forschung im Dienste der Gesundheit. Berlin: Springer, 1986.

Halhuber C (Hrsg). Ambulante Koronargruppen. Erfahrungen und Probleme. Erlangen: Perimed, 1981.

Halhuber M, Milz H. Präventiv-Kardiologie. Höhenrieder Seminarbuch I. München, Berlin: Urban und Schwarzenberg, 1972.

Hanna T. Beweglich sein – ein Leben lang. München: Kösel, 1988.

Hoff A. Die naturgemäße Heilweise. Stuttgart: Hippokrates, 1949.

Hollmann W, Hettinger T. Sportmedizin – Arbeits- und Trainingsgrundlagen. 3. Aufl. Stuttgart, New York: Schattauer, 1990.

Jacobson E. Progressive Relaxation. Chicago: University of Chicago Press, 1938.

Knaut K. In Edel H., Knaut K. Grundzüge der Atemtherapie. 4. Aufl. München: Müller & Steinicke, 1984.

Kohlrausch W. Leibesübungen als Mittel zur Wiederherstellung der Leistung. Die Medizinische 1952, 31/32

Lagerström D, Völker K (Hrsg). Sport und Bewegung bei koronarer Herzkrankheit. Monheim: Pharma-Schwarz, 1986.

Lowen A.: Der Verrat am Körper. München: Scherz, 1980.

Lüscher M. Das Harmoniegesetz in uns. München: Heyne, 1985.

Middendorf I. Der erfahrbare Atem. Paderborn: Jungfermann, 1984.

Oertel MJ. Therapie der Kreislaufstörungen. Handbuch der allgemeinen Therapie, Band IV. Leipzig: Vogel, 1984.

Peter B, Gerl W. Entspannung. München: Mosaik, 1988.

Porkert M. u. Hempen C.-H. Systematische Akupunktur, München: Urban u. Schwarzenberg, 1985.

Schaarschuch A. Der atmende Mensch. Bietigheim: Turm, 1979.

Schipperges H, Vescovi G, Gene B, Schlemmer J. Die Regelkreise der Lebensführung. Köln: Deutscher Ärzte Verlag, 1988.

Schultz JH. Das autogene Training. Stuttgart: Thieme, 1964.

Schwind P. Alles im Lot. München: Goldmann, 1985.

Spring H et al. Dehn- und Kräftigungsgymnastik. Stuttgart, New York: Thieme, 1986

Stokvis B, Wiesenhütter E. Lehrbuch der Entspannung. Stuttgart: Hippokrates, 1979

Stolze H. Psychotherapeutische Aspekte einer konzentrativen Bewegungstherapie. In: Speer H (Hrsg). Kritische Psychotherapie. München: Lehmann, 1959.

Teegen F. Ganzheitliche Gesundheit – Auf dem Weg zu einem neuen Paradigma. Vortrag München, 1990.

Vogt O. Die direkte psychologische Experimentalmethode in hypnotischen Bewußtseinszuständen. Leipzig: Barth, 1897.

Weizsäcker Vv. Der Gestaltkreis. Stuttgart, 1958.

Witte H. Seminar, Königsfeld, 1985.

Wolf K. Integrale Atemschulung, Bern: Humata, o. Jg.

9 Vollwert-Ernährung, Ernährungsökologie und Lebensmittelqualität

C. Leitzmann

Einleitung

Die Lebens- und Arbeitsbedingungen in den Industrieländern, insbesondere in der Bundesrepublik Deutschland, haben sich in den vergangenen Jahrzehnten grundlegend verändert. Tätigkeiten hoher körperlicher Aktivität wurden durch meist sitzende, leichter auszuführende Arbeitsformen abgelöst. Der Anteil der Erwerbstätigen, die in die Gruppe der Schwer- und Schwerstarbeiter einzuordnen sind, liegt heute unter 7 % (Tab. 9.1).

Mit der Veränderung der Berufsschwere haben sich die Ernährungsgewohnheiten besonders in den letzten Jahrzehnten verändert. Einerseits ist ein Verzehrsrückgang wichtiger Grundnahrungsmittel wie Kartoffeln, Getreide und Brot, andererseits ein Anstieg des Konsums anderer Lebensmittel wie Fett, Zucker und ballaststofffreier Nahrungsmittel zu verzeichnen (Tab. 9.2).

Dabei ist festzustellen, daß die übliche Ernährung nicht mit dem veränderten Nahrungsenergie- und Nährstoffbedarf abgestimmt wird. Die bekannten ernährungsabhängigen Zivilisationskrankheiten wie z.B. Karies sind eine Folge dieser nichtangepaßten Ernährungsweise (Tab. 9.3).

Besonders beachtenswert erscheint die große Anzahl an Übergewichtigen. Mehr als ein Drittel der Bevölkerung in der Bundesrepublik Deutschland leidet an Übergewicht, dem wichtigsten Risikofaktor für Herz-Kreislauf-Erkrankungen, Diabetes mellitus, Blut-

Tab. 9.1 Entwicklung der Berufsschwere bei Erwerbstätigen

Berufsschwere	1880	1930	1980
Leichtarbeiter	21	58	73
Mittelschwerarbeiter	39	21	21
Schwerarbeiter	26	16	6
Schwerstarbeiter	14	5	0,5

Angaben in Prozent

Tab. 9.2 Veränderungen im Nahrungsmittelverbrauch 1955–1988

Nahrungsmittel	1955	1988
Kartoffeln	160	73
Trinkmilch	130	93
Brot, Mehl	94	73
Obst, Südfrüchte	71	111
Fleisch	46	90
Gemüse	42	73
Zucker	27	36
Fett	25	26
Eier	10	17

Bundesrepublik Deutschland (kg/Person/Jahr)

Tab. 9.3 Wichtige ernährungsabhängige Gesundheitsstörungen in der Bundesrepublik Deutschland

Störung	Häufigkeit (in %)
Zahnkaries	96 – 100
Übergewicht	30 – 50
Stuhlverstopfung	ca. 30
Bluthochdruck	10 – 20
Erhöhte Blutfettwerte	10 – 20
Kropf	ca. 13
Gallensteine	ca. 10
Erhöhte Harnsäurewerte	5 – 9
Diabetes	3 – 5

Außerdem: Leberzirrhose, Arteriosklerose, Embolien, Allergien, Herz- und Kreislauferkrankungen, Hirnschlag, Krebs

hochdruck u. a. Gleichzeitig zählen die genannten Gesundheitsstörungen zu den häufigsten Todesursachen in Deutschland (etwa 54 %). Die Kosten, die durch nicht angepaße Ernährungsweisen für die Volkswirtschaft entstehen, wurden für 1986 auf etwa 56 Mrd DM geschätzt (Tab. 9.4).

Richtige, gesunderhaltende Ernährung

Damit stellt sich die Frage nach der für den Menschen „richtigen" Ernährung. Da die Natur außer der Muttermilch keine für den Menschen speziell geschaffene Nahrung, bereitstellt, muß die Ant-

Tab. 9.4 Teure Essens-Sünden

Krankheitskosten durch:	%	Typische Krankheiten:
zuviel Zucker	39	Karies
zuviel Fett, Eier, Käse u.a.	33	Herzinfarkt, Gehirnschlag, Arteriosklerose, Gallensteine,
zuviel Alkohol	12	Alkoholismus, Leberzirrhose, Pankreatitis, ...
sonstige Fehlernährung	10	Bluthochdruck, Blutarmut, Gicht, Kropf, ...
allgemeine Überernährung	6	Diabetes, Fettsucht

Gesamte Krankenkosten in der Bundesrepublik Deutschland: 206 Mrd DM (1986 geschätzt), davon ernährungsbedingt: 56 Mrd DM

wort unterschiedlich ausfallen. Dennoch sollte die Ernährung des Menschen bestimmte Kriterien erfüllen.

Die Kost sollte **artgerecht** sein, d.h. der überwiegend vegetarischen Vergangenheit des Menschen Rechnung tragen. Die Struktur des menschlichen Gebisses und Darms sowie das Unvermögen zur Vitamin-C-Synthese und zum ausreichend schnellen Harnsäureabbau deuten auf die vorwiegend vegetarische Vergangenheit des Menschen hin. Andererseits zeigt die Zusammensetzung der Gallenflüssigkeit beispielsweise, daß der Mensch befähigt ist, auch tierische Nahrungsmittel gut zu verwerten. Folglich wäre eine vorwiegend, aber nicht ausschließlich pflanzliche Kost zu empfehlen.

Aus den individuellen Arbeits- und Lebensbedingungen leitet sich die Forderung nach einer **bedarfsgerechten** Ernährung ab. Die derzeit geltenden Empfehlungen der Deutschen Gesellschaft für Ernährung (DGE) sind mit den heute üblichen Ernährungsgewohnheiten offensichtlich nicht zu verwirklichen. Der Ernährungsbericht 1988 zeigt, daß noch immer zu viel, zu fett, zu süß und zu ballaststoffarm gegessen wird. Ein vorrangiges Ziel ist die Reduktion der täglichen Nahrungsenergiezufuhr. Eine Kost, die den täglichen Bedarf an essentiellen Nährstoffen decken kann, muß bei geringerer Gesamtnahrungsmenge eine höhere Nährstoffdichte aufweisen. Das bedeutet, daß die Aufnahme tierischer Nahrungsmittel zugunsten pflanzlicher Lebensmittel reduziert werden müßte, was die erhöhte Aufnahme komplexer Kohlenhydrate, Ballaststoffe und essentieller Nährstoffe sowie die verringerte Zufuhr von Fett und somit insgesamt weniger Nahrungsenergie zur Folge hätte.

Um das Risiko ernährungsabhängiger Krankheiten zu verringern, wird die Umstellung auf eine **gesunderhaltende** Kost empfohlen. Zusammen mit einer erhöhten körperlichen Aktivität könnte die Ernährung einen wesentlichen Beitrag zur Prophylaxe ernährungsbedingter Gesundheitsstörungen leisten und somit die Kostenexplosion im Gesundheitswesen dämpfen.

Die ernährungsökologische Betrachtungsweise

Die Vollwert-Ernährung ist Teil einer ganzheitlichen Betrachtungsweise. Heute ist es notwendig, die Vernetzung der verschiedenen Wissenschafts- und Forschungsbereiche aufzuzeigen, weil „... die Komplexität gesellschaftlicher und biospärischer Wirkungsganzheit ...“ (Jonas 1984, S. 80) die Anwendung der Forschungsergebnisse ohne Bezug zum Ganzen nicht mehr zuläßt. Innerhalb der Ernährungswissenschaft beginnt sich die Ernährungsökologie als neues Wissenschaftsgebiet zu etablieren. Die systemische Betrachtung der Ernährung beschreibt die Wechselwirkungen mit weiteren Systemen wie Gesellschaft, Umwelt und Individuum. Kennzeichen eines Systems ist die Abhängigkeit von seinen Elementen, d.h. Handlungen im System Ernährung bleiben nicht auf dieses beschränkt, sondern zeigen Auswirkungen auf die benachbarten, mit ihm verbundenen Bereiche.
Ziel der Ernährungsökologie ist es, Ernährungskonzepte zu entwikkeln, die die Auswirkungen auf Gesundheit, Umwelt und Gesellschaft im Sinne einer Erhaltung des Gesamtsystems berücksichtigen.

Ein Beispiel für einen ernährungsökologischen Forschungsansatz wäre die Untersuchung der ernährungsphysiologischen Qualität von Soja, wobei gleichzeitig die sozialstrukturellen und ökologischen Auswirkungen des Anbaus in tropischen Regionen und der Verarbeitung berücksichtigt werden sollten.
Das Lebensmittel wird über seinen gesamten „Lebenszyklus“ (Produktlinie) auf seine Gesundheits-, Umwelt- und Sozialverträglichkeit hin untersucht und bewertet.

Ansprüche der Vollwert-Ernährung als zeitgemäße Ernährungsform

Die Vollwert-Ernährung versteht sich als praktische Umsetzung der ernährungsökologischen Forschungsergebnisse. Um den vielseitigen Anforderungen möglichst gerecht zu werden, versucht das Konzept der Vollwert-Ernährung, die vernetzten Beziehungen bei den Empfehlungen für Einkauf und Zubereitung von Lebensmitteln zu berücksichtigen. In diesem Sinne ist die Vollwert-Ernährung zeitgemäß.

Üblicherweise werden in der Ernährungswissenschaft ausschließlich ernährungsphysiologische und hygienisch-toxikologische Gesichtspunkte betrachtet. In der Vollwert-Ernährung werden darüber hinaus Aspekte der Gesundheits-, Umwelt- und Sozialverträglichkeit gleichrangig einbezogen.

Grundsätze der Vollwert-Ernährung

▷ Gesundheitsverträglichkeit
- Bevorzugung pflanzlicher Lebensmittel (überwiegend lakto-vegetabile Kost)
- Vermeidung unnötiger Lebensmittelverarbeitung (Lebensmittel so natürlich wie möglich)
- Etwa die Hälfte der Nahrungsmenge als unerhitzte Frischkost (Rohkost)
- Vermeidung von Lebensmittelzusatzstoffen

▷ Umweltverträglichkeit
- Bevorzugung von Erzeugnissen aus kontrolliert-ökologischer Landwirtschaft
- Bevorzugung von Gemüse und Obst aus regionalem Anbau und entsprechend der Jahreszeit
- Vermeidung aufwendiger Lebensmittelverpackung
- Einsatz umweltverträglicher Technologien in Industrie, Verkehr und Haushalten

▷ Sozialverträglichkeit
- Verminderung von Veredelungsverlusten bei der Erzeugung tierischer Lebensmittel
- Verminderung des Imports von Futtermitteln aus Entwicklungsländern

- Verhinderung von Überschußproduktion und Lebensmittelvernichtung
- Existenzsicherung kleiner und mittlerer bäuerlicher Betriebe (weltweit)

▷ Das Ernährungsverhalten sollte **gesundheitsverträglich** sein, und die Empfehlungen der Wissenschaft müssen Kenntnisse einer art- und bedarfsgerechten Ernährung berücksichtigen. Auf diese Weise kann eine optimale Entwicklung, Leistungsfähigkeit und Abwehrkraft des menschlichen Körpers erreicht werden.

▷ Die **Umweltverträglichkeit** unserer Ernährungsweise beruht auf Wechselwirkungen zwischen Ernährungs- und Ökosystem. In diesen Zusammenhang gehört Kollath's Forderung „Laßt unsere Nahrung so natürlich wie möglich" (1983). Betrachtet wird der Weg der Nahrungsmittel von Produktion bzw. Anbau über Verarbeitung, Verpackung und Transport bis zum endgültigen Verbrauch im Haushalt mit den möglichen unerwünschten Einwirkungen z.B. durch Pestizide, Lebensmittelzusatzstoffe und Verpackungsmaterialien.
Eine bewußte Ernährungsweise, d.h. die gezielte Auswahl umweltfreundlich erzeugter, verarbeiteter und verpackter Lebensmittel, kann einen Beitrag zum aktiven Umweltschutz leisten.

▷ Die **Sozialverträglichkeit** unseres Ernährungssystems betrifft die Wirkung auf diejenigen Menschen, die in der Erzeugung, Verarbeitung und Vermarktung von Nahrungsmitteln arbeiten oder in irgendeiner Weise von der Art des Weltagrarhandels betroffen sind, sowohl in Industrie- als auch in Entwicklungsländern. Ziele dieser Betrachtungen sind die gerechte Verteilung der weltweit produzierten Nahrung und die Existenzsicherung kleiner und mittlerer bäuerlicher Betriebe. Dabei müssen Aspekte wie die Entstehung von Veredelungsverlusten bei der Erzeugung tierischer Lebensmittel sowie die Problematik von Futtermittelimporten aus Entwicklungsländern in die Betrachtung mit eingeschlossen werden.

Diese Grundsätze der Vollwert-Ernährung müssen im Alltag Anwendung finden. Nach ihrer Definition ist die Vollwert-Ernährung eine ökologisch und sozialverträglich orientierte Ernährungsweise, bei der gesundheitlich wertvolle Lebensmittel schmackhaft zubereitet werden.

Vollwert-Ernährung ist eine überwiegend lakto-vegetabile Ernährungsform, in der Lebensmittel bevorzugt werden, die möglichst wenig verarbeitet sind. Hauptsächlich besteht sie aus Vollkornprodukten, Gemüse und Obst, Kartoffeln, Hülsenfrüchten sowie Milch und Milchprodukten. Daneben können auch geringe Mengen an Fisch, Fleisch und Eiern enthalten sein. Es wird empfohlen, die Kost schmackhaft und schonend zuzubereiten und etwa die Hälfte der Nahrungsmenge als unerhitzte Frischkost (Rohkost) zu verzehren. Lebensmittelzusatzstoffe sollten vermieden werden.

Zusätzlich zu den gesundheitlichen Aspekten werden auch die Umweltverträglichkeit und die Sozialverträglichkeit des gesamten Ernährungssystems in die Betrachtungen und Empfehlungen gleichrangig einbezogen. Das bedeutet insbesondere, Erzeugnisse aus anerkannt kontrolliert-ökologischer Landwirtschaft (nach den IFO-AM-Richtlinien) zu bevorzugen, den Einsatz umweltverträglicher Technologien zu fördern, den Futtermittelimport aus Entwicklungsländern zu vermindern sowie eine weltweit gerechte Ernährungs- und Agrarpolitik anzustreben.

Ausgewählte Forschungsergebnisse zur Gesundheitsverträglichkeit der Vollwert-Ernährung

- Aus den Forderungen der DGE (kleinere Mengen, weniger fett, weniger süß ...) wird deutlich, daß eine überwiegend lakto-vegetabile Ernährungsform, wie sie die Vollwert-Ernährung darstellt, durchaus zur Erfüllung der Empfehlungen für die Nährstoffzufuhr und damit als Prophylaxe ernährungsbedingter Gesundheitsstörungen geeignet ist. Tatsächlich zeigen wissenschaftliche Studien mit Vegetariern sowie klinische Erfahrungen, daß ovo-lakto-vegetabile Kostformen besser geeignet sind, die Gesundheit zu erhalten als eine Ernährung mit dem derzeit üblichen Anteil an Fleisch und Wurstwaren. Die Ergebnisse verschiedener Untersuchungen zeigen, daß eine überwiegend pflanzliche Kost am besten geeignet ist, die Nähr- und Wirkstoffe im richtigen Verhältnis zum Energiegehalt zu liefern. Es sollte sich um eine möglichst schadstoffarme Kost auch mit einem Verzehr von Lebensmitteln in unerhitzter und milchsaurer Form handeln.

- Studien über den Zusammenhang von Ernährung und Immunsystem belegen, daß intensive Wechselwirkungen zwischen Ernährung, Immunantwort und Infektabwehr bestehen. Die Forschungsergebnisse stammen meist aus Untersuchungen von unterernährten Menschen in Entwicklungsländern, wo der Zusammenhang zwischen allgemeinem Nährstoffmangel und den negativen Auswirkungen auf das Immunsystem belegt ist.

- Die qualitativ unzureichende Ernährung von Menschen in Wohlstandsgesellschaften, kann ebenfalls negative Auswirkungen auf das Abwehrsystem des Körpers haben. In diesem Zusammenhang sind die Einflüsse verschiedener Nährstoffe untersucht worden. Seit längerem bekannt sind die Auswirkungen eines Mangels an Hauptnährstoffen sowie an Vitaminen und Mineralstoffen. Neu hingegen ist die Betrachtung weiterer Nahrungsinhaltsstoffe wie sekundäre Pflanzenstoffe, Alkohol und Umweltkontaminanten.

- Bei sekundären Pflanzenstoffen handelt es sich um Substanzen, die die Pflanzen nicht im primären Stoffwechsel, sondern erst sekundär auf verschiedenen Stoffwechselwegen aufbauen. Es handelt sich dabei um Geschmacks-, Aroma- und Duftstoffe, die den verschiedensten organischen Substanzklassen wie z.B. Terpene, Alkohole und Thiozyanate angehören. Für diese Verbindungen ist zwar keine lebensnotwendige Wirkung, wohl aber eine gesundheitsfördernde Bedeutung für den menschlichen Organismus nachgewiesen. In der Vollwert-Ernährung werden diese Substanzen auch als „gesundheitsnotwendig" bezeichnet. Es sind dies z.B. Substanzen mit antibiotischer Wirkung aus verschiedenen Pflanzen, wie Allicin aus Knoblauch mit seiner wachstumshemmenden Wirkung auf grampositive und gramnegative Bakterien, oder Benzylsenföl aus Kresse, das die unspezifische Abwehr steigert.

Substanzen mit antibiotischer Wirkung aus verschiedenen Pflanzen

- Allicin: Knoblauch, Zwiebel
- Senföle: Meerrettich, Kresse, Senf, Zwiebel, Knoblauch, Lauch, alle Kohlarten

- Flavonoide: Obst, Gemüse, Getreide
- Phenolkarbonsäuren: Obst, Gemüse, Getreide
- Purothionine: Weizen
- Thiocyanate: alle Kohlsorten

Bei Infektionen der Harnwege und der Atemwege ist die therapeutische Wirkung der Senföle gesichert. Für Thiozyanate, die besonders reichlich in Gemüsen der Gattung der Kohlgewächse (Brassicaceae) vorkommen, ist ein relativ konstant geregelter Serum-Thiozyanatspiegel bekannt. Dem Speichel-Thiozyanat wird eine wichtige Rolle bei der Verhütung von Karies zugeschrieben.

In der Vollwert-Ernährung wird bei der Umsetzung der Empfehlungen davon ausgegangen, daß sekundäre Pflanzenstoffe vermehrt aufgenommen werden.

- Weitere positive Auswirkungen auf das Immunsystem gehen von Substanzen mit immunmodulierender Wirkung aus, die von Laktobazillen in milchsauren Lebensmitteln produziert werden können. In einer Untersuchung mit Probanden konnte die immunstimulierende Wirkung von Joghurtbakterien (Lactobacillus bulgaricus und Streptococcus thermophilus) nach vierwöchiger täglicher oraler Einnahme belegt werden. Der Serumspiegel von Gamma-Interferon und die Zahl der natürlichen Killerzellen stieg an.
  Immunschwächende Wirkungen sind von Alkohol und Umweltgiften zu erwarten.

- Der positive Einfluß von Ballaststoffen auf das Immunsystem ist ebenfalls hinreichend bekannt. Der Abbau von Ballaststoffen durch die Darmflora führt zur Produktion freier Fettsäuren, die für einen niederen pH-Wert im Darm mitverantwortlich sind. Diese Bedingung begünstigt die Ansiedlung von physiologischen Mikroorganismen und verhindert die Besiedlung mit pathogenen Keimen. Neben der Nährstoffkonkurrenz zu den physiologischen Bakterien wird das Wachstum der pathogenen Mikroorganismen ebenfalls durch die Synthese von antibiotisch wirksamen Substanzen (Kolizine und Bakteriozine) der physiologischen Flora gehemmt.

- Im diätetischen Bereich zeigen neuere Ergebnisse der Diabetesforschung eine positive Wirkung der Vollwert-Ernährung. Versuche mit Vollkornbrot, gekochten Weizenzubereitungen und rohem Vollkornschrot ergaben bei stoffwechselgesunden Personen einen günstigeren Blutglukose- und Insulinverlauf für das rohe Vollkornschrot.

In einem direkten Vergleich zwischen einem üblichen Diabetiker-Frühstück und einem „Frischkornmüsli" bei Typ-II-Diabetikern zeigte sich bei gleichem Nahrungsenergiegehalt und gleicher Nährstoffrelation beider Mahlzeiten d.h. Mahlzeiten nach dem Konsum des Frischkornmüslis ebenfalls ein günstigerer Blutglukoseverlauf (Abb. 9.1).

Weitere Untersuchungen haben gezeigt, daß mit einem hohen Kohlenhydratanteil in der Energiezufuhr, besonders dann, wenn es sich um vorwiegend pflanzliche Kohlenhydrate mit einem hohen Ballaststoffanteil handelt, eine stabilere Stoffwechseleinstellung erreicht werden kann. Unter Umständen ist zusammen mit anderen Maßnahmen der Diabetestherapie wie richtige Medikamentenwahl, Sport und durch die Auswahl geeigneter

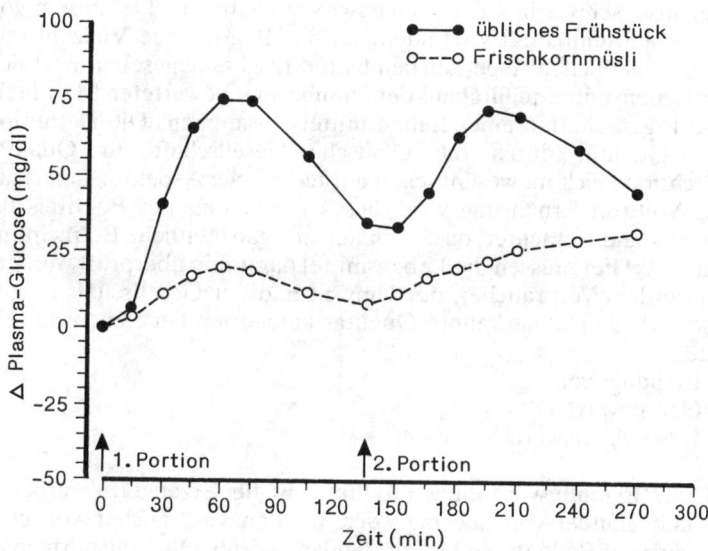

Abb. 9.1 Änderungen der Glukosekonzentration nach üblichem Diabetiker-Frühstück und nach Frischkornmüsli bei Typ-II-Diabetikern (n=7), Mittelwerte (jede Mahlzeit einmal wiederholt)

Lebensmittel eine langfristige Verbesserung der diabetischen Stoffwechsellage, evtl. sogar eine Reduktion von Insulin oder oralen Antidiabetika möglich.

Lebensmittelqualität

Eng verbunden mit der ernährungswissenschaftlichen Forschung und den Aspekten der Gesundheitsverträglichkeit der Vollwert-Ernährung ist der Begriff der Lebensmittelqualität.

Die Qualität der erzeugten, verarbeiteten und konsumierten Lebensmittel befindet sich im Interessenkonflikt verschiedener Gruppen: Der Erzeuger ist vorrangig an der Höhe des Ertrages der Nutzpflanze, die lebensmittelverarbeitende Industrie an ihren technologischen Merkmalen (z. B. Lagerfähigkeit und Verarbeitungseignung) und schließlich der Verbraucher an Aussehen und Geschmack interessiert.

Genauso schwierig ist es, eine wissenschaftliche Definition von Lebensmittelqualität zu finden, da der Begriff eine Vielzahl von unterschiedlichen Aspekten beinhaltet. Insgesamt gesehen setzt sich die Lebensmittelqualität aus der Summe aller bewerteten Merkmale und Eigenschaften eines Lebensmittels zusammen. Die Definition von Qualität durch die Deutsche Gesellschaft für Qualität beschränkt sich im wesentlichen auf technische Aspekte. Innerhalb der Vollwert-Ernährung wird dieses Verständnis des Begriffes für unvollständig erachtet, da es sich um eine ganzheitliche Betrachtung handelt. Hier müssen die Lebensmittel daraufhin überprüft werden, ob sie dem Verbraucher, der Umwelt und der Gesellschaft nützen oder schaden. Anerkannte Qualitätskategorien bei Lebensmitteln sind:

- Eignungswert
- Genußwert
- Gesundheitswert

▷ Der **Eignungswert** eines Produktes ist für Erzeuger, Verarbeiter und Handel von überragender, für den Verbraucher von eher geringer Bedeutung. Um zu standardisierten Qualitätsnormen zu kommen, wurde die Handelsklasseneinteilung bzw. EG-Qualitätsnorm eingeführt, die sich vornehmlich an äußeren Merkmalen wie Größe, Form und Farbe orientiert. Ernährungsphysiologisch wichtige Daten oder die sensorische Qualität werden hingegen wenig oder überhaupt nicht beachtet.

Man unterscheidet ökonomische und funktionale Merkmale für

- Erzeuger: Ertragsfähigkeit, Ernteeigenschaften, Haltbarkeit, Absetzbarkeit, Marktwert
- Verarbeiter: Eigenschaften zur Weiterverarbeitung
- Händler: Transportfähigkeit, Haltbarkeit, Absetzbarkeit, äußere Beschaffenheit
- Verbraucher: Preis, Haltbarkeit, küchentechnische Eignung

▷ Zunehmende Bedeutung gewinnt in unserer Gesellschaft mit sich wandelnden Lebens- und Arbeitsbedingungen der **Zeitaufwands-wert,** d.h. die Zeit für Einkauf, Zubereitung und Verzehr des Lebensmittels. Eine immer größere Rolle spielen in diesem Zusammenhang

- Convenience foods (vorgefertigte Speisen)
- Ready-to-eat foods (verzehrsfertige Speisen)
- Fast foods (schnell, im Stehen, aus der Hand)

▷ Der **Genußwert** oder der sensorische Wert steht im Vordergrund für den Verbraucher, da Eigenschaften wie Aussehen und Geschmack direkt wahrnehmbar sind. Der Genußwert oder sensorische Wert wird vom Verbraucher selbst wahrgenommen, ist jedoch nicht allgemeingültig bewertbar. Zum Genußwert zählen im einzelnen folgende Kriterien eines Lebensmittels:

- Aussehen wie Farbe, Form
- Geruch
- Geschmack
- Konsistenz
- Temperatur
- Sauberkeit, Ästhetik
- Reife- und Frischezustand
- Freude am Essen

▷ Der **Gesundheitswert** als Kriterium aus ernährungsmedizinischer Sicht wird durch den Gehalt an wertgebenden und wertmindernden Inhaltsstoffen bestimmt. Man unterscheidet hier

Hoher Gehalt an wertgebenden Inhaltsstoffen
- Gehalt an Hauptnährstoffen und deren Zusammensetzung

- Gehalt und Dichte essentieller Nährstoffe wie Vitamine, Mineralstoffe usw.
- Ballaststoffgehalt

Niedriger Gehalt an wertmindernden Inhaltsstoffen
- Gehalt an pathogenen Mikroorganismen
- natürliche toxische Inhaltsstoffe
- Schadstoffe/Verunreinigungen (Schwermetalle, chlorierte Kohlenwasserstoffe)
- Rückstände
- einige Zusatzstoffe

Sonstiges
- Reife- und Frischezustand
- Sättigungswirkung
- Bekömmlichkeit
- Verträglichkeit
- Verdaulichkeit u. a.

▷ Bisher nicht im Blickfeld der ernährungswissenschaftlichen Betrachtung lagen weitere Kategorien der Lebensmittelqualität, die auch unter dem Überbegriff **Kulturwert** zusammengefaßt werden und wie folgt eingeteilt werden können:

Psychologischer Wert
- Vorstellungen, Meinungen (Vorurteile)
- Erwartungen, unterstellte Eigenschaften
- Ersatzbefriedigung

Sozialwert
- Belohnung, Tabus
- Unterhaltung, Erlebnis, Ambiente, Freude am Essen

Politischer Wert
- Im- und Export von Nahrungs- und Futtermitteln
- Nahrungsmittelüberschüsse
- Nahrungsmittelhilfe

▷ Lebensmittel haben auch einen **psychologischen oder ideellen Wert**, was sich in bestimmten Vorstellungen oder Meinungen, die mit dem Lebensmittel verbunden sind, äußert oder auch durch die

Werbung entstanden sein kann (z.B. „Fleisch ist ein Stück Lebenskraft").

▷ Der **Sozialwert** oder **Prestigewert** eines Lebensmittel wird vor allem durch Konsumgewohnheiten gewisser Bevölkerungsgruppen sowie durch Angebot und Preis bestimmt. So gilt in vielen Ländern Nord-Afrikas Weißbrot als Lebensmittel höheren Wertes, ohne Beachtung seiner minderwertigen ernährungsphysiologischen Qualität.

▷ Der **politische Wert** von Lebensmitteln beachtet Aspekte wie Importe von Lebens- und Futtermitteln aller Art, besonders aus Entwicklungsländern – der Slogan „Kauft keine Früchte aus Südafrika" stand in diesem Zusammenhang, in den die sozialen Bedingungen der Lohnarbeiter in die Qualitätsbeurteilung miteingehen.

▷ Ebenfalls noch unberücksichtigt blieben Kategorien der Lebensmittelqualität, die als **Ökologiewert** zusammengefaßt werden können. Hier werden der Weg eines Lebensmittels von seiner Erzeugung über Be- und Verarbeitung und der Vermarktung in die Beurteilung und die Auswirkung auf das Ökosystem, um dessen Erhaltung es letztendlich geht, mit einbezogen:

Anbau und Erzeugung des Lebensmittels
- Ausbringung und Belastung der Umwelt mit leicht löslichen Mineraldüngern
- Einsatz von synthetischen Pflanzenschutzmitteln und Tierarzneimitteln
- Wirkung auf Bodenleben und Artenvielfalt
- Gesamtenergie-Einsatz zu Erzeugung und Einsatz primärer Nahrungsenergie zu Veredelung
- Anfall von Gülle und anderen Nebenprodukten der Erzeugung

Be- und Verarbeitung des Lebensmittels
- Energieaufwand bei der Be- und Verarbeitung
- Verpackungsaufwand bezüglich des Rohstoff- und Energieverbrauchs und der Abbaubarkeit des Materials
- Entsorgung von Abwasser und anderen Abfallprodukten
- Einsatz von Zusatzstoffen

Vermarktung der Lebensmittel
- Energieaufwand bei Handel, Transport und Lagerung
- Einsatz von Substanzen bei der Haltbarmachung und Lagerhaltung
- Energie- und Materialaufwand für Werbung

Bewertung von Lebensmitteln nach Wertstufen

Lebensmittelqualität sollte sich vornehmlich an den Interessen des Verbrauchers orientieren. Ziel der Lebensmittelproduktion sollte das Wohl des Verbrauchers sein, das allerdings nur im Zusammenhang mit dem Wohl der Gesellschaft und der Umwelt erreicht werden kann.

In der Vollwert-Ernährung werden keine einzelnen Nährstoffe sondern Lebensmittel empfohlen. Die Empfehlungen werden dadurch praxisnaher und für den Verbraucher einfach nachzuvollziehen. Gleichzeitig unterliegen die Aussagen einer ständigen wissenschaftlichen Diskussion. Die besprochenen Kriterien der Lebensmittelqualität sollten den Verbraucher beim Treffen einer richtigen Kaufentscheidung dienlich sein. Leider sind für viele Verbraucher die genannten Qualitäten nicht transparent, da sie nicht direkt wahrnehmbar sind (z.B. der Gesundheitswert).

Die Bewertung von Lebensmitteln nach Wertstufen soll hier eine nach ganzheitlichen Kriterien dargestellte Entscheidungshilfe sowie Handlungsempfehlung für den Verbraucher sein (Tab. 9.5). Ferner deckt diese Einteilung neben der Lebensmittelwahl auch die Bereiche Verarbeitung und Zubereitung im Haushalt ab.

Die Einteilung geht auf Kollath's „Ordnung unserer Nahrung" zurück. Als Leitkriterium dient der Verarbeitungsgrad neben der ernährungsphysiologischen Beurteilung, die zwar meist aber nicht immer mit dem Grad der Naturbelassenheit übereinstimmt.

Tab. 9.5 ist in vier Spalten von „sehr empfehlenswert", „empfehlenswert", „weniger empfehlenswert" bis „nicht empfehlenswert" eingeteilt. Etwa die Hälfte der Nahrungsmenge sollte als unerhitzte Frischkost (Spalte I) verzehrt werden, die andere Hälfte als erhitzte Produkte (Spalte II). Verarbeitete Lebensmittel (Spalte III) sollten nicht täglich und isolierte Lebensmittel (Spalte IV) überhaupt nicht im Speiseplan auftauchen.

Schlußbemerkungen

Die Empfehlungen der Vollwert-Ernährung sind keine ideologische Lehre und kein Dogma, das als Glaubenssache abgetan werden kann. Integriert in den interdisziplinären Forschungsansatz der Ernährungsökologie geht es um eine Betrachtung des Systems Ernährung mit den angrenzenden Systemen. Alte Erkenntnisse der Erfahrungsheilkunde und moderne wissenschaftliche Ergebnisse werden im Konzept der Vollwert-Ernährung zusammengefaßt. Die Erfahrungen der letzten Jahre zeigen, daß die Vollwert-Ernährung zunehmend als eine zeitgemäße Ernährungsweise Anerkennung findet.

Literatur

Jonas H. Das Prinzip Verantwortung. Versuch einer Ethik für die technologische Zivilisation. Frankfurt: Suhrkamp, 1984.

Koerber Kv, Leitzmann C. Vollwert-Ernährung – Eine Dar- und Klarstellung. Auswertungs- und Informationdienst für Ernährung, Landwirtschaft und Forsten (AID), Bonn, 1990.

Koerber Kv, Männle T, Leitzmann C. Vollwert-Ernährung. Grundlagen einer vernünftigen Ernährungsweise. 6. Aufl. Heidelberg: Haug, 1987.

Kollath U. Der Vollwert der Nahrung. 2. Auflage. Heidelberg: Haug, 1987.

Leitzmann C, Kaiser M, Groeneveld M. Einflüsse der Ernährung auf das Immunsystem. Dtsch. Apoth. 1990; 42(2): 1–7.

Leitzmann C, Sichert W. Kriterien ernährungsphysiologischer Qualität unserer Lebensmittel. Ärztezeitschr. Naturheilverf. 1984; 25(4): 185–90.

Leitzmann C, Sichert-Oevermann W. Lebensmittelqualität aus der Sicht des Verbrauchers. AID-Verbraucherdienst. 1990; 35 (4): 69–76.

Leitzmann C, Watzl B. Rohkost. In: Natur Sonderheft. Gesünder essen und trinken, 1987; 1: 31–32.

Maschkowski G, Koerber Kv, Oltersdorf U, Leitzmann C. Ernährungsökologie – Ernährung im Beziehungsgefüge Mensch-Umwelt. AID Verbraucherdienst. 1991; 36 (5): 95–99.

Mühleisen I. Gute Argumente: Ernährung. München: Beck, 1988.

Schönhöfer-Rempt R, Leitzmann C. Ernährungsgewohnheiten von Vegetariern. Ernährungs-Umschau. 1989; 36 (2): 56–61.

Sichert-Oevermann W, Koerber Kv, Bretthauer B, Leitzmann C, Laube H. Blutglucose- und Insulinverlauf bei Gesunden und Diabetikern nach Gabe roher Vollkornzubereitungen, insbesondere Frischkornmüsli. Dtsch. Med. Wschr. 1987; 112 (51, 52): 1977–1983.

Watzl B, Leitzmann C. Einfluß der Vollwert-Ernährung auf Immunantwort und Infektabwehr. Erfahrungsheilkunde 1986; 35 (7): 449–454.

Tab. 9.5 Einteilung der Lebensmittel nach Wertstufen – Empfehlungen für die Lebensmittelauswahl gesunder Erwachsener (Männle, v. Koerber, Leitzmann, Hoffmann, v. Hollen 1992 – in Anlehnung an Kollath 1960)

	I Sehr empfehlenswert	II Empfehlenswert	III Weniger empfehlenswert	IV Nicht empfehlenswert
Verarbeitungsgrad	Nicht/gering verarbeitete Lebensmittel (v.a. unerhitzt)	Verarbeitete Lebensmittel (v.a. erhitzt)	Stark verarbeitete Lebensmittel (v.a. konserviert)	übertrieben verarbeitete Lebensmittel und Isolate
Mengenempfehlung	Etwa die Hälfte der Nahrung	Etwa die Hälfte der Nahrung	Nur selten verzehren	Möglichst vermeiden
Die Übergänge zwischen den Spalten sind teilweise fließend.				
Getreide	Gekeimtes Getreide Vollkornschrot (z.B. Frischkornmüsli) Selbst gequetschte Flocken	Vollkornprodukte (z.B. Vollkornbrot, -gebäck, -nudeln -flocken) Vollkorngerichte	Auszugsmehlprodukte (z.B.) Weißbrot, Graubrot, Gebäck, Cornflakes) Geschälter (weißer) Reis	Getreidestärke Ballaststoffpräparate
Gemüse Obst	Frischgemüse Milchsaures Gemüse Frischobst	Erhitztes Gemüse auch milchsaures Erhitztes Obst Selbst tiefgekühlte Lebensmittel	Tiefgekühlte Lebensmittel Gemüsekonserven Obstkonserven	Tiefkühlmenüs Vitaminpräparate Mineralstoffpräparate
Kartoffeln		Gekochte Kartoffeln (mögl. Pellkartoffeln)	Pommes frites, Kartoffel-Fertigprodukte	Chips Kartoffelstärke
Hülsenfrüchte	Gekeimte Hülsenfrüchte (blanchiert)	Erhitzte Hülsenfrüchte	Sojamilch, Tofu Fertigprodukte aus Hülsenfrüchten	„Sojafleisch" (TVP) Eiweißpräparate Sojalezithin

Nüsse, Ölsamen, Ölfrüchte, Fette, Öle	Nüsse* Ölsamen* (z.B. Sonnenblumenkerne, Sesam) Ölfrüchte= (z.B. Oliven)	Nußmuse* Kaltgepreßte, nicht raffinierte Öle* Ungehärtete Pflanzenmargarine mit hohem Anteil an Kaltpreßöl* Butter*	Geröstete, gesalzene Nüsse Extrahierte, raffinierte Fette und Öle Ungehärtete Pflanzenmargarine Kokosfett, Palmkernfett Schmalz	Nuß-(Nougat)-Creme Gehärtete Margarine
Milch Milchprodukte	Vorzugsmilch	Pasteurisierte Milch Milchprodukte (ohne Zutaten) Käse* (ohne Zusatzstofe)	H-Milch(-produkte) Milchprodukte (mit Zutaten) Käse* (mit Zusatzstoffen)	Sterilmilch, Kondensmilch Milchpulver Milch- und Käse-Imitate Schmelzkäse
Fleisch Fisch Eier		Fleisch* (bis 2×/Woche) Fisch* (bis 1×/Woche) Eier* (bis 2/Woche)	Fleisch- und Wurstwaren Fischkonserven Fleischkonserven	Innereien Ei-Pulver
Getränke	Ungechortes Leitungswasser Natürliches Mineralwasser Kontr. Quellwasser	Kräuter-, Früchtetee Verdünnte Fruchtsäfte Verdünnte Gemüsesäfte Getreidekaffee* Tafelwasser	Fruchtnektare Kakao Bohnenkaffee Schw. Tee Bier, Wein	Limonaden, Cola-Getränke Fruchtsaftgetränke Instant-Kakao Instant-, Sportlergetränke Spirituosen
Gewürze Kräuter Salz	Frische Kräuter Ganze oder frisch gemahlene Gewürze	Getrocknete Kräuter Gemahlene Gewürze Jodiertes Meersalz* Jodiertes Kochsalz*	Gewürzzubereitungen (z.B. Fertigsoßen) Meersalz Kochsalz, Kräutersatz	Natürliche, naturidentische und synthetische Aromastoffe Geschmacksverstärker (Glutamat)
Süßungsmittel	frisches, süßes Obst	Unerhitzter Honig* Eingeweichtes Trockenobst*	Erhitzter Honig Apfel-, Birnendicksaft Vollrohrzucker, Ahornsirup	Kunsthonig Isolierte Zucker Süßwaren

Anmerkung zu Tab. 9.5

1. Für die Einteilung der Lebensmittel in dieser Tabelle werden berücksichtigt: gesundheitliche/ernährungsphysiologische Aspekte (besonders die Art und das Ausmaß der Lebensmittelverarbeitung, da diese die Nährstoffdichte stark beeinflußt) sowie ökologische und soziale Aspekte. Die Übergänge zwischen den Spalten sind teilweise fließend.

2. Die Nahrung sollte etwa je zur Hälfte aus der I. und II. Spalte ausgewählt werden. Lebensmittel der Spalte III sollten nur selten verzehrt, Produkte aus Spalte IV möglichst vermieden werden.

3. Weiter oben aufgeführte, d.h. pflanzliche Lebensmittel sollten gegenüber tierischen Lebensmitteln bevorzugt werden.

4. Es sollten möglichst ausschließlich Erzeugnisse aus anerkannt ökologischer Landwirtschaft verwendet werden; diese sind teilweise in besseren Stufen als konventionell erzeugte einzuordnen. Außerdem sollten Erzeugnisse aus regionaler Herkunft und entsprechend der Jahreszeit bevorzugt werden.

5. Lebensmittel, die besonders schadstoffbelastet sind (z.B. Innereien und Wildpilze), sollten gemieden werden; außerdem Produkte mit Lebensmittelzusatzstoffen sowie unnötig verpackte Lebensmittel.

* bedeutet: **mäßig zu verwenden** (diese mengenmäßige Einschränkung ist in den Spalten III und IV durch die Überschrift automatisch gegeben und darum nicht nochmals vermerkt)

10 Hydrotherapie

W. May

Einleitung

Wie wirkt die Hydrotherapie? Interpretationen für physikalisch-therapeutische Maßnahmen sind uns in der Vergangenheit zur Genüge angeboten worden. In allen Büchern ist zu lesen: Physikalisch therapeutische Maßnahmen verbessern die Durchblutung, steigern die spezifischen und unspezifischen Abwehrkräfte, stimulieren die Hypophysenvorderlappen- und Nebennierenachse, wirken vagoton dämpfend und sympathikoton tonisierend und, wenn man beides benötigt, amphoton. Es ist von Übung, von Anpassung die Rede. Das Zusammenwirken von Diätetik, physikalischer Therapie und Psychotherapie bleibt unklar – Wirkzusammenhänge werden bestritten. Die physikalische Medizin hat sich, dem Spezialisierungs-Trend der klinischen Medizin folgend, methodisch definiert. Dies, obwohl es nicht an Bemühungen auch von Seiten der physikalischen Medizin gefehlt hat, das Charakteristische der Wirkprinzipien herauszustellen, denen wir mit unseren therapeutischen Maßnahmen dienen – Wirkprinzipien, durch die sich die Hydrotherapie unterscheidet von einer vorwiegend manipulativen, medikamentös – dirigistischen Therapie (Pirlet, 1982).

Wasser

Was ist Wasser?

Vom Wasser ist das gesamte Leben auf unserer Erde, dem „blauen Planeten", abhängig. Ohne Wasser gibt es kein Leben; genauso aber wird durch zuviel Wasser oder durch verändertes Wasser das Leben gestört oder zerstört. Pflanzen bestehen zu 90 %, Menschen und höhere Tiere zu 60–70 % aus Wasser. Es vermittelt die chemisch-physikalischen Prozesse innerhalb und außerhalb der Zelle, das Strömen und die Diffusion der Gewebs- und Nährflüssigkeiten und den kolloidalen Zustand von Körperbestandteilen.

Wasser (H_2O) besteht aus zwei positiv geladenen Wasserstoffionen und einem negativ geladenen Sauerstoffion. Die Wasserstoffionen sind im Molekül exzentrisch gelagert und bilden mit dem Sauerstoffion einen Dipol. Durch die elektrostatischen Kräfte dieses Dipols kommt es zu einer gemeinsamen Aggregation von je fünf Wassermolekülen. Wasser haftet fest auf Mineralien, so daß es in dünner Schicht sogar als eine trockene Materie erscheint. Erst ab 0,5 mm werden die Bindungskräfte des Wassers geringer – es erscheint flüssig. Wasser siedet unter Normaldruck bei 100 °C, geht aber auch bei tieferen Temperaturen langsam in Wasserdampf über (Verdunstung) und erstarrt bei 0 °C zu Eis. Bei 4 °C hat es seine größte Dichte. Wasser ist nur in geringem Maße ionisiert und leitet in reiner Form (Aqua dest.) elektrischen Strom kaum.

Wasser zeigt Kapillarkräfte, welche der Gravitation entgegenwirken können. Wasser kann Wasserleitungen angreifen. Das ist abhängig von dem pH-Wert, dem Sauerstoffgehalt und der Kohlensäurekonzentration des Wassers. Wasser kann Sauerstoff und Kohlendioxyd speichern.

Heilquellen enthalten jedoch häufig keinen Sauerstoff. Viele verlieren sogar durch Luftzutritt ihre Wirkung. Eisen wird oxydiert, Schwefel-Wasserstoff verdampft, akratisches Wasser verändert seine Struktur.

Gutes Trinkwasser sollte ein hohes Redoxpotential (über +600 mV) haben. (Ein Redoxmilieu liegt dann vor, wenn die wässrige Lösung zweier Stoffe, die gegenseitig durch Oxydation und Reduktion ineinander übergehen können, vorhanden ist. Verunreinigtes Wasser hat immer ein niedriges Redoxmilieu).

Welche Bedeutung hat Wasser?

Nach der Vorstellung der alten Babylonier und Ägypter geschah die Weltwerdung aus einer Mischung des Urwassers: aus dem Salz-Süßwasser geht Mummu – der Ruf – hervor, der mit der Welle, der Schwingung gleichzusetzen ist. Am Anfang war das Wort „≈" (Welle, Schwingung). Mit diesem Zeichen wurde in den ägyptischen Hieroglyphen das fruchtbare Wasser bezeichnet (Engler, 1989).

Mit dem Zeichen des Poseidon oder Neptun Ψ wurde in Griechenland nicht nur das Meer, aus dem einmal alles kam, gekennzeichnet, sondern auch das Metaphysische – das Unterbewußte. Das Wasser reinigt, was sowohl physisch wie auch moralisch zu verstehen ist. In der christlichen Lehre wird der Gläubige durch die Taufe aus Wasser und Geist neu geboren. Christus gibt ihm lebendiges Wasser zu trinken, es befreit von Schuld – auch der schuldhaften Ursache des Krankseins und bewirkt damit eine neue Geburt – eine neue Schöpfung des eigenen Seins. Das Untertauchen im Wasser entspricht hierbei dem Eintauchen in das Meer des Unbewußten – in den Urgrund.

Auf der ganzen Welt werden heilige Quellen und Flüsse, wie der gelbe Fluß in China, der Ganges in Indien, der Nil in Ägypten oder heilkräftige Quellen, wie die Quelle am Orakel zu Delphi verehrt. Inhaberinnen der Quellen sind in Griechenland die Nymphen. Sie haben heilende Kräfte und werden im orphischen Hymnus Heilerinnen, Löserinnen der Mühsal und Arzneikundige genannt. Sie sind Helferinnen des Heilgottes Asklepius. Als Salutares (Heilbringerinnen) finden sie sich im römischen Imperium namentlich in den Donauprovinzen, z.B. in der Trajans-Quelle in Bad Gögging, deren schwefelhaltiges Wasser von Hautkranken aufgesucht wurde.

Als sich der Mensch von seiner ursprünglichen Heimat, dem Meer, trennte, nahm er einen „Körper voll mineralhaltigen Wassers" mit. Der Mensch besteht zu 60 % aus Wasser, welches unsere Lebendigkeit verursacht, indem es im weitesten Sinne die Energievermittlung (den Stoffwechsel) besorgt. Der „Geist" des Körperwassers sind die in ihm gelösten Mineralien. Ohne Mineralien wären die Körpersäfte zu nichts fähig, und der Mensch würde zugrunde gehen.

Badewesen

Geschichtliche Entwicklung des Badewesens

Wasseranwendungen zu Heilzwecken werden innerlich als Trinkkur und äußerlich als Badekur verordnet. Durch die Griechen und später auch die Römer und Germanen sind uns Wasseranwendungen sowohl zu präventiven als auch zu therapeutischen Zwecken überliefert. Pythagoras (570 v. Chr.) soll den Gebrauch der kalten Bäder aus Ägypten nach Griechenland gebracht haben, und von Herodikos von Selymbria, dem Lehrer des Hippokrates, wurden Bäder in Verbindung mit Gymnastik zur Erhaltung, Stärkung und Wiederherstellung der Gesundheit empfohlen – im Sinne des antiken Ideals, der Wiederherstellung der leibseelischen Harmonie. Warme Bäder galten für Gesunde lange Zeit als Verweichlichung und Luxus. Bäder wurden auch in Verbindung mit medizinischen Behandlungsstätten (Asklepeien) eingerichtet. Es wurden überwiegend heilkräftige Quellen benutzt. Herakles war der göttliche Beschützer der Thermen, der wasserspeiende Löwenkopf sein Symbol. Die rational begründete Überzeugung der Griechen von dem diätetischen und klinischen Nutzen der Bäder und den damit verbundenen Körperübungen wurde von den Römern übernommen. Die Physiotherapie zeigte sich bei chronischen Erkrankungen der inneren Arzneimittelverabreichung vielfach überlegen.

Die Bädertradition wurde durch den Zusammenbruch des weströmischen Reiches weitgehend verschüttet. Die Wiedererweckung der Bäderheilkunde ging dann von der auf antike Quellen gestützten arabischen Medizin in der Vor- und Frührenaissance von Italiens Ärzten aus. In Deutschland hatten sich, auf heidnisches Brauchtum zurückgehend, Mai- und Johannisbäder (daher Frühjahrskuren) etabliert. Diese Einrichtungen wurden vor allem von dem Berufsstand der Bader betrieben, die einfache Wannenbäder, Kräuterbäder und nach dem Verständnis der Humoralpathologie, Schwitzbäder, Aderlässe und Schröpfbehandlungen anboten. Zugleich war die Badestube in der mittelalterlichen Stadt ein Zentrum geselligen Lebens. Man traf sich mit Freunden zum Baden, zum Trinken und Schmausen und fand so in der Stadt bereits alle Freuden der Geselligkeit, die eine Badefahrt hätte bieten können.
Die zweisitzigen Wannen wurden nicht selten von Personen verschiedenen Geschlechts benutzt, wie zahlreiche zeitgenössische Abbildungen zeigen. Diese Freizügigkeit war nicht zuletzt auch dem Reformator Martin Luther ein Dorn im Auge. Der Reformation gelang es nicht, diesem „Badeunwesen" ein Ende zu setzen, jedoch der aus Amerika importierten Syphilis. Erst im 17. Jahrhundert gelangte das medizinische Kur- und Badewesen wieder zu neuer Blüte. Die Bäder wurden zu Stätten vornehmer Geselligkeit der Aristokratie.

Wissenschaftliche Balneologie

Die wissenschaftliche Balneologie ist erst 100 Jahre alt. Am 14. Oktober 1878 wurde die balneologische Sektion der Gesellschaft für Heilkunde in Berlin gegründet – eine Vereinigung von Wissenschaftlern und praktischen Ärzten. Die Balneologie ist Bestandteil der Naturheilverfahren und ein Zweig der physikalischen Therapie. Sie steht in enger Beziehung zur Klimaheilkunde. Die verschiedenen Heilbäder in Deutschland werden heute nach den klinischen und physikalischen Eigenschaften ihrer Quellen und nach ihrem Klima (Reizklima, Schonklima, Heilklima) eingeteilt (Rudolph, 1982).

Trinkkuren

Bei Trinkkuren wird die Regulation des Wasser- und Elektrolythaushalts im Organismus angesprochen. Die Auslösung funktionell adaptiver Prozesse, die auf dem Hintergrund der vegetativen Gesamtumschaltung ablaufen, stellt unter Kurbedingungen ein wesentliches Wirkprinzip dieser Therapieform dar (Hildebrandt, 1985). Die therapeutischen Einzelanwendungen besitzen hierbei Reizcharakter und führen u.a. zu einer Aktivierung des Hypophysen-Nebennierensystems.

Tagesrhythmische Untersuchungen bei Gesunden haben ergeben, daß schon eine Erhöhung der Trinkmenge oder des Mineralgehalts der Trinkflüssigkeit zu einer Steigerung der Kortisolausscheidung führt (Gutenbrunner, 1990). Eine adaptive Umstimmung wird jedoch erst nach einer Behandlungsdauer von 4–6 Wochen erreicht. Diese Untersuchungen wurden auch als „Haustrinkkur" bei Gesunden am Heimatort durchgeführt, was den Vorteil hat, daß hier nicht wie am Kurort ein komplexes Wirkgefüge die Zuordnung der Effekte zur Therapie erschwert. Dabei hat sich gezeigt, daß die nächtliche Kortisolausscheidung bei der Heilwasser-Trinkkur periodisch gegliedert verläuft (im 7-Tage-Rhythmus), während bei Leitungswasserkontrollen praktisch keine Veränderung dieses Meßwertes nachweisbar war (Gutenbrunner, 1990). Entsprechende Änderungen vegetativer Kenngrößen, wie z.B. der Retikulozytenzahl im Blut waren ebenfalls nachweisbar (Hildebrand, 1983). Es konnte eine signifikant gesteigerte Ausscheidungsleistung der Nieren direkt nach und 14 Tage nach der Kur gemessen werden

(Amelung, Hildebrandt, 1985). Historisch wurde das sog. diuretische Verfahren schon von Aschner (1977) beschrieben.

Trinkkuren mit Heilwässern lösen somit bei serieller, kurmäßiger
Anwendung eine funktionell adaptive Umstimmung im Organismus
aus. Die Dosierung der Trinkkur erfolgt individuell und nach dem
Mineralgehalt der verordneten Wässer – üblicherweise zwischen 0,3
und 3 Liter pro Tag. Eine einmalige morgendliche Gabe führt zu
stärkeren vegetativen Reaktionen als mehrere Dosen über den Tag
verteilt. Die Anregung der Magen-Darm-Peristaltik ist ebenfalls
morgens am größten (Hildebrandt, 1985).
Allerdings sollte z.B. zur Alkalisierung des Magensaftes mit Hydro-
genkarbonatwasser die Trinkmenge über den Tag verteilt werden
(Zörkendörfer, 1962).
Zur Harnsteinprophylaxe sollte sich die Trinkmenge an der Harn-
menge und dem spezifischen Gewicht des Harns orientieren (unter
einem spezifischen Gewicht von 1012 treten keine Steine mehr auf).
Bei Oxalatsteinen ist die Trinkmenge das entscheidende Kriterium,
bei Harnsäuresteinen eine Alkalisierung des Harns (Gutenbrunner,
1990).

Bei herzinsuffizienten Patienten kommt es durch größere Trinkmen-
gen jedoch zu einer Volumenbelastung des Kreislaufs und damit des
Herzens, weshalb hier Vorsicht geboten ist. Bei Patienten mit
koronarer Herzerkrankung ist eine kalte Trinkkur kontraindiziert.
Durch den Kaltreiz im Mediastinum können über viskeroviszerale
Reflexe Koronarspasmen ausgelöst werden.

Bei den meisten Quellen sind die gelösten Mineralien für die
heilkräftige Wirkung verantwortlich. Ohne ionisierte gelöste Mineralien wäre Leben nicht möglich. Nur dort, wo etwas in Wandlung
begriffen ist, kann ein Stoffaustausch (die Voraussetzung für die
höhere Organisation eines Organismus) stattfinden.

Mineralquellen

Mineralquellen sind Quellen, die mehr als 1g/l gelöste feste Mineralstoffe enthalten (Gruppe A). Ihre Eignung zu Heilzwecken muß
durch ein Gutachten eines anerkannten Balneologen oder Balneologischen Instituts nachgewiesen werden. Zur näheren Charakterisie-

rung werden die Ionen, deren Konzentration mehr als 20 mval% an der Kationen- bzw. Anionenkonzentration beträgt, angegeben. Diese Charakterisierung sagt jedoch nichts über die tatsächliche Menge der Inhaltsstoffe aus, und damit ist auch nicht immer die zu erwartende Wirkung zu erkennen. Einige schon in kleinen Dosen wirksame Quellinhaltsstoffe wie z.B. Eisen, Jod, Schwefel und Rhadon werden allerdings schon jetzt in ihrer absoluten Konzentration zusätzlich angegeben (Höll, 1986).

Klassifizierung der Heilwässer

Die Heilwässer der **Gruppe A** werden nach ihren Inhaltsstoffen in vier Hauptgruppen eingeteilt:
▷ Chloridwässer
▷ Hydrogenkarbonatwässer
▷ Karbonatwässer
▷ Sulfatwässer

▷ **Chloridwässer**
• Natriumchloridwässer (häufig) (früher muriatische Quellen)
• Kalziumchloridwässer (selten) (früher erdmuriatische Quellen)
• Magnesiumchloridwässer (selten)
Natriumchloridwässer mit mehr als 5,5 g/l Natrium- und 8,5 g/l Chloridionen können auch als Sole bezeichnet werden.

▷ **Hydrogenkarbonatwässer**
(früher alkalische Quellen)
• Natriumhydrogenkarbonatwässer (selten)
• Kalziumhydrogenkarbonatwässer (häufig)
• Magnesiumhydrogenkarbonatwässer

▷ **Karbonatwässer**
(selten)

▷ **Sulfatwässer**
• Natriumsulfatwässer (selten) (früher salinische Quellen)
• Magnesiumsulfatwässer (selten) (früher Bitterquellen)
• Kalziumsulfatwässer (häufig)
• Eisensulfatwässer (selten)
• Aluminiumsulfatwässer (sehr selten)

Gruppe B.: Wässer, die weniger als 1g/l gelöste feste Mineralstoffe enthalten, aber einen Mindestgehalt an wirksamen Bestandteilen

▷ Eisenhaltige Wässer (mindestens 1mg/l) (früher fälschlich „Stahl-quellen")
▷ Jodhaltige Quellen (mindestens 1mg/l)
▷ Schwefelhaltige Quellen (mindestens 1mg titrierbarer Schwe-fel/l)
▷ Kohlensäurehaltige Quellen oder Säuerlinge (mindestens 1g/l CO_2)
▷ Radonhaltige Quellen (mindestens 18 nCi/l = 50 Mache Einh. (ME))
▷ Fluorhaltige Quellen (mindestens 1,5 mg/l Fluorid)

Gruppe C.: Wässer, die unabhängig von ihrem Mineralstoffgehalt eine höhere Temperatur als 20° haben (Thermen)
Äußerlich applizierte Wärme wirkt dabei gegensätzlich zur innerlich applizierten Wärme auf die Magen-Darmperistaltik. Zum Beispiel wirkt ein feucht-warmer Wickel beruhigend und krampflösend, während die Aktivität der glatten Muskulatur und auch die Sekre-tion im gesamten Verdauungstrakt durch eine warme Trinkkur erheblich gesteigert werden. Umgekehrt fördern kalte äußerliche Anwendungen die Darmperistaltik, und kalte Getränke dämpfen sie.
Dies können wir folgendermaßen erklären: Erhöhte körperliche Aktivität, Muskelspannung usw. ist durch einen erhöhten Sympathi-kotonus charakterisiert, der wie bekannt die Verdauungsfunktionen hemmt. Während einer tropotrophen Phase ruht umgekehrt der Körper, während der Verdauungstrakt arbeitet. Bei innerlicher Wärmeapplikation werden die dem Verdauungstrakt benachbart gelegenen vegetativen Ganglien erwärmt. Dadurch erhöhen sich ihr Stoffwechsel und ihre Funktion. Es entsteht hierdurch ein parasym-patischer vagotoner Effekt mit Verstärkung der Magen-Darmperi-staltik und Verdauungssekretion. Die innere Kälteapplikation hat umgekehrte Effekte.
Weiter wirkt eine Trinkkur als Synchronisator des Verdauungsstrak-tes. Bei funktionellen Magen-Darmstörungen besteht häufig eine Dyskoordination der einzelnen Magen-Darm-Abschnitte. Warmes Wasser passiert relativ schnell Magen, Zwölffingerdarm und Jeju-num und bringt dadurch die vorher assynchron arbeitenden vegeta-tiven Abschnitte wieder in einen einheitlich, zeitlich aufeinander

abgestimmten Rhythmus. Es ist zu diesem Zweck jedoch erforderlich, mindestens 300 bis 500 ml Heilwasser morgens nüchtern zu trinken.

Gruppe D.: Mineralarme kalte Quellen (Wildbäder); ihre Eignung als Heilwasser muß durch besondere klinische Gutachten nachgewiesen werden. Hierzu gehören auch die akratischen Wässer.
Akratisches Wasser: Akratisches Wasser besitzt eine merkwürdige Lichtdurchlässigkeit. Es läßt mehr Licht durch als destilliertes Wasser. Die Ursache hierfür sind Hydrosilikate, die eine Strukturveränderung des Wassers hervorrufen. Akratisches Wasser entsteht in langen Zeiträumen unter Tage (Jahrtausende) und hat eine tiefblaue Farbe. Bei Tageslicht unterscheidet sich akratisches Wasser nach 3 bis 4 Tagen nicht mehr von normalem Brunnenwasser. In akratischem Wasser ist das Kolloidwachstum verändert, chemische Reaktionen laufen verzögert ab, ebenso sind die Pflanzenkeimentwicklung und die Kaulquappenentwicklung in akratischem Wasser verzögert. Bei Patienten fühlte sich akratisches Wasser im Doppelblindversuch weicher an als Brunnenwasser (Temperatur 37 °C). Im Vergleich zu Normalwasser konnte eine Stoffwechselsteigerung um 15 % festgestellt werden.

Heilwasserquellen und ihre Wirkungen

▷ Solquellen

Solquellen (Chloridwässer) wirken bei der Trinkkur und Inhalation schleimlösend und bei Bädern (Baden im Meer!) dämpfend auf die nervöse Erregbarkeit. Sie sind auch sehr nützlich nach starken Salzverlusten durch Erbrechen oder Schwitzen. Die physiologische nächtliche Antidiurese, die das Risiko der Nieren- und Blasensteinbildung erhöht, kann durch natriumhaltige Heilwässer gehemmt werden. Natriumchlorid-Wässer regen die Säuresekretion bei funktioneller Subazidität an (Mielke, 1978) und haben einen günstigen Effekt auf die Glukosetoleranz beim Altersdiabetes (Mielke, 1969). Eine blutdruckhebende Wirkung natriumhaltiger Heilwässer konnte nicht nachgewiesen werden. Untersuchungen haben im Gegenteil gezeigt, daß durch eine Trinkkur sogar der mittlere Blutdruck gesenkt werden konnte (Hildebrandt, 1982).
Bad Reichenhall und Wiesbaden besitzen Solquellen.

▷ **Kohlensäurehaltige Wässer**
Kohlensäure wird über die Schleimhaut resorbiert. Die Menge des resorbierten CO_2-Gases ist im Vergleich zur Produktion des Körpers von 330l/Tag unbedeutend. CO_2 reagiert mit Hydrokarbonat (Ca- und Mg-Karbonat) und dissoziiert in HCO_3- und H^+. An der Schleimhaut entsteht durch die Einwirkung von CO_2 ein Erythem. Die lokalen vegetativen Nerven und die venösen Plexus werden angeregt. CO_2 wirkt dadurch appetitanregend und kräftigend.
Kohlensäurehaltige Quellen (Säuerlinge) wirken tonisierend und eignen sich für Schwächezustände, Hypotonie, funktionelle Herzbeschwerden und -Durchblutungsstörungen und Subazidität des Magens.
Bad Oeynhausen besitzt eine kohlensäurehaltige Kochsalztherme.

▷ **Hydrogenkarbonatwässer**
Hydrogenkarbonatwässer puffern überschüssige Säure ab. Die Azidose beim Altersdiabetes kann gebessert werden (Leskovar, 1978). Bei kurmäßiger Anwendung können Trinkkuren zu einer Normalisierung der Säuresekretion des Magens führen (Schleicher, 1969). Bei Kalziumhydrogenkarbonatgehalt kommt die entzündungshemmende und membranabdichtende Komponente des Kalziums hinzu. Für Natriumhydrogenkarbonatwässer wurde ein günstiger Einfluß auf die Glukosetoleranz beschrieben (Mielke, 1969). Sie sollten mindestens 1,3 g HCO_3^-/l enthalten und werden mit Erfolg bei Diabetes mell. II, Magenschleimhautentzündungen, Harnwegsentzündungen und Gicht verordnet.
Bad Kissingen und Tarasp im Engadin sind hier zu empfehlen.

▷ **Schwefelquellen**
Schwefelhaltige Wässer beinhalten mehr als 1 mg Sulfid/l. H_2S dissoziiert im Wasser in H^+ und SH^-. Mit radioaktiv markiertem Schwefel konnte der Einbau in Mesenchymale Strukturen insbesondere in die Chonroitinsäure nachgewiesen werden.
Quellen mit freiem Schwefel (H_2S) eignen sich in erster Linie für chronisch entzündliche und degenerative Erkrankungen des Bewegungsapparates, sowie für bestimmte Hauterkrankungen und in gewissem Maße für Kreislauferkrankungen. Gerade entzündliche Erkrankungen können jedoch durch Schwefel „aktiviert" werden, weshalb hier Vorsicht geboten ist.
Schwefelquellen sind beispielsweise in Bad Abbach, Baden-Baden und Baden bei Wien.

▷ Sulfathaltige Quellen

Sulfatwässer wirken cholagog und haben sich bei chronischen Leber-Gallenerkrankungen und chronischer Stuhlverstopfung bewährt. Etwa 15–20 Min nach Einnahme von ca. 200 ml eines sulfathaltigen Wassers wird die Magen- und Duodenalperistaltik stimuliert. Nach weiteren 20 Min. kommt es zu einer Kontraktion der Gallenblase, wobei es bei kurmäßiger Anwendung auch zu einer Normalisierung der Reflexerregbarkeit kommt (Meier, 1959). Darüber hinaus wird die Cholorese durch den hohen Bicarbonatgehalt des Wasser gesteigert (Mielke, 1978). Bei chronischer Obstipation kommt es aufgrund der schlechten Resorbierbarkeit des Sulfations zu einer Stuhlverflüssigung (Schmidt-Kessen, 1969). Bei kurmäßiger Anwendung kommt es zu einer Normalisierung der Kolonfunktion und des Stuhlgangs (Gutenbrunner, 1990). Für Natriumsulfatwässer wurde ein günstiger Effekt auf die Glukosetoleranz beschrieben (Mielke, 1969). Es wurden Normalisierungen des Cholesterinspiegels beobachtet (Tkatschenko, 1972).

Magnesium- oder Natrium- Sulfatwässer sollen etwa 40 Minuten vor dem Essen warm auf nüchternen Magen getrunken werden. Zusätzlich soll der Patient am Vormittag noch einen halben Liter Wasser trinken. Die bekannteste dieser Quellen ist Karlsbad. Karlsbader Salz enthält eine Mischung aus Hydrogenkarbonat, Natriumsulfat (Glaubersalz) und Magnesiumsulfat (Bittersalz).

▷ Eisenhaltige Quellen

Eisenwässer beinhalten mehr als 20 mg Eisen/l und kommen als Säuerlinge vor. Sie sind sehr schmackhaft. CO_2 schützt Fe^{2+} vor der Oxidation in Fe^{3+}, wird jedoch bei Luftzutritt relativ schnell oxidiert und durch Eisenbakterien trüb. Eisenhaltige Wässer sollten deshalb immer an der Quelle getrunken werden; sie können nur unter streng anaeroben Verhältnissen gelagert werden. Eisenwässer werden zur Trinkkur bei Blutarmut, Unterernährung und bei milden Formen der Schilddrüsenüberfunktion eingesetzt.

Arsenwässer waren in der Vergangenheit wegen ihrer roborierenden Wirkung beliebt. Wegen der Toxizität des Arsens sind sie heute obsolet.

Bad Dürkheim besitzt eine arsenhaltige Solquelle.

▷ Jodhaltige Quellen

Jodhaltige Wässer enthalten mehr als 1 mg Jodid/l. Die wichtigsten Indikationen für Jodwässer sind Bluthochdruck und Artherioskle-

rose. Sie sind auch zur Behandlung milder Formen der Schilddrüsen-
unterfunktion und bei Adipositas und Altersdiabetes angezeigt.
Bad Wiessee hat eine jod- und schwefelhaltige Natriumchloridquel-
le.

▷ **Fluorhaltige Quellen**
Fluoridhaltige Wässer enthalten mehr als 1 mg Fluorid/l. Sie sind bei
Wachstumsstörungen in der Adoleszens, Karies und der primären
Osteoporose angezeigt.
Bad Griesbach besitzt eine fluorid- und schwefelhaltige Quelle.

▷ **Rhadonquellen**
Rhadonwässer (wirksam ist die Rhadoninhalation) werden bei
entzündlich rheumatischen Erkrankungen und bei Altersbeschwer-
den verordnet.
Das bekannteste Rhadonbad ist Bad Gastein.

▷ **Einfache Thermen, akratisches Wasser**
Einfache Thermen (Gehalt der gelösten Stoffe < 1 g/l) werden als
Wildbäder bezeichnet. Sie haben einen günstigen Einfluß auf
degenerative Erkrankungen des Bewegungsapparates, Lähmungen
und Neuritiden. Akratothermen haben den gleichen Indikationsbe-
reich.

Im Lebensmittelhandel erhältliche Wässer

Die im Supermarkt oder beim Getränkehändler erhältlichen Mine-
ral- und Tafelwässer haben unterschiedliche Inhaltsstoffe und
schmecken verschieden.

▷ **Quellwasser**
Quellwasser ist laut Mineral- und Tafelwasserverordnung ein mineralarmes (< 1 g gelöste Stoffe) Wasser, das zwar am Quellort
abgefüllt sein muß, ansonsten aber nur den EG-Richtlinien für
Trinkwasser zu genügen hat.

▷ **Trinkwasser**
Trinkwasser (Leitungswasser) wird hergestellt. Im Gegensatz zu
Quellwasser darf es durch Sand oder andere Böden geseit, wieder-
gewonnen, entsäuert, ozonisiert, kies- oder aktivkohlegefiltert,
nachgechlort oder andersartig behandelt werden. Wieweit Trinkwas-

ser die Wasserleitungen korrodiert (angreift), ist vom verwendeten Rohrleitungsmaterial, dem ph-Wert, dem Sauerstoffgehalt und der Kohlensäurekonzentration des Wassers abhängig. Gutes Trinkwasser sollte ein hohes Redoxpotential (über +600 mV) haben. Trinkwasser wird in Deutschland nicht enthärtet (Ausnahme Ratingen). Im Haushalt werden Karbonate, Kalzium und Magnesium mittels Ionenaustauscher durch Natrium ersetzt, um die Kesselsteinbildung im Warmwasserbereich zu verhindern.

Vom gesundheitlichen Standpunkt ist einem harten Wasser der Vorzug zu geben. In Gegenden mit sehr weichem Wasser (Norwegen, Island, Vogesen) finden sich vermehrt Zahnschäden. Die Sterblichkeit an koronarer Herzerkrankung ist in Gebieten mit weichem Wasser statistisch signifikant erhöht (Zusammenfassung bei Höll, 1986 S. 258–259). Sehr hohe Wasserhärte kann jedoch die Nierensteinbildung begünstigen (Bokina, 1965). Eine mittlere Wasserhärte ist sowohl aus gesundheitlichen wie aus technischen Gründen am günstigsten.

▷ Tafelwasser

Tafelwasser ist ein künstliches Mineralwasser, d.h. ein Quell- oder Trinkwasser, welches zur geschmacklichen Aufbesserung mit Mineralwasser, Meerwasser, Salz, Soda oder doppeltkohlensaurem Natron angereichert worden ist. Zusammensetzung und Herkunft dürfen bei Tafelwässern nicht auf dem Etikett angegeben werden. Leider ist dadurch ihre Verwendbarkeit für medizinische Zwecke nicht mehr erkenntlich.

▷ Natürliches Mineralwasser

Natürliches Mineralwasser stammt aus einem unterirdischen, von Verunreinigungen geschützten Wasservorkommen. Es ist von ursprünglicher Reinheit und besitzt ernährungsphysiologische Wirkungen aufgrund seines Gehaltes an Mineralstoffen und Spurenelementen. Selbstverständlich ist es bakteriologisch einwandfrei und nicht belastet durch Umwelteinflüsse. Natürliche Mineralwässer dürfen durch Belüftung enteisent werden, was auch bei stark kohlensäurehaltigen Wässern (Säuerlingen) gelingt. Auch die Entfernung von Schwefelwasserstoff durch Belüften ist zugelassen. Die Zuhilfenahme von Ozon bei der Enteisung und Entschwefelung dürfte ebenfalls zugelassen sein. Beides ist deklarationspflichtig.

▷ **Heilwasser**

Heilwässer sind aufgrund ihrer besonderen Zusammensetzung zur
Behandlung, Vorbeugung und Linderung von Krankheiten arznei-
rechtlich vom Bundesgesundheitsamt zugelassen. Heilwässer brauchen sich nicht an die nach der Mineral- und Tafelwasserverordnung
vorgeschriebenen Lebensmittelrichtlinien zu halten. Die für Lebensmittel vorgeschriebenen Grenzwerte und die für Mineralwässer
vorgeschriebene Kennzeichnungspflicht (z.B. fluoridhaltig, kalzi-
umhaltig, natriumarm) müssen nicht berücksichtigt werden. Jede
Aufbereitung oder Veränderung von Heilwasser ist verboten. Ausgenommen ist das Erwärmen für die Trink- oder Badekur sowie das
Verdünnen starker Solen (salzhaltiger Wässer). Werden bei natürlichen Mineralwässern oder Heilwässern einzelne Bestandteile auf
dem Etikett angeführt, müssen die genannten Stoffe mindestens
20 % der zugehörigen Ionengruppe im Wasser haben. Bei einem
Hydrokarbonatwasser also mindestens 20 % Karbonat-Ionen. Die
Konzentration ist jedoch von der Gesamtmenge an gelösten Stoffen
abhängig. Als gut mineralisiert gilt ein Wasser, in dem 1-2 g gelöste
Stoffe enthalten sind. Meerwasser hat zum Vergleich 35 g gelöste
Stoffe – hauptsächlich Kochsalz.

▷ **Der Geschmack**

Der Geschmack läßt sich ungefähr aus dem Gesamtgehalt und den
Inhaltsstoffen eines Mineralwassers ableiten. Wir unterscheiden
stark (bis 5 g Mineralstoffe), mittelmäßig (bis 2 g) und schwach
(unter 1 g) mineralisierte Wässer. Sie können still oder bis zu 8 g mit
Kohlensäure versetzt und entsprechend sauer wirksam sein. Den
mineralischen Geschmack erzielt die bei jedem Wasser andere
Mischung von salzig (Natrium/Chlorid), erdig (Hydrogenkarbonat),
hart (Kalzium, Magnesium), bitter (Sulfat). Ab 2 mg/l wirken auch
Fluorid und Eisen geschmacksbildend. Eine weitere Geschmacksnu-
ance verleiht dem Mineralwasser die Bacterienflora seines Quellor-
tes.

▷ **Anwendungsgebiete**

• Stark mineralisierte (2–5 g/l) und/oder kohlensäurehaltige (bis
  8 g/l) Wässer wirken anregend und aufmunternd. Nach Sport,
  langen Autofahrten (Streß) oder bei einem Kater bringen sie den
  erschöpften Mineralhaushalt wieder in Schwung. Sie wirken
  stimulierend wie ein Aperitif.

- Mäßig mineralisierte (1–2 g/l) Wässer sind zu Wein oder anderen Alkoholika – auch zum Kaffee zu empfehlen. Sie eignen sich auch bei Fasten- und Reduktionskuren, bei denen ja die Mineralstoffzufuhr durch die Nahrung weitgehend entfällt. Stärker natriumhaltige Sorten verzögern die Ausscheidung des Wassers über die Niere und vermindern damit die Gefahr der Nierensteinbildung.

- Schwach mineralisierte (unter 1 g/l wenig Kohlensäure) Wässer lassen sich angenehm während der Mahlzeit trinken. Sie sind im Geschmack eher neutral und enthalten keine zusätzlichen Mineralien (wie Kochsalz, das das Essen ja schon enthält). Sie fördern Verdauung und Wohlbefinden.

- Stille mineralarme Sorten (unter 1/2 g/l, keine Kohlensäure) eignen sich als naturreiner Trinkwasserersatz. Zum Kochen eignet sich stilles mineralarmes Wasser – insbesondere das Aroma von Kaffee, Tee und Kakao kommt besser zur Geltung.

Kneipptherapie, Bäder, Badekuren

Der physikalischen Therapie in der klinischen Medizin tut es keinen Abbruch zu bekennen, daß die Hydrotherapie von Laien entdeckt und ausgebaut wurde. Vinzenz Prießnitz, Sebastian Kneipp und andere haben im vorigen Jahrhundert die Wasseranwendungen am kranken Menschen erarbeitet und damit große Erfolge erzielt. Die Kneipp'sche Hydrotherapie ist eine unspezifisch wirkende thermische Reiztherapie. Das Wasser hat die Rolle des Temperatur-Trägers und -Vermittlers. Es besitzt die größte Wärmekapazität und das beste Wärmeübertragungsvermögen aller Flüssigkeiten und Gase, die in der physikalischen Therapie Verwendung finden (Jungmann, 1986). Hydrotherapeutische Reize sind äußerst variabel und müssen individuell dosiert werden.

Dies erfordert Wissen, Selbsterlebnis und Erfahrung des verordnenden Arztes und verbietet es, die Dosierung hydrotherapeutischer Reize ausschließlich medizinischem Hilfspersonal zu überlassen.

Das Reiz-Reaktions-Prinzip

Bei der Hydrotherapie werden mittels Wassers natürliche physikalische Reize verabreicht. Die Hauptreize sind dabei die Temperaturdifferenzen, der Wasserdruck und der Auftrieb im Wasser. Reizempfänger ist die Haut. Die Reizstärke ist unter anderem abhängig von der Temperaturdifferenz zur Hauttemperatur, der Zeitdauer der Einwirkung, der Größe der gereizten Fläche und von der individuellen Ausgangslage des Patienten. Das Alter, der Körperbau, der Allgemeinzustand und die seelische Verfassung des Patienten müssen beachtet werden. Die Reizstärke läßt sich dadurch sehr gut variieren und auf den Patienten einstellen.

Thermische Reize zwingen den Körper zu Reaktionen. Diese Reaktionsfähigkeit bleibt bis ins hohe Alter und auch bei schweren Krankheitszuständen erhalten. Wärme und Hitzereize dringen nur wenig in das Gewebe ein, etwa bis zur Grenze zwischen subkutanem Fettgewebe und Muskulatur, etwas tiefer wirkt sich der Wärmeentzug durch Kälte aus (Dirnagel, 1981).

Hydrotherapie ist wie andere Methoden der Naturheilkunde Funktions- und Regulationstherapie. Biologische Systeme erreichen nur dann ihre optimale Leistungsqualität, wenn sie in physiologisch adäquater Weise – also ihrer Natur gemäß – beansprucht werden. Die bessere Funktionsqualität hat dann eine bessere Strukturqualität zur Folge. Die Funktion prägt die Struktur (Pirlet, 1982).

Es gilt aber auch: Die Strukturqualität prägt die Funktionsqualität. Das heißt die Funktionsqualität einer Leberzelle, einer Muskelzelle, einer Nervenzelle, der Haut und Schleimhaut wird maßgeblich bestimmt von den trophischen Bedingungen, unter denen diese Zelle zu leben hat. Das ist eine Frage des Stoffwechsels – im weitesten Sinne des Wortes.

In der Hydrotherapie und Balneologie gilt es als wahrscheinlich, daß überwiegend resorbierte Badeinhaltsstoffe (Mineralien Phytotherapeutika usw.) Wirkungen entfalten. Gleichzeitig fand aber auch immer eine eventuelle Elution von Stoffen aus der Haut/Schleimhaut des Körpers Interesse.

Resorption-Elution

Bei einer Kneipp- oder Badekur ist nicht unwesentlich, was der Körper über die Haut resorbiert bzw. ausscheidet. Maßgeblich sind die Konzentration der im Wasser gelösten Stoffe für eine Resorptionsmöglichkeit und das vorhandene Konzentrationsgefälle zwischen Bad und Körper – gleichgültig, ob man die Haut als semipermeable Membran, als Ionenaustauscher oder als Sorbens betrachtet. Es sind sehr viele Arbeiten erschienen, die sich mit der Resorption von im Badewasser gelösten Stoffen – seien es nun Mineralien oder Badezusätze (z. B. ätherische Öle) – befassen (u. a. Römmelt, 1978) (Tab. 10.1). Was über die Haut in das Badewasser oder in ein Wickeltuch ausgeschieden wird, wird jedoch sehr wenig beschrieben.

1976 beschäftigte sich die Deutsche Gesellschaft für physikalische Medizin mit: „Stoffwechsel und sekretorischer Funktion der Haut

Tab. 10.1 Badezusätze (Phytobalneologie):

Badezusatz	Indikationen/Besonderheiten
Kalmus	Erschöpfungszustände, Rekonvaleszenz, Hypotonie unterstützend bei Diabetes, Anämie (morgens)
Rubriment	Im ansteigenden Arm- und Fußbad bei peripheren Durchblutungsstörungen
Salhumin	Indikationen der Mooranwendung: Rheuma, Gicht, Bechterew, Arthrose, Spondylarthrose, Im Sitzbad bei: Parametritis, Adnexitis, chron. Endometritis, Blasenerkrankungen, Fluor
Fichtennadelbad	unterscheide: Vollextrakt (äther. Öl + 15–16 % Gerbsäure) Lohtanninbad (ätherisches Öl + 26–28 % Gerbsäure) Fichtennadelholzbad (wenig äther. Öl, viel Gerbsäure) bei rheumatischen und neuralgischen Zuständen
Rosmarin	Hypotonie, Krampfadern, Durchblutungsstörungen, rheumatische Beschwerden (morgens)
Schafgarbe	krampflindernd, entzündungshemmend, tonisierend bei Parametropathia spastica
Eichenrindenbad	enthält vor allem Gerbsäure, geeignet für mazerierte Haut, Intertrigo, nässendes Ekzem, Unterschenkelekzem, Ulcus cruris, nässende Hämorrhoiden, – Augenerkrankungen, Schweißfüße
Kamille	juckreizstillend, bei schlecht heilenden Wunden, nässendes Ekzem, Entzündungen der Haut (heilungsfördernd) krampfstillend bei entzündeten Hämorrhoiden
Senfmehl	wie Rubriment, auch zusammen mit Rubriment für ansteigende Arm- und Fußbäder

Badezusatz	Indikationen/Besonderheiten
Sole	exsudative Diathese; asthenische Vagotoniker Hypotonie, Erschöpfbarkeit, Astma beim Asteniker allgemein roborierende Wirkung
Weizenkleie	Juckende Ekzeme, Seborrhoe und Schweißneigung beruhigende Wirkung, schuppende Haut mit Krusten
Zinnkraut	Blasenleiden, Genitoanales Ekzem, abklingende Adnexitis (Sitzbäder) Dekubitusprophylaxe, Frostbeulen, Neurodermitis, Bindegewebsschwäche, statische Fußbeschwerden
Lavendelbad	vegetative Dystonie, klimakterische Beschwerden Hypochondie
Heublumen	wirksam sind vor allem die Cumarine bei rheumatischen Beschwerden, Stoffwechselleiden, Durchblutungsstörungen

(Literatur: Weiss 85; May 87)

unter physikalischen und bädertherapeutischen Maßnahmen". Prof. Schwarz aus Berlin führte hierzu aus: „... Die von mir referierten Daten lassen keine wesentliche diesbezügliche Einflußnahme auf den Gesamtorganismus erkennen..."

Pfarrer Kneipp sieht das anders, er schreibt: „Was ein Wickel bewirkt sieht man am besten, wenn das gebrauchte Tuch ausgewaschen wird. Ist das Tuch vor dem Wickel rein, so wird es nach Gebrauch ein reines Wasser ganz trübe machen. Es kommt öfters vor, daß so ein Wickeltuch eine gelbe Farbe bekommt, wie bei Gelbsüchtigen, die sehr hart herauszubringen ist".

Von einigen naturheilkundlich tätigen Ärzten wurden sogar spezielle hydrotherapeutische Anwendungen entwickelt, wie das Rumpffreibebad und Reibesitzbad nach Kuhne und das Auslaugebad, um die Ausscheidungsfunktion der Haut und Schleimhaut zu verstärken (Rauch, 1983).

Die Ausführung der Therapien ist noch immer sehr unterschiedlich. Ein geschichtlicher Rückblick zeigt, daß sich mit diesem Thema fast möchte man sagen, in einer Generationsperiodik von 30 bis 35 Jahren schon zahlreiche Forscher beschäftigt haben. Um 1840 waren es z. B. Mauthner, Mundre und andere mehr; um 1870 Winternitz mit seinen Schülern, um 1900 Spitta und 1930 Lampert Gollvitzer-Meyer und Hoff..." (Pirlet, 1976).

Unserem Eindruck nach ist das Wissen von Wasser, seinen Inhaltsstoffen und seinen Wirkungen auf den Organismus in den Lehrstühlen der Universität noch lückenhaft. Wir naturheilkundlichen Ärzte
warten jedenfalls nach wie vor auf einen Lehrstuhlinhaber, der wie
Pfarrer Kneipp ein praxisnahes Buch über Hydrotherapie schreibt,
welches er nach 40 Jahren Praxis 1886 veröffentlichte und das
inzwischen in der 85. unveränderten Auflage erschienen ist. Es ist in
der naturheilkundlichen Praxis nach wie vor sehr gut brauchbar.

Dosierung hydrotherapeutischer Reize

Jede physiotherapeutische Anwendung, sei sie nun aktiv oder passiv,
ist ein Reiz. Den Organismus reizen zu wollen heißt, seine Umwelt
zu verändern. Die Reizbarkeit ist ein Kennzeichen des Lebens. Die
Antwort des Organismus auf einen Reiz nennen wir Reaktion. In
diesem Zusammenhang ist die Arndt-Schulzsche Regel (Arndt,
1953) wichtig. Sie besagt sinngemäß: Schwache Reize entfachen die
Lebenstätigkeit, mittelstarke fördern sie, starke hemmen sie und
stärkste heben sie auf, wobei individuell verschieden ist, was im
Einzelfalle schwach, mittelstark, stark und am stärksten ist.
In der Hydro- und Balneotherapie, bei Massagen, Elektrotherapie
und der Akupunktur ist die Reizstärke im allgemeinen das Entscheidende.

Konstitution und Disposition

Die körperliche und geistige Konstitution, die sich als Summe der
Erb- und Umweltfaktoren begreift, ist als Grundlage für die
Therapie am Krankenbett in der Lehrmedizin, seit man sich dem
Doppelblindversuch verschrieben hat, obsolet geworden. In diesem
Punkte unterscheidet sich die Naturheilkunde von der Schulmedizin.
Die alte Medizin in China, Indien, bei Hippokrates und später bei
Galen und Paracelsus war natürlich konstitutionell ausgerichtet. Erst
in den fünfziger Jahren des 20. Jahrhunderts verschwand der
Konstitutionsbegriff aus der Medizin.

Erfolgreiche Physiotherapie, Phytotherapie und Diätetik sind aber
ohne die Berücksichtigung der konstitutionell bedingten Reaktionslage des Patienten nicht möglich. Es sind jedoch keine endgültigen

quantitativen Methoden beschrieben worden, mit denen man die Konstitution genau definieren könnte. Deshalb bleiben alle diese Erkenntnisse subjektive Einschätzungen (May, 1988). Konstitution und Disposition des Patienten schaffen jeweils eine individuelle Reaktionsbereitschaft auf die Physiotherapie.

Reine Konstitutionstypen, wie sie von Lampert, Kretschmer oder anderen beschrieben wurden, sind selten (Abb. 10.1).

▷ Beim **Astheniker** (A-Typ nach Lampert; Vagotoniker; Empfindungsnaturell) bedarf es eines längeren Reizes, um die Vagotonie zu überwinden. Die Reizbeantwortung ist jedoch lang und anhaltend. Er neigt dazu, die akrale Hauttemperatur an die Umgebung anzugleichen. Im Erkrankungsfall kann dieser Patient die Temperatur im Bereich der Akren nicht mehr konstant halten, es kommt zu einer Vasokonstriktorenneigung in diesem Bereich, die verständlicherweise bei Kaltreizen eine besondere Beachtung verdient.

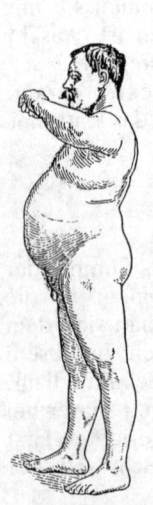 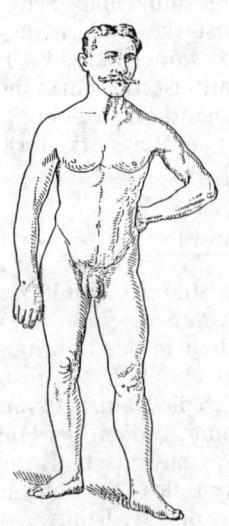 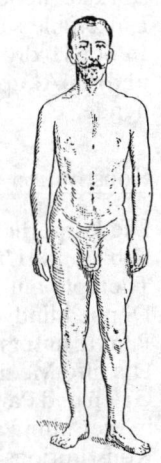

1: Pykniker   2: Athlet   3: Astheniker
Ernährung   Bewegung   Empfindung

Abb. 10.1   Die körperliche Konstitution (nach Kretschmer 67).

Der Astheniker neigt zu Schwächezuständen (allgemeine Bindegewebsschwäche, Senkungsbeschwerden, Krampfadern, Ab-
wehrschwäche gegen Infektionen), weshalb hier allgemein tonisierende Maßnahmen wie leichte Bewegungstherapie, leichte
Massagen, warme Pelosen und Bäder und eine tonisierend
dosierte Elektrotherapie angezeigt sind.

▷ Der **athletisch gebaute Mensch** benötigt meist detonisierende
Maßnahmen (Kneippsche Güsse, kalte Bäder, kräftige körperli-
che Bewegung, kräftige Massagen). Häufig bestehen ein erhöhter
Katabolismus und ein Bedürfnis nach Abkühlung und Schwitzen.
Er neigt zu Entzündungen, Hauterkrankungen, Gelenk-, Mus-
kelrheuma und Neuralgien.

▷ Der **pyknische Patient** ist stoffwechselträge und benötigt heiße
hydrotherapeutische Anwendungen, weniger Bewegung und, wie
der athletisch gebaute, kräftige Massagen und kräftig dosierte
Elektrotherapie.
Der Pykniker neigt zu Artheriosklerose, Herzinfarkt, Schlaganfall, Hochdruck und Altersdiabetes.

Reaktionsprüfung

Die Reaktionen des pyknischen und des athletischen Typs sind
kürzer, rasch und kräftig (B-Typ).
Zur Reaktionsprüfung eignet sich ein primär 45 °C heißes Teilbad
von 15 min Dauer. Im heißen Probebad wird häufig ein lebhafter
Brennschmerz geäußert. Nach flüchtiger Gänsehautbildung als
Erstreaktion entwickelt sich rasch eine intensive gleichmäßige Röte
der Haut, ohne daß sich die Hautvenen besonders hervorheben. Der
bei der Erstreaktion verlangsamte Puls steigt schnell an. Der Anstieg
der Mundtemperatur ist verzögert, erreicht jedoch dann deutlich
höhere Werte als beim Astheniker (A-Typ). Die Steigerung der
Kreislaufleistung erfolgt durch Erhöhung des arteriellen Blutdrucks
und der Herzfrequenz (Drucktyp) (Kunze, 1959). Die Temperatur
der Akren liegt näher an der Kerntemperatur des Körpers.
Beim Astheniker beobachtet man eine relativ spät auftretende
Rötung der Haut und eine starke Füllung der subkutanen Venen. Die
Pulsfrequenz erhöht sich nur gering, es kommt zu einem Anstieg der
Mundtemperatur, die nach dem Bad u. U. noch weiter ansteigt und

nach dem Schweißausbruch absinkt (Kraus, 1990). Dieser Typ gleicht die Mehrbelastung vorzugsweise durch ein vergrößertes Schlagvolumen des Herzens aus (Volumentyp). Wird das Reaktionsvermögen des A-Typs überfordert, so droht ein Kreislaufkollaps durch arterielle Hypotonie und venöse Rückstauung. Bei Überforderung des B-Typs kommt es zu Hypertonie und Tachykardie (Arrythmie).

Bestimmung der Reizstärke

Die Reizstärke wird bestimmt von:
- Haut-, Wasser- und Raumtemperatur
- Topographie und Ausdehnung des thermischen Reizes
- Reizdauer
- Anstiegssteilheit des Reizes
- Reaktionsweise des Patienten

Die Wassertemperatur muß individuell den Beschwerden und der Reaktionsweise des Patienten angepaßt werden (Gillert, 1977):
- Brunnenkalt 10°–15°C
- Kalt 13°–25°C
- Lau/Kühl 30°–33°C
- Indifferent 34°–36°C
- Warm 36°–37°C
- Sehr warm 38°–40°C
- Heiß 40°–45°C

Folgende Reizdauer bei Kneipp'schen Anwendungen ist zu empfehlen:
- Bäder 10 bis 15 (20 Min.)
- Teilbäder 10 bis 15 Min.
- Wechselteilbäder 1 bis 2 × 5 Min. warm; 8 bis 10 Sek. kalt
- Dämpfe 10 bis 15 Min.
- Heusackpackungen 3/4 Std.
- (Wickel s. u.)

Bei Güssen und Druckstrahlmassagen ist eine verbindliche Zeitangabe nicht möglich. Die Reizdauer ist abhängig von den sichtbaren Reaktionen auf den Reiz (Blässe, Gänsehaut, Hautrötung) und vom Empfinden des Patienten (Kälteschmerz oder allgemeine Mißemp-

findung). Heiße Packungen (Heusäcke, Lehm, Fango, Moor, Paraffin) bleiben üblicherweise 45 Minuten liegen.
Alle Anwendungen sollten nach dem von Kneipp vertretenen Grundsatz verabreicht werden: so mild wie möglich aber so stark wie nötig, um einen entsprechenden Umstimmungsreiz zu erzeugen.

Bei Bettlägerigen beginnen wir mit Wechselwaschungen, kleinen Wickeln und warmen Kräuterauflagen, die häufig eine deutliche Linderung der Beschwerden und dazu eine nicht unwesentliche Arzneieinsparung erbringen. Bei längerer Therapiedauer kann eine deutliche Roborierung und Kräftigung der Patienten gelingen.

Reizstärke hydrotherapeutischer Anwendungen

▷ **Reizstärke I**
* Teilwaschungen (Oberkörper, Unterkörper)
* Abreibungen
* warme Fuß- und Armbäder 5–10 Min, 37 °C
* warmes Sitzbad 5–10 Min, 37 °C

▷ **Reizstärke II**
* Körperganzwaschungen
* Trockenbürstungen
* Wechselfußbad 36 °–38 °C 5 Min., kurz kalt 12 °–14 °
* Wechselarmbad II
* 3/4 Bad 37 °C 10 Min. mit temperiertem Abguß
* Wechselkniguß 36 °–38 °/12 °–14 °
* Wechselschenkelguß
* Wechselarmguß
* Wechselbrustguß
* Wechselgesichtsguß 36 °–38 °C/12–14 °C
* Ansteigendes Fuß- oder Armbad einseitig 33–39 °C, 10–15 Min
* Heusack (45 Min)
* Wassertreten kalt
* Tautreten
* Sauna 8–10 Min, ein Gang 70 ° Lufttemperatur, anschließend Luftabkühlung (Außenklima); Kein kaltes Eintauchbad!

▷ **Reizstärke III**
- Unterguß kalt 12°–14°C
- Rückenguß
- Oberguß
- Vollguß kalt 12°–14°C
- heißer Blitzguß 40°–43°C Rücken, Vollguß
- in Ausnahmefällen: kalter oder Wechselblitzguß
- Vollbad 10–14 Min; 37°C mit Vollguß 12°C
- ansteigende Fuß- und Armbäder beidseitig 33–39°C,
  10–15 Min
- ansteigendes Sitzbad 33–39°C, 10–15 Min
- Wechselsitzbad 10 Min, 37°C, 5 Sec 12°C
- Halbbad kalt 5 Sek. 12°C
- ¾Bad kalt 5 Sek. 12°C
- Vollbad kalt 5 Sek. 12°C
- Lendenwickel
- Kurzwickel
- Brustwickel
- Ganzwickel spanischer Mantel (kalt)
- Sauna 8–10 Min, zwei bis drei Gänge, 95–100°C Lufttemperatur.
  Zwischen 10 und 30 g/m³ Luftfeuchte, anschließend Luftabküh-
  lung (Außenklima), kaltes Eintauchbad

Reizarten der Hydrotherapie

Die in der Hydrotherapie verwendeten physikalischen Reize kommen überwiegend im täglichen Leben des Menschen vor. Hierauf
dürfte zurückzuführen sein, daß wir in der Hydrotherapie ein
besonders zuverlässig wirksames Behandlungsmittel zur Verfügung
haben.
Durch richtig verordnete und durchgeführte kurmäßige Hydrotherapie kommt es zu einer funktionellen Adapatation (Hildebrand 85).
Darunter werden alle Prozesse der Selbstordnung, Selbstheilung und
Normalisierung zusammengefaßt, die mit einem Langzeitausgleich
des vegetativen Systems einhergehen. Die Fähigkeit zur Selbststa-
bilisierung und Normalisierung hängt von der Reizstärke und der
individuellen Ausgangslage des Patienten ab und ist wichtigste
Voraussetzung (Tab. 10.2).

Tabelle 10.2   Reizarten in der Hydrotherapie

Reizart	Eigenschaften
Temperaturreiz	abstufbar durch: • Absolutwert • an- und absteigende Temperaturführung • Kapazität des Wärmeträgers (z. B. Wickel, Bad, Fango) • Ausdehnung der behandelten Körperfläche • Lokalisation (u.a. nach neurophysiologischen Gesichtspunkten) • Dauer der Anwendung
Hydrostatischer Druck	• statische Entlastung durch Auftrieb • relative Schwerelosigkeit bei aktiven und passiven Bewegungen • Förderung des venösen Rückflusses und Lymphflusses • relative Umverteilung von Körperflüssigkeiten
Besondere mechanische Reize	• Bürstungen – Reibungen – Massage Gasperlen – Wasserbewegung (Wirbel, Wellen) Druckstrahl – Güsse
Pharmakotherapie	• spezielle Arzneiwirkung durch Resorption über Haut und Schleimhäute • Elution von Stoffen über Haut und Schleimhäute • Resorption von Stoffen über Haut und Schleimhäute
Thermische Reize	• direkte Temperatureinwirkung auf die Gefäße • Bildung lokal vasoaktiver Stoffe • lokale Reflexe aus Hautrezeptoren • spinale und höhere Reflexe aus Hautrezeptoren • Veränderung der Bluttemperatur über das Zwischenhirn bzw. den Hypothalamus, auch über weitere Temperaturfühler im Körperkern (Hensel 1955)

Bäder

In einem normalen Bad liegt der wärmeneutrale Punkt, bei dem das Wasser weder als warm noch als kalt empfunden wird, bei 35 °C. D. h. eine Temperatur unter 35 °C führt zu einer Kältegegenregulation, über 35 °C zu einer Wärmegegenregulation. Diese thermoregulatorischen Reaktionen können therapeutisch genützt werden.

▷ **Kalte Bäder**

Bei einer Badetemperatur von 34–27 °C kommt es zu einer zunehmenden Hautvasokonstriktion, unterhalb von 27 °C ist diese bereits
maximal – die Hautdurchblutung kann nicht mehr weiter gedrosselt
werden. Durch diese Maßnahme verhindert der Körper Wärmever-
luste, und das Unterhautfettgewebe kommt als Wärmeisolator zur
Geltung. Hormonell kommt es zur Freigabe von ACTH und
NNR-Hormonen – zu einer Erhöhung des Sympathikotonus. Das
Blut – dessen Menge ja konstant bleibt – wird in den Körperkern
gepresst. Ein kaltes Bad bewirkt also eine Mehrdurchblutung in den
inneren Organen einschließlich des Gehirns.

▷ **Das thermoindifferente Bad**

Bei einem isothermischen Bad von 35 °C kommt es zu einer völligen
Entspannung im Körper, zur Sympathikolyse. Alle Hautgefäße
dilatieren vollständig, die Stoffwechselwärme wird ungehindert
abgegeben, es kommt zu keiner nennenswerten Stimulation der
temperaturempfindlichen Nervenendigungen. Hierdurch entstehen
Schlafneigung und eine generelle Beruhigung. Das Blut findet mehr
Platz in der Haut, der Blutdruck sinkt, es kommt zur Abschwellung
innerer Organe, was sich insbesondere bei vegetativer Dystonie
günstig auswirkt. Im Rahmen der Sympathikolyse kommt es zur
erhöhten Freigabe von Sexualhormonen.

▷ **Das warme Bad**

Bäder von 37–39 °C verstärken die Sympathikolyse. Ein weiterer
Temperaturanstieg ist dagegen wieder belastend und führt zur
Freisetzung der Streßhormone. Die Abgabe der Stoffwechselwärme
über die Haut wird durch einen erhöhten Blutumlauf, ein erhöhtes
Herzminutenvolumen gewährleistet.

Badetemperatur

Die Badetemperatur beeinflußt nicht nur die Hautdurchblutung,
sondern auch die Körperkerntemperatur. Eine Abkühlung des
Körpers senkt den Stoffwechsel, eine Erwärmung steigert ihn. Bei
einer Temperaturerhöhung des Körpers um 1 °C kommt es zu einer
Stoffwechselzunahme um 7–14 %.

Mehrdurchblutung führt der Zelle, den Organen mehr Sauerstoff,
mehr Nährsubstrat, mehr immunkompetente Zellen zu, führt Stoff-
wechselschlacken schneller ab. Eine Temperaturerhöhung führt zur

Funktionsanregung und zum schnelleren Verbrauch intra- und extrazellulär gespeicherter Reserven. Eine Abkühlung spart intrazelluläre Reserven, die Zelle hat sogar Zeit, die intrazellulären Speicher zu füllen.

Mehrdurchblutung mit Erwärmung führt zur Zell- und Organanregung mit langfristiger Funktionssteigerung.

Mehrdurchblutung mit Abkühlung ermöglicht trophotrope zell- und organregenerierende Stoffwechselvorgänge.

Wechselwarme Anwendungen sind modifizierte Kaltreize, wobei die vorangehende Wärmeanwendung (Wärmezuführung) die Reaktion für den Kaltreiz bahnen soll.

Ein mehr als zweimal durchgeführter Wechsel führt nicht mehr zu einer Steigerung der erstrebten Reaktion, er kann diese sogar schwächen. Thermische Reize führen zu rascher Gewöhnung.

Hydrostatischer Druck

Außer dem Auftrieb übt das Wasser einen hydrostatischen Druck aus. Dabei kommt es zu einer Blutvolumenverschiebung aus den eingetauchten Körperteilen in die nicht eingetauchten.

Der Beinumfang wird im Vollbad um durchschnittlich ca. 3 cm, der Bauchumfang sogar um ca. 6 cm kleiner.

Bei Arm- und Fußbädern stehen reflektorische Wirkungen im Vordergrund. Beim kalten Armbad kommt es zu einer Blutdruckerhöhung, beim ansteigenden und Wechselarmbad zu einer Mehrdurchblutung der Thoraxorgane. Das Fußbad führt reflektorisch zu einer Ableitung des Blutes vom Kopf auf die Füße. Diese Umverteilung des Blutes bleibt im Körper nicht unbeantwortet.

Bei einem Halbbad wird das Blut aus den Beinen ins kleine Becken verlagert. Hier kommt es zu einer Druckerhöhung und einer relativ venösen Stase, welche durch den Gravitationsdruck aus dem Oberkörper erhöht wird. Wir können mit Hilfe einer Ultraschall-Doppleruntersuchung nachweisen, daß jeweils in Höhe des Wasserspiegels der maximale Druck und damit eine Steigerung der Durchblutung der in diesem Bereich gelegenen inneren Organe entsteht. Diese Mehrdurchblutung verbessert die Funktion der entsprechenden Organe.

Ein Halbbad ist dementsprechend sinnvoll bei Magen-Darm-Erkrankungen, zur Verbesserung der Pankreas- und Leberfunktion, zur Anregung der Nieren, bei einigen gynäkologischen Leiden und zur Anregung der Sexualität.

Bei einem Vollbad sammelt sich das Blut in den Lungen. Es folgt eine Druckerhöhung in der Arteria pulmonalis und den Herzvorhöfen. Dies führt über eine hormonale Rückkopplung zu einer starken diuretischen Wirkung. Der Wasserspiegel muß hierzu mindestens 3 Querfinger über den Nabel reichen.

Halbbad und Vollbad im täglichen Wechsel haben einen ausgesprochen stoffwechselanregenden Effekt. Der Wechsel zwischen Druck und Unterdruck macht sich bis ins zelluläre Niveau bemerkbar und begünstigt die Transportmechanismen über die Zellmembran (Kovarik 89).

Balneotherapie mit Peloiden

An der Erdoberfläche, in Binnengewässern und im Meer finden sich Ablagerungen, die in schlammförmigem Zustand therapeutisch für Bäder und Packungen verwendbar sind. Sie werden einheitlich als Peloide bezeichnet, bilden jedoch nach Herkunft, Beschaffenheit und aufgrund ihrer Inhaltsstoffe keine einheitliche Stoffgruppe. Sie lassen sich in „aquatische" (aus dem Wasser) und „terrestre" (vom trockenen Land) Lockersedimente einteilen. Zu den ersteren zählen die Badetorfe, Heilschlämme und biogenen Sedimente, zu den letzteren die Heilerden. Im Gegensatz zu den Heilwässern, in denen fast ausschließlich Mineralien und Gase in wässriger Lösung vorliegen, enthalten Peloide unterschiedliche Mengen organischer und anorganischer Substanzen, mit teilweise großem Wassergehalt oder in weitgehend wasserfreiem Zustand.

▷ **Badetorf**
Wichtigstes Peloid ist der Badetorf aus dem Moor. Wirksam sind sowohl die physikalischen Eigenschaften wie die chemischen Inhaltsstoffe. Biologisch wirksame Stoffe, wie z. B. Huminsäuren, östrogenwirksame Substanzen und andere wasserlösliche organische Stoffe sind chemische Wirkfaktoren. Maßgeblich für eine Resorptionsmöglichkeit sind die Konzentration der im Wasser gelösten Stoffe und das vorhandene Konzentrationsgefälle zwischen Bad und Körper – gleichgültig, ob man die Haut als semipermeable Membran, als Ionenaustauscher oder als Sorbens betrachtet. Wirkungsmechanismus und Wirkung bestimmter Einzelstoffe sind jedoch noch zu wenig aufgeklärt. Dieses gilt nicht für die mechanischen und

thermischen Faktoren. Organische Peloide mit hohem Quellvermögen haben eine höhere Wärmespeicherkapazität als anorganische. Peloidbäder werden im allgemeinen in einer Temperatur zwischen 39 und 42 °C verabreicht, Packungen bis 46 °C. Die dickschlammige Konsistenz ist Ursache für bestimmte thermische Besonderheiten bei der Wärmeübertragung. Wärme aus Peloiden wird erheblich langsamer abgegeben als im Wasserbad. Eine Wärmeübertragung kann auf drei Arten erfolgen:

- Wärmestrahlung
- Konvektion (Wärmemitführung)
- Wärmeleitung

Im Wasserbad erfolgt die Wärmeübertragung durch Konvektion (Übertragung der Wärmebewegung der Moleküle). Im dickbreiigen Peloidbad wird die Wärme durch Wärmeleitung übertragen (sie wandert von Molekül zu Molekül); (Quentin, 1986). Dies bewirkt eine breitere Temperaturtoleranz – die Temperaturübertragung ist langsamer, weshalb das Breibad um 2–3 °C höher temperiert werden muß, um die gleiche Wärmebilanz wie bei einem Wasserbad zu erzielen. Diese thermische Besonderheit besitzt einen hohen therapeutischen Wert. Es ist deshalb wichtig, daß die dickbreiige Konsistenz eingehalten wird. Das Verdünnungsverhältnis Peloid/Wasser ist materialabhängig und wird üblicherweise vom Hersteller angegeben, z. B. für Hochmortorf 1:1,05 – 1:1; d. h. für ein Moorvollbad werden ca. 125–160 kg Frischtorf, für eine Packung 15–30 kg Frischtorf benötigt. Im fertig zubereiteten Bad dieser Konsistenz bleibt an der Oberfläche ein mit dem Finger graviertes Wort längere Zeit sichtbar (Schriftprobe nach Quentin).

▷ Heilschlamm
Feinkörniges Sediment, welches sich in stehenden Gewässern abgesetzt hat. Enthält organisches und anorganisches Material. Er entsteht unter aeroben und anaeroben Bedingungen. Aerob entsteht ein braungefärbter Halbfaulschlamm (Gyttja), anaerob ein blauschwarz gefärbter Vollfaulschlamm (Sapropel). Die löslichen Stoffe des Meerschlicks entsprechen der Meerwasserzusammensetzung. Bei mineralischen Schlämmen ist zwischen Thermalschlämmen und Schlämmen aus kalten Quellen zu unterscheiden. Der in italienischen Thermalbädern verwendete Fango entsteht durch ständige Überspülung mit Thermalwasser und ist nicht mit dem in Deutschland verwendeten „Ferigfango" identisch.

Biogene Sedimente entstehen an Quellabläufen aus dem Zusammenwirken des Quellwassers mit den an der Quelle lebenden Mikroorganismen, z. B. an bestimmten Schwefelquellen in Frankreich. Die Verwendung des Gemisches von Mikroorganismen, Schwefel und Algen in dem französischen Pyrinäenbad Baréges gab der ganzen Gruppe den Namen „Barégenes".
Mechanische Kräfte des Heilschlamms sind:
• Auftrieb
• Viskosität (Zähigkeit)
• hydrostatischer Druck (Gewebskompression) ·

Bezüglich des Auftriebs unterscheiden sich Peloidbad und Wasserbad kaum. Die Viskosität behindert durch ihren hohen Reibungswiderstand jede Art der Bewegung (z. B. Atmung), begünstigt jedoch entspannte Ruhigstellungen. Der hydrostatische Druck ist höher als im Wasserbad. Das Schlickbad besitzt die stärksten Auftriebskräfte.

▷ **Heilerden**
Die Entstehung der Heilerden ist nicht vom Wasser abhängig. Es handelt sich um trockene Verwitterungsprodukte von Gesteinen, die überwiegend wasserunlöslich sind, z. B. vulkanischer Tuff bei Bad Neuenahr, der unter dem Namen Eifelfango im Handel ist, Jurafango aus Bad Boll und Vulkanitfango, bei dem es sich um vermahlenes vulkanisches Gestein vom Kaiserstuhl handelt.

▷ **Lehm**
Lehm ist ein tonhaltiges, an Siliciumoxyd reiches, durch Eisenoxyde intensiv gelb bis rot gefärbtes Mineralgemenge. Er enthält kaum organische Stoffe wie Huminsäuren. Der ph-Wert liegt im leicht alkalischen Bereich bei 8. Die therapeutische Wirkung ist mit großer Wahrscheinlichkeit von dem physikalischen Verhalten des Lehms abhängig und weniger von seiner chemischen Zusammensetzung. Das große Wasserbindungsvermögen bedingt durch die Kolloidstruktur der Tonmineralien die Austauschfähigkeit für Ionen. Mechanische Effekte durch das Gelbildungsvermögen des Tons und das ausgeprägte Sorptionsvermögen sind therapeutisch nutzbar.
Die Therapie mit Lehmbädern und -Packungen geht im Wesentlichen auf Pastor Felke aus Sobernheim in der Pfalz zurück. Lehm wird im Rahmen der Felkekur in Form von Bädern und Packungen verabreicht. Für die Bäder werden flache Gruben von 120 cm Länge,

60 cm Breite und 40–50 cm Tiefe mit frischgegrabenem Lehm gefüllt, der mit Wasser zu einem Brei verrührt wird. Jeder Patient bekommt für die Dauer der Kur sein eigenes Bad zugeteilt und benutzt es täglich 2–3 mal für 30–45 Min. Das Lehmbad ist ein kaltes Halbbad, wobei der Lehmbrei bis zu den unteren Rippenbögen hochgestrichen wird. Die Badetemperatur liegt ca. 10 °C unter der Hauttemperatur, die körpernahen Schichten des Lehms erwärmen sich jedoch relativ schnell, so daß die Kälte nach kurzer Zeit nicht mehr empfunden wird. Am Ende des Bades wird der Lehm abgewaschen bzw. läßt man ihn bei warmen Außentemperaturen antrocknen und ribbelt ihn dann mit den Händen ab, bevor die Haut völlig gesäubert wird.

Für den Temperaturempfindlichen, nicht Abgehärteten, Zivilisationsgeschädigten und bei bestimmten Erkrankungen werden temperierte Lehmbäder in bodenbeheizten Hallen verabreicht. Die Anwendung wird mit einem Bewegungsluftbad oder Spaziergang beendet. Eine Felke-Kur wird gerne mit Reibe- Sitzbädern nach Kuhne kombiniert (Schulz).

Wirkungen von Lehmböden:
- Gewebskompression der unteren Körperhälfte
- Vasokonstriktion durch Kälte mit Volumenverschiebung (Einstiegstachykardie bis 120 S/min)
- Massagewirkung mit Durchblutungssteigerung durch das Abribbeln des angetrockneten Lehms
- hormonelle Wirkungen (Streß des Kältereizes)

Varianten der Lehmbehandlung:
- Das Lehmtretbad: bei statischen Fußbeschwerden, Varikosis, oberflächlicher Phlebitis, Lymphstauungen (Wirkungen: Vasokonstriktion durch Kälte; Kompression durch den hydrostatischen Druck; Durchblutungsförderung mit konsensueller Fernwirkung; Gefäß- und Muskeltraining)
- Packungen: bei Kontraindikationen für das Bad oder wenn nur einzelne Körperteile behandelt werden müssen (z.B. blande Struma)

Indikationen der Peloide

▷ **Bäder**
- degenerativ und chronisch entzündliche Gelenk- und Wirbelsäulenerkrankungen

- die meisten Formen des Weichteilrheumatismus
- Folgezustände nach Verletzungen und Operationen, Osteoporose, einige Stoffwechselleiden, endokrine Erkrankungen
- gynäkologische Erkrankungen wie chron. Entzündungen des Genitalbereichs, Ovarialinsuffizienz, Dysmenorrhoe, Sterilität, Fluor vaginalis, klimakterische Beschwerden, Altersatrophie, Adhäsionsbeschwerden, postoperative Nachbehandlung
- urologische Erkrankungen wie chronische Harnwegsinfektionen, chron. Prostatitis, -Epidydimitis

▷ **Packungen**
- chronische Magendarmerkrankungen
- chronische Leber-Galleerkrankungen
- chronische Atemwegserkrankungen

Kontraindikationen

Kontraindikationen für Bäder (Kreislaufbelastung) sind akute Entzündungen, frische Schübe chronisch entzündlicher Erkrankungen, Blutungen, Ödeme.

Kompressen, Packungen

Kompressen wirken örtlich wärmeentziehend oder -zuführend; Wickeltücher 4–8 mal zusammenlegen (Tab. 10.3).

Der hydrotherapeutische Standard (nach Heinzler)

Von R. Heinzler in Berlin er wurde ein sogenannter „hydrotherapeutischer Standard" entwickelt. Die Entwicklung des hydrotherapeutischen Standards erfolgte aus dem Bedürfnis, aus der Vielzahl hydrotherapeutischer Maßnahmen eine Auswahl zu treffen, die Wirksamkeit, Einfachheit der Durchführung und geringen technischen Aufwand sowie übersichtliche Gliederung in sich vereint. Er soll nicht nur in der Klinik sondern auch im Haushalt die Durchführung der hydrotherapeutischen Maßnahmen ermöglichen. Benötigt werden nur Hilfsmittel, die es in jedem Haushalt gibt, und darin liegt der Vorteil und der Grund für die erforderliche Breitenwirkung.

Tab. 10.3 Kompressen und Packungen

Art der An-wendung	Anleitung	Indikationen/Wirkungsweise
Heiße Kompresse	Wickeltuch zusammengelegt in kochendes Wasser, zwischen 2 Topfdeckeln ausdrücken, in ein Handtuch einschlagen und auflegen – mehrfach hintereinander anwenden; evtl. mit hautreizenden Zusätzen: Senfmehl, Zwiebeln, Weißkohl, Menthol, ABC-Pflaster	bei chronischen Magen-Darmstörungen, Lebererkrankungen, Bauch- u. Nierenkoliken, chron. Bronchitis, Angina pectoris, Wirbelsäulenbeschw., Nackenkopfschmerz, Ischias, Arthrosen; kühlend wirkt Menthol (Pfefferminzöl) erwärmend wirkt Capsicain (ABC-Pflaster)
Kalte Kompresse	Wickeltuch zusammengelegt in möglichst kaltes Wasser, auswringen und direkt auflegen, mit Handtuch abdecken, ggf. wiederholen	nervöse Herzbeschwerden, Kopfschmerzen, Verstauchungen, Prellungen, Blutergüssen, akuter Gelenksentzündung (entspricht der Kältebehandlung); ggf. mit Essig 1:4
Heusack	grob-poröses Leinensäckchen mit Heublumen füllen (evtl. aus Apotheke), 1–2 Minuten in kochendes Wasser eintauchen, ³/4–1 Stunde auf die zu behandelnde Stelle	wärmezuführend, wirkt wie eine heiße Kompresse, krampflösend, schmerzstillend, durchblutungsfördernd
Fango/ Paraffin		geben die Wärme langsamer ab; länger, aber weniger intensiv wirksam als Heusack
Heilerde-/ Lehm-/ Quark-Packung	mit kaltem Wasser breiig anrühren, fingerdick auftragen, offene Wunden mit Mull abdecken, mehrere Stunden, anschließend Haut einfetten kalte Lehmpackungen als Serie 1 Mal täglich über 10 Tage	wärmeentziehend; bei Lymph- und Venenentzündungen, Unterschenkelgeschwüren, Gelenk-/Sehnenscheidenentzündungen, Schilddrüsenüberfunktion; bei offenen Beinen und Thrombosen

Nachdem es sich bei diesem Buch um eine Einführung in die Naturheilverfahren handelt, möchten wir uns im praktischen Teil des Kapitels „Hydrotherapie" auf Maßnahmen innerhalb dieses hydrotherapeutischen Standards beschränken: Waschungen, Teilbäder, kleine Güsse, Kompressen und Wickel können mit einfachen Hilfsmitteln in jedem Haushalt durchgeführt werden.

Waschungen

Waschungen bewirken eine Erhöhung der Hautdurchblutung. Ihre Voraussetzungen sind folgende
● Der Körper muß gut durchwärmt sein;
● Waschungen am besten gleich nach dem Aufstehen
● bei abendlicher Waschung Bett vorwärmen

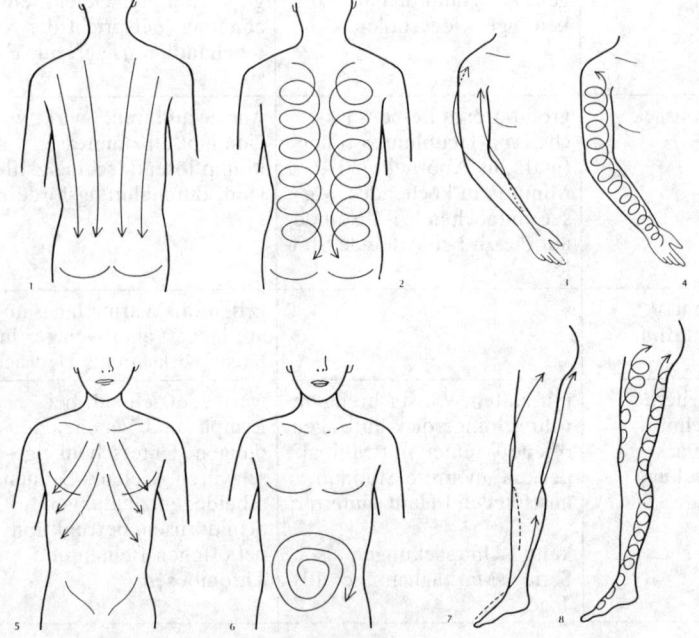

Abb. 10.2   Verschiedene Arten der Waschung

- Raumtemperatur nicht zu kalt, keine Zugluft
- nur soweit entkleiden wie nötig
- kaltes, frisches Wasser verwenden – nur bei empfindlichen und alten Menschen temperiertes Wasser
- nach der Waschung nicht abtrocknen, Nachtkleidung anziehen, zurück ins warme Bett, gut zudecken, 30 Minuten nachruhen

▷ **Anleitung**
brob poröses Leintuch – mehrfach zusammengelegt (Handtellergröße) verwenden – Tuch gut andrücken, so daß beim Waschen ein feiner Wasserfilm auf der Haut entsteht

Tab. 10.4   Verschiedene Arten der Waschung

Art der Waschung	Indikationen/Wirkungsweise	Besonderheiten
Oberkörperwaschung (Okw)	akute und chronische Katarrhe der oberen Luftwege, vegetative Dystonie, Erschöpfungszustände	
Unterkörperwaschung (Ukw)	fördert die Beindurchblutung, bei Krampfadern und Beindurchblutungsstörungen	
Ganzwaschung (Gw)	abhärtend, stoffwechselanregend bei Diab. mell. II, Gicht, Fettsucht, Rheuma; kreislaufanregend bei Nervosität und Schlaflosigkeit	
Serienwaschung (Sw)	fieberhafte Infekte; kreislaufstärkend bei allen, die nicht oder schlecht schwitzen	alle 30 Min. wiederholen, zwischendurch ins warme Bett
Trockenbürsten (Trb)	fördert die Hautdurchblutung, Wirkung schwächer als bei Waschung, wenn Waschung nicht vertragen wird	wie bei Waschung, mit einer kleinen kräftigen Wurzelbürste Ober- und Unterkörper bürsten, nachruhen wie bei Wasch.

▷ **Mögliche Zusätze**
- Essig 1 : 4
- Salz 1 Eßlöffel/Liter
- Arnika-Trinktur 10 Tropfen
- Retterspitz 1 : 10

Die Waschung ist nach spätestens 2 Minuten zu beenden.
(Siehe hierzu Tab. 10.4 und Abb. 10.2)

Wickel

So macht man einen Wickel richtig!
- Vor Anlegen des Wickels klären, ob Wärmeentzug oder Zufuhr erforderlich ist. Im Zweifel entscheidet die Verträglichkeit.
- Zwei große Wolldecken auf das Bett legen, darüber ein großes Flanell- und Frotteetuch (Handtuch), ein Leintuch in der Größe des zu wickelnden Körperteils.
- Der Körperteil, der gewickelt werden soll, wird mit dem Leintuch, welches in kaltes Wasser eingetaucht wurde, faltenfrei umwickelt (für Wärmeentzug wenig auswringen, für Wärmeerzeugung gut auswringen).
- Darüber kommt das Frottee oder Handtuch (oben und unten überstehend!).
- Darüber ebenfalls überstehend 1–2 Wolldecken – straffziehen und fixieren.
- Der Patient muß nach einigen Minuten warm werden – sonst Wärmeflaschen an Beine und Leib.
- Ein Wickel, der nicht angenehm empfunden wird, muß wieder abgenommen werden.
(Siehe hierzu Tab. 10.5 und 10.6)

Tab. 10.5 Grundrichtungen des Wickels

Grundrichtung	Anleitung	Indikationen/Wirkungsweise
wärmeentziehend	in kaltes Wasser getauchtes Leintuch nur leicht auswringen und anlegen. Wechsel nach Durchwärmung (20–45 Minuten)	beseitigt am Anwendungsort Kreislaufstauungen, entzündungsrückbildend, giftableitend, fiebersenkend bei akuten Entzündungen und Fieber
wärmeerzeugend	in kaltes Wasser getauchtes Leintuch kräftig auswringen, Wickel vor dem Schweißausbruch (nach 1–1 ½ h) abnehmen. Tritt nach 2 Min. keine Erwärmung ein: Wärmflaschen!	Ableitung des Blutes; Ganzwickel leitet Blut vom Körperinneren auf die Haut. Fuß-, Waden- und Unterwickel leiten Blut von oben nach unten; Hals- und Brustwickel in die erkrankte Region (wie Kompressen und Packungen)
schweißtreibend	wie wärmeerzeugende Wickel, Abnahme erst ½ Stunde nach Schweißausbruch (kann über Nacht liegen bleiben)	ältere Prozesse, Entzündungen, Kartharre, zur Durchblutungsförderung und Durchwärmung der erkrankten Region

Tab. 10.6 Wickelarten

Wickelart	Indikationen	Besonderheiten
Halswickel wärmeentziehend (handbreit 2 × um den Hals)	drohende akute Entzündungen in Hals-, Nasen-, Rachen- und Mundbereich: Schnupfen, Anginen, Heiserkeit usw.	Mehrfach wiederholen (ggf. mit Zitrone, Lehm, Quark)

Tab. 10.6 Wickelarten Fortsetzung

Halswickel wärmeerzeugend	fortgeschrittene Prozesse, z.B. eitrige Mandelentzündung, alte Infekte im Nasen-Rachenraum	ggf. mit Kartoffeln, Leinsamen
Brustwickel wärmeentziehend (Achselhöhle bis Rippenbogen)	akute Infekte des Brustraums: Bronchitis, Pleuritis, beginnende Lungenentzündung	mehrfach wiederholen (ggf. Quark)

Brustwickel wärmeerzeugend	ältere Bronchitis oder Lungenentzündung, Husten	ggf. mit Salz

Tab. 10.6 Wickelarten Fortsetzung

Lendenwickel wärmeerzeugend (unt. Rippenbogen bis Mitte Oberschenkel)	alle fieberhaften Prozesse, Verdauungsstörungen, vegetative Dystonie, Schlaflosigkeit. Zieht Wärme vom Brust- und Kopfbereich ab, fördert die Durchblutung des Bauchraums, fördert die Atmung	abends anlegen, nachts liegenlassen (ggf. mit Kamille, Schafgarbe)

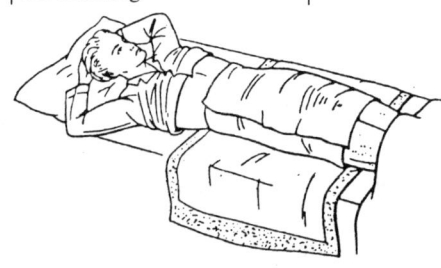

Kurzwickel (Kw – Achselhöhle bis Knöchel) und Ganzwickel (Gw – Achselhöhle bis Füße)	wie beim Lendenwickel, zusätzlich bei Stoffwechselstörungen, Fettsucht, Gicht, Zuckererkrankung	

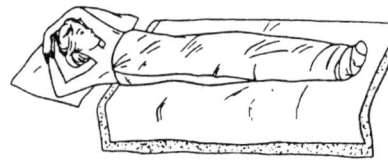

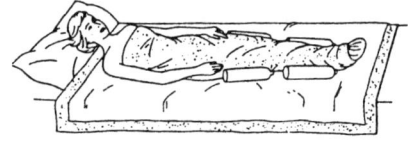

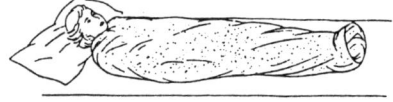

Tab. 10.6 Wickelarten Fortsetzung

Wadenwickel wärmeerzeugend	Ableitung von Krankheitsstoffen auf die Beine	ggf. mit Retterspitz
Wadenwickel wärmeentziehend	bei hochfieberhaften Erkrankungen	ggF. mit Essig 1:4

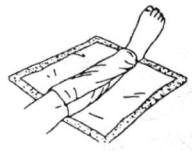

Güsse

Kalte (ca. 8–12 Grad), temperierte (ca. 16–20 Grad), warme (37–38 Grad) und wechselwarme Anwendung. Es genügt ein Duschschlauch ohne Brausekopf oder eine Gartengießkanne. Das Wasser soll nur handbreit aus dem Schlauch heraussprudeln und am Körper gleichmäßig abfließen. Kaltanwendung; nur so lange, bis ein unangenehmes Kribbeln auftritt (Kälteschmerz);
Warm: bis eine gute Hautrötung auftritt (3–5 Minuten);
Wechselwarm: anfangs warm, anschließend kurz kalt, erneut warm, zum Abschluß kalt.
Keine kalten Güsse bei kalten Armen, Beinen;
keine kalten Güsse an den Beinen bei Blasen-, Nieren-, Unterleibserkrankungen, Kreuzschmerzen und Ischias.
(Siehe dazu Tab. 10.7)

Tab. 10.7 Güsse

Art	Temperie-rung	Indikation
Knieguß	kalt	Senk-, Platt-, Spreizfuß; Krampfaderbe-schwerden
	warm	chron. Kaltfuß, Durchblutungsstörungen, Kniegelenksarthrosen (intensiver anstei-gendes Fußbad)
	wechselwarm	Bluthochdruck und Herzkreislaufbe-schwerden

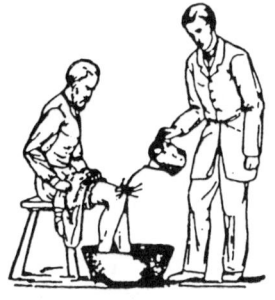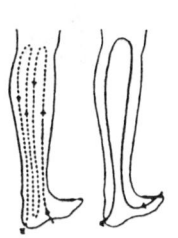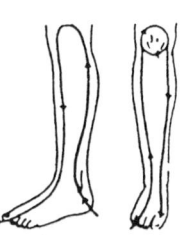

Schenkelguß	kalt	wie Kniguß
	warm	wie Kniguß, zusätzlich Hüftgelenksarth-rosen, Ischias

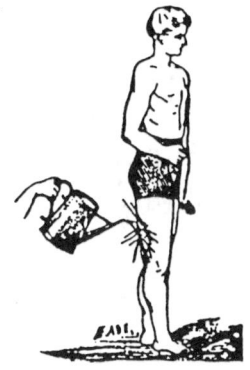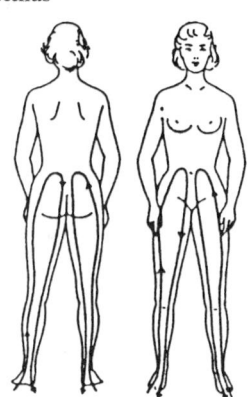

Tab. 10.7   Güsse Fortsetzung

Armguß	kalt	herzberuhigend, blutdruckhebend, Sehnenscheidenentzündungen (intensiver kaltes Armbad)
	warm	rheumatische Schulter-Arm-Beschwerden, Angina pectoris, Asthma bronchiale (intensiver ansteigendes Armbad)
	wechselwarm	bei Durchblutungsstörungen

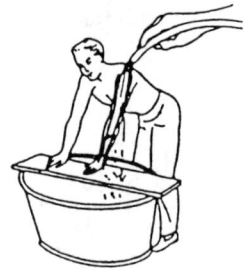

Gesichtsguß (Schönheitsguß)	kalt	Müdigkeit, Migräne, chron. Nasen-Nebenhöhlen-Erkrankungen, Erkältungen, Schnupfen, Augenschwäche, Mittelohrentzündungen
	wechselwarm	wenn der kalte Gesichtsguß anfangs nicht vertragen wird, um Wärme zuzuführen

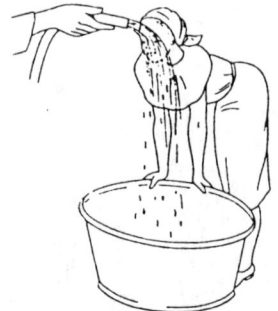
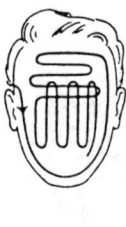

Teilbäder

▷ Ansteigendes Armbad (aAb) im Waschbecken:
Wassertemperatur anfangs etwa 35 Grad – Arme bis zum
Oberarm eintauchen; heißes Wasser zulaufen lassen, solange es
angenehm empfunden wird;
1–2 Minuten warten, erneut heißes Wasser zulaufen lassen –
mehrfach; wenn eine kräftige Hautrötung erreicht ist, das Bad
beenden (ggf. anschließend Brustwickel); 30 Minuten nachruhen; bei chronischen Herzerkrankungen, Angina pectoris, chronischer Bronchitis, Emphysem, Asthma, im Klimakterium.

▷ Ansteigendes Fußbad (aFb) mit einem Eimer in der Badewanne:
Wassertemperatur anfangs ca. 35 Grad – das Wasser soll über die
Wade reichen; heißes Wasser zulaufen lassen, solange es angenehm empfunden wird – mehrfach; wenn eine kräftige Hautrötung erreicht ist, das Bad beenden (ggf. anschließend Lendenwickel); 30 Minuten nachruhen; (bei Fußpilz mit Kneipp-
Kräutern, Fußbadesalz); bei Kaltfuß, Durchblutungsstörungen,
Bluthochdruck, Migräne, Angina pectoris, Kniegelenksarthro-
sen; nicht bei Krampfadern und Thrombose;

▷ Wassertreten (WT) in der Badewanne (auch Tau-, Reif-, Schnee-
gehen):
Die Badewanne mit kaltem Wasser füllen; mit warmen Füßen –
am besten nach dem Aufstehen – in die Wanne; bei jedem Schritt
den Fuß ganz aus dem Wasser heben (Storchengang); Wassertreten beim Auftreten eines unangenehmen Kribbelns (Kälteschmerz) beenden; bei Krampfadern, zur Abhärtung, im Klimakterium, bei Stuhl-Verstopfung.

▷ Fußwechselbad (WFb) mit zwei Eimern oder Fußbadewannen:
Das Wasser soll über die Wade reichen – ein Eimer kalt (12–16
Grad), der andere warm (38–39 Grad); 3–5 Minuten warm, kurz
kalt, erneut warm, zum Abschluß kalt;
bei kalten Füßen und Krampfadern, bei Stuhl-Verstopfung,
Bluthochdruck, Herzkreislaufbeschwerden.

Hydrotherapie in der Notfallmedizin

Herz- Kreislauf

▷ Bei funktioneller Tachykardie: kalte Herzkompresse, kaltes Hand- oder Armbad bis 1 Minute oder Handgelenke 2 Minuten unter Kaltwasserhahn

▷ Bei langsamem Puls (Bradykardie): ansteigendes warmes Armbad (36 bis 39 °C Celsius)

▷ Bei Varizen: kühler Essigwadenwickel auf warmes Bein oder Kaltguß

▷ Bei Wadenkrampf (Gefäßsklerose): milde warme 37 °C Celsius; kühle 20 bis 22 ° Celsius, Wechselwaschungen oder Guß

▷ Bei Nasenbluten und rotem Gesicht: kalte Nackenkompresse

Atemorgane

▷ Starker Husten: ansteigendes Arm oder Fußbad (35 bis 40 ° Celsius) Nachschwitzen oder Kopfdampfbad mit Kamille, Thymian

▷ Bei hohem Fieber: kühle Brustwaschung oder -Wickel

▷ Bei fieberhaftem Infekt: kühl-kalte Serienwaschungen (rechtes, linkes Bein, Bauch) ohne Abtrocknung im Bett, Wiederholung nach 1 bis 1½ Stunden, auch kühl-kalte Wadenwickel

Bauchorgane

▷ Kolik ohne Fieber: heiße Kartoffel-, Heusack, Dampfkompresse

▷ Bei Nieren- Blasenkolik: ansteigendes heißes Fußbad – Sitzbad

▷ Bei Hämorrhoidalschmerzen: triefend nasse Kaltkompresse mehrmals auf und in den After, oder kühle Sitzbäder 10 bis 30 Sek

Neuralgie

▷ Akute Ischialgie: kalte Lehm, Quark, Heilerde-Kompresse aufs Kreuz

▷ Chronische Ischialgie: warmheiße Aufschläge, Heusäcke, Fango, Paraffin aufs Kreuz

▷ Schulter-Arm-Syndrom Nackenschmerz: heiße Kartoffel- Heusack-Kompresse, leichte Massage mild; heiße Nackenrolle im Auto oder Bett

▷ Hydrotherapie bei Schlafstörungen: ansteigendes Fußbad bei kalten Füßen (Wechselwarm bei Krampfadern; kaltes Fußbad bzw. Wassertreten bei warmen Füßen. Im Bett kühle Leibwaschung, Essigwadenwickel, pflanzliche Beruhigungstees oder Tropfen (Baldrian, Melisse, Hopfen).

Literatur

Ärzte-, Forscher- und Förderkreis Königstein/Taunus. Naturquellwasser; Rundbrief. Königstein/Ts., 1976.

Arndt R, Schulz H. Biologisches Grundgesetz. In: Großer Brockhaus 2. Wiesbaden: Brockhaus, 1953: S. 134.

Aschner B. Technik des diuretischen Verfahrens In: Technik der Konstitutionstherapie. 4. Aufl. Heidelberg: Haug, 1977: S. 463–7.

Bokina AI. Hygiene und Gesundheit, Russ 1965; 30: 3–7.

Brauchle A. Das große Buch der Naturheilkunde. Bad Wörishofen: Prisma, 1981.

Breithaupt H, Demuth F. Physiologische Grundlagen der Kalt- und Warmanwendungen. In: Drexel H, Hildebrandt G, Schlegel KF (Hrsg.). Physikalische Medizin. Bd. 1. Stuttgart: Hippokrates, 1990: 81–103.

Brüggemann W. Kneipp-Therapie. Berlin, Heidelberg, New York: Springer, 1980.

Bühring M. et al. Zum Mechanismus der Kältebradykardie. Z Phys Med 1980; 9: 293–301.

Dirnagel K et al. Streßwirkung von therapeutischen Reizen während einer Kur Z Phys Med 1981; 10: 267–75.

Engler I. Wasser; Freiburg: Sommer, 1989: 17–24.

Feiber W. Balneotherapie der Erkrankungen der harnableitenden Wege Wiss. Reihe des deutschen Bäderverbandes e.V. Kassel: Meister, 1973.

Franke K, Schuhmacher-Wandersleb O. Kneippkuren. Wissenschaftliche Reihe des deutschen Bäderverbandes e.V. Kassel: Meister, 1986.

Gillert O. Hydrotherapie und Balneotherapie in Theorie und Praxis. München: Pflaum, 1977.

Gutenbrunner Chr. Kurorttherapie gastrointestinaler Erkrankungen. Hrsg. vom dt. Bäderverband. Bonn, 1990. Im Druck.

Gutenbrunner Ch. Trinkkuren. In: Drexel H. Hildebrand G. Schlegel KF (Hrsg.). Physikalische Medizin. Bd. 1. Stuttgart: Hippokrates, 1990: S. 199–211.

Gutenbrunner et al. Längsschnittuntersuchungen des Nachtharns im Verlauf kurörtlicher Trinkkuren bei Patienten mit rezidivierender Urolithiasis. Z Physiother, 1986; 38: 419–24.

Hensel H. Über die Steuerung der peripheren Durchblutung Arch Phys Ther 1955; 7: 60–74.

Heinzler R. Hydrotherapie in der täglichen Praxis und Klinik. Heilkunst 1989; 102: 339–343.

Hildebrandt G. Balneologie. In: Amelung W Hildebrandt G (Hrsg). Balneologie und Medizinische Klimatologie. Bd. 2. Berlin: Springer, 1985.

Hildebrandt G et al. Physikalische Medizin Bd. 1. Suttgart: Hippokrates, 1990.

Hildebrandt G et al. Sind Trinkkuren mit hypotonen natriumhaltigen Heilwässern bei Herz- und Kreislauferkrankungen schädlich? Der Krankenhausarzt 1982; 55: 747–55.

Höll K. Wasser: Untersuchung, Beurteilung, Aufbereitung, Chemie, Bacteriologie, Virologie, Biologie; 7. Aufl. Berlin, New York: de Gruyter, 1986.

Informationszentrale deutsches Mineralwasser. Was ist der Unterschied zwischen Mineral- und Tafelwasser? München: Informationszentrale deutsches Mineralwasser, 1989.

Informationszentrale deutsches Mineralwasser. Wasserhaushalt: Wieviel soll der Mensch trinken? Vitaminspur. München, 1989; 4: 93–4.

Jungmann H. Hydro- und Thermotherapie. Allgemeine Therapeutik 8. (1968).

Kaiser H. Kneipp'sche Hydrotherapie. Bad Wörishofen: Kneipp, 1978.

Kleinschmidt H, Menger W. Balneo- und Klimatherapie bei Erkrankungen im Kindesalter. Wissenschaftliche Reihe des deutschen Bäderverbandes e.V. Kassel: Meister, 1980.

Knauth K, Reiners B., Huhn R. Physiotherapeutisches Rezeptierbuch. Darmstadt: Steinkopf, 1979.

Kneipp S. Meine Wasser Kur, erschienen am 1. Oktober 1886. 85. Aufl. Reprint. Grünwald: Kölbl, 1988.

Kovarik R. Das Luftsprudelbad und seine vielseitigen Anwendungsmöglichkeiten für den häuslichen Bedarf. Vortrag im Rahmen der Weiterbildung Physikalische Medizin und Balneologie. Balneologisches Institut Bad Aachen. 1989.

Krauß H. Hydrotherapie. 5. Aufl. Stuttgart, New York: G. Fischer, 1990.

Kretschmer E. Körperbau und Charakter. Berlin, Heidelberg, New York: Springer, 1967.

Kunze HM. Die einfache hämodynamische Regulationsdiagnostik. Berlin: de Gruyter, 1959.

Lampert H. Physikalische Therapie. Dresden: Steinkopf, 1954.

Leskovar R, Meyer-Leddin H.J. Entzündungswidrige Wirkung von Trinkkuren. Z f angew Bäder- und Klimaheilk 1978; 25: 132–41.

May W. Balneotherapie und die externe Behandlung des Pruritus. Die Heilkunst 100; 8 (1987) S. 317–332.

May W. Verordnung der Physiotherapie nach konstitutionellen Gesichtspunkten. Die Heilkunst 1988; 9; 101: 381–90.

Meier MS. Über die Wirkung der Tarasper Sulfatquellen auf die Entleerung und den Tonus der Gallenblase Z f angew Bäder- und Klimaheilk 1959; 6: 471–83.

Mielke U. Heilwassertrinkkuren bei Magendarmerkrankungen. Z f angew Bäder- und Klimaheilk 1978; 25: 377–83.

Mielke U, Schäfer K. Die Balneotherapie der Fettsucht. Arch Phys Ther 1969; 5: 345–54.

Müller-Limmroth W. Neurophysiologische Grundlagen der Kneipp Therapien: Kneipp Therapie von W. Brüggemann. 2. Aufl. Berlin: Springer, 1986.

Pfleiderer H. Lehrbuch der Bäder und Klimaheilkunde. Berlin: Springer, 1940.

Pirlet K. Stoffwechsel und sekretorische Funktion der Haut unter physikalischen und bädertherapeutischen Maßnahmen. Arch phys Ther 1968; 20/5: 311–8.

Quentin KE, Schnizer, W. Balneotherapie mit Peloiden. Wissenschaftliche Reihe des deutschen Bäderverbands e. V. Bonn. Kassel: Meister, 1986.

Rauch E. Das Rumpfreibebad und Reibesitzbad nach Luis Kuhne, das Auslaugebad. In: Blut und Säftereinigung. 16. Aufl. Heidelberg: Haug, 1983: 85–98.

Römmelt H, Drexel H, Dirnagel K. Wirkstoffaufnahme aus pflanzlichen Badezusätzen. Die Heilkunst 91 1978; 5: 141–5.

Rudolph G. Zwei Beiträge zur Geschichte der Balneologie. Schriftenreihe des deutschen Bäderverbandes e. V. Heft 45. Kassel: Meister, 1982.

Schleicher E. Untersuchungen mit der Endoradiosonde unter einmaliger und kurmäßiger Einwirkung einer Heilquelle. Arch Phys Ther 1969; 21: 315–9.

Schmidt-Kessen W. Mineralwassertrinkkuren bei der Behandlung von Magendarmerkrankungen. Arch Phys Ther 1969; 21: 305–11.

Schultze EG. Meeresheilkunde. Wissenschaftliche Reihe des deutschen Bäderverbandes e.V. Kassel: Meister, 1986.

Schulz W. Die Felke Kur. Ärztliche Arbeitsgemeinschaft für Felketherapie Sobernheim.

Strick M. Mineralwasser und Heilwasser. 2. Aufl. München: Heyne, 1987.

Test Trinkwasser. Öko-Test Magazin. 1989; 12: 24–33.

Test 240 Mineralwässer; Zeitschrift Natur. 1987; 3: 87–96.

Tkatschenko AF. Veränderungen der Leberfunktion und des Lipid-Cholesterin-Umsatzes bei Artheriosklerosekranken unter Einfluß von Mineralwässern. Z Physioth 1972; 25: 101–12.

Weiss RF. Phytobalneologie. In: Lehrbuch der Phytotherapie. Stuttgart: Hippokrates, 1985: S. 427–31.

Zimmermann W. et al. In: Consilium Cedip Naturheilweisen. München Cedip, 1983: 196–7.

Zörkendörfer W. Hydrogenkarbonatwässer. In: Amelung W, Evers A. Handbuch der Bäder- und Klimaheilkunde. Stuttgart: Schattauer, 1962: S. 355–64.

11 Phytotherapie

Unter Phytotherapie versteht man die Behandlung von Krankheiten mit Pflanzen, Pflanzenteilen oder isolierten Pflanzenreinstoffen in unterschiedlichen Zubereitungsformen. Die Palette der heute angewandten Präparate reicht von chemisch definierten, durch Isolierung gewonnenen Einzelstoffen (sog. Monopräparate) bis zu den Extraktkombinationspräparaten und Teezubereitungen. Die letzteren spielen für die Selbstmedikation eine zunehmend wichtige Rolle. Wenngleich wir im Umgang mit solchen Drogen über einen jahrhundertelangen Erfahrungszeitraum verfügen, verlangt der Gesetzgeber unter wissenschaftlichen Kriterien gewonnene Wirksamkeitsnachweise. Voraussetzungen hierfür sind u.a. das Vorliegen standardisierter Präparate und detaillierte toxikologische, pharmakologische sowie klinische Prüfunterlagen, die die Unbedenklichkeit und Wirksamkeit bescheinigen.

Diese Beweisführung ist seit vielen Jahren mit großem Erfolg im Gang, so daß bis zum Jahr 2000 alle Phytopräparate in diesem Sinne bewertet sein werden. Eine besondere Aufgabe wird darin bestehen, die jeweiligen Indikationsbereiche für die stark- und schwächer wirkenden Phytopräparate festzulegen und voneinander abzugrenzen, um dem Arzt mehr Sicherheit bei der Verordnung dieser Präparate zu geben.

Grundlagen der Phytotherapie

H. Wagner

Von der Kräutermedizin zur Phytotherapie

Die Phytotherapie hat ihren Ursprung in der Kräutermedizin der frühen Jahrhunderte. Begründet, schriftlich niedergelegt und praktisch weiterentwickelt wurde sie von so berühmten Ärzten wie Hippokrates (460–377 v. Chr.), Paracelsus (1493–1541) und zahlreichen sog. Botanikärzten. In den einzelnen Kontinenten und Ländern haben sich verschiedene Medizinschulen mit oft sehr unterschiedlichen Therapiekonzepten entwickelt, die aber alle in erster

Linie die „Kräutermedizin" lehrten und praktisch erprobten. Man verstand hierunter die Behandlung mit der Rohdroge in Form von Teezubereitungen, Aufgüssen (Infusion), Latwergen (als Brei oder Teig zubereitete Arzneimittel), Pulvern, Körperwickeln oder Einreibungen. Für die traditionelle Medizin Ostasiens war vor allem die Vorstellung einer ganzheitlichen Krankheitsbehandlung charakteristisch. Wie die sich erst später entwickelnde Homöopathie suchte sie immer nach den Ursachen einer Krankheit, war damit auf den individuellen Patienten bezogen, von diagnostischen Kriterien geprägt und blieb das bis heute. Eine große Bedeutung wurde der Prophylaxe zuerkannt. Die Kombination mehrerer Drogen war und ist bei dieser Art von Therapie die Regel.

Eigenständige Behandlungsrichtungen haben sich in Indien (Ayurvedische Medizin), China und Tibet (Chinesische Medizin) oder Japan (Kampo-Medizin) entwickelt.

Bis zur Entdeckung des Salvarsans durch P. Ehrlich (1854–1915) und der Synthese des Antipyrins im Jahre 1890 durch L. Knorr war die Kräutermedizin die alleinige Arzneitherapieform. Mit dem Aufkommen der Chemo- und Antibiotikatherapie verlor sie ihre Monopolstellung. Die Gewinnung des Morphiums aus der Mohnkapsel im Jahre 1805 durch Friedrich W. A. Sertürner war zugleich die Geburtsstunde der Therapie mit reinen Naturstoffen, der Monosubstanztherapie.

Heute stehen zur Therapie neben Chemotherapeutika und Antibiotika isolierte Pflanzenreinstoffpräparate, die Rohdroge und die vielen hieraus durch Extraktion gewonnenen Extraktpräparate zur Verfügung.

Ob man alle Pflanzenpräparate als Phytopharmaka bezeichnet oder diese Bezeichnung nur für die stark wirkenden Reinstoff-Präparate aus Pflanzen reserviert und die anderen Präparateformen zu den mild wirkenden mite-Phytotherapeutika zählt, ist eine Frage des wissenschaftlichen Standorts. Nach Vogel (1986) werden Phytopharmaka folgendermaßen definiert: „Präparationen aus Pflanzen oder getrockneten Drogen pflanzlicher Herkunft, die den Wirkstoff oder die Wirkstoffe in mehr oder minder angereicherter Form enthalten und zusätzlich noch Begleitstoffe – mögen sie Wirksamkeit entfalten oder nicht." Dieser Definition hat sich die Sachverständigenkommission des Bundesgesundheitsamts angeschlossen. Hiernach würden Reinstoffpräparate (Monopräparate) aus Pflanzen nicht zu den Phytopharmaka sondern zu den „pflanzlichen Chemotherapeutika" zählen. Wir halten diese Einteilung nicht für zweckmäßig und plädieren dafür, alle Pflanzenpräparate als Phytopharmaka zu bezeichnen und zur Unterscheidung die einzelnen Präparate mit Indikationsansprüchen zu versehen und den jeweiligen Präparatetyp (Extrakt, Tinktur, Reinstoff) anzugeben.

Im Gegensatz zu den Präparaten der Kräutermedizin sind die heute auf dem Markt zugelassenen Phytopharmaka, ob Rohdroge oder Extrakt, in ihrer chemischen Zusammensetzung weitgehend definiert und auf Mindestgehalte von Wirkstoffen standardisiert. Sie entsprechen den Anforderungen des geltenden Arzneimittelgesetzes hinsichtlich ihrer Qualität, Wirksamkeit und Unbedenklichkeit. Die erstmals von dem französischen Arzt H. Leclerc eingeführte Bezeichnung „Phytotherapie" beinhaltet die Anwendung von Pflanzenpräparaten der von Vogel (1986) gegebenen Definition. Ähnlich wie bei der Definition der pflanzlichen Reinstoffpräparate kann man die Anwendung pflanzlicher Präparate nach der Leclerc'schen Definition sowohl als Phytotherapie als auch – weniger sinnvoll – als Chemotherapie bezeichnen. Wir schlagen vor, jede Therapie mit einem pflanzlichen Präparat als zur Phytotherapie gehörig zu bezeichnen.

Die Phytotherapie zählt als „besondere Therapierichtung" zu den sog. Naturheilverfahren, über die der Arzt nach der neuen Weiterbildungsordnung Kenntnisse und Erfahrungen besitzen muß.

Die Phytotherapie versteht sich nicht als Alternative Medizin, sondern als Teil der heutigen naturwissenschaftlich orientierten Ganzheitsmedizin.

Hauptindikationsbereiche für Phytopharmaka

Der Versuch, Phytopharmaka von Chemotherapeutika abzugrenzen, hat in der Vergangenheit die Definitionen forte- und mite-Pharmaka und den Begriff der „regulatorisch wirkenden Phytopharmaka" hervorgebracht. Wahrscheinlich wäre es zweckmäßiger, in Zukunft die Phytopharmaka durch Angabe ihrer Hauptindikationsbereiche zu charakterisieren und damit genau zu definieren, wann und wo sie einsetzbar sind bzw. keine Anwendung finden sollten. Nachstehend sind die **Hauptindikationsbereiche** für Phytopharmaka aufgeführt:

▷ Bagatellerkrankungen und Befindlichkeitsstörungen (z.B. Schnupfen, Dysfunktionen des Magens, Obstipationen, Schwächezustände)

▷ leichte bis mittelschwere Erkrankungen zur alleinigen Therapie
(z.B. Prostatahyperplasie oder Herzinsuffizienz I. und II. Grades)

▷ Adjuvanstherapie in Kombination mit Pflanzenreinstoffpräparaten, Antibiotika oder Chemotherapeutika bei der Behandlung
schwerer Krankheitszustände

▷ chemotherapieresistente chronische Erkrankungen (z.B. Rheumatismus, Arthritis, Arthrosen, Sinusitis, Allergien, Neurodermitis, rezidivierende Infektionen)

▷ geriatrische, degenerative Krankheitszustände

▷ Prophylaxe von infektiösen, degenerativen und Stoffwechsel-Erkrankungen

▷ Nachbehandlung und in der Rekonvaleszenz

Hieraus ergeben sich in Abgrenzung zu den pflanzlichen Reinstoffpräparaten und den Chemosynthetika bestimmte Anwendungsbereiche, die in Tab. 11.1 aufgelistet sind.

Wissenschaftliche und erfahrungsmedizinische Bewertung von Phytopharmaka

Man kann die Phytopharmaka in vier Gruppen unterteilen:

▷ **Phytopräparate** in Form ihrer isolierten Reinstoffe, d.h. Monosubstanzpräparate, deren Wirkungen und **Wirksamkeiten** als **gut belegt** gelten

Tab. 11.1 Anwendungsbereiche für Phytopharmaka im Unterschied zu pflanzlichen Reinstoffpräparaten und Chemosynthetika

Phytopharmaka (Extrakt-Präparate)	pflanzliche Reinstoffpräparate und synthetische Chemotherapeutika
Selbstmedikation von Befindlichkeitsstörungen	primär zur Verordnung durch Ärzte bestimmt
Bagatellerkrankungen, Erkrankungen und leichte bis mittelschwere Krankheitszustände	schwere und schwerste Krankheitszustände (Notfall-Therapie)
Langzeit- oder Dauertherapie bei chronischen Erkrankungen	Kurzzeittherapie für schwere und schwerste Erkrankungen
Prophylaxe und Therapie	bevorzugt zur Therapie selten zur Prophylaxe

▷ **Monoextrakt- oder Extraktkombinationen**
Ihre **Wirkungen** sind zu einem großen Teil durch in vitro- oder tierexperimentelle Prüfungen **belegt**. Es gibt Erfahrungsberichte zur Wirksamkeit, aber nur in 20–30 % der Fälle wissenschaftlich anerkannte Studien zur Wirksamkeit in Form von Mono- und Doppelblindstudien.

▷ **Phytopräparate**, zu deren Wirksamkeit **nur Erfahrungsberichte** vorliegen

▷ **Phytopräparate**, bei denen weder pharmakologische noch klinische Arbeiten oder Erfahrungsberichte vorliegen. Pflanzen oder Drogen dieser Präparategruppe werden von der Kommission E beim BGA mit einer sog. „Negativmonographie" versehen.

Ob Phytopräparate der zweiten bis vierten Gruppe auch in Zukunft dem Arzt noch zur Verfügung stehen werden, wird davon abhängen, ob für diese Präparate – soweit ihre nachträgliche Zulassung beantragt wurde – reproduzierbare und gut dokumentierte klinische Wirksamkeitsnachweise erbracht und vom BGA als ausreichend eingestuft wurden. Nach § 25 Abs. 7 wurde zur Sichtung und Bearbeitung dieses Erkenntnismaterials eine „Zulassungs- und Aufbereitungskommission für den humanmedizinischen Bereich phytotherapeutische Therapierichtung und Stoffgruppe" (Kommission E) eingesetzt.

Die Schwierigkeiten, die sich beim Wirk- und Wirksamkeitsnachweis zahlreicher Phytopräparate ergeben, liegen u.a. darin begründet, daß es für schwach wirkende Präparate häufig keine adäquaten Tiermodelle und klinischen Prüfdesigns gibt. Dies gilt speziell für Präparate zur Behandlung vegetativ beeinflußbarer Krankheitszustände, degenerativ-chronischer Erkrankungen und präventiv verwendbarer Präparate.

Aus erkenntnistheoretischen und praktischen Erwägungen sollten daher bei Phytopharmaka aus der Gruppe der Extraktpräparate die subjektiven Aussagen der Patienten zu ihrer Befindlichkeit als ebenso gültiges Beweismaterial für die Wirksamkeit bewertet werden wie die Ergebnisse medizinischer Labore. Die Erfahrung sollte dort zur Bewertung mit herangezogen werden, wo Doppelblindstudien noch fehlen oder mangels geeigneter Meßmethoden bisher versagten. Außerdem sollte die Methode für den Wirksamkeitsnachweis in einem vernünftigen Verhältnis zum erwarteten Nutzen stehen. Dieses Kriterium ist bei zahlreichen Phytopharmaka derzeit

noch nicht erfüllt. Möglicherweise wird es bei einer Reihe von
Phytopharmaka vorerst überhaupt nicht möglich sein, ihre Wirkqua-
litäten mit den für stark wirkende Phytopharmaka oder Chemosynthetika entwickelten Prüfmodellen zu erfassen, da die beiden
Präparatearten oftmals ganz anderen Gesetzmäßigkeiten von Bioverfügbarkeit, Pharmakokinetik und Rezeptorwechselwirkung folgen. Das Bestreben der Phytopräparate herstellenden Industrie muß
aber in jedem Falle darauf gerichtet sein, die Phytotherapie durch
Beseitigung der „Indikationslyrik", durch eingeschränkte Kombina-
tionsmöglichkeiten und durch Standardisierung und Normierung der
Präparate wissenschaftlicher zu gestalten.

Stoffcharakteristik von Phytopharmaka

Nach § 3 des 2. Arzneimittelgesetzes (AMG) vom 1.1.1978 zählen
zur Gruppe der Phytopharmaka Pflanzen, Pflanzenteile und Pflan-
zenbestandteile in bearbeitetem und unbearbeitetem Zustand.
Je nachdem, ob Phytopharmaka in bearbeitetem oder unbearbeitetem Zustand vorliegen, unterscheiden sie sich voneinander sehr
deutlich in ihrer chemischen Zusammensetzung, den auf sie anwend-
baren Analysen- und Standardisierungs-Verfahren sowie den aus
ihnen herstellbaren Präparateformen.
Die wichtigsten Unterschiede sind in Tab. 11.2 aufgeführt.

Präparateformen

In der Roten Liste* sind derzeit etwa 9000 Arzneifertigpräparate
aufgelistet, von denen die Gruppe der Phytopharmaka rund 1300
ausmacht. In der Präparate-Liste der Naturheilkunde sind fast 3800
rein pflanzliche Drogen oder Drogenzubereitungen aufgeführt. Die
Gesamtzahl der Drogen, die in der Roten Liste allein oder in
Kombination bzw. in Form von Zubereitungen im Gebrauch ist, liegt
bei ungefähr 350. In Tab. 11.3 sind die wichtigsten heute noch im
Gebrauch befindlichen Drogenzubereitungen aufgelistet.

---

* Verzeichnis von Fertigarzneimitteln der Mitglieder der Pharmazeutischen
Industrie, Hrsg. Bundesverband der Pharmaz. Industrie e.V. Frankfurt a.M.
Editio Cantor – Aulendorf/Württ.

Tab. 11.2 Unterschiede zwischen Phytopharmaka und pflanzlichen Reinstoff-Präparaten sowie Chemosynthetika

Phytopharmaka (Extrakt-Präparate)	Pflanzliche Reinstoff-Präparate und Chemosynthetika
zumeist komplexe Mehrstoffgemische in natürlicher Kombination mit wirkungslosen Begleitstoffen	isolierte oder synthetisierte reine Einzelstoffe
Wirkprinzipien nur z.T. bekannt oder nicht genau geklärt	chemische Strukturen bekannt
chemisch und biologisch nur z.T. gut standardisierbar	exakt quantitativ zu bestimmen und zu standardisieren
große Präparateformen-Vielfalt	wenige Präparateformen
in der Regel nicht injizierbar	alle Anwendungsformen möglich (p.o., i.m., i.v.)

Teezubereitungen

Die meisten Tees werden durch Übergießen der geschnittenen oder pulverisierten Rohdroge mit kochendem Wasser im Verhältnis 1,0–1,5 g Droge/Tasse = 150–200 ml Wasser, durch 5–10minütiges Ziehenlassen und Filtration gewonnen. Ausnahmen: Auszüge schleimhaltiger Drogen, beispielsweise von Eibischwurzel, Leinsamen oder Isländischem Moos, werden durch 15–20minütige Kaltmazeration in Wasser gewonnen.

Bei der Verordnung von Tees ist zu beachten, daß lipophile Drogeninhaltsstoffe wie z.B. ätherische Öle nur zu einem geringen Teil in den wässrigen Auszug übergehen.

Da Wirkstoffe in wässrigen Auszügen z.T. sehr instabil sind, sind diese nach ihrer Herstellung zum sofortigen Verbrauch bestimmt.

Ein Vorteil von wässrigen Teezubereitungen ist, daß sich die meistens lipophilen Pestizide darin nur sehr schlecht lösen und daher höchstens 10–20 % der ursprünglich in der Ausgangsdroge vorliegenden Menge enthalten sind.

Instant-Tees sind tassenfertige Trockenpulver, die industriell nach dem Sprüh-Trocken-Verfahren aus Wasser-Alkohol-Flüssigextrakten hergestellt werden. Die bei diesem Verfahren flüchtig gegangenen Ätherischöle werden nachträglich wieder zugesetzt.

Tab. 11.3 Im Gebrauch befindliche Drogen

Naturheilkundlicher Fachbegriff	Zubereitungsart
Infus	heißer Aufguß von Blatt-, Kraut- und Blütendrogen, von Früchten und Samen
Dekokt	Abkochung (ca. 30 Min. lang) von Holz-, Rinden-, Wurzel- und Früchtedrogen
Mazerat	Kaltwasserauszug von Drogen aus primär galenischen Gründen (z.b. Eibischwurzeln)
Tinkturen	Drogenauszüge mit reinem Alkohol (Spiritus) oder Alkohol-Wassergemischen in unterschiedlichen Mengenverhältnissen (meist 1:5 bis 1:10)
Fluid-Extrakte	alkoholische Auszüge im Mengenverhältnis 1:2
Spissum- und Siccum-Extrakte	Zähflüssige bzw. zum Trocknen eingeengte wässrige oder alkoholische Auszüge
Salben	Spissum-Extrakte oder Tinkturen in Emulsionssalbengrundlagen
Olea	Ölige Drogenauszüge, hergestellt aus zahlreichen Drogen durch Mazeration oder Digestion mit trocknenden Ölen z.b. Mandelöl, Erdnußöl oder Olivenöl
Aetherolea	durch Wasserdampfdestillation, Trockendestillation oder Lösungsmittelextraktion gewonnene ätherische Öle
Suppositorien	Spissum-Extrakte in leicht schmelzbarer Zäpfchengrundlage (z.B. Oleum Cacao)
Preßsäfte	durch Auspressen frischen Pflanzenmaterials gewonnene wässrige Auszüge
Sirupe	unter Zusatz von Zucker hergestellte zähflüssige Drogenzubereitungen

Stoffqualität und Standardisierung von Drogen und Phytopharmaka

Die Stoffqualität der im Arzneimittelhandel befindlichen Drogen, isolierten Reinstoffe und registrierten pflanzlichen Präparate ist durch amtliche Prüfrichtlinien festgelegt.

Roh-Drogen

Im Deutschen Arzneibuch (DAB10) sind 80 Drogen, die Ätherischöle ausgenommen, offiziell registriert. Nicht in dieser Pharmakopöe enthaltene Drogen findet man z.T. im Deutschen Arzneimittel-Codex (AC) oder in anderen europäischen Pharmakopöen, z.B. Österreich. Ph. P. (ÖABª) oder Schweizer Ph. P. (Helv. 6). Die von den einzelnen Arzneibuchkommissionen festgelegten Qualitätskriterien sind in Form von Monographien beschrieben und aufgelistet. Sie enthalten:

▷ Identitätsprüfungen
▷ Reinheitsprüfungen
▷ Kennzahlen
▷ Mindestgehalte an Hauptwirkstoffen und z.T. auch Mindest-Wirkwertangaben

Die Qualitätssicherung und Standardisierung nicht bearbeiteter Rohdrogen erfolgt außer durch die Festlegung von Aussehen, Farbe, Geruch und morphologischen Charakteristika durch:

▷ Vorschriften zur Prüfung auf Abwesenheit von Verfälschungen, Verwechslungen oder fremden Beimengungen
▷ Vorschriften zur qualitativen dünnschichtchromatographischen Analyse des Inhaltsstoffmusters oder der Hauptinhaltsstoffe
▷ Vorschriften zur Gehaltsbestimmung von Hauptinhaltsstoffen oder Hauptwirkstoffen und/oder Bestimmung von biologischen bzw. pharmakologischen Wirkwerten

Die einzelnen für diese Untersuchungen anzuwendenden analytischen Verfahren sind in einem Methodenteil der Pharmakopöen jeweils genau beschrieben.

Extrakte, Tinkturen, Olea, Aetherolea und Phytopräparate

Die Qualitätssicherung und Standardisierung erfolgt auf gleiche oder ähnliche Weise wie oben für die Rohdrogen genannt. Es existieren spezielle Kennzahlen zur Identitäts- und Reinheitsangabe. Zur Bestimmung der qualitativen und quantitativen Zusammensetzung von Drogenzubereitungen werden u.a. auch gaschromatographische, seltener noch HPLC-Verfahren beschrieben. Letztere Methode eignet sich zur Fingerprintanalyse auch bei Kombinationspräparaten, sofern nicht mehr als 4–6 Komponenten in ihnen enthalten sind.

Spezielle Prüfvorschriften gibt es für
▷ Pflanzenschutzmittel-Rückstände
▷ Schwermetallverunreinigungen
▷ mikrobiologische Verunreinigungen

Allgemeine Wirkeigenschaften von Phytopharmaka

Mit Ausnahme der Reinstoffpräparate haben Phytopharmaka eine milde, schwache oder schwächere pharmakologische Wirkung bzw. Wirksamkeit, die sehr häufig erst nach einer Langzeittherapie in Erscheinung tritt.
Ihre Wirkungen werden häufig als „regulierend" oder „modulierend" beschrieben. Phytopräparate dieser Art sind bei bestimmungsgemäßem Gebrauch nebenwirkungsarm oder -frei, während Phyto-Reinstoffpräparate wie viele Synthetika in stärkerem Maße Nebenwirkungen verursachen. Daraus folgt, daß solche Phytopräparate im allgemeinen therapeutisch auf breiter Ebene einsetzbar sind, im Unterschied zu den Präparaten der zweiten Therapierichtung, von einigen Ausnahmen abgesehen.

Wirkeigenschaften von Phyto-Kombinations-Präparaten

Viele Phytopräparate besitzen eine komplexe, d.h. aus mehreren Drogen bzw. Extraktkomponenten bestehende Zusammensetzung. Solche Arzneistoffkombinationen können bei einer „sinnvollen Kombination" synergistische pharmakologische Wirkungen entfalten. Diese können additiver oder überadditiver, d.h. potenzierender Natur sein. An diesem Synergismus sind in der Regel nur die eigentlichen Wirkstoffe beteiligt. Es gibt aber auch Beispiele dafür, daß Begleitstoffe (Ballaststoffe), die separat keine pharmakologische Wirkung besitzen, durch Verbesserung der Löslichkeit und Erhöhung der Resorptionsrate von Wirkstoffen die Bioverfügbarkeit und damit die Wirksamkeit steigern können. Auch der umgekehrte Fall ist möglich, wenn z.B. hohe Gerbstoffanteile in einem Alkaloid-haltigen Extrakt durch Bindung an den Wirkstoff die Resorption herabsetzen. Der Hersteller von Extraktkombinationen ist dazu verpflichtet, die Vor- und Nachteile seiner Phytopräparate gegenüber denen der Monoextrakte darzustellen.

Zur pharmakologischen und therapeutischen Bewertung von Kombinationspräparaten hat die Gesellschaft für Phytotherapie eine „Beurteilung pflanzlicher Kombinationsarzneimittel" im Dtsch. Apotheker-Verlag Stuttgart (1988) herausgegeben.

Dosierung von Phytopharmaka

Bei Anwendung von Synthetika und stark wirkenden Pflanzenreinstoffen liegen die empfohlenen Niedrigst- und Höchstdosen desselben Wirkstoffes in der Regel um den Faktor zwei bis fünf auseinander. Bei Phytopharmaka aus der Reihe der Tinkturen-, Extrakt-, Pulver- oder Teepräparate ist es wegen der hier vorliegenden Wirkstoffkomplexe schwieriger, adäquate Dosierungsbereiche festzulegen. Nimmt man die eigentlichen Wirkstoffe als Bezugsparameter, so findet man Differenzen in den Wirkstoffgehalten, die das 100fache und mehr betragen. Wählt man die Drogenmenge, die zur Herstellung eines Phytopharmakons benötigt wird, als Bezugsparameter, so müssen die jeweiligen Wirkstoffausbeuten der einzelnen Zubereitungsarten berücksichtigt werden. Bei Tinkturen z.B. liegen die Wirkstoffausbeuten 3–5mal höher als bei Teezubereitungen. Trotzdem ergibt sich aus einem Dosisvergleich, daß Tinkturen im Vergleich zum Tee mindestens um den Faktor 5 unterdosiert sein müßten. Dagegen spricht aber die Praxiserfahrung der Ärzte. Daraus muß man folgern, daß es bei Phytopharmaka der genannten Art noch andere Erklärungen für den Wirkungsmechanismus geben muß als die bisher in der klassischen Pharmakologie üblichen.
Zahlreiche Beispiele aus diesem Anwendungsbereich belegen dieses „Dosisparadoxon", so wurde z.B. in einer kontrollierten Studie mit einem Solidago*-Fluidextrakt im Vergleich zu einer Solidago-Urtinktur gezeigt, daß das allopathische Extraktpräparat bei gleicher Dosierung trotz des 10fach höheren Wirkstoffgehaltes eine signifikant niedrigere diuretische Wirkung entfaltet als das wirkstoffmäßig „schlechtere" homöopathische Präparat.
Noch eindrucksvoller sind Untersuchungsergebnisse auf dem Gebiet der Immunologie: Bei in vitro-Inkubation menschlicher Granulozyten und Lymphozyten mit wechselnden Konzentrationen von pflanzlichen und synthetischen Zytostatika wurde beobachtet, daß hohe

---

* Sowohl in der Phytotherapie als auch in der Homöopathie werden Solidagoauszüge als Diuresemittel angewendet.

Dosen (mg oder ng/ml) zu Immunsuppressionen führen, während
Konzentrationen im pg (pikogram) oder fg (femtogram) -Bereich
immunstimulierende Effekte zeigten. Diese dosisabhängigen
Umkehreffekte von Zytostatika konnten in der Zwischenzeit auch
im Tierversuch bestätigt werden.
Ähnliche dosisabhängige **Wirkumkehreffekte** wurden im pharmakologischen Experiment und auch in der Anwendung am Menschen
häufig beobachtet (s. Tab. 11.4).
Im Grunde genommen entsprechen die in der Tabelle dargestellten
Wirkumkehreffekte der schon im Jahre 1877 postulierten Arndt-
Schulz'schen Regel, nach der hohe Dosen oder starke Reize an
lebenden Organismen oder Zellsystemen hemmende oder unter-
drückende, niedrige Dosen aber anregende oder stimulierende

Tab. 11.4 Wirkumkehreffekte bei Drogen und Arzneistoffen (nach Kalbermatten 1990); Die Beispiele sind verschiedenen Originalarbeiten entnommen
und durch Therapieerfahrung belegt.

Droge/Arzneistoff	Wirkung im niedrigen Dosisbereich	Wirkung im hohen Dosisbereich
Valeriana officinalis	beruhigend	anregend
Coffea arabicum	beruhigend	anregend
Juniperus communis	diuretisch	nierenreizend
Urtica dioica	diuretisch	ödemerzeugend
Gingko biloba	kopfschmerz- und schwindelreduzierend	kopfschmerz- und schwindelerzeugend
Bitterstoffe	stimulierend auf die Magensaftsekretion	hemmend auf die Magensaftsekretion
Anthrachinone	obstipierend	laxierend
Helenalin (Sesquiterpenlacton von Inula helenium und Arnica offic.)	antiödematös	ödemerzeugend
Berberin	atemanregend	atemlähmend
Amphetamine	anregend	beruhigend
Anxiolytika	anxiolytisch	angstverstärkend
Zytostatika	immunstimulierend	immunsuppressiv/direkt zytostatisch

Wirkungen verursachen. Welcher der beiden Effekte bei einem Arzneistoff zum Tragen kommt, der stimulierende oder inhibierende, würde zumindest bei einem großen Teil der Phytopharmaka von der gewählten Dosierung, d.h. der für den jeweiligen Arzneistoff charakteristischen Dosis-Wirkungs-Beziehung abhängen. Als Konsequenz müßte man Phytopharmaka der oben genannten Art und die Niederpotenz-Homöopathie (bis etwa D 10 oder D 12) als zur Niedrigdosis-Pharmakologie oder „Nanogramm-Pharmakologie" gehörig bezeichnen und diese der Wirkung hochdosierter Phyto-Reinstoff- und synthetischer Präparate gegenüberstellen. Diese Einteilung entspricht auch der Tatsache, daß die Indikationen vieler Homöopathika mit denen der Extrakt-Phytopharmaka identisch sind. Solche Phytopharmaka nehmen somit hinsichtlich der Arzneistoffdosierung eine Mittelstellung zwischen Niederpotenz-Homöopathika und Synthetika oder Phyto-Reinstoffpräparaten ein.

Hypothesen zur Wirksamkeit niedrig dosierter Phytopharmaka

Eine allgemeine wissenschaftliche Erklärung für die nachgewiesene Wirksamkeit sehr niedrig dosierter Phytopharmaka und das Phänomen der beobachteten Wirkumkehr bei Phytopharmaka in Abhängigkeit von der Arzneistoffdosierung fehlt bisher, wenn man von einigen sehr speziellen Beispielen aus der Pharmakologie absieht. Im folgenden sollen einige Erklärungsversuche zu diesem Phänomen untersucht werden:

Niedrig dosierte Phytopharmaka besitzen zumeist eine sog. **Sekundärwirkung**, die mit der Reaktion des Organismus (Gegenreizung) auf den Arzneistoff hin identisch ist. Die Intensität der Sekundärwirkung ist außer von der Intensität des Reizes von der Reaktionsbereitschaft des Organismus abhängig. Im Gegensatz dazu üben die meisten hoch dosierten Pflanzenreinstoffe oder Synthetika im Sinne der klassischen Pharmakologie eine organotrope Sofort- oder Erstwirkung aus. Diese Wirkung ist streng konzentrationsabhängig und über weite Strecken suppressiv, d.h. sie unterdrückt autogene Regulationssysteme. Eine scharfe Trennung zwischen beiden Wirktypen ist nicht möglich, da die Zugehörigkeit zu einer der beiden Therapiekonzepte von der spezifischen Dosis-Wirkungsbeziehung eines Arzneistoffes oder einer Wirkstoffgruppe abhängt.

Die **Sekundärwirkung** niedrig dosierter Phytopharmaka kommt über einen unspezifischen Mechanismus zustande (z.B. Reflexmechanismen, physiologische, immunologische, adaptive, d.h. hormonelle Reaktionen). Es erfolgt kein direkter Angriff am Erfolgsorgan bzw. krankhaften Organ, sondern eine Beeinflussung von Regelsystemen. Klassische Beispiele hierfür sind Immunmodulatoren oder Adaptogendrogen, die unspezifische Reaktionen durch kleine und kleinste Dosen auslösen.

Bei dieser Vorstellung nähert sich die Phytotherapie in vielen Punkten der Homöopathie, die für ihre Wirksamkeit schon immer regulationstherapeutische Mechanismen in Anspruch genommen hat.

Literatur

Ammon HPT. Möglichkeiten und Grenzen der Selbstmedikation mit Phytopharmaka. Z Phytother 1989; 10: 167–174.

Bock HEW. Pflanzen und Pflanzliches in der Geschichte der menschlichen Krankenbehandlung. Therapiewoche 1980; 30: 6807–6813.

Buchborn E. Erfahrung in der Medizin. MMW 1983; 125: 185–186.

Eberwein B, Helmstaedter G, Reimann J, Schoenenberger H, Vogt C. Pharmazeutische Qualität von Phytopharmaka. Stuttgart: Dtsch Apoth Verlag, 1989.

Fintelmann V. Möglichkeiten und Grenzen der Phytotherapie in der Klinik. Z Phytother 1982; 8: 1–5; ibid. Ärztezeitschr Naturheilverf 1986; 27: 657.

Hanke G. Qualität pflanzlicher Arzneimittel. Stuttgart: Wissenschaftl. Verlagsgesellschaft, 1984.

Kalbermatten R. Die Dosierung in der Phytotherapie. Schweiz Z Ganzheits Med 1990; 3: 100–112.

Schilcher H. Phytotherapie – Möglichkeiten und Grenzen. Dtsch Apoth Z 1988; 128: 2–10.

Überla K K. Die Qualität der Erfahrung in der Medizin. MMW 1982; 18: 124.

Vogel G. Die Lage der Phytotherapie, das zweite Arzneimittelgesetz und das Problem der Therapiefreiheit. Therapiewoche 1986; 36: 1054–1063.

Wagner H, Kreher B, Jurcic K. in vitro-stimulation of human granulocytes and lymphocytes by pico- and femtogram quantities of cytostatic agents. Arzneim-Forsch/Drug Res 1988; 38: 273.

Weiß R F. Lehrbuch der Phytotherapie. 6. Aufl. Stuttgart: Hippokrates, 1985.

Wichtl M. Teedrogen. 2. Aufl. Stuttgart: Wiss. Verlagsgesellschaft mbH, 1989.

Indikationsbereiche der Phytotherapie

M. Gaisbauer

Atemwegserkrankungen

Die bei Atemwegserkrankungen verwendeten Pflanzen entfalten ihre Wirkungen auf verschiedene Weise:
Expektorantien wirken durch Verflüssigung von zähem Bronchialschleim auswurffördernd und erleichtern dadurch das Abhusten.
Pflanzen mit hustendämpfendem Effekt setzen die Erregbarkeit des Hustenzentrums im Gehirn herab. Hierzu gehören z.B. **kodeinhaltige Drogen.**
Hustenreflexmildernde Arzneimittel enthalten häufig Schleim, welcher die Atemwege als Schutzschicht auskleidet und so die entzündete Schleimhaut vor mechanischen und chemischen Reizen schützt. Dadurch wirken sie hustenreizmildernd.
Die wichtigsten **hustenreizmildernden Schleimdrogen** sind
▷ Eibisch (Althaea officinalis)
▷ Huflattich (Tussilago farfara)
▷ Isländisches Moos (Lichen islandicus)
▷ Königskerze (Verbascum densiflorum)
▷ Spitzwegerich (Plantago lanceolata)

Eine weitere wichtige Gruppe stellen die Ätherischöl-Drogen dar. Ätherische Öle wirken expektorierend, führen zu einer vermehrten Durchblutung der Bronchialschleimhaut und besitzen z.T. antiphlogistische Eigenschaften. Einige wirken schwach antibiotisch und virustatisch.
Die wichtigsten **ätherische Öle** enthaltenden Pflanzen sind:
▷ Anisfrüchte (Pimpinella anisum; Anisöl)
▷ Eukalyptusblätter (Eucalyptus globulus, Eukalyptusöl)
▷ Feldthymian (Thymus vulgaris, Thymianöl)
▷ Fenchel (Foeniculum vulgare, Fenchelöl)
▷ Kamille (Matricaria recutita, Kamillenöl)
▷ Kiefernnadelsprossen (verschiedene Pinus-Arten, Kiefernnadelöl)
▷ Minze (Mentha arvensis, Minzöl)
▷ Pfefferminze (Mentha piperita, Pfefferminzöl)

Weitere, häufig verwendete ätherische Öle sind Fichtennadelöl und Terpentinöl. Diese Öle werden meistens zu äußerlichen Einreibungen, in Form von Dampfinhalationen oder als Aerosole verwendet. Bei Einreibungen werden sie über die Haut, aber auch durch die Atemluft aufgenommen und wirken so auf die Schleimhäute der Atemwege.

Weniger häufig werden **Saponindrogen**, meistens in Form von Kombinationspräparaten, angewendet. Sie wirken durch Reizung des Nervus vagus als sog. Reflexexpektorantien, d.h. sie steigern auf diesem Wege die Sekretbildung. Hierzu zählen z.B.
▷ Efeublätter (Hedera helix)
▷ Primel-Wurzel oder -blüten (Primula veris und elatior)
▷ Senegawurzel (Polygala senega)

Zu den **Alkaloiddrogen** mit expektorierender Wirkung gehören
▷ Brechwurzel (Cephaelis ipecacuanha). Sie wirkt durch den Emetingehalt auf reflektorischem Weg sekretomotorisch und bei Überdosierung brechreizerregend.
▷ Chinesisches Meerträubchen (Ephedra sinica) besitzt eine bronchospasmolytische und zugleich eine Nasenschleimhaut abschwellende Wirkung.

Einreibungen

Für Einreibungen über den Lungenfeldern am Rücken stehen zahlreiche Fertigpräparate aus ätherischen Öldrogen zur Verfügung. Sie sind in Apotheken oder Drogerien erhältlich und werden mehrmals täglich angewendet. Als Beispiele wären zu nennen Franzbranntwein, Pinimenthol und Latschenkieferöl.

Inhalationen

Inhalationen sind einfach durchzuführen: ätherische Öle (einige Tropfen) oder entsprechende Drogenteile (z.B. Kamillenblüten) werden mit heißem Wasser übergossen. Dadurch verdampfen die ätherischen Öle und können als sog. Kopfdampfbäder inhaliert werden. Dabei wird der Kopf über das Inhalationsgefäß gebeugt. Damit der Dampf nicht verlorengeht, wird über den Kopf ein Handtuch gelegt. Dieser Vorgang wird täglich mehrmals über 5–10 Minuten durchgeführt.

Teebehandlung

Eibisch-Tee: 1–2 g (1 Teelöffel) Eibischblätter pro Tasse Wasser heiß übergießen, 5–10 Min. ziehen lassen, abgießen und heiß trinken; 3 x täglich eine Tasse über 2–3 Wochen.
Huflattich-Tee: 2 g (1 Eßlöffel) Huflattich (Huflattichblätter!) heiß übergießen, 5–10 Min. ziehen lassen und mehrmals täglich eine Tasse trinken; nicht länger als 2–3 Wochen.
Spitzwegerich-Tee: 3 g (2 Teelöffel) Spitzwegerichkraut pro Tasse Wasser heiß übergießen, 5– 10 Min. ziehen lassen; mehrmals täglich eine Tasse trinken.
Fenchel-Tee: 1–3 Teelöffel gequetschten Samen pro Tasse Wasser heiß übergießen, kurz ziehen lassen, abseihen und mehrmals täglich eine Tasse trinken.
Primel-Tee: 2–4 g (1–2 Teelöffel) Primelblüten pro Tasse Wasser heiß übergießen, kurz ziehen lassen, abseihen und mehrmals täglich eine Tasse trinken.
Husten-Kombinationstee:

Eibischwurzel	25 Teile
Fenchelfrüchte	10 Teile
Isländisches Moos	10 Teile
Spitzwegerichkraut	15 Teile
Süßholzwurzel	10 Teile
Thymiankraut	30 Teile

1 Eßlöffel der Mischung auf eine Tasse Wasser, heiß überbrühen, 10 Min. ziehen lassen, abseihen, mehrmals täglich eine Tasse trinken; insgesamt nicht länger als 3 Wochen.

Die angegebenen Teezubereitungen stellen nur eine Auswahl unter zahlreichen Möglichkeiten dar. Sie sind unbedenklich über die angegebenen Zeiträume zu verwenden.

Erkältungskrankheiten

Zu den Pflanzen, die bei Erkältungskrankheiten eine Steigerung des körpereigenen Abwehrsystems bewirken, gehört an erster Stelle der **Sonnenhut** (Echinacea purpurea und Echinacea angustifolia). Die Droge wird weniger als Tee, sondern in Form von alkoholischen Extrakten als Preßsaft oder als Trockenextrakt (Lutschtablette) verwendet. Die Zahl von Echinacea-Extrakt enthaltenden Kombinationspräparaten (mit Extrakten aus Baptisia tinctoria, Eupatorium perf., Thuja occ. u. a.) ist sehr groß. Nach dem heutigen Stand der Forschung enthält die Kraut- oder Wurzeldroge mindestens zwei Wirkstoffe: wasserlösliche Polysaccharide und niedermolekulare Alkylamide vom Typ der Cichoriensäure. Die immunstimulierende Wirkung kommt in erster Linie über eine Aktivierung des monophagozytären Teils des Immunsystems zustande. Die Wirksamkeit wird als prophylaktisch und therapeutisch beschrieben.

Zur Adjuvansbehandlung haben sich Teezubereitungen aus Holunderblüten (Sambucus nigra) und Lindenblüten (Tilia cordata) bewährt. Beide führen zu einer vermehrten Schweißabsonderung.

Ätherische Öle sind bei der Behandlung von Erkältungskrankheiten sowohl zur Einreibung, zur Inhalation wie auch zur Teebereitung ebenfalls geeignet. An dieser Stelle sei besonders das Salbeiöl genannt, welches zudem eine bemerkenswerte antibakterielle und antiphlogistische Aktivität entfaltet. Salbeiabkochungen dienen außerdem bei Rachenentzündungen zum Gurgeln. Auch das Minzöl ist bei Erkältungskrankheiten als Inhalationsmittel bevorzugt zu verwenden: Neue Untersuchungen weisen auf seinen antiviralen Effekt hin.

Teebehandlung

Lindenblütentee: Eine Handvoll Lindenblüten mit ½ l Wasser überbrühen, nach wenigen Minuten abseihen und 1–3 Tassen heiß trinken. Auch Filterbeutel können problemlos verwendet werden.
Holunderblüten-Tee: 2 Teelöffel (3–4 g) Holunderblüten werden mit 150 ml heißen Wassers überbrüht, 5 Min. ziehen lassen und abgießen. Mehrmals täglich den frisch bereiteten Tee so heiß wie möglich trinken. Filterbeutel erhältlich.
Salbei-Tee: 2–3 g (1–2 Teelöffel) feingeschnittener Blätter werden mit kochendem Wasser übergossen. 10 Min. ziehen lassen und 2–3 x täglich eine Tasse trinken oder zum Gurgeln verwenden.
Erkältungs-Kombinationstee:

Holunderblüten	30 Teile
Lindenblüten	30 Teile
Spierstrauchblüten	20 Teile
Hagebuttenschalen	20 Teile

1 Eßlöffel der Mischung pro 150 ml Wasser heiß überbrühen, 5–10 Min. ziehen lassen, mehrmals täglich eine Tasse trinken.

Appetitlosigkeit

Bitterstoffdrogen werden auch **Amara**-Drogen genannt. Aufgrund ihres Bitterstoffgehaltes führen sie zu einer Steigerung der Magensaftsekretion. Außerdem fördern sie den Gallefluß und die Funktion der Bauchspeicheldrüse. Die Wirkung kommt zu einem großen Teil auf reflektorischem Wege zustande. Zu den wichtigsten Bitterstoffdrogen zählen

▷ Enzianwurzel (Gentiana lutea)
▷ Kondurangorinde (Marsdenia condurango)
▷ Pomeranze (Citrus aurantium)
▷ Tausendgüldenkraut (Centaurium umbellatum)
▷ Wermut (Artemisia absinthium)

Bitterstoffdrogen gehören zu unseren ältesten Heilpflanzen. Der Name Tausendgüldenkraut ist Beleg dafür, daß früher für sie hohe Summen bezahlt wurden. Lange Zeit war man der Meinung, daß „bitter" gleichbedeutend mit arzneilicher Wirkung sei. Tatsächlich besitzen Bitterstoffdrogen noch Wirkungen, die über die Sekretionssteigerung hinausgehen. Die Bezeichnung „Fieberklee" z.B. deutet an, daß man sich von dieser Droge auch eine fiebersenkende Wirkung erhoffte. Neuere Untersuchungen haben in der Tat gezeigt, daß bestimmte Bitterstoffe immunstimulierende Eigenschaften besitzen und somit bei Infektionskrankheiten, adjuvant eingesetzt, sinnvoll sein können. Bitterstoffzubereitungen finden sich sehr häufig in sog. Tonika und Geriatrika.
Heutzutage gibt es zahlreiche Fertigpräparate auf dem Markt. Viele Verdauungsliköre enthalten ebenfalls Auszüge aus Bitterstoffdrogen.

Teebehandlung

Tausendgüldenkraut-Tee: 2–3 g (1–2 Teelöffel) Kraut für 1–2 Tassen, heiß übergießen, 5–10 Min. ziehen lassen; abgießen; etwa eine halbe Stunde vor dem Essen trinken.
Wermut-Tee: 1/2 Teelöffel Kraut pro Tasse, heiß übergießen, 5–10 Min. ziehen lassen; ebenfalls vor dem Essen trinken.
Kombinations-Magentee:

Enzianwurzel	20 Teile
Pomeranzen-Schalen	20 Teile

Tausendgüldenkraut	25 Teile
Wermutkraut	25 Teile
Zimtrinde	10 Teile

2 Eßlöffel pro 150 ml Wasser, kalt ansetzen und aufkochen lassen, danach abgießen und eine Tasse eine halbe Stunde vor dem Essen trinken.

Sekretorische Störungen des Magens

Drogen, d.h. Pflanzenzubereitungen mit verdauungsfördernden und entblähenden Eigenschaften werden **Carminativa** genannt. Sie enthalten in erster Linie ätherische Öle. Aufgrund der vorliegenden pharmakologischen Untersuchungen ist wie bei den Bitterstoffen eine sekretionssteigernde und durchblutungsfördernde Wirkung auf die Verdauungsorgane, bei einigen Drogen auch ein krampflösender Effekt auf die Darmmuskulatur zu erwarten. Das ätherische Öl der Pfefferminze wirkt zusätzlich stark cholagog, Melissenöl wirkt entspannend und beruhigend.
Die wichtigsten Carminativa sind:
▷ Anis (Pimpinella anisum)
▷ Fenchel (Foeniculum vulgare)
▷ Galgant (Alpinia officinalis)
▷ Ingwer (Cingiber officinalis)
▷ Kümmel (Carum carvi)
▷ Melisse (Melissa officinalis)
▷ Pfefferminze (Mentha piperita)
▷ Kalmus (Acorus calamus)

Teebehandlung

Anis-Tee: 1–2 Teelöffel Anisfrüchte, gequetscht, pro 150 ml Wasser; heiß überbrühen, abgießen und vor dem Essen trinken.
Zimt-Tee: 0,5–1 g Zimtrinde (1 kl. Teelöffel) pro 150 ml Wasser, überbrühen, 10 Min. ziehen lassen; 1/2 Stunde vor dem Essen trinken.
Entblähender Kombinationstee:

Pfefferminzblätter	25 Teile
Kamillenblüten	25 Teile
Kalmus-Wurzel	25 Teile
Kümmel-Früchte (zerstoßen)	25 Teile

1 Eßlöffel der Mischung pro 150 ml Wasser heiß übergießen, 10 Min. ziehen lassen und vor den Mahlzeiten je eine Tasse trinken.

Magenschleimhautentzündung

Besonders drei Pflanzen spielen in Form von Extraktpräparaten bei der Behandlung von Magenschleimhautentzündungen und Magenulkus eine große Rolle:
▷ **Süßholzwurzel** (Glycyrrhiza glabra)
▷ **Kamille** (Chamomilla recutita)
▷ **Tollkirsche** (Atropa belladonna)

Die therapeutische Anwendung der **Belladonna**-Präparate eignet sich wegen der Gefahr von Nebenwirkungen nicht zur Selbstmedikation. Der Hauptwirkstoff Atropin wirkt parasympatholytisch und dadurch bei überhöhter Säureproduktion sekretionshemmend und zusätzlich spasmolytisch. Die **Kamille** ist zur Selbstbehandlung besonders geeignet. Verwendet werden die Kamillenblüten, die im ätherischen Öl Azulen und Bisabolole und im wasserlöslichen Anteil Flavonderivate und Schleim enthalten. Diese Verbindungen sind für die entzündungshemmende, krampflösende, wundheilungsfördernde und antibiotische Wirkung verantwortlich.
Auch die **Süßholzwurzel** eignet sich zur Selbstbehandlung. Eine ihrer Zubereitungen ist ein braun-schwarzes, harzähnliches, süßlich schmeckendes Produkt, das gemeinhin unter dem Namen „Lakritze" oder „Bärendreck" bekannt ist. Hauptwirkstoff ist das Triterpensaponin Glyzyrrhizin. Verschiedene klinische Untersuchungen belegen eine positive Wirkung bei Magenschleimhautentzündungen und Geschwüren. Ein Glyzyrrhizinderivat ist unter dem Namen Biogastrone zur Ulkusbehandlung im Handel. Zudem sind schleimlösende und hustenreizstillende Effekte nachgewiesen, ein Grund, weshalb die Süßholzwurzel und ihre Zubereitungen auch bei Atemwegserkrankungen verwendet werden. Bei länger andauernder Anwendung und zu hoher Dosierung können allerdings Nebenwirkungen, wie bei einer Kortisonbehandlung, auftreten. Deshalb ist eine längere Behandlung mit dieser Arzneipflanze nur unter ärztlicher Aufsicht zu empfehlen.

Sowohl Kamillenöl als auch Kamillenblüten sind im Handel rezeptfrei erhältlich. Vom Kamillenöl werden 20–30 Tropfen auf ein Glas warmes Wasser gegeben und morgens und abends, evtl. auch mittags, eingenommen. Empfehlenswert ist die Durchführung einer Rollkur; dabei legt man sich nach Einnahme des Kamillenextrakts 5–10 Min. auf die linke Seite, danach 5–10 Min. auf den Bauch,

anschließend 5–10 Min. auf die rechte Seite und bleibt noch etwa
5–10 Min. auf dem Rücken liegen. In dieser Zeit können einfache
Entspannungsübungen durchgeführt werden, Maßnahmen, die sich
zusätzlich sehr günstig auf das Allgemeinbefinden eines Patienten
mit Magenschleimhautentzündung und Ulkus auswirken. Bewährt
haben sich als zusätzliche Therapie bei Magenschleimhautentzündung und Blähungen Einreibungen des Bauches mit ätherischen
Ölen (2–5 Tropfen) z.B. Kümmel- oder Fenchelöl. Die krampflösende Wirkung von Kümmel- oder Fenchelöl und eine sanft durchgeführte Bauchmassage wirken synergistisch.

Teebehandlung

Kamillen-Tee: Verwendet werden Kamillenblüten, 2–3 g (1 Eßlöffel
pro 150 ml Wasser); heiß überbrühen, abseihen und warm trinken.
Süßholz-Tee: Pro Tasse werden 2–4 g (1 Teelöffel) der zerkleinerten
Süßholzwurzel kalt angesetzt und aufgekocht. Nach dem Abkühlen
abseihen und vor dem Essen jeweils eine Tasse warm trinken.

Übelkeit und Brechreiz (Reisekrankheit)

Hier ist wieder auf die Bitterstoffdrogen (vgl. S. 298) wie z.B.
Wermut-Tee hinzuweisen, die sich für die Behandlung von Übelkeit
besonders eignen.
Seit neuester Zeit hat auch der Ingwer (Zingiber officinalis;
Ingwerwurzel) an Bedeutung gewonnen. Er enthält Scharfstoffe
(Gingerole), die nachgewiesenermaßen in der Wirkung dem synthe-
tischen Diphenhydramin gleichen (1 g Ingwerpulver $\cong$ 100 mg
Diphenhydramin).

Präparate

Ingwer-Tinktur (Tinctura Zinigiberis): bei Bedarf 10–20 Tropfen
verdünnt einnehmen.
Am besten geeignet ist **kandierter Ingwer**, der vor Beginn einer
Reise gekaut werden sollte. Ein Handelspräparat ist Zintona®.
Zudem haben sich einige homöopathische Kombinationspräparate
bewährt, z.B. Hevertigon® oder Vertigoheel®. Nebenwirkungen,

Gegenanzeigen oder Unverträglichkeitserscheinungen sind bei diesen homöopathischen Zubereitungen nicht bekannt.

Durchfallerkrankungen

Die bei Durchfallerkrankungen verwendeten Drogen enthalten entweder wasserbindende Schleim- oder Pektinsubstanzen, die aufgrund ihres Quellvermögens Wasser und Teile des Darminhalts binden, oder Wirkstoffe, die zu einer Verminderung der Darmmotalität führen. Zur ersten Gruppe gehören pektinhaltige Drogen, zur weiteren z.b. die Uzara-Wurzel, die Glykoside enthält, welche den Herzglykosiden strukturell nahestehen, aber keine positiv inotrope Wirkung mehr besitzen. Ihre Wirkung wird als „opiumähnlich" beschrieben. Im Handel ist die Uzara-Tinktur erhältlich.

Bei Kombinationspräparaten finden sich zusätzlich zu den Quellstoffdrogen häufig sogenannte Adstringentien, Stoffe, die zur Abdichtung und Abschwellung der entzündeten Darmschleimhaut führen und zugleich Toxine unterschiedlicher Herkunft adsorbieren. Gerbstoffhaltige Pulver oder Extrakte aus Eichenrinde, Tormentillwurzel oder Rhatanhia-Wurzel sind im Handel.

Präparate

Diarrhoesan®: Apfelpektin, Kamillenblütenextrakt; nach Bedarf 1–2 Eßlöffel stündlich einnehmen.

Metamucil®: Pulver; Spitzwegerichsamen; 1–2 Teelöffel mit reichlich Flüssigkeit einnehmen.

Carbo Königsfeld®: Kohlepulver, hergestellt durch Erhitzen von Kaffeebohnen; mehrmals täglich eine Messerspitze in Wasser aufgelöst trinken. Kaffeekohle wirkt adsorptiv.

Selbstverständlich muß bei Durchfallerkrankungen auch auf eine entsprechende Nahrungskarenz geachtet werden. Tee und Zwieback oder nur Flüssigkeit mit einem nachfolgenden schrittweisen Kostaufbau, wie z.B. geriebener Apfel, Banane, Haferschleim und andere leicht verdauliche, schonend zubereitete Nahrungsmittel. Stets ist auch auf reichliche Flüssigkeitszufuhr zu achten. Bei hohem durchfallbedingten Salzverlust müssen zusätzlich Elektrolyt-Lösungen gegeben werden.

Verstopfung

Die pflanzlichen Abführmittel gehören verschiedenen chemischen Stoffklassen an und besitzen z.T. auch sehr unterschiedliche Wirkmechanismen. Anthrachinonhaltige Präparate führen zu einer vermehrten Flüssigkeitsansammlung im Darm, dadurch zu einem vermehrten Dehnungsreiz der Darmschleimhaut und zu einer verbesserten Entleerung.

Diese Wirkung kommt einerseits durch eine Freisetzung von Histamin oder Prostaglandin PGE_1, andererseits auch durch eine sekundäre Hemmung der Wasserresorption infolge Inaktivierung der membranständigen Kalium/Natrium-ATP-ase zustande. Zu den anthrachinonhaltigen Pflanzen zählen:

▷ Sennesblätter (Cassia angustifolia)
▷ Cascararinde (Cascara sagrada)
▷ Faulbaumrinde (Rhamnus frangula)
▷ Rhabarberwurzel (Rheum palmatum)
▷ Aloeharz (Aloe ferox)

Diese Stoffe sind z.T. stark reizend und können bei nicht bestimmungsgemäßem Gebrauch zu entsprechenden Nebenwirkungen führen, z.B. zu Mineralverlust (Kalium) und bei längerer Einnahme zur Schädigung des Nervengeflechtes des Darms. Anthrachinonpräparate sind daher apothekenpflichtig gemacht worden. Die mildeste Wirkung haben Rhabarberwurzel und Sennesblätter. Bekannte Präparate sind derzeit Bekunis® Kräuterdragees (Sennapulver) und Pursennid® (Sennesblätterextrakt). Sennespräparate werden in der Regel abends vor dem Schlafengehen eingenommen. Cefralax® (Rhabarberwurzel, Sennesblätter, Aloe); 1–2 Dragees nach dem Essen einnehmen.

Rizinusöl, gewonnen aus der Ricinus communis-Samen besitzt einen ähnlichen Wirkmechanismus wie Anthrachinone. Ein entsprechendes Präparat ist z.B. Laxopol®/mild (Rhizinusöl); Einnahme 1–2 Kapseln täglich morgens.

Quellstoffdrogen (Schleimdrogen) führen durch Wasseraufnahme zur Volumenvergrößerung und auf diese Weise zu einem Dehnungsreiz im Dickdarm. Hierzu zählen
▷ Leinsamen (Linum usitatissimum)
▷ Indischer Flohsamen (Plantago ovata)

Leinsamen oder Flohsamen werden am besten zuvor geschrotet und vermischt mit Flüssigkeit oder Joghurt eingenommen. Entsprechende Präparate sind:
▷ Agiolax® (Plantago ovata)
▷ Metamucil® (Plantago ovata)
▷ Linusit Gold (Leinsamen)

Immer ist auf reichliche Flüssigkeitszufuhr zu achten, da nur unter dieser Bedingung die entsprechenden Drogen ausreichend quellen können und den Schleim freisetzen.

Osmotisch wirksame Füllstoffe beruhen auf dem Gehalt an Pektinen, die im Darm zu einer vermehrten Wasserbindung führen. Zu diesen Füllstoffen gehören
▷ Manna (Fraxinus ornus)
▷ Feige (Ficus carica)
Diese Naturprodukte sind auch bekannte Diätetika.

Teebehandlung

Gerade bei Verstopfung gibt es zahlreiche Tees in unterschiedlichen Darreichungsformen, die alle nach Vorschrift verwendet werden können. Als Beispiel seien an dieser Stelle erwähnt:
▷ Kneipp® Abführtee (Faulbaumrinde, Sennesblätter, Pfefferminzblätter, Fenchel, Schlehdornblüten)
▷ Abführtee Depuraflux® (Faulbaumrinde, Anis, Kümmel, Fenchel, Koriander, Minze, Tausendgüldenkraut, Schachtelhalm, Senna)

Cascararinden-Tee: Verwendet wird die Rinde von Cascara sagrada (Rhamnus purshianus); ein halber Teelöffel pro Tasse Wasser, aufkochen und abkühlen lassen, danach abseihen und nach Bedarf 1–2 Tassen trinken.
Faulbaumrinden-Tee: Verwendet wird die Rinde des Faulbaums; ein halber Teelöffel pro Tasse Wasser kalt ansetzen, aufkochen und nach dem Abkühlen und Abseihen 1–2 Tassen täglich trinken.
Sennes-Tee: Verwendet werden Sennesblätter oder -früchte, davon werden je ein halber bis ein gestrichener Teelöffel pro Tasse Wasser verwendet, aufkochen, 5–10 Min. ziehen lassen, abseihen und warm je nach Bedarf 1–2 Tassen täglich trinken.

Galleerkrankungen

Zu den Pflanzen mit gallebildender und galletreibender Wirkung (choleretische oder chalagoge Wirkung) zählen:
▷ Artischocken-Blätter (Cynara scolymus)
▷ Erdrauch-Kraut (Fumaria officinalis)
▷ Löwenzahn-Kraut- und -wurzel (Taraxacum officinale)
▷ Pfefferminzblätter (Mentha piperita)
▷ Schöllkraut (Chelidonium majus)
▷ Wermut-Kraut (Artemisia absinthium)

Die Wirkung dieser Drogen ist unterschiedlich: Artischocke, Löwenzahn und Wermut wirken primär aufgrund ihrer Bitterstoffe. Schöllkraut und Erdrauch enthalten Alkaloide, die spasmolytische Eigenschaften besitzen, und Pfefferminze wirkt aufgrund seines ätherischen Öles (Menthol!) carminativ, choleretisch und spasmolytisch. Ihre Zubereitungen werden verwendet bei Krämpfen im Oberbauch, bei Verdauungsstörungen als Folge zu geringer Gallenbildung, bei Beschwerden infolge von Gallensteinen oder nach Gallenblasenoperationen. Diese Drogen finden sich häufig in sog. Blutreinigungstees. Sie haben neben der gallefördernden Wirkung auch eine allgemein verdauungsanregende und mild abführende Wirkung. Präparatebeispiele sind:
▷ Kneipp®-Löwenzahn-Pflanzensaft (Löwenzahn)
▷ Aristochol® (Schöllkraut, Schafgarbenkraut, Löwenzahnwurzel, Katzenpfötchenblüten und Wermutkraut)
▷ Cholagogum N® Nattermann (Schöllkraut, javanische Gelbwurz, Minze)
Viele Drogen aus dieser Reihe dienen zur Herstellung von Aperitifs (z.B. Cynar, Wermut-Wein, Campari).

Teebehandlung

Erdrauch-Tee: 1–2 Teelöffel des Krautes pro Tasse Wasser werden mit kochendem Wasser übergossen und 5–10 Min. ziehen gelassen. Vor den Mahlzeiten je eine Tasse trinken.
Löwenzahn-Tee: Verwendet werden Wurzel und Kraut. Von diesem Gemisch werden 1–2 Teelöffel pro Tasse aufgekocht, 5–10 Min. ziehengelassen und nach dem Abgießen nüchtern vor dem Essen eine Tasse getrunken.

Kombinations-Gallentee:

Kümmelfrüchte	10 Teile
Javanische Gelbwurz	20 Teile
Löwenzahnkraut und -wurzel	30 Teile
Mariendistelfrüchte	20 Teile
Pfefferminzblätter	20 Teile

1 Eßlöffel Drogengemisch pro Tasse kalt ansetzen und aufkochen lassen; nach 5–10 Min. abgießen und 20–30 Min. vor dem Essen eine Tasse trinken.

Lebererkrankungen

Leberschäden kommen in der Praxis infolge von Fehlernährung oder Alkoholmißbrauch häufig vor. Selbstverständlich müssen diese Faktoren zunächst ausgeschlossen werden.
Aber auch „Umweltgifte" oder eine langdauernde Medikamenteneinnahme, z.b. von Antirheumatika oder Tuberkulostatika können die Leber belasten. Hier bieten sich Phytopräparate zum Schutze der Leber an (Leberprotektiva), wobei an erster Stelle die Mariendistelfrüchte (Silybum marianum) zu nennen sind. Von ihren Inhaltsstoffen (Silymarine) sind effektive Leberschutzwirkungen nachgewiesen worden. Selbst die sonst tödlichen Vergiftungen durch den Knollenblätterpilz lassen sich bei rechtzeitigem Einsatz von Legalon®-Infusionen unter klinischen Bedingungen verhindern. Die Wirkung der Silymarine beruht auf einem Schutzeffekt auf die Leberzellmembran und einer Steigerung der ribosomalen Proteinsynthese in der Leberzelle (anaboler Effekt).
Als Beispiele für Fertigarzneien seien genannt:
▷ Legalon® Dragees
▷ Chelidonium-Strath® Tropfen (Chelidonium, Agrimonia, Salvia, Hypericum)
▷ Hepafungin® Tropfen (Mariendistel, Löwenzahn)

Teebehandlung

Zur Teebehandlung sei der Leber- und Gallentee Solu-Hepar N® von der Firma Heumann erwähnt, der Boldo, Schöllkraut, Mariendistel und Pfefferminze enthält.

Herzinsuffizienz

Zur Unterstützung der Herzfunktion bei Herzinsuffizienz 1. und 2. Grades (nach NYHA) sind pflanzliche Arzneimittel geeignet. Gerade hier muß darauf hingewiesen werden, daß das bekannte Digitoxin als chemisch definierter Arzneistoff aus dem Fingerhut isoliert wurde. Allerdings gehört der therapeutische Umgang mit Digitalis in die Hand des Arztes. Zur Selbstmedikation sind lediglich pflanzliche Präparate oder Tees von solchen Pflanzen geeignet, die keine Herzglykoside enthalten, dies insbesondere bei milden Einschränkungen der Herzfunktion im Alter, bei Herz- und Kreislaufstörungen nach Infektionen oder grippalen Infekten, bei vegetativen und funktionellen Herzbeschwerden, bei Wetterfühligkeit oder auch bei Neigung zu Unterdruck.

Pflanzliche, herzwirksame Extraktpräparate sollten nicht gleichzeitig mit Präparaten, welche Digitalisreinstoffe enthalten, eingenommen werden. Hier kann es u. U. zu unerwünschten Nebenwirkungen wie Übelkeit, Erbrechen, Herzrhythmusstörungen und Sehstörungen kommen. Die wichtigsten Herzglykoside enthaltenden Arzneipflanzen sind:

▷ Adonisröschenkraut (Adonis vernalis)
▷ Maiglöckchenkraut (Convallaria majalis)
▷ Fingerhutblätter (Digitalis purpurea und lanata)
▷ Meerzwiebel (Scilla maritima)
▷ Strophanthus-Samen (Str. gratus und Str. Kombé), aus denen das g-Strophanthin bzw. k-Strophanthin gewonnen wird

Eine besondere Bedeutung hat der Weißdorn (Crataegus), der keine Herzglykoside enthält. Neben seiner herzkräftigenden Wirkung führt der Weißdorn zugleich zu einer Zunahme der Herzmuskeldurchblutung. Das Wirkprinzip beruht auf Prozyanidinen und den diesen strukturell verwandten Flavonoiden.

Auch die Früchte des Bischofskrautes (Ammi visnaga) haben neben der Zunahme der Koronardurchblutung einen allgemein herzkräftigenden Effekt. Deshalb wird es häufig zusammen mit Weißdorn bei leichten Formen der Angina pectoris eingesetzt. Diese Wirkung verdankt die Droge den beiden Hauptwirkstoffen Visnadin und Khellin, die gefäßdilatierend bzw. spasmolytisch wirken. Entsprechende Extraktpräparate sind beispielsweise:

▷ Convacard® (Maiglöckchen)
▷ Miroton® (Meerzwiebel, Maiglöckchen, Oleander, Adonisröschen)
▷ Isocomb® (Weißdorn, Strophanthus)
▷ Corodin® (Menthol, Campher, Maiglöckchen, Weißdorn, Baldrian)
▷ Stenocrat® (Bischofskraut, Weißdorn, Cactus grandifl.)
▷ Crataegutt® (Weißdornblätter)

Teebehandlung

Weißdorn-Tee: Verwendet werden Blätter mit Blüten. Vom Teegemisch wird 1 Teel. voll pro Tasse Wasser genommen und mit heißem Wasser übergossen. 20 Min. ziehen lassen und abseihen. Davon 2–3mal täglich eine Tasse des frisch zubereiteten Tees trinken.
Bischofskraut-Tee: Hier werden die Früchte verwendet. 1 Teelöffel der Früchte wird zerstoßen, mit kochendem Wasser überbrüht und nach 10–15 Min. abgeseiht. Hiervon mehrmals täglich eine Tasse des frisch zubereiteten Tees trinken.

Herzrhythmusstörungen

Im Rahmen der Selbstmedikation von Herzrhythmusstörungen spielt der Besenginster (Sarothamnus scoparius) eine gewisse Rolle. Außerdem vermag Chinidin, ein Alkaloid aus der Chinarinde (Cinchona succirubra) Herzrhythmusstörungen zu verhindern. Selbstverständlich müssen vorher alle pathologischen Formen einer Herzrhythmusstörung ärztlicherseits abgeklärt werden. Es gibt allerdings zahlreiche funktionelle Herzbeschwerden, die mit Herzrhythmusstörungen einhergehen und sehr gut auf pflanzliche Zubereitungen ansprechen.
Häufig wird mit anderen herzwirksamen und beruhigenden Pflanzenstoffen kombiniert, z.B. mit Extrakten aus dem Adoniskraut oder der Baldrianwurzel.
Ein bewährtes Präparat ist das Monoextraktpräparat Spartiol® (Besenginster). Hiervon werden mehrmals je nach Verträglichkeit 10–20–30 Tropfen verdünnt eingenommen. Bei normaler Dosierung ist nicht mit Nebenwirkungen zu rechnen.

Teebehandlung

Besenginster-Tee: Vom Kraut werden 1–2 Gramm (1 Teelöffel) pro Tasse Wasser mit heißem Wasser übergossen, 20 Min. ziehengelassen und davon mehrmals eine Tasse frisch zubereiteten Tees getrunken.
Weißdorn-Tee: Verwendet werden Blätter und Blüten. 1 Teelöffel der zerkleinerten Blätter und Blüten wird mit heißem Wasser übergossen und 10–20 Min. ziehengelassen. Nach dem Abseihen mehrmals täglich eine Tasse frisch zubereiteten Tee trinken.
Kombinationsteezubereitung

Weißdornblätter und -blüten	20 Teile
Bischofskraut	20 Teile
Maiglöckchenblätter	20 Teile
Besenginsterkraut	20 Teile
Baldrianwurzel	20 Teile

1 Eßlöffel pro Tasse des Gemisches kalt ansetzen, aufkochen und 10–20 Min. ziehen lassen. Davon nach den Mahlzeiten eine Tasse warm trinken.

Nieren- und Blasenerkrankungen

Arzneipflanzen, die bei Störungen der Nieren- und Blasenfunktion indiziert sind, besitzen unterschiedliche Wirkungsqualitäten.
Folgende heimische Arzneipflanzen besitzen vor allem eine diuretische Wirkung:
▷ Wacholderfrüchte (Juniperus communis)
▷ Hauhechelwurzel (Ononis spinosa)
▷ Petersilienwurzel und -früchte (Petroselinum crispum)
▷ Schachtelhalmblätter (Equisetum arvense)
▷ Bruchkraut (Herniaria glabra)
▷ Birkenblätter (Betula pendula)
▷ Goldrute (Solidago virgaurea)

Bei ihren Wirkstoffen handelt es sich um Terpenverbindungen von ätherischen Ölen, um Saponine oder Flavonoidglykoside. Tierversuche haben gezeigt, daß es bei Anwendung dieser Drogen nicht nur zu einer „Wasserdiurese", sondern auch zu einer Natrium-Ausscheidung kommt.
Besondere Vorsicht ist bei der längeren Anwendung von Wacholder und Petersilie geboten. Hier können unerwünschte Schädigungen

des Nierengewebes auftreten, da bestimmte Inhaltsstoffe (z.B. Pinen, Apiol) stark reizende Effekte auf das Nierengewebe haben. Bei bestimmungsgemäßem Gebrauch, d.h. bei normaler Dosierung über einen Zeitraum von nur 2–3 Wochen ist mit diesen Nebenwirkungen nicht zu rechnen. Schwangere dürfen diese Arzneipflanzen nicht verwenden, da Krämpfe der Gebärmuttermuskulatur auftreten können. Neben einer vermehrten Durchspülung von Niere und harnableitenden Wegen entfalten manche dieser Pflanzen auch leicht desinfizierende Effekte im Bereich der Harnwege, so z.B. das Bruchkraut oder die Birkenblätter.

Zur Einnahme geeignet sind z.b.:

▷ Kneipp® Pflanzendragees Petersilie, die Petersilienkraut, -wurzeln und -früchte enthalten
▷ Wacholderöl-Kapseln
▷ Salus® Zinnkraut Tropfen (Schachtelhalm)

Bei der Dosierung sind in aller Regel die Angaben des Herstellers einzuhalten.

Teebehandlung

Es gibt zahlreiche Teezubereitungen für Störungen der Nieren- und Blasenfunktion, die in Apotheken oder Drogerien frei erhältlich sind, so z.B. der Uro Fink-Tee®, der Birkenblätter, Goldrute, Orthosiphonblätter, Johannisbeerblätter, Bärentraubenblätter, Pfefferminzblätter und Hibiskusblüten enthält.

Kombinationstee:

Schachtelhalmkraut	20 Teile
Bärentraubenblätter	20 Teile
Birkenblätter	20 Teile
Goldrutenkraut	20 Teile
Bruchkraut	20 Teile

Von dieser Mischung werden 1–2 Teelöffel mit einem halben Liter kochenden Wassers überbrüht, 10–20 Min. ziehengelassen und mehrfach täglich eine Tasse getrunken.

Um den Durchspülungseffekt zu erhöhen, empfiehlt sich eine erhöhte Flüssigkeitszufuhr, so daß ohne weiteres 1–1½ Liter dieses Nieren- und Blasentees täglich über einen Zeitraum von 14 Tagen getrunken werden können.

Einige Arzneipflanzen sind besonders bei immer wiederkehrenden Infektionen von Blase und Harnwegen geeignet. Dazu gehören:

▷ Bärentraubenblätter (Arctostaphylos avae-ursi); z.b. Arctuvan®
▷ Kapuzinerkresse (Tropaeolum majus)
▷ Sandelholz (Santalum album; Sandelöl wird seit alters her aufgrund seiner schwach antibiotischen Eigenschaft verwendet)

Eine sehr einfache Möglichkeit der Behandlung von Harnwegsinfektionen ist neben einer vermehrten Durchspülung der Nieren auch der tägliche Verzehr von Kapuzinerkresse in Form von Salaten (20–30 g pro Portion), allerdings wird die Kapuzinerkresse wegen ihres Senfölgehaltes von magen- und galleempfindlichen Personen nicht immer vertragen.

Prostatahypertrophie

Unter Prostatahypertrophie versteht man die im Alter häufig vorkommende Vergrößerung der Prostata, mit der oft Beschwerden beim Wasserlassen verbunden sind. Heilpflanzen, welche eine Zunahme der Prostatavergrößerung verhindern können, spielen in den Anfangsstadien der Prostatahypertrophie (Stadium I und II), aber auch zur Rezidiuprophylaxe nach Prostataoperation eine wichtige Rolle. Dazu zählen:

▷ Kürbissamen (Cucurbita pepo)
▷ Brennesselwurzel (Urtica dioica)
▷ Früchte der amerikanischen Schwert- oder Sägepalme (Sabal serulata)

Kürbiskerne können zerstoßen mit Joghurt eingenommen werden. Am einfachsten ist jedoch die Verwendung dieser Heilpflanzen in Form von Fertigpräparaten, für die stellvertretend genannt seien:

▷ Bazoton® (Brennesselwurzel)
▷ Talso®
▷ Remigeron® } (Früchte der Sägepalme)

Während die für diese Wirkung verantwortlichen Wirkstoffe der Kürbissamen noch unbekannt sind, dürften bei der Brennesselwurzel und den Früchten der Sägepalme die vor kurzem erst isolierten Polymerverbindungen (Polysaccharide und Lektine) über einen „antihormonellen" oder „immunmodulierenden" Wirkungsmechanismus die proliferationshemmende und zugleich antiphlogistische Wirkung entfalten.

Teebehandlung

Brennesseltee: Verwendet wird die Brennesselwurzel. Von dieser Mischung werden 2–3 Teel. pro Tasse Wasser kalt angesetzt und aufgekocht. Nach kurzem Ziehenlassen mehrmals täglich eine Tasse warm trinken.

Störungen des Nervensystems (Schlafstörungen, Nervosität, Depression, Reisekrankheit)

Seit Jahrtausenden werden Heilpflanzen bei nervösen Störungen eingesetzt. Wir unterscheiden stark wirkende Drogen, wie z.b. die Rauwolfia-Wurzel, die als pflanzlicher Tranquilizer verordnungspflichtig ist, und die mild wirkenden sog. Sedativdrogen. Die Wirkung der zweiten Gruppe wird als „entspannend, äquilibrierend, schlaffördernd und z.t. antidepressiv" beschrieben. Indiziert sind Sedativdrogen bei den sog. vegetativen Störungen. Ihrer Anwendungshäufigkeit nach geordnet kann man folgende Pflanzen nennen:

▷ Baldrianwurzel (Valeriana officinalis)
▷ Melissenblätter (Melissa officinalis)
▷ Hopfenzapfen (Humulus lupulus)
▷ Haferfrüchte (Avena sativa)
▷ Passionsblumenkraut (Passiflora incarnata)

Die Wirksamkeit der Baldrianwurzel ist zu etwa $2/3$ auf die terpenoiden Valepotriate und zu etwa $1/3$ auf die flüchtigen Terpene des ätherischen Öls zurückzuführen. Baldrianzubereitungen eignen sich bestens als Tagesberuhigungsmittel, weil sie im Gegensatz zu den synthetischen Tranquilizern den Wachheitszustand nicht beeinträchtigen. Sie steigern sogar die Konzentrationsfähigkeit. Über Erfolge bei Alkohol- und „Drogen"-Entzug zur Minderung der Abstinenzsymptome wird berichtet. Die Melisse und der Hopfen verdanken ihre beruhigende Wirkung den ätherischen Ölbestandteilen. Die sedierenden Wirkstoffe des Hafers und der Passionsblume sind noch weitgehend unbekannt. Der Fruchtsaft der Passionsblume besitzt nicht diese Wirkung.

Präparate

Mit Ausnahme der Baldrianwurzel kommen die anderen Drogen in Extraktform meistens nur in Kombinationspräparaten vor. Beispielhaft seien an dieser Stelle genannt:

▷ Hopfen-Baldrian-Kapseln (Baldrianwurzeln, Hopfenzapfen)
▷ Plantival® (Baldrian, Passiflora, Hafer, Hopfen)
▷ Kneipp® Melissensaft (Melisse)
▷ Melissengeist (Alkohol-Destillat aus Melisse und anderen Drogen)

Zur Behandlung von Kopfschmerzen, allgemeinen vegetativen Störungen sowie Angst- und Spannungszuständen, depressiven Stimmungen sowie im Klimakterium haben sich Extraktzubereitungen des Johanniskrautes (Hypericum perforatum, z.B. Hyperforat®) bewährt.

Nach Einnahme von Johanniskrautzubereitungen sollte man sich nicht der Sonne aussetzen, da das wahrscheinliche Wirkprinzip, das Hypericin, lichtsensibilisierend wirkt.

Johanniskrautöl wird auch äußerlich bei Neuralgien, Muskel- und Narbenschmerzen eingesetzt.

Teebehandlung

Baldrian-Tee: Dieser wird kalt angesetzt und aufgekocht. Nach 10–20 Min. kann der Tee, noch warm, getrunken werden.

Melissen-Tee: Verwendet werden Melissenblätter. Diese werden kurz überbrüht und 5–10 Min. ziehen gelassen. Abends, vor dem Schlafengehen, 1–2 Tassen trinken.

Beruhigender Kombinationstee:

Melissenblätter	20 Teile
Baldrianwurzel	20 Teile
Hopfenzapfen	10 Teile

2 Teelöffel pro Tasse, kalt ansetzen, aufkochen lassen, nach 5–10 Min. abseihen und bei Bedarf 1–2 Tassen trinken.

Johanniskraut-Tee: Die Johanniskraut-Droge wird überbrüht. Nach 10–20 Min. abseihen und den jeweils frisch zubereiteten Tee mehrmals täglich trinken.

Bei der Reisekrankheit finden heute Ingwer-Präparate (Cingiber officinalis) vermehrt Anwendung.

Am besten eignet sich dazu kandierter Ingwer, der vor Beginn einer Reise gekaut werden sollte. 1 g Ingwerpulver soll mit 100 mg des synthetischen Diphenhydramins wirkäquivalent sein. Ein Handelspräparat ist beispielsweise Zintona®. Zudem haben sich einige homöopathische Präparate bewährt, die in der Regel Kombinationen darstellen, z.B. Hevertigon® Tabletten oder Vertigoheel® Tabletten. Nebenwirkungen, Gegenanzeigen oder Unverträglichkeitserscheinungen sind bei diesen homöopathischen Zubereitungen nicht bekannt.

Durchblutungsstörungen des Gehirns

Neueste wissenschaftliche Forschungen haben gezeigt, daß Knoblauch- und Zwiebel-Präparate die Fließeigenschaften des Blutes verbessern und den Triglyzid- und Cholesterinspiegel zu senken vermögen. Allgemein geht man davon aus, daß beide Drogen nach Langzeiteinnahme antisklerotische Eigenschaften entfalten und insofern vor allem präventiv bei Behandlung von Hirnleistungsstörungen im Alter eingesetzt werden können. Der blutdrucksenkende Effekt ist gering.

Die Wirkprinzipien von Knoblauch (Allium sativum) und Zwiebel (Allium cepa) bestehen aus Alliin, einer schwefelhaltigen Aminosäure, die bei der Extraktion in andere Schwefelhaltige Verbindungen (Ajoene, Sulfide, Vinyldithiine) umgewandelt wird. Als Beispiele für Fertigpräparate sollen stellvertretend Kwai® (Knoblauchzwiebelpulver) oder Kneipp® Knoblauch-Pflanzensaft genannt werden. Eine Teebehandlung mit diesen Pflanzen ist nicht üblich.

Untersuchungen haben kürzlich außerdem gezeigt, daß bei Störungen der zerebralen Leistungsfähigkeit pflanzliche Präparate aus Gingkobaumblättern (Gingko biloba) und Mutterkorn (Secale cornutum) eingenommen werden können. Hier ist eine Anwendung über längere Zeit (Wochen bis Monate) zu empfehlen. Die Wirkstoffe der Gingkoblätter, die Gingkolide und das Bilobalid, besitzen teils PAF-antagonistische, teils neuroprotektive Wirkungen, die zusammen möglicherweise für die nootrope und die Blutrheologie verbessernden Eigenschaften der aus der traditionellen Medizin stammenden Droge verantwortlich sind. Die Sekalealkaloide wirken α-sympatholytisch und damit gefäßerweiternd.

Rheuma und Arthrose

Pflanzliche Mittel, die gegen Rheuma und Arthrose eingesetzt werden, wirken auf unterschiedliche Weise. Eine dieser Drogen, die Weidenrinde, enthält Salizylalkohol-Verbindungen, die nach Oxidation zu Salizylsäure* durch spezifische Hemmung der Zyklooxygenase, einem Schlüsselenzym des Prostaglandin-Stoffwechsels, antiphlogistisch und damit zugleich analgetisch wirkt. Zu diesen Heilpflanzen gehören:
▷ Spierstrauchblüten (Filipendula ulmaria)
▷ Pappelknospen (Populus nigra)
▷ Stiefmütterchenkraut (Viola tricolor)

Einige andere Drogen wirken entzündungshemmend und ahmen so die Wirkung des Kortisons nach. Man bezeichnet diese Wirkung als „kortikomimetisch". Diese Wirkungen sind selbstverständlich nicht so stark wie die des reinen Kortisons, doch können sie im Rahmen einer Gesamtbehandlung einen wertvollen Beitrag gegen rheumatische Entzündungen oder arthrotische Beschwerden leisten. Zu diesen Pflanzen gehören
▷ Süßholzwurzel (Glycyrrhiza glabra)
▷ Bittersüßstengel (Solanum Dulcamara)
▷ Teufelskrallenwurzel (Harpagophytum procumbens)

Einen anderen Wirkmechanismus besitzen die Enzyme des Milchsaftes des Melonenbaumes oder der Ananas.
Der eingetrocknete Milchsaft des Melonenbaumes enthält das Enzym Papain. Aus dem Fruchtstock der Ananas gewinnt man das Bromelain. Beide Enzyme werden in der Regel in angereichertem oder reinem Zustand als Pulver (Tabletten, Dragees) angewendet. Bei hoher Dosierung werden die Enzyme sogar bei peroraler Gabe noch in ausreichendem Maße resorbiert. Sie sind in der Lage, die die Entzündung auslösenden sog. „Immunkomplexe" im Blut aufzulösen.
Zahlreiche Präparate-Kombinationen enthalten zusätzlich Drogen mit abführender oder harntreibender Wirkung. Als Einzelpräparate seien stellvertretend Schmerzetten® Dragees (Weidenrindenpulver) und Arthrosetten® Dragees (u.a. Bittersüßstengel, Löwenzahn und Brunnenkresse) genannt.

---

* Salix: (lat.) die Weide

Teebehandlung

Teebereitungen, die Rinden- oder Wurzelbetandteile enthalten, werden in der Regel kalt angesetzt, über Nacht stehengelassen, danach abgeseiht und getrunken. Hier läßt sich die Gesamtmenge für den Tag auf einmal zubereiten. Dagegen werden die vielen in der Apotheke erhältlichen Kräutertees auf übliche Weise durch Heiß-überbrühen hergestellt. Beispiele dafür sind Kneipp® Rheuma-Tee N, der Bittersüßstengel, Weidenrinde, Holunderblüten, Wacholder-beeren und Sandelholz enthält oder Romiga® Rheuma-Tee (Teufels-krallenwurzel), der in Form von Aufgußbeuteln angeboten wird.

Badeanwendungen

Badeanwendungen als Voll- oder Teilbäder sind wegen ihrer oft schmerzlindernden Wirkung sehr geschätzt. Badezusätze enthalten häufig Salizylsäure und ätherische Öle, z.b. Eukalyptusöl, Fichten-nadelöl oder Huminsäure als Moorbestandteil. Solche Bäder werden in der Regel jeden zweiten Tag bis zweimal wöchentlich durchgeführt und sollten als Serie von 8–10 Bädern genommen werden.

Umschläge und Einreibungen

Sehr empfehlenswert sind lokale Maßnahmen, z.B. bei Kniegelenks-arthrose in Form von Umschlägen.
Bewährt haben sich in der Praxis hierzu Kohlumschläge: Kohlblätter werden zerquetscht, über das Kniegelenk gelegt und mit einem Wickeltuch umwickelt. Dieser Wickel kann unterschiedlich lange liegenbleiben. Eine gewisse Vorsicht ist geboten, da die im Kohl enthaltenen Senföle auch hautreizende Wirkungen entfalten kön-nen.
Zu den bekanntesten Einreibemitteln gehört der „Franzbrannt-wein". Stellvertretend für viele Präparate sei genannt die Kytta® Salbe, die einen Beinwellextrakt von Symphytum offic. enthält.
Umschläge dieser Art werden mehrmals täglich gewechselt, können u.a. aber auch abends angefertigt und über Nacht liegengelassen werden.

Tumorerkrankungen

Der Erfolg von Drogen oder pflanzlichen Präparaten bei Krebsleiden ist beschränkt. Er kann nur darin bestehen, adjuvant zu einer gleichzeitig erfolgenden Zytostatikatherapie das Immunsystem zu stärken und die Lebensqualität zu verbessern.
Von allen empfohlenen Drogen hat nur die Mistel in Form von Extraktpräparationen zur oralen oder parenteralen Applikation einige Bedeutung erlangt.
Die entsprechenden Präparate sind: Iscador®, Eurixor®, Plenosol®. Ihre Wirkung beruht auf zwei Wirkstoffprinzipien, den Viskotoxinen und den Lektinen. Beide Verbindungstypen besitzen eine unterschiedliche Dosiswirkungs-Relation, was bedeutet, daß die Viskotoxine bei hoher Dosierung über einen direkten zytotoxischen Effekt, die Lektine über eine immuninduzierte Zytostase ihre Wirkung entfalten. Mistelpräparate werden nach individuellen Gegebenheiten intrakutan, subkutan, intramuskulär oder intravenös verabreicht. Begleitend zur Chemotherapie scheinen sie immunrestaurativ zu wirken.
Eine Teeanwendung bei dieser Indikation ist nicht üblich.

Wunden und Hauterkrankungen

Seit altersher spielen Heilpflanzen in der Wundbehandlung eine große Rolle. Schon im Altertum wurden die Schafgarbe (Achillea Millefolium) und die Kamille (Chammomilla recutita) verwendet. Im europäischen Kulturkreis werden zusätzlich Zubereitungen aus Arnikablüten (Arnica montana), Ringelblumenblüten (Calendula offic.) oder Sonnenhutkraut und -Wurzel (Echinacea pupurea) eingesetzt.
Die Hauptwirkstoffe von Kamille, Schafgarbe und Ringelblume gehören in die Stoffklasse der Flavonoide und ätherischen Öle. Kamille enthält noch zusätzlich einen wasserlöslichen Schleim. Alle diese Inhaltsstoffe (Azulene, Apigeninglykoside, Schleimpolysaccharide) besitzen eine antiphlogistische und die Granulation fördernde Wirkung. Die Echinacea-Wirkstoffe besitzen ebenfalls teils ein antiphlogistisches, teils immunstimulierendes Wirkprofil, was vor allem bei infizierten, eiternden oder stark entzündeten Wunden von Vorteil ist.

Zur Einnahme, aber auch zu Umschlägen, sind zahlreiche Fertigpräparate erhältlich, von denen beispielsweise Kamillosan® (Lösung, Creme, Salbe aus Kamille) oder auch Echinacin® als Salbe oder Lösung aus Sonnenhut hervorzuheben sind.
Selbst gesammelte, getrocknete und kleingeschnittene Drogen werden mit kochendem Wasser übergossen und etwa 10 Min. ziehen gelassen. Der so bereitete Absud kann nach Abkühlung zu Bädern oder Umschlägen verwendet werden.
Bei stumpfen Prellungen, Quetschungen, Blutergüssen oder Verstauchungen empfiehlt sich die Verwendung von Arnika oder Ringelblume. Auch hier können Absud oder Salben zu Umschlägen oder Salbenverbänden verwendet werden. Fertigpräparate enthalten manchmal mehrere zusätzliche Bestandteile, z.B. Pfefferminze, Johanniskraut, Hamamelis oder Roßkastanie.

Venenleiden und Hämorrhoiden

Die auch in der Wundbehandlung verwendeten Roßkastaniensamen (Aesculus hippocastanum) zählen zu den wichtigsten Heilpflanzen mit Wirkung auf das Venensystem. Der antiödematöse Wirkstoff ist das Aescin, ein Triterpensaponin. Daneben spielen aber auch der Buchweizen (Fagopyrum esculentum), der virginische Zauberstrauch (Hamamelis virginiana) und das Mäusedornkraut (Ruscus aculeatus) sowie die Mariendistel (Carduus marianus) eine Rolle.
Diese Pflanzen entfalten adstringierende, entzündungshemmende, aber auch blutstillende Wirkungen. Ihre Wirkungen verdanken sie dem Rutin (Buchweizen), den Gerbstoffen (Hamamelis), einem Steroidsaponin (Mäusedorn) bzw. den Flavononlignanen (Mariendistel).
Diese Pflanzen finden sich sowohl als Einzelbestandteile wie auch als Kombinationspräparate in unterschiedlichen Medikamenten, z.B. in Vasotonin® (Kapseln, Roßkastanie) oder in dem Präparat Venoplant® retard (Dragees, die Roßkastanie und Mariendistel enthalten).

Äußerliche Anwendung

Zur äußerlichen Anwendung im Analbereich bei Hämorrhoiden sind die Präparate Hametum® (Hamamelis, Roßkastanie) oder Sagittaproct® (Hamamelisextrakt, Wismut) geeignet. Es gibt auch

Zäpfchen, die nach jedem Stuhlgang eingeführt werden können.
Empfehlenswert ist die Durchführung von Eichenrinden- oder
Kamillen-Sitzbädern. Dazu wird Eichenrinde aufgekocht und nach
dem Abkühlen als Feuchtauflage oder als Sitzbad verwendet; ebenso
ist die Kamille zu verwenden, die allerdings nur überbrüht werden
sollte.

Gynäkologische Erkrankungen

In der Frauenheilkunde werden Heilpflanzen bei Regelstörungen,
Menstruationsbeschwerden, verstärkter Periodenblutung und im
Klimakterium eingesetzt.

Bei Regelstörungen ist die Verwendung von Präparaten aus dem
Mönchspfeffer (Vitex agnus castus) sinnvoll. Als Medikament sei
Agnolyt® erwähnt, mit dem sich eine Regulation der Periode
erreichen läßt. Außerdem werden periodenbegleitende Beschwerden, wie z.B. Schmerzen in der Brust, Migräne, krampfartige
Unterleibsbeschwerden, positiv beeinflußt. Die Wirkung wird als
antidysmenorrhoisch und hormomimetisch beschrieben. Es gibt
Tierversuche, die dafür sprechen, daß eine Hemmung des follikel-
stimulierenden Hormons (FSH) und eine Stimulierung des Luteini-
sierungshormons (LH) sowie des luteotropen Hormons (LTH)
Ursachen für die günstige Wirkung bei Regelstörungen sind.

Pflanzen mit blutstillender Wirkung sind, abgesehen von Mutter-
kornpräparaten (Secale cornutum), die heute praktisch nur noch in
der postnatalen Phase Verwendung finden:

▷ Gänsefingerkraut (Potentilla anserina)
▷ Hirtentäschel (Capsella bursae pastoris)
▷ Schafgarbe (Achillea millefolium)
▷ Kreuzkraut (Senecio fuchsii)

Die Wirkungen dieser Drogen werden als adstringierend, hämostyp-
isch und spasmolytisch beschrieben. Die entsprechenden Präparate
sind: Senecion® Tropfen (Kreuzkraut) oder auch Menodoron®.
Letzteres enthält Schafgarbenkraut, Brennesselkraut, Eichenrinde,
Hirtentäschelkraut und Origanum.

Zur Behandlung des klimakterischen Syndroms spielt das Wanzen-
kraut (Cimicifuga racemosa) eine Rolle. Extrakte aus dem Wurzel-
stock entfalten milde, östrogenartige Hormonwirkungen, die bei
klimakterisch bedingten neurovegetativen Beschwerden wie Hitze-

wallungen, Schweiße und Schlafstörungen lindern können. Cimicifuga wird aber auch bei Periodenstörungen verwendet. Aus tierexperimentellen Arbeiten geht hervor, daß der Angriffspunkt des Extraktes im Regelkreis Hypothalamus-Hypophyse-Ovar liegen dürfte. Als Präparat, welches nur Extrakte aus Cimicifuga enthält, sei Remifemin® genannt. Eine Teebehandlung ist hier nicht üblich. Bei klimakterischen Beschwerden kann auch der Einsatz milder, beruhigender Pflanzenpräparate nützlich sein.

Teebehandlung

Schafgarben-Tee: Verwendet wird das Kraut. 2 Teelöffel der Droge werden pro Tasse mit kochendem Wasser übergossen; 10 Min. ziehen lassen, abseihen und 3–4mal täglich 1 Tasse zwischen den Mahlzeiten trinken.
Hirtentäschel-Tee: Verwendet wird das Kraut. 2 Teelöffel der Droge pro Tasse Wasser werden heiß übergossen, ziehengelassen und abgeseiht. Mehrmals davon 1 Tasse des frisch zubereiteten Tees zwischen den Mahlzeiten trinken.

Leistungsschwäche (Pflanzliche Tonika*)

Von den Heilpflanzen, die als Roborantien und Sexualtonika eingesetzt werden, sind die am besten untersuchten Ginseng (Panax Ginseng) und Taigawurzel (Eleutherococcus senticosus).
Von beiden werden die Wurzeln verwendet. Die Hauptinhaltsstoffe der Ginsengwurzel, die Ginsenosidle, gehören in die Klasse der Saponine. Aufgrund der vielen vorliegenden pharmakologischen Untersuchungen kann man annehmen, daß sie für den tonisierenden Effekt von Wurzelpräparaten verantwortlich sind. Im einzelnen wird die Wirkung der Ginsengdroge als adaptogen (erhöhte Widerstandskraft gegen radioaktive Strahlung, Ethanolvergiftung, Kälteexposition, geistige Immobilität) und hormonell beschrieben.
Die Inhaltsstoffe der Eleutherococcus-Wurzel gehören anderen Stoffgruppen an. Unter dem Einfluß dieser Droge verbessert sich die physische Leistungsfähigkeit. Es wurden immunstimulierende,

---

* Der Begriff Tonikum charakterisiert Präparate, die Spannungsmangel- und Schwächezustände des gesamten Organismus oder einzelner Organe mildern oder beheben. Eine exakte medizinische Begriffsdefinition fehlt.

adaptogene und anabole Wirkungen gemessen. Beobachtungen zeigen, daß bei Überdosierung beider Drogen Brustschwellung und Milchabsonderungen auftreten können.

Als Präparate sind Kumsan® Ginseng (Ginseng) oder Eleuterokokkus Extrakt (Eleutherococcus) zu nennen. Zahlreiche der auf diesem Gebiet angebotenen Präparate enthalten zusätzlich noch Vitamine und andere roborierende Substanzen, wie z.B. Colanüsse. Hier ist von Fall zu Fall zu entscheiden, welche Zusätze einen positiven Beitrag zur Gesamtwirkung leisten; meist wird man sich für das Präparat mit der Einzeldroge entscheiden.

Literatur

Braun H, Frohne D. Heilpflanzen-Lexikon für Ärzte und Apotheker. 5. Aufl. Stuttgart, New York: Gustav Fischer, 1987.

Braun R (Hrsg). Standardzulassungen für Fertigarzneimittel. Frankfurt: Deutscher Apotheker Verlag und Govi-Verlag GmbH, 1988.

Fintelmann V, Menssen H G, Siegers C P. Phytotherapie Manual. Stuttgart: Hippokrates, 1989.

Forth W, Henschler D, Rummel W (Hrsg). Allgemeine und spezielle Pharmakologie und Toxikologie. 6. Aufl. Wien, Zürich: Bibliographisches Institut Mannheim, 1992.

Gessner O, Orzechowski G. Gift- und Arzneipflanzen von Mitteleuropa. 3. Aufl. Heidelberg: Carl Winter Universitätsverlag, 1974.

Hänsel R, Haas H. Therapie mit Phytopharmaka. Berlin, Heidelberg, New York, Tokyo: Springer, 1984.

Lindemann G. Teerezepte als Möglichkeit der phytotherapeutischen Verordnung. München: Marczell, 1985.

Reuter H D, Deininger R, Schulz V. Phytotherapie. Stuttgart: Hippokrates, 1988.

Sommer S (Hrsg). Präparate-Liste der Naturheilkunde. Teningen: Sommer

Steinegger E, Hänsel R. Lehrbuch der Pharmakognosie und Phytopharmazie. 4. Aufl. Berlin, Heidelberg, New York, Paris, Tokyo: Springer, 1988.

Weiss R F. Lehrbuch der Phytotherapie. 7. Aufl. Stuttgart: Hippokrates, 1990.

Wichtl M (Hrsg). Teedrogen. 2. Aufl. Stuttgart: Wissenschaftliche Verlagsgesellschaft mbH, 1989.

12 Manuelle Medizin

G. Marx

Überblick

Die Manuelle Medizin wird derzeit in Deutschland vertreten durch die Deutsche Gesellschaft für Manuelle Medizin (DGMM). Sie hat 3000 Mitglieder und besteht aus den drei Ärzteseminaren: Berliner Ärzteverein für Manuelle Medizin (ÄMM), Ärzteseminar Hamm (FAC-Forschungsgemeinschaft für Arthrologie und Chirotherapie) und dem Ärzteseminar Dr. Karl Sell in Isny-Neutrauchburg. Der Berliner Ärzteverein für Manuelle Medizin ist aus der früheren Sektion Manuelle Medizin der Gesellschaft für Physiotherapie der DDR hervorgegangen.

Die drei Ärzteseminare bieten approbierten Ärzten die komplette Ausbildung in Manueller Medizin an. Beim Ärzteseminar Hamm (FAC) besteht sie aus acht Kursen von insgesamt 295 Stunden Dauer, unterteilt in einen Informationskurs, zwei Extremitätenkurse, fünf Wirbelsäulenkurse und einen Röntgenkurs.
Bei dem Ärzteseminar Dr. Karl Sell umfaßt die Ausbildung vier Doppelkurse. Beide Seminare bestehen auf einer Übungspause von jeweils 3 Monaten zwischen den Kursen.
Nach Absolvierung dieser Kurse kann bei den zuständigen Landesärztekammern die Zusatzbezeichnung „Chirotherapie" beantragt werden. Diese ist Voraussetzung für die Abrechnung der entsprechenden Chirotherapieziffern bei den Pflicht- und Ersatzkassen. Die Einführung der Zusatzbezeichnung „Chirotherapie" wurde vom Ärztetag 1976 beschlossen.
Seit 1978 besteht ein Kooperationsvertrag mit dem Zentralverband Krankengymnastik zur Ausbildung von Krankengymnastinnen und Krankengymnasten in Manueller Medizin.
Die komplette Ausbildung besteht aus einem Informationskurs, drei Extremitätenkursen und drei Wirbelsäulenkursen. Informationskurs, 1. und 2. Extremitätenkurs und 1. Wirbelsäulenkurs werden dabei gemeinsam mit den Ärzten besucht, um später eine gute Zusammenarbeit zum Nutzen des Patienten zu erreichen.

Die Kurse des Ärzteseminars Hamm werden derzeit im Fortbildungsinstitut in Boppard am Rhein und einige zusätzliche Kurse in Prien am Chiemsee abgehalten.

Da sowohl die Kurse des Ärzteseminars Hamm, wie die des Dr. Karl-Sell-Ärzteseminars in Neutrauchburg ständig ausgebucht sind, lassen sich Wartezeiten von einigen Monaten nicht vermeiden. Dadurch kommt es immer wieder zu Versuchen von kleinen Gruppen, entsprechende Fortbildungskurse privatwirtschaftlich zu organisieren. Wegen der teuren Ausbildung qualifizierter Lehrer und deren ständigem kontrollierten Training lassen sich solche privaten Initiativen meist nicht über längere Zeit durchhalten.

Mit den anderen deutschsprachigen Ländern besteht eine sehr enge Kooperation. Die Österreichische Gesellschaft unter Leitung von Universitätsprofessor Primarius Dr. Tilscher hat weitgehend den Lehrplan des Ärzteseminars Hamm übernommen und weiter entwickelt.
In ähnlicher Weise hat die Schweizer Gesellschaft für Manuelle Medizin den Lehrstoff des Ärzteseminars Dr. Karl Sell übernommen und ihn ebenfalls fortentwickelt.
An den Universitäten der Bundesrepublik wird die Manuelle Medizin nur in geringem Ausmaß und nur im Sinne der Information gelehrt. Nach unseren persönlichen Kenntnissen werden derzeit Vorlesungen an den Universitäten Kiel, Lübeck, Homburg/Saar, Ulm, Freiburg und München angeboten. Die zur Lehre eigentlich zugehörige Forschung findet auf dem Gebiet der Manuellen Medizin an den deutschen Universitäten so gut wie nicht statt, sie bleibt auf kleinere Privatinitiativen innerhalb der Deutschen Gesellschaft für Manuelle Medizin beschränkt.

Da es sich bei der Manuellen Medizin um ein ausgesprochen „praktisches Verfahren" handelt und niedergelassene Ärzte mit dieser Spezialisierung meist ausgebuchte Praxen haben, sind auch dort Forschungen kaum möglich. Grundlagenforschung und ihre Übertragung in die tägliche Anwendung findet in größerem Maßstab nur im angloamerikanischen Sprachraum statt. Dort hat sich in den siebziger Jahren die sog. Viszeral-Osteopathie entwickelt. Ihre Aufgabe besteht darin, Bewegungsstörungen innerer Organe zu erkennen und zu behandeln.

Bereits in den sechziger Jahren kam es zur Entwicklung der Kraniosakralen Osteopathie in den USA. Hier wird der kraniale Eigenrhythmus von etwa 8–12 Schwingungen pro Minute ausgenützt, um Bewegungsstörungen innerhalb der einzelnen Schädelknochen selbst und in Verbindung des Schädels mit dem Sakrum über die Dura mater zu erkennen und zu behandeln. Beide Verfahren sind in Deutschland noch sehr wenig bekannt, obwohl sie gerade dort hervorragende Erfolge haben, wo die Parietal-Osteopathie bisher versagt hat. In dem dynamischen Regelkreis Materie – Energie – Steuerung greift zumindest die Kraniosakrale Osteopathie sehr nahe an der Steuerung ein, während die Parietal-Osteopathie mehr im Gebiet der Materie und der Energieübertragung wirkt. Viszerale und kraniosakrale Osteopathie werden an deutschen Universitäten bisher nicht einmal erwähnt.

Eine erfreuliche Entwicklung zeigt sich an der Universität Münster. Hier wurde unter Leitung des früheren Ordinarius für Orthopädie, Prof. Matthiaß und seinem Nachfolger Prof. Winkelmann, die „Akademie für Manuelle Medizin" gegründet. Wissenschaftliche Unterstützung geben dabei die Deutsche, Österreichische, Schweizer und Belgische Gesellschaft für Manuelle Medizin, wirtschaftlich hat sich dankenswerterweise die Bertelsmannstiftung engagiert.

Seit Oktober 1989 läuft ein Therapie- und Forschungsprojekt am Kinderzentrum in München/Großhadern bei Dr. Vojta in Zusammenarbeit mit dem Verfasser, das untersucht, inwieweit bei der Behandlung bewegungsgestörter Kinder nach dem Verfahren von Vojta die zusätzliche osteopathische Behandlung von Kopfgelenks- und Beckenfunktionsstörungen die Therapieerfolge verbessern kann.

Rückblick in die Geschichte der Manuellen Medizin

Seit es Menschen gibt mit ihrem aufrechten Gang, gibt es auch Funktionsstörungen im Bewegungsapparat, speziell an der Wirbelsäule. Denn der aufrechte Stand und Gang mußte und muß ständig gegenüber der Erdanziehungskraft durchgesetzt werden. In dem Satz: Die Aufrechterhaltung des Menschen ist ein pausenlos verhindertes Fallen, kommt das gut zum Ausdruck.

Zwar ist aus dem früheren Lauf- und Jagdmenschen inzwischen ein Sitzmensch geworden, damit könnten wohl die Probleme mit der Schwerkraft geringer geworden sein. Da der Bewegungsapparat aber nicht für das ruhige Sitzen entwickelt ist, nimmt die Problematik der Funktionsstörungen an ihm gewaltig zu. Ernsthafte Funktionsstörungen konnte sich der frühere Lauf- und Jagdmensch nicht leisten, denn er brauchte sein Bewegungssystem zum täglichen Nahrungserwerb. Vorratshaltung und Ackerbau entwickelte er erst viel später. Er machte bald die Erfahrung, daß er bestehende Funktionsstörungen mit seiner Hand günstig beeinflussen konnte, auch wenn er damals noch nichts von dem dynamischen Regelkreis Materie (Gelenk), Energie (Muskulatur) und Steuerung (Nervensystem) wußte. Zudem hatte er gar keine andere Möglichkeit, als seine Hand zur „Behandlung" einzusetzen. Von ihm konstruierte Werkzeuge zur Verbesserung des Nahrungserwerbs besaß er erst später. Sie erwiesen sich für die Behandlung dieser Funktionsstörungen als unzweckmäßig. Deutlicher ausgedrückt: Bereits vor Jahrtausenden waren die Werkzeuge zur Behandlung von Funktionsstörungen am Bewegungsapparat der menschlichen Hand weit unterlegen. Heute sind diese Werkzeuge zwar wesentlich komplizierter und teurer geworden, an ihrer Unterlegenheit gegenüber der menschlichen Hand hat sich über die verflossenen Jahrtausende jedoch nichts geändert.

Bereits um 3000 vor Christus, so geht es aus ägyptischen Überlieferungen hervor, wurden an der Wirbelsäule unter vertikalem Zug Handgriffe vorgenommen. Aus Ostindien und Ostasien sind ähnliche Beschreibungen bekannt.

Hippokrates und seine Schüler (um 400 v. Chr.) beschreiben diese Traktion der Wirbelsäule mit gleichzeitiger „Manipulation" durch Hände oder Füße des Behandlers schon genauer.

Galen (129–199 n. Chr.) betreute nicht nur den Kaiser Marc Aurel und die römische Aristokratie, sondern auch die römische Gladiatorenschule. Hierbei sammelte er Erfahrungen mit der gesamten Bandbreite der Funktionsstörungen an der Wirbelsäule, vom Homo sedens et edens bis zum Homo ludens.

Etwa zur gleichen Zeit wurden bei den Germanen bereits durch Medizinmänner die bösen Geister durch Kneten, Streichen und Beklopfen der erkrankten Körperpartien vertrieben. Daß dabei der Massageeffekt eine erhebliche Rolle gespielt haben muß, geht aus der Beschreibung doch hervor, daß durch Tierfette die Hand gleitend gemacht wurde. Durch warme Bäder und warme ölige Umschläge wurden die betroffenen Körperpartien auf die „Behandlung" vorbereitet. Um 640 n. Chr. finden wir bei Paul von Aegina die ersten Hinweise auf mechanische, gepolsterte Repositionsmaschinen, die man wohl als Vorläufer des heutigen Korsetts bezeichnen kann. Zusätzlich hatte bereits Asklepiades auf die Rolle der Prophylaxe durch Massage, Gymnastik und naturgemäße Lebensweise hingewiesen.

Bei diesen Beschreibungen fällt immer wieder auf, daß zwar von Knochenverlagerungen, Verrenkungen und Luxationen an der Wirbelsäule berichtet wird, eingehendere anatomische Beschreibungen, was genau an gestörter Morphologie oder gestörter Funktion vorlag, finden sich nicht. Das erklärt sich wohl daraus, daß die erste Sektion (an der Leiche eines Gefangenen), die überhaupt dokumentiert ist, aus dem Jahre 1145 n. Chr. datiert.

Im frühen Mittelalter (12./13. Jahrhundert) wurde die Manuelle Medizin einerseits von Mönchen und geistlichen Ritterorden, andererseits von umherreisenden Badern und Barbieren angewandt. Wesentliche Weiterentwicklungen sind aus dieser Zeit nicht bekannt. In der medizinischen Ausbildung kommt es um diese Zeit zu einer Zweiteilung: Das Handwerkliche und Chirurgische wurde dem Wundarzt überlassen, der in einer wesentlich kürzeren Ausbildungszeit auf einem niedrigeren Niveau ohne abschließende Promotion auf seinen Beruf vorbereitet wurde. Der eigentliche Arzt wurde zu einem ausgedehnten Studium mit anschließendem Promotionsverfahren gezwungen, wobei die hochgelehrten Mediziner das rein Handwerkliche mit einer gewissen Geringschätzung betrachteten. Entsprechend niedrig war das Ansehen der Manuellen Medizin in dieser Zeit.

Erst 1548 gab der Reichstag den Badern und Barbieren eine eigene Zunftordnung. Die Chirurgen gliederten sich später entsprechend ihrer jeweiligen Ausbildung in drei Klassen. Die Amtschirurgen behandelten schlichtweg alles. An zweiter Stelle standen die Bader, denen ausschließlich die Behandlung von Wunden und Frakturen überlassen wurde. So mußte auf kaiserlichen Befehl noch im 18. Jahrhundert der Regimentschirurg auch den Herrn Oberst rasieren.
Die Bader und Barbiere bekamen aber Konkurenz in der Manuellen Medizin durch „verdorbene Apotheker, verlorene Pfaffen, Dolle

Juden, Cosimuskrämer, Schneider, Torwarte, Schulplätzer, Wurzen-
träger, Zahnbrecher, alte Einböcke, zahnlose Vetteln, alte hebrä-
ische beschworene Weiber, Baderknechte, Wasenmeister und andere
Idioten" (Karl Baas), die sich auch in der Manuellen Medizin
versuchten.

Am Ausgang des 15. Jahrhunderts bringt Hieronymus von Brunsschwick in seinem Übersichtswerk über die Chirurgie u. a. auch
detaillierte Beschreibungen von Wirbeln, die sich allerdings zum
großen Teil bereits bei Hippokrates finden. Erstaunlich ist, daß der
1493 geborene Paracelsus die manuelle Wirbelsäulentherapie in
seinem doch sehr umfangreichen Werk überhaupt nicht erwähnt.

1543 erscheint von Andreas Vesal „Fabricia des menschlichen
Körpers" mit sehr genauen anatomischen Beschreibungen, auch des
menschlichen Bewegungsapparates, wobei nicht zu vergessen ist, daß
bereits Leonardo da Vinci (1452–1519) recht genaue Darstellungen
der menschlichen Anatomie zeichnete. Die kommenden Jahrzehnte
wurden in der unblutigen und blutigen Chirurgie durch Ambroise
Paré bestimmt, der als eigentlicher Vater der Chirurgie bezeichnet
wird. Er beschreibt sehr detailliert die verschiedenen Manipulations-
techniken, mit und ohne Apparat und geht auf die Nachbehandlung
mit genau angemessenen orthopädischen Korsetts ein, die sowohl
der Korrektur der Fehlstellung wie auch ihrer Kaschierung dienten.

1597–1677 lebte Francis Glisson, der 1650 ein Buch über die
Behandlung der Rachitis herausbrachte und u. a. seine noch heute
gebräuchliche Schlinge als Schwebeapparat anschaulich beschrieb,
wobei ein Teil der Glissonschlinge unter den Achseln hindurchging,
was heute kaum noch erwähnt wird. Mit der Entdeckung des
Blutkreislaufs durch Harvey (1628) nahm die Physiologie einen
erheblichen Aufschwung, der auch der Mechanotherapie zugute
kam. Eine große Rolle scheint um diese Zeit die Skoliose gespielt zu
haben. Viele Autoren beschäftigten sich mit ihren Ursachen und
ihrer Behandlung, die von der einfachen Lagerung im Bett über viele
Monate bis zur Manipulation und der Extension reichte. Die
maschinelle Behandlung von Form- und Funktionsstörungen der
Wirbelsäule stand zu dieser Zeit mit Abstand im Vordergrund.
Immerhin wies E. Darwin im Jahre 1801 in einer Schrift darauf hin,
daß die Ursache der Skoliose junger Mädchen sehr häufig das lange
Sitzen in den Pensionsanstalten sein könnte. In Deutschland gab der
Instrumentenmacher J. G. Heine (1770–1838) ein systematisches
Verzeichnis chirurgischer Instrumente, Bandagen und Maschinen

heraus, das nicht nur einen Überblick über die bisher gebräuchlichen Werkzeuge bot, sondern vielmehr Weiter- und Neuentwicklungen vorstellte. Er brachte es damit zu solch hohem Ansehen, daß selbst Goethe sich nicht scheute, seinen Tischnachbarn Heine um ein Bild zu bitten. Doch diese Blütezeit der Mechano-Therapie zog unweigerlich eine Überschätzung nach sich, so daß die Vertreter der „gymnastischen" Richtung Aufwind bekamen.

Der Schwede Henry Ling (1776–1839) brachte es durch das Studium der Anatomie und Physiologie und ein eigenes intensives Körpertraining zu so überzeugenden Erfolgen, daß ihm nicht nur der Professorentitel, sondern auch die Leitung der Zentralanstalt für Gymnastik in Stockholm durch königliche Verordnung übertragen wurde. In seinen Vorlesungen wurden zur deskriptiven Anatomie mit Sezierübungen die physiologische Anatomie und die Prinzipien und die Theorie der Gymnastik mit und ohne Apparat sowie die medizinische Gymnastik vorgetragen. Allerorten wurden nun gymnastische Heilanstalten und Schulen errichtet, unter den Heilgymnasten waren Seiltänzer, Kunstreiter, Akrobaten und Jongleure zu finden. Erst langsam setzte sich die Kombination von Korsett und Gymnastik zur Behandlung der Skoliose durch. Die lokale manuelle Therapie wird hier nicht erwähnt.

Zum Ausgang des neunzehnten Jahrhunderts veröffentlicht der Schweizer Arzt Dr. Naegeli sein Buch über „Nervenleiden und Nervenschmerzen, ihre Behandlung und Heilung durch Handgriffe". Damit beginnt die eigentliche Geschichte der Manuellen Medizin der Neuzeit in Europa. Bei seiner Handgrifftherapie geht es ihm nicht so sehr um die eigentliche Behandlung der Wirbelsäule als vielmehr um die Behandlung des Kopfes mit dem Ziel, einen guten unbehinderten Blutfluß vom Herzen zum Kopf, zu dessen verschiedenen Organen und vom Kopf wieder zurück zum Herzen zu erreichen. Mit der Handgrifftechnik selbst kommt er sehr in die Nähe der Chiropraktiker, mit der Auslegung der Wirkung dieser Therapie vertritt er mehr osteopathische Ansichten.
Etwa zeitgleich kam es in den USA durch Dr. Andrew Taylor Still (1830–1817) zur Begründung der eigentlichen Osteopathie. Sie geht davon aus, daß der Mensch eine natürliche Abwehr gegen alle inneren und äußeren Angriffe besitzt. Ist diese Abwehr gestört, so ist das fast immer auf strukturelle und funktionelle Veränderungen des Skeletts, insbesondere der Wirbelsäule zurückzuführen. Durch diese

sogenannte osteopathische Läsion werden die natürlichen Abwehrkräfte des Körpers blockiert. Mit einer zielgerichteten rein manuellen Technik ist es häufig möglich, diese strukturellen und funktionellen Veränderungen zu beseitigen, d.h. die osteopathische Läsion
zu korrigieren und so dem Organismus seine natürliche Abwehrkraft
zurückzugeben.

Nach anfangs heftigen Anfeindungen von seiten der Universitätsmedizin kam es bald zu einer guten Zusammenarbeit mit den Osteopathen. Die Universitäten öffneten sich für diese Behandlungsmethode und boten die osteopathische Ausbildung parallel zum
Medizinstudium an, was noch heute der Fall ist. Für die Osteopathen
hatte das den Vorteil, daß seitens der Universität eine Grundlagenforschung betrieben wurde, die zur weiteren Verbesserung der
bekannten osteopathischen Techniken beitrug und den Weg zu
neuen Techniken bereitete.

Mit Ausgang des 19. Jahrhunderts entwickelte der Gemischtwaren-
händler David Palmer in Davenport, etwa 500 km von Dr. Still
entfernt, die sog. Chiropraktik. Sie ist eine Laienbehandlung. Die
Handgrifftechniken konzentrieren sich auf den Hals-Kopfübergang
(Atlas/Axis). Sie durften außerhalb der Schule nicht weitergegeben
werden, so daß es zu einer Abkapselung gegenüber der Universitätsmedizin kam. Als Aufgabe der Chiropraktik wurde das Auffinden und Reponieren von Wirbelverschiebungen dargestellt, um
geklemmte Rückennerven freizubekommen. Dieses Zurechtschie-
ben der Wirbel habe mit den Händen alleine zu erfolgen, sagten die
„Straights", während die „Mixers" ihre Handgrifftechniken mit
anderen Methoden kombinierten. Charakteristisch für die Chiropraktik ist die sog. „HIO-(Hole in One) Methode". Dabei wird mit
einer einzigen Manipulation im Bereich Axis/Atlas/Occiput nach
vorausgegangener diffiziler Röntgendiagnostik die Funktionsstörung beseitigt und der Wirbel zurechtgerückt. Alle zentral und
peripher festgestellten Störungen würden sich anschließend von
selbst einbalancieren.
Im Gegensatz dazu betrachtet die Osteopathie strukturelle und
Funktionsstörungen am ganzen Körper, sei es an Wirbelsäule,
Extremitäten, an den inneren Organen oder im Bereich des Schädels
und des Spinalkanals, in ihrer Rückwirkung auf den gesamten
Organismus des Patienten.

In Deutschland kamen gegen Ende des 2. Weltkrieges mit der amerikanischen Armee vermehrt Chiropraktiker und Osteopathen mit ihren Therapieerfolgen zur Geltung. Anerkannte Universitätsprofessoren wie der Internist Gutzeit und der Chirurg Zukschwerdt gingen den Erfolgen dieser manuellen Therapie nach und konnten sie bestätigen. Eine ganz wesentliche Hilfe waren allerdings dabei die ausführlichen anatomischen und funktionsanatomischen Untersuchungen des Dresdener Pathologen Schmorl und des Chirurgen Junghanns aus den dreißiger Jahren. Da in der Nachkriegszeit die finanziellen Mittel sowohl für die Investitionskraft des Arztes wie zur Begleichung der Rechnungen von seiten der Patienten begrenzt waren, konnte die manuelle Therapie einen erheblichen Aufschwung nehmen. Denn an Investitionen waren praktisch nur eine Behandlungsbank und ein, meistens auswärtig angefertigtes, Röntgenbild nötig.

Die guten Erfolge mit verschiedenen Handgrifftechniken ließen bei den Ärzten das Bedürfnis nach einem Erfahrungsaustausch aufkommen. In den Großstädten und Ballungsräumen bildeten sich kleine Gruppen, die in den Hinterzimmern von Gasthöfen ihre Handgriffe gegenseitig an sich ausprobierten. Zwangsläufig kam es zu einem Zusammenschluß auf größerer Ebene. Am 2. Dezember 1953 wurde in Hamburg die erste ärztliche Gesellschaft ins Leben gerufen: Forschungs- und Arbeitsgemeinschaft für Chiropraktik (F.A.C.). Begründer waren dabei der Hamburger Werner Peper und der Schwede Lars Sandberg, beide Chiropraktiker, die den Deutschen entscheidende Entwicklungshilfe zukommen ließen.

Kurze Zeit später entstand unter Leitung von Dr. Sell in Isny die 1. ärztliche Fortbildungsstätte für Manuelle Therapie als Dr.-Karl-Sell-Ärzteseminar. 1955 gründeten beide Ärzteseminare die Deutsche Gesellschaft für Manuelle Medizin. Für die FAC entstanden eine Klinik und eine Lehrstätte in Hamm/Westfalen unter der Leitung von Dr. Gottfried Gutmann. Von Hamm aus verbreitete sich die Lehre über ganz Deutschland, Österreich, Belgien und die Niederlande. Selbst Kollegen aus dem Ostblock kamen damals nach Hamm und verbreiteten die Lehre in ihren Ländern (Karel Lewit).

Die Schweizer Schule ging einen eigenen Weg, der sich allerdings deutlich an die Lehre von Dr. Sell anlehnte. Das Ärzteseminar Hamm öffnete sich in den weiteren Jahren Neuentwicklungen aus

dem Ausland, so den Ergebnissen des Arbeitsteams um Freddy
Kaltenborn, Ende der siebziger und Anfang der achtziger Jahre den
amerikanischen Einflüssen der Muskel-Energie-Technik Professor
Greenmans von der Michigan-State-University. An seiner Wir-
kungsstätte lernte 1980 eine deutsche Ärztedelegation der FAC.

1976 kam es zur Anerkennung der Zusatzbezeichnung „Chirotherapie" durch den Deutschen Ärztetag. Von da an erhielt die Lehre
dieser Behandlungsmethode einen enormen Aufschwung, der bis
heute ununterbrochen anhält.

Seither wurde die Ausbildung in diagnostischen und therapeutischen
Techniken erheblich verfeinert und den neueren Entwicklungen
angepaßt. An Manipulationsgriffen werden nur noch solche gelehrt,
die weitgehend ungefährlich, aber trotzdem wirksam sind.

Mehr Wert wird auf die Mobilisation und die sog. Muskel-Energie-
Techniken gelegt, mit denen man reversible Funktionsstörungen an
Wirbelsäule und Extremitäten meistens genausogut beseitigen kann
wie mit der Manipulation, allerdings ohne jedes Risiko. Die in
diesem Rückblick beschriebene sog. Parietal-Osteopathie wird in
den letzten Jahren ergänzt durch die Viszeral-Osteopathie und die
kraniosakrale Osteopathie, deren Wurzeln im angloamerikanischen
Raum liegen und deren Entwicklung bei uns gerade erst beginnt.

Definitionen

Die oben geschilderte historische Entwicklung der Manuellen
Medizin, der Chiropraktik und der Osteopathie hat zu bestimmten
Fachausdrücken geführt, deren Gebrauch in der Universitätsmedizin
entweder nicht üblich ist oder die dort teilweise eine andere
Bedeutung haben. Es ist deshalb notwendig, diese Begriffe zu
erklären, wenn man die Arbeitsmethoden der Manuellen Medizin
verstehen will.

▷ In Europa sind unter dem Begriff **Manuelle Medizin** neben
   anderen manuellen Verfahren aus den Heilhilfsberufen der
   Masseure und der Krankengymnastik auch die Chiropraktik und
   die Osteopathie zu verstehen. Die Manuelle Medizin befaßt sich
   im Rahmen der üblichen diagnostischen und therapeutischen
   Verfahren mit reversiblen Funktionsstörungen am Haltungs- und

Bewegungsapparat. Sie umfaßt alle manuellen, diagnostischen und therapeutischen Techniken an der Wirbelsäule und an den Extremitätengelenken, die zur Auffindung und Behandlung dieser Störungen dienen. Die Manuelle Medizin besteht aus der **Manuellen Diagnostik** (Chirodiagnostik) und der **Manuellen Therapie** (Chirotherapie).

▷ In Deutschland ist der Begriff „**Chirotherapie**" Synonym der internationalen Bezeichnung Manuelle Medizin. Er ist als Zusatzbezeichnung in die Weiterbildungsordnung und in die Gebührenordnung für Ärzte eingegangen.

▷ Die **Manuelle Therapie** besteht aus den Weichteiltechniken, der Mobilisation, Manipulation, den neuromuskulären Therapien und der stabilisierenden neuromuskulären Therapie.

▷ **Osteopathen** sind Ärzte, die parallel zum Medizinstudium die Manuelle Medizin erlernt haben, in Europa gibt es auch nicht ärztlich ausgebildete Absolventen von Schulen für Osteopathie (England).

▷ **Chiropraktik** ist die Handgrifftechnik, welche von Nicht-Ärzten mit unterschiedlicher Ausbildung ausgeübt wird.

▷ **Gelenkmechanik**: Artikuläre Dysfunktion. Sie ist eine Abweichung von der normalen Gelenkfunktion im Sinne der Hypo- oder der Hypermobilität.
Die reversible segmentale oder peripher artikuläre Dysfunktion ist Gegenstand der Manuellen Medizin.

▷ **Blockierung**: Sie ist eine reversible hypomobile segmentale oder peripher artikuläre Dysfunktion innerhalb des physiologischen Bewegungsraumes mit eingeschränktem oder fehlendem Gelenkspiel.

▷ **Gelenkspiel**: wird dargestellt durch alle passiv durchführbaren Bewegungen eines Gelenks; aktiv sind diese nicht durchführbar.

▷ **Hypomobilität**: eingeschränkte Gelenkbeweglichkeit durch strukturelle und/oder funktionelle Veränderung an den Gelenkflächen und/oder im Weichteilmantel

▷ **Hypermobilität**: ist die vermehrte Gelenkbeweglichkeit durch
angeborene oder erworbene strukturelle oder funktionelle Abweichungen an den Gelenkflächen oder am Weichteilmantel.

▷ **Instabilität**: ist die pathologisch vermehrte Hypermobilität mit
pathologisch vermehrtem Gelenkspiel bei Insuffizienz des Bewe-
gungssystems.

▷ **Translatorisches Gleiten**: das parallele Verschieben eines Gelenkpartners über den anderen entlang einer der möglichen Achsen

▷ **Traktion**: Zug an einem Gelenkpartner bei 90-Grad Winkel zur
Pfannenebene des fixierten Gelenkpartners

▷ **Nullstellung**: Ausgangsstellung für die Messung des Bewegungsausmaßes im Gelenk nach der Neutral-Nullmethode

▷ **Ruhestellung**: Mittelstellung eines Gelenkes mit größtmöglicher
Entspannung der Kapsel und des Weichteilmantels bei minimaler
Rezeptorenaktivität und größtem Kapselvolumen

▷ **Aktuelle Ruhigstellung**: ist die Mittelstellung eines pathologisch
eingeschränkten Gelenkes.

▷ **Behandlungsstellung**: ist die Ausgangsstellung für die manuelle
Gelenkbehandlung und entspricht in etwa der aktuellen Ruhestellung.

▷ **Verriegelte Stellung**: sie entspricht der Stellung eines Gelenkes,
in der durch möglichst großen Gelenkflächenkontakt und Spannung des Weichteilmantels die Beweglichkeit des Gelenkes in der
Behandlungsrichtung für die Nachbargelenke maximal eingeschränkt ist.

▷ **Endgefühl**: Strukturabhängiges Gefühl am Ende der passiven
Bewegung
● weichelastisch: Muskel- und Fettstop
● festelastisch: Sehne und Bänder
● hartelastisch: Knorpelstop
● unelastisch: knöcherner Stop

▷ **Nutation**: Bewegung der Sakrumbasis nach ventral und kaudal

▷ **Gegennutation**: Bewegung der Sakrumbasis nach dorsal und kranial

▷ **Konvergenz**: zunehmender Gelenkflächenkontakt durch Ineinandergleiten der Wirbelbogengelenkflächen

▷ **Divergenz**: Verminderung des Gelenkflächenkontaktes durch Auseinandergleiten der Gelenkflächen

▷ **Kombinationsbewegung eines Wirbels**: In einzelnen Bewegungssegmenten der Wirbelsäule sind jeweils die Rotation und die Lateralflexion spezifisch miteinander gekoppelt, abhängig von Flexion und Reklination.

▷ **Bewegungsrichtung eines Wirbels**: Werden die Bewegungen zweier Wirbel in einem Bewegungssegment zueinander beschrieben, so wird immer die Bewegung des kranialen Wirbels in Relation zu dem kaudalen beschrieben.
Die Bewegung im Bewegungssegment wird auf die kraniale (Lateralflexion/Extension) oder ventrale (bei Rotation) Fläche des Wirbels definiert.

▷ **Mobilisation**: passive, meist wiederholte Bewegung durch Traktion und/oder Gleitbewegung mit geringer Geschwindigkeit und zunehmender Amplitude zur Vergrößerung des eingeschränkten Bewegungsraumes

▷ **Manipulation**: Gelenkbehandlungstechnik, die mit geringer Kraft Impulse hoher Geschwindigkeit und kleiner Amplitude vermittelt

▷ **Verriegelung**: Vorgang, der zur verriegelten Stellung führt, um unerwünschte Mitbewegungen in nicht zu behandelnden Segmenten zu verhindern

▷ **Freie Richtung**: ist die Richtung, in der die nozireaktiven Zeichen der Blockierung abnehmen.

Die Befunde am Muskel entsprechen der Nomenklatur, wie sie in der klassischen Medizin gebraucht werden.

Grundlagen der Biomechanik

Betrachten wir innerhalb der Parietalosteopathie den menschlichen Bewegungsapparat, so spielen sich die Bewegungen innerhalb eines kybernetischen Regelkreises ab. Dieses dynamische System besteht aus Materie (Gelenk), Energie (Muskulatur) und Steuerung (Nervensystem). Der Ausdruck dynamisches System besagt dabei, daß Funktionsschwankungen der Einzelkomponenten durch andere Komponenten des Regelkreises ausgeglichen werden können, allerdings innerhalb bestimmter Toleranzgrenzen. Je größer die Schwankungen innerhalb der Toleranzgrenzen sind, um so besser kann sich das Gesamtsystem an von außen kommende Schwankungen adaptieren. Das besagt andererseits, daß bei geringen Schwankungen innerhalb dieses dynamischen Systems auch die Adaptationsfähigkeit gering ist.

Biomechanik der Gelenke

Betrachten wir zuerst die Biomechanik der Gelenke, soweit sie für die Manuelle Medizin wichtig ist.

Als grundsätzliche Bewegungsformen kennen wir aus der Physik das Gleiten und das Rollen. Beim Gleiten bewegt sich ein feststehender Punkt eines Körpers über immer neue Punkte auf der fixierten Gleitfläche. Im menschlichen Körper kann das nicht vorkommen, da es unweigerlich zur Luxation führen würde.

Beim Rollen bewegt sich ein Körper um eine sich mit dem Körper fortbewegende Achse mit jeweils neuen Punkten seiner Kreisbahn auf jeweils neuen Punkten auf der fixierten Unterlage. Auch diese Bewegungsform ist im menschlichen Körper nicht denkbar, da es ebenfalls zur Luxation kommen müßte.

Bei der Rotation haben wir eine feststehende Achse außerhalb derer sich die Punkte auf einer Kreisbahn bewegen und zwar umso weiter, je entfernter sie vom Achsenmittelpunkt lokalisiert sind. Diese Bewegungsform finden wir im menschlichen Körper.

Das sogenannte Roll- und Rotationsgleiten als Kombination aus Rotieren/Rollen und Gleiten des bewegten Gelenkpartners mit weitgehender Konstanz der Drehachse bei aktiven und passiven Gelenkbewegungen entspricht der eigentlichen Biomechanik im menschlichen Körper.

Konvex/Konkavregel

▷ Bei den **peripheren Gelenken** unterscheiden wir grundsätzlich zwischen dem konvexen Kopf und der konkaven Pfanne. Von einem Pfannenrand zum anderen reicht die sogenannte Pfannenebene.

Wird der konvexe Kopf fixiert und die Pfanne passiv um ihn herum bewegt, so gleiten das gelenknahe Ende der Pfanne und der zugehörige gelenkferne Knochenanteil im gleichen Sinne durch den Raum. Wir sprechen also bei fixiertem Kopf und passiv bewegter Pfanne von einem gleichsinnigen Gleiten der Pfanne und des gelenkfernen Anteils des zur Pfanne gehörigen Knochens. Haben wir also eine Einschränkung der Pfannenbeweglichkeit gegenüber dem Kopf, so werden wir passiv immer in die gleiche Richtung gleiten, in die der periphere Knochenanteil ebenfalls behindert ist.

Als Beispiel möge das Kniegelenk bei fixierter Femurrolle und zu mobilisierendem Tibiakopf dienen.

Ist die Pfanne fixiert und der Kopf wird bewegt, so gleitet der Kopf als gelenknaher Anteil gegensinnig durch den Raum wie der zugehörige periphere Knochenanteil.

Als Beispiel möge hier das skapulo-humerale Gelenk dienen: wird der Oberarm abduziert (geht also das periphere Knochenende des Humerus nach kranial), so muß der gelenknahe Anteil, nämlich der Humeruskopf nach kaudal gleiten, andernfalls käme es zur Einklemmung des Kopfes unter dem Acromeon, (sog. Impingment-Syndrom), was also auf einem mangelhaften Gleitvorgang des Humeruskopfes nach kaudal bei der Humerusabduktion beruht.

▷ An der **Wirbelsäule** gelten diese Gesetzmäßigkeiten nur im Bereich der Kopfgelenke von der Unterfläche des Occiput bis zur oberen Gelenkfläche der Axis. Diese Gelenke bestehen aus peripherem Gelenknorpel, haben keine Bandscheiben und entsprechen in der Biomechanik weitestgehend den peripheren Gelenken.

An der Wirbelsäule unterhalb C2 bis Oberfläche des 1. Sakralwirbels haben wir es mit grundsätzlich anderen Gesetzmäßigkeiten zu tun. Hier steht im Vordergrund das Gleiten mit nur ganz geringer Rollkomponente.

Bei der sog. Divergenzbewegung öffnen sich die Gelenkflächen an den Intervertebralgelenken, d.h. die Kontaktfläche wird geringer.

Bei der Konvergenzbewegung schieben sich die Wirbelbogengelenksfacetten ineinander, d.h. die Gelenkkontaktfläche nimmt zu, und bei maximalem Gelenkflächenkontakt erreichen wir eine sog. verriegelte Stellung, die selbst nicht Gegenstand einer Behandlung ist und keine weitere Bewegungsmöglichkeit in die gesperrte Richtung zuläßt.

Aus diesen beiden grundsätzlichen Bewegungsmöglichkeiten des Öffnens und Schließens einer Facette ergeben sich sämtliche weiteren Bewegungsmöglichkeiten an der Wirbelsäule:

- Bei der Flexion, dem Vorneigen, öffnen sich sämtliche Facetten in Divergenzbewegung.
- Beim Rückbeugen schließen sich sämtliche Facetten in die Konvergenzbewegung hinein.
- Beim Seitneigen nach links öffnen sich die Facetten auf der rechten Seite in Divergenzbewegung, die Facetten der linken Seite schließen sich in Konvergenzbewegung.
- Bei der Rotation nach links schließen sich die linken Facetten und die rechten öffnen sich.

Etwas schwieriger werden diese Zusammenhänge, wenn man jetzt die verschiedenen Bewegungsrichtungen miteinander kombiniert.

- Bei Vorwärtsneigen und Seitneigen nach links werden sich die linken Facetten weitgehend schließen und die rechten weitgehend öffnen.
- Entsprechend wird beim Rückneigen mit Seitneigung nach links sich die linke Facettenreihe weitgehend schließen, während die rechte in Mittelstellung bleibt.

Fügt man jetzt dieser Kombinationsbewegung aus Flexion/Reklination und Lateralflexion noch die Rotation hinzu, so treten entscheidend wichtige, aber leider weitgehend unbekannte Gesetzmäßigkeiten ein: An den Kopfgelenken von Occiput bis Oberfläche der Axis ist bei Inklination und Reklination die Seitneigung mit einer gegensinnigen Rotation kombiniert, d.h. bei Seitneigung nach rechts dreht der Atlas nach links.

Bei der daruntergelegenen Halswirbelsäule von Unterfläche der Axis bis einschließlich C7 ist bei Flexion und Reklination die Seitneigung mit einer gleichsinnigen Rotation kombiniert, d.h. bei Seitneigung nach rechts drehen die Wirbelkörper nach rechts.

An der gesamten Brustwirbelsäule ist in physiologischer Neutralhaltung und in Flexion das Seitneigen mit einer Rotation zur gleichen Seite kombiniert. Bei Verlassen der physiologischen Neutralstellung in Richtung Reklination und bei der Reklination selbst ist die Seitneigung von einer gegensinnigen Rotation begleitet.

An der Lendenwirbelsäule vollzieht sich bei der physiologischen Neutralstellung in Lordose und bei weiterer Lordosierung die Seitneigung mit einer Begleitbewegung der Rotation zur Gegenseite.
Wird die physiologische Lordosestellung der LWS in Richtung Anteflexion verlassen, so ist die Seitneigung mit einer Rotation zur gleichen Seite kombiniert. Das Sakrum verhält sich biomechanisch wie die Fortsetzung der Lendenwirbelsäule.

Leider haben diese Gesetzmäßigkeiten bisher in die Begutachtungsmedizin keinen Eingang gefunden.
Bei der Beurteilung der Gelenkbeweglichkeit werden diese Kombinationsbewegungen selbstverständlich berücksichtigt. Am Ende der aktiven Beweglichkeit sprechen wir von der physiologischen Bewegungsgrenze. Der Untersucher führt das Gelenk weiter in Richtung anatomische Grenze und erhält ein für jedes Gelenk charakteristisches Endgefühl, also eine Bewegungsqualität. Diese Bewegungsqualität ist in der manualmedizinischen Untersuchungstechnik wesentlich bedeutsamer als die Quantität in gemessenen Winkelgraden. Als Beispiel möge hier die pathologische Hypermobilität dienen: Sie hat zwar eine ausgezeichnete Beweglichkeit, d.h. die Quantität ist sehr gut, aber das Endgefühl ist pathologisch und der Regelkreis entscheidend gestört. So gilt ganz besonders in der Manualmedizin der Merksatz: Die Qualität ist entscheidend wichtiger als die Quantität.

Biomechanik der Muskulatur

Die Muskulatur wird grundsätzlich nach den Regeln der klassischen Medizin und hier speziell der Sportmedizin untersucht. Erhebliche Bedeutung haben allerdings dabei die zwei **Gesetze von Sherrington** (1857–1952):

1. Entspannung der Muskulatur nach maximaler Anspannung (**postiso-metrische Relaxation**)
2. Prinzip der **reziproken Innervation**: Abschwächung der Antagonisten bei Verkürzung der Agonisten

Die praktischen Auswirkungen dieser Gesetze nach Sherrington: Wird ein verkürzter Muskel etwa 10 Sekunden aktiv angespannt, dann die aktive Anspannung weggenommen, etwa 1 Sek. Pause angeschlossen, dann läßt sich danach der Muskel passiv wesentlich besser dehnen als ohne die vorausgegangene Anspannung. Wir sprechen von der sog. postisometrischen Relaxation, wie sie von Karel Lewit aus Prag im europäischen Raum verbreitet wurde. Zurück geht sie auf Mitchell, der in den dreißiger Jahren bereits auf diese Therapieform hinwies. Die sog. Muskel-Energieverfahren oder im europäischen Sprachraum „neuromuskulären Techniken", haben diese Gesetzmäßigkeit zur Grundlage.

Das 2. Gesetz nach Sherrington besagt, daß verkürzte Muskeln einen hemmenden Einfluß auf die jeweiligen Gegenspieler haben. Am praktischen Beispiel: Verkürzte vordere Thoraxmuskulatur mit Pectoralis major und minor verhindert ein Auftrainieren der Inter-skapularmuskulatur. Es hat also keinen Zweck, in einem solchen Falle das Kommando zu geben: „Halte dich gerade", zuerst müßte die ventrale Thoraxmuskulatur gedehnt werden.

Das gilt für sämtliche muskuläre Dysbalancen, wobei die sog. tonische Haltemuskulatur die verkürzte Muskulatur stellt, während die sog. phasische Muskulatur für die Zielmotorik zur Abschwä-chung neigt.

Geprüft werden dabei auf Verkürzung, bzw. Abschwächung zuerst jeder Muskel einzeln, in seiner Synergie und dann im Zusammen-spiel mit der gesamten Region (Schultergürtel/Beckengürtel).

Das Nervensystem als Steuerungseinheit

In der Diagnostik verwenden Manualmediziner die aus der Neurologie bekannten Untersuchungsprogramme. Zusätzlich achten sie besonders auf gestörte Bewegungsmuster und Störungen in der Koordination. Diese Störungen lösen wieder Dysfunktionen im Bereich der Gelenke und der Muskulatur aus.

Bei der Therapie haben sich besonders unter dem amerikanischen und skandinavischen Einfluß die sog. neuromuskulären Techniken in den Vordergrund geschoben. Man ist zwar hier auf die aktive Mitarbeit des Patienten angewiesen, aber da diese nur mit sehr geringer Kraft eingesetzt wird (an der HWS nur im Grammbereich), ist sie ausgesprochen risikoarm und auch dort einsetzbar, wo die Manipulation kontraindiziert ist. Auf diesem Gebiet werden laufend neue Therapieverfahren entwickelt und angeboten, so daß es schwierig ist, eine komplette Übersicht zu geben. Noch weniger kann man eine Prognose darüber wagen, was davon Bestand haben wird.

Die Anfänge sind wohl zurückzuführen auf die Untersuchungen Fred Mitchells um 1930 und deren Weiterentwicklung durch seinen Sohn. Grundsätzlich wird bei dieser Technik das eingeschränkte Gelenk bis an die sog. Barriere geführt, an der noch kein muskulärer Widerstand ausgelöst wird. Man läßt dann den Patienten dreidimensional weg von der Barriere in die freie Richtung anspannen, etwa 10 Sek. – Danach entspannt sich die Muskulatur, und die Nozizeption im Gelenk nimmt ab, so daß die Barriere sich weiter in die eingeschränkte Richtung verschiebt und das Gelenk nachgeführt werden kann.

▷ Vorteil: es wird mit geringsten aktiven Kräften des Patienten gearbeitet, das Gelenk wird nur passiv nachgeführt, ohne Krafteinwirkung durch den Therapeuten.

▷ Nachteil: das Verfahren ist wesentlich zeitaufwendiger als die Manipulation und erfordert von seiten des Patienten und des Arztes eine erhebliche Konzentration. Es muß meist in mehreren Sitzungen bis zur endgültigen Funktionswiederherstellung wiederholt werden. Mit dem derzeitigen Abrechnungssystem bei den Pflichtkrankenkassen ist dieses Verfahren kaum zu vereinbaren.

Eine ganz wichtige Rolle spielt die Wiederherstellung der Steuerung auch in der Rehabilitation.

Bei Hypermobilität muß der Patient lernen, die segmentale Steuerungsmuskulatur wieder regelrecht einzusetzen, erst dann kann die Stabilisierung über die regionale Muskulatur erfolgen.

Zusätzlich gilt es, anschließend die normalen Bewegungsmuster wieder einzuüben, die meist wegen der schmerzhaften Funktionsstörung an Gelenk und Muskulatur vermieden wurden.

Neurophysiologische Betrachtungen innerhalb der Manuellen Medizin

Die afferente Meldung an das Gehirn über die Stellung einzelner Gelenke dreidimensional im Raum erfolgt über Propriozeptoren. Dabei kann man grob vereinfacht sagen, daß die langsam leitenden Propriozeptoren vom Typ 1 über die eingenommene Gelenkstellung orientieren, während die rasch adaptierenden und schnell leitenden Propriozeptoren über die Winkeländerung zwischen den Gelenkpartnern Aussage geben.

Die Typ IV-Rezeptoren sind Nozizeptoren und damit Schadensmelder, sie reagieren auf mechanische und chemische Reize. Ihre Aufgabe ist die Auslösung von Schmerzempfindungen, sie haben einen reflektorisch tonischen Einfluß auf die Motorneurone der gesamten Muskulatur und einen reflektorisch tonisierenden Einfluß auf das Gammasystem der Muskelfunktionssteuerung sowie auf das gesamte vegetative System. Dabei muß berücksichtigt werden, daß diese Nozizeptoren häufig schon ihren Einfluß ausüben, während der Schmerz noch nicht registriert wird.

Von diesen Rezeptoren werden die Informationen über das 1. Neuron zum Rückenmarksgrau geleitet, wo das 2. Neuron beginnt. Bereits im Filter des Hinterhornkomplexes werden die Informationen auf das notwendige Maß reduziert und nur die wichtigen Informationen weitergeleitet, die Propriozeption über den Hinterstrang zur Medulla oblongata, die Nozizeption kreuzt zur Gegenseite und steigt dort zum Gehirn auf mit der Wahrnehmung „Schmerz". Dabei muß berücksichtigt werden, daß es im Rückenmark keine anatomisch nachweisbare Segmentierung gibt. So werden die Afferenzen immer auf höhere und tiefere Nachbarbereiche vermittelt. Schmerzhafte Störungen eines Wirbelgelenkes werden also nicht nur in **einem** zuständigen Segment registriert, sondern auch in den Nachbarsegmenten empfunden.

Aus dem Hinterhornkomplex werden versorgt: das motorische Vorderhorn als Zentrum der spinalen Regelung und Steuerung der Motorik und das Seitenhorn für die Zellverbände des sympathischen Systems.
Eine Gelenkfunktionsstörung wird damit immer eine direkte muskuläre Reaktion, ebenso aber eine vegetative Antwort bewirken.

In der Manuellen Medizin ist die muskuläre Antwort registrierbar am segmentalen Muskelhartspann der autochtonen Muskulatur, d. h. der direkt zum Gelenk gehörigen Stell- und Regelmuskulatur. Wird das Gelenk weiter in die eingeschränkte Richtung geführt, so verspannt sich diese Muskulatur zunehmend und wird schmerzhaft. Wird das Gelenk in die freie Richtung bewegt, so entspannt sich diese Muskulatur sehr rasch.
Die vegetative Komponente reagiert ähnlich: Bei Führen des Gelenks in die eingeschränkte Richtung (Provokation) nimmt die Verquellung des Bindegewebes rasch zu, die Verschieblichkeit der verschiedenen Bindegewebsschichten nimmt ab. Beim Führen des Gelenkes in die freie Richtung normalisieren sich diese Befunde wieder. Dabei ist zu berücksichtigen, daß zu dieser vegetativen Reaktion selbstverständlich die inneren Organe zugeschaltet sind.

Auf das Phänomen Schmerz an sich soll hier nicht eingegangen werden, da die meisten Tatsachen bereits allgemein bekannt sind, andererseits die Forschung voll im Gang ist und fast täglich neue Ergebnisse liefert. Nur so viel soll festgehalten werden, daß Propriozeption Nozizeption hemmen kann, sofern diese Nozizeption nicht ein lebensbedrohliches Ausmaß erreicht hat.
Andererseits führt erst die Summation nozizeptiver Reize zu einer Reaktion innerhalb des dynamischen Systems. Dabei muß man sich darüber im klaren sein, daß diese Reize mechanischer, chemischer und physikalischer Art sein können, ebensogut aber auch psychischer Natur. Klinisch bedeutet das, daß durchaus bei einer mechanischen Irritation eines Wirbelbogen-Gelenkes durch ein Mikrotrauma und eine zusätzlich muskulär falsch ausgeführte Bewegung als letzter Anstoß für die Dysfunktion ein psychischer Reiz verantwortlich sein kann.

Es ist deshalb für den Manualmediziner unumgänglich, den ganzen Patienten zu untersuchen und auch in seiner psychischen Verfassung so weit zu beurteilen, daß er die Notwendigkeit der Zuziehung eines entsprechenden Fachkollegen beurteilen kann.

Bei dem Thema Schmerz muß der Manualmediziner unbedingt exakt unterscheiden zwischen **radikulär** ausgelöstem Schmerz und einem **pseudoradikulären** Schmerzgeschehen.

▷ Als **radikulär** ausgelöst betrachten wir eine direkte radikuläre Irritation mit früher oder später eintretendem neurologischen Defizitsyndrom.

▷ **Pseudoradikulär** (Brügger) werden die Schmerzen genannt, die zwar eine wurzelähnliche Ausstrahlung haben, ohne ein neurologisches Defizitsyndrom auftreten und als Ursache eine Nozizeption im Bereich Gelenk, Muskulatur mit Sehnenansätzen, Bändern und Bindegewebe haben.

Die radikulären Schmerzen sind mit Hilfe der Fachkollegen von der Neurologie genau abzuklären und stellen meist eine Kontraindikation für die Manuelle Therapie dar.

Die pseudoradikulären Schmerzen sind mit ihren beschriebenen Ursachen **die** Behandlungsindikation schlechthin für die Manuelle Therapie.

Typische Krankheitsbilder aus Sicht der Manuellen Medizin

Zu Beginn sei betont, daß die Manuelle Diagnostik und Therapie sowohl an den Extremitätengelenken wie der Wirbelsäule absolut zusammengehören. Mit anderen Worten, es ist nicht ausreichend, die Diagnostik und Therapie an der Wirbelsäule allein zu beherrschen. Die meisten Krankheitsbilder zeigen fließende Übergänge zwischen beiden Problemkreisen.

Bei der Untersuchung wird jedesmal eine schwere Pathomorphologie im Sinne von zerstörter Funktion ausgeschlossen, denn Behandlungsgegenstand ist die reversible Funktionsstörung, also die **gestörte** Funktion, nicht die zerstörte Funktion.

Lenden-Becken-Hüftregion

An der Lendenwirbelsäule sind die akuten und chronischen Bewegungseinschränkungen an den Wirbelbogengelenken als LWS-Syndrom, Lumbago oder Lumboischialgie allgemein bekannt.

Die manuelle Diagnostik klärt ab, in welcher Höhe welches Wirbelbogengelenk in welche Richtungen eingeschränkt ist, wie die muskuläre Reaktion ist, inwieweit bereits das Bindegewebe und der Halteapparat der Bänder betroffen sind. In ähnlicher Art wird das Ileosakralgelenk untersucht. Hierbei hat sich die Manuelle Medizin tatsächlich besondere Verdienste erworben. Daß zu dieser Untersuchung auch die Funktionsprüfung des Hüftgelenks gehört, versteht sich von selbst.

Neben der Funktionsprüfung wird über die Palpation von Gelenk, Muskulatur, Bindegewebe und Bandapparat bei jeweils veränderter Gelenkstellung (Provokation oder freie Richtung) der sich ändernde Befund geprüft. Finden sich Hinweise auf eine Wurzelirritation oder eine Gefäßbeteiligung, so wird die Störung lokal möglichst genau eingegrenzt und der entsprechende Fachkollege zugezogen.

Am thorakolumbalen Übergang ist die Rotationsfähigkeit im Bereich Brust/Lendenwirbelsäule am größten. In gleicher Höhe entspringt der Musculus psoas als beherrschender Muskel der Lenden-Becken-Hüftregion. Die nervale Anbindung wichtiger innerer Organe aus dem Bauchraum befindet sich ebenfalls in diesem Bereich. Hier ist also eine besonders gründliche Untersuchungstechnik nötig, da mit Funktionsstörungen weitreichender Konsequenz zu rechnen ist.

An der Brustwirbelsäule mit Rippen gilt es, echte kardiale Schmerzzustände beim Internisten abklären zu lassen.

Ein großer Teil ähnlicher Schmerzen ist jedoch extrakardial verursacht durch Blockierungen der Intervertebralgelenke, der Kostovertebral- und der Kostotransversalgelenke mit pseudoradikulärer Ausstrahlung in die Interkostalmuskulatur (Interkostalneuralgie). Die Dysfunktion der beschriebenen Gelenke führt meist zu einer Einschränkung und einer Asymmetrie der Atembewegung des Thorax – mit all ihren Konsequenzen für die arterielle Sauerstoffsättigung und die reduzierte Sogfunktion für den venösen Rückstrom. Diese Folgezustände näher zu untersuchen und der Therapie zugänglich zu machen, ist u.a. Aufgabe der viszeralen Osteopathie.

Ebenfalls meistens auf Rippenfunktionsstörungen zurückzuführen ist das sog. Thoracic-outlet-Syndrom. Es handelt sich hierbei meist um einen Hochstand und eine Blockierung der 1. Rippe. Gebräuchliche Ausdrücke sind bisher Scalenus-Syndrom, kostoklavikuläres Syndrom, Kompressionssyndrom einer Halsrippe usw.
In diesem Zusammenhang sei auch das Karpaltunnel-Syndrom erwähnt: Die zentrale Komponente der Medianusirritation kann durch eine blockierte 1. Rippe erfolgen, die periphere meistens durch eine Handwurzel- und Unterarmblockierung.

Halswirbelsäulenregion

Im Bereich der Halswirbelsäule stehen die Funktionsstörungen mit weitem Abstand im Vordergrund. Sie müssen allerdings gründlich von Wurzelläsionen oder einer Beteiligung der Arteria vertebralis abgegrenzt werden. Letztere können beide Kontraindikationen für die Manuelle Therapie darstellen. Besonders häufig sind Funktionsstörungen der Halswirbelsäule kombiniert mit denen der oberen Brustwirbelsäule und der oberen Rippen. Hier gibt es pseudoradikuläre Ausstrahlungen in Schultergürtel und Arme, die also wurzelähnlich ausstrahlen und entsprechend häufig verwechselt werden.
Die Kopfgelenke haben tatsächlich eine beherrschende Funktion für den gesamten Organismus, nicht nur für die Wirbelsäule.
Das Erkennen von Funktionsstörungen setzt hier neben guten anatomischen Kenntnissen der Gelenkfunktion und der beteiligten Weichteilstrukturen auch erhebliche neurologische Kenntnisse voraus, um Gleichgewichtsstörungen des Vestibularorgans von denen der Arteria vertebralis und der eigentlichen Kopfgelenksblockierung mit ausreichender Sicherheit differenzieren zu können.

Funktionsstörungen an den Extremitäten

Die meisten Funktionsstörungen an den Extremitäten führen – wenn sie länger bestehen – unweigerlich zu Funktionsstörungen im Becken- und Schultergürtel sowie in der Wirbelsäule. Diese Funktionsregionen sollten immer zusammen untersucht werden.

Typische Krankheitsbilder, die auf die Manuelle Therapie gut ansprechen, sind:

- Periarthropathia humeroscapularis
- Epikondylopathie
- Karpaltunnel-Syndrom
- Unterarm- und Handwurzelblockierung („Sekretärinnen-Unterarm")

Die Funktionsstörungen der Muskulatur reichen vom Schultergelenk dorsal bis zum Becken und ventral über die ganze Thoraxwand.

An den unteren Extremitäten sind es die Fußwurzelblockierungen, die Sprunggelenksblockierungen, die Funktionsstörungen im Tibiofibulargelenk (postischialgischer Wadenschmerz), meniskusähnliche Funktionsstörungen am Knie, echte Blockierungen des Hüftgelenks, die häufig mit präarthrotischen Funktionsstörungen verwechselt werden, und die Beckenbeschwerden in Verbindung mit Ileosakralgelenks-Funktionsstörungen, bei denen die Manuelle Therapie erfolgreich eingesetzt werden kann.

Klinische Untersuchung durch den Manualmediziner

Eine sehr gute und rational begründete Systematik findet sich in Herbert Frischs Buch „Programmierte Untersuchung des Bewegungsapparates". Zentrale Punkte des Untersuchungsschemas sind:

▷ Anamnese
▷ Inspektion
▷ Palpation
▷ aktive und passive Bewegungsprüfung
▷ translatorische Gelenktests
▷ Muskeltests

Den Befunden entsprechend werden auswärtige Zusatzuntersuchungen gezielt veranlaßt. Eine vorläufige Diagnose wird gestellt, und über eine erfolgreiche Probebehandlung wird die endgültige Diagnose gesichert.

▷ Der Ort des Schmerzes und der Funktionsstörung muß bei der **Anamnese** genau gezeigt werden.

Die Art der Funktionsstörung muß ebenso genau beschrieben werden. Wichtig ist es festzustellen, seit wann die Störung besteht und ob der Beginn plötzlich oder schleichend war.
Neben den auslösenden Ursachen interessiert besonders, was die Schmerzen erleichtert oder verschlimmert, zusätzliche eventuelle Begleiterkrankungen und Allergien. Bereits die Anamnese kann häufig eine differenzierte Antwort darauf geben, welche Struktur und welche Funktion gestört ist und was davon Aktualitätswert besitzt. So kann man grob vereinfachend davon ausgehen, daß ein akut einsetzender, progressiv verlaufender, bei Belastung zunehmender Schmerz meist eine Kontraindikation für die Manuelle Medizin darstellt, zumal wenn ein neurologisches Defizitsyndrom oder Gefäßstörungen bestehen.

Im Gegensatz dazu ist der intermittierend auftretende Schmerz mit zugehöriger Funktionsstörung, der in Ruhe eher bemerkbar ist als in Belastung, häufig die Indikation zur Manuellen Therapie.
Selbstverständlich hat vor einer einsetzenden Manuellen Therapie die genaue körperliche Untersuchung mit Zusatzuntersuchungen unter Ausschluß von Kontraindikationen zu erfolgen.

▷ Bei der **Inspektion** werden wir darauf achten, daß das Auge des Untersuchers vor allem auf die Körpermitte des Patienten gerichtet ist, um Symmetrien von Asymmetrien unterscheiden zu können. Die Betrachtung wird zunächst in Ruhe und anschließend in Bewegung durchgeführt.

▷ Die **Palpation** wird schichtweise von der Haut über die Unterhaut in die Muskulatur, die Muskelsepten und Sehnenscheiden bis zu den Gelenkkapseln und den Gelenken selbst durchgeführt, wobei die Palpation der segmentalen tiefliegenden Muskulatur besonders wichtig ist. Sie erfolgt zunächst bei Stellung der Gelenke in die freie Richtung, anschließend in die eingeschränkte Richtung. Die sich hieraus ergebenden unterschiedlichen Befunde weisen bereits die Therapierichtung.
Die sehr weich geführte Tastpalpation dient der Strukturanalyse, die etwas härter durchgeführte Schmerzpalpation der Aktualitätsdiagnose.

▷ Bei der **aktiven und passiven Bewegungsprüfung** wird der Patient zur aktiven Bewegung aufgefordert. Am Ende dieser

Bewegung wird durch den Untersucher passiv weich nachgefedert, um das für das Gelenk charakteristische Endgefühl bestimmen zu können. Dabei ist entscheidend die Qualität des Endgefühls und nicht die Quantität des Bewegungsausmaßes.

▷ Bei den **translatorischen Gelenktests** wird einmal eine Traktionsbewegung ausgeführt, der zu mobilisierende Gelenkpartner wird senkrecht von der Gelenkfläche des fixierten Partners weggezogen. Die zweite Komponente besteht im translatorischen Gleiten, hier wird der zu mobilisierende Partner parallel zur Gelenkflächenebene des fixierten Partners bewegt, jeweils unter leichter Traktion.

In der Praxis wird das zu prüfende Wirbelbogengelenk passiv jeweils an das Ende der Bewegung für Flexion und Reklination, Lateralflexion zu beiden Seiten und Rotation zu beiden Seiten geführt. In den Endstellungen wird jeweils das Endgefühl geprüft. Anschließend erfolgt zusätzlich die Prüfung des Gelenkspiels mit den translatorischen Gelenktests: Die Traktion und das parallele Gleiten werden jeweils ebenfalls bis an das Ende der Bewegung geführt, um auch hier das Endgefühl zu prüfen. Diese Untersuchungen werden in allen drei Raumebenen durchgeführt, mit dem betroffenen Wirbelbogengelenk der Gegenseite und mit den Nachbargelenken darunter und darüber verglichen. Zusätzlich wird der palpatorische Befund der segmentalen Muskulatur und des zugehörigen Bindegewebes registriert.
Führt man das blockierte Gelenk in die eingeschränkte Richtung, so wird das atypische Bewegungs- und Endgefühl deutlicher, der segmentale Muskeltonus nimmt wie die Bindegewebsverquellung zu, außerdem der Schmerz. Führt man das Gelenk aus der Provokationsstellung in die freie Richtung, wird das Bewegungs- und Endgefühl normal, der segmentale Muskeltonus nimmt ab, die Bindegewebsverquellung normalisiert sich, und die Schmerzen nehmen entsprechend ab. Nur diese segmentale Funktionsprüfung erlaubt die Differentialdiagnose zwischen Hypomobilität, Normobilität und Hypermobilität.

▷ Bei den **Muskeltests** erfolgt eine Tastpalpation auf Gelosen,
Hartspann, auf frische und alte Läsionen. Anschließend wird
im selben Arbeitsgang eine Schmerzpalpation durchgeführt,
um eventuelle Triggerpoints und Myotendinosen aufzufin-
den.
Zuletzt folgen die Tests auf Verkürzung, Abschwächung und
auf muskuläre Dysbalance mit gestörtem Bewegungsmuster.
Aufgrund all dieser Untersuchungsbefunde werden gezielt
evtl. andere Fachkollegen aus den Bereichen Neurologie,
Angiologie, HNO und Innere Medizin eingesetzt. Technische
Zusatzuntersuchungen sind das Röntgen und das Labor.

Die Auswertung aller jetzt vorhandenen Befunde erlaubt eine
vorläufige Diagnose: Sie gibt präzise Hinweise für die Richtung der nun folgenden Probebehandlung. Ist diese erfolgreich, d.h. treten eine Besserung der Funktion und des
Palpationsbefundes sowie eine Reduktion der Schmerzen ein,
so steht damit die endgültige Diagnose fest und damit der Weg
für die endgültig einzuschlagende Manuelle Therapie.

Allerdings haben sich gerade bei der Manuellen Therapie
Zusatzverfahren aus der physikalischen Medizin, aus der
therapeutischen Lokalanästhesie, aus der Akupunktur und
der Homöopathie sehr bewährt, so daß diese Verfahren im
Sinne einer gezielten Polypragmasie eingesetzt werden sollten,
um eine schnellere Wiederherstellung der Funktion zu erreichen.

Indikation und Kontraindikation

Die Indikation zur Manuellen Therapie ist die **reversible hypomobile
Funktionsstörung**.
Demnach liegt keine Indikation zur Manuellen Therapie vor, wenn es
sich um eine irreversible, d.h. nicht gestörte, sondern zerstörte
Funktion handelt.

Bei den Kontraindikationen muß man selbstverständlich differenzieren, welches Verfahren der Manuellen Medizin angewendet werden
soll.

Die neuromuskulären Techniken, bei denen ausschließlich mit geringer muskulärer Aktivität durch den Patienten selbst gearbeitet wird, haben dabei eine wesentlich größere Anwendungsbreite als die gezielte Manipulation.

Zusätzlich muß man bei den **Kontraindikationen** zwischen **relativen** und **absoluten** unterscheiden. Das hängt einmal vom Allgemeinzustand des Patienten und dem augenblicklichen Krankheitszustand des gestörten Gelenkes und von seiner Umgebung ab, andererseits selbstverständlich auch von der Ausbildung des Therapeuten und seiner manuellen Kunstfertigkeit.

▷ Zu den **relativen Kontraindikationen** zählen nicht akut entzündliche Prozesse, wie der abklingende Schub bei einer rheumatischen Polyarthritis oder einer Bechterew'schen Erkrankung. Hier sollten nach Abklingen des akuten Schubes unbedingt die betroffenen Gelenke behandelt werden, um eine weitere Versteifung zu vermeiden. Andererseits ist natürlich die bekannte Komplikation der rheumatischen Polyarthritis mit Zerstörung knöcherner Strukturen im Kopfgelenksbereich eine absolute Kontraindikation.

Zu den relativen Kontraindikationen gehört ferner die schwere Osteoporose, die mit neuromuskulären Verfahren ohne Schwierigkeiten zu behandeln ist. Bei der Manipulation können durchaus knöcherne Verletzungen auftreten (Rippen).

Bei schweren degenerativen Veränderungen sollten ebenfalls nur sanfte Verfahren durch gut ausgebildete Therapeuten angewendet werden, da die Manipulation des ungeübten Behandlers erhebliche Reizzustände und knöcherne Verletzungen setzen kann, die dann erhebliche Rückwirkungen auf nervale und Gefäßstrukturen haben können (im Bereich der Halswirbelsäule). Auch neurologische Kompressionssyndrome sind mit Vorsicht zu behandeln, sie sind der neuromuskulären Therapie ohne weiteres zugänglich, vor der Manipulation ist zu warnen.

▷ Zu den **absoluten Kontraindikationen** zählen sämtliche destruierenden Prozesse, seien sie entzündlicher oder tumoröser Art. Traumen mit Verletzung anatomischer Strukturen sollten auch nach Ablauf von 6 Wochen nur mit äußerster Zurückhaltung mit sanften Verfahren behandelt werden.

Akute neurologische Störungen mit fortschreitendem neurologischem Defizitsyndrom gehören in die Hand des operativ tätigen Kollegen!

Haben sich bei der klinischen Untersuchung Hinweise auf eine Durchflußstörung der Arteria vertebralis ergeben, so ist jegliche Manipulationstherapie untersagt.

Keine Indikation zu einer Mobilisierung liegt an einem hypermobilen Segment vor. Hier hat nur die Stabilisierung einen Sinn, allerdings müssen benachbarte eingeschränkte Segmente mobilisiert werden.

Bei psychischen Störungen liegt ebenfalls keine Indikation zu einer mobilisierenden Behandlung vor, da etwa gleichzeitig auftretende Gelenkfunktionsstörungen meistens prompt rezidivieren und zuerst die psychische Ursache behandelt werden muß.

Angeborene Variationen am Bewegungsapparat sind meist nur im Bereich der Kopfgelenke als absolute Kontraindikation zu betrachten, im Bereich der übrigen Halswirbelsäule sind mobilisierende Verfahren durchaus anwendbar.

Die Grenzen der Indikation zur Manuellen Therapie liegen dort, wo einerseits die gestörte in eine irreversible zerstörte Funktion übergegangen ist, andererseits die Diagnostik durch den Untersucher und erst recht die Therapie nicht beherrscht wird.

Das Risiko ist bei der manualtherapeutischen Behandlung überraschend gering:

Auf einer Tagung der internationalen Gesellschaft für Manuelle Medizin (FIMM) in Aarhus in Dänemark wurde im Frühjahr 1990 speziell zu diesem Thema Stellung genommen. Bei Befragungen der Europäischen Mitgliedsgesellschaften, Nachforschungen in den zuständigen Kliniken und darauf spezialisierten Rechtsanwaltskanzleien stellte sich heraus, daß auf etwa 1, 2 Millionen Anwendungen mit nur einem schweren Zwischenfall zu rechnen ist, bei dem nach stationärer Behandlung Folgeschäden zu verzeichnen sind. In diese Zwischenfallstatistik sind sämtliche manipulierenden Bademeister, Masseure und Heilpraktiker eingerechnet!

In den letzten beiden Jahren wurde bei den Mitgliedsgesellschaften kein einziger Zwischenfall bekannt, bei dem ein ausgebildeter Manualmediziner einen Dauerschaden verursacht hat.

Die Deutsche Gesellschaft für Manuelle Medizin hat mit ihren beiden Ärzteseminaren aus den Kursprogrammen weitgehend solche Techniken entfernt, die besonders im Bereich der Halswir-

belsäule gefährlich werden können, wie die sog. Rotationsgriffe.
Allerdings hat die Deutsche Gesellschaft für Manuelle Medizin keinen Einfluß auf die chiropraktische Ausbildung von Heilpraktikern, Masseuren, Bademeistern und sog. Sportphysiotherapeuten.
Mit dem Zentralverband Krankengymnastik besteht ein langjähriger Kooperationsvertrag, der eine sachgerechte Ausbildung gewährleistet.

Behandlungsstrategien

Nach Erhebung der Anamnese, gründlicher klinischer Untersuchung, eventueller Zuziehung von Fachkollegen und technischen Untersuchungen, Befundauswertung und Ausschluß von Kontraindikationen ist der Weg für die eigentliche Therapie frei.
Dabei haben sich Grundsätze bewährt, wie sie zusammengefaßt im Lehrbuch von Universitätsprofessor Tilscher/Wien „Chirotherapie" nachzulesen sind.

Mit der Palpation ist bereits die Art der gestörten Struktur festgestellt.
Bei der Funktionsuntersuchung haben wir über Prüfung der Normalfunktion die Fehlfunktionen dokumentiert. Zu dieser Dokumentation gehört selbstverständlich auch die Lokalisation der Struktur- und Funktionsstörung.
Als nächstes wird uns interessieren, welche der meist mehrfachen Störungen von Struktur und Funktion derzeit Aktualität besitzt, d.h. dem Patienten die meisten Beschwerden verursacht. Hier werden wir unsere Behandlung beginnen.
Als letztes Kriterium müssen wir uns darüber im klaren sein, ob das Krankheitsbild sich in einem akuten oder in einem chronischen Stadium befindet, da das therapeutische Vorgehen jeweils unterschiedlich sein wird.
▷ Bei Strukturstörungen im Bereich der **Haut** und des oberflächlich gelegenen Bindegewebes werden wir vorwiegend mit Verschiebetechniken, der Weichteil- und Bindegewebsmassage arbeiten. Quaddeln und lokale Infiltrationen in die betroffenen Gewebsschichten werden die Manuelle Therapie ergänzen.

▷ Ist bei der Strukturstörung mehr die **Muskulatur** betroffen, werden wir dort je nach Befund Dehnungen und/oder Stabilisierungen durchführen, Massagen, postisometrische Relaxationen, Koordinationsübungen, Erlernen richtiger Bewegungsmuster, ergänzt durch Infiltrationen an Trigger points und Myotendinosen.

▷ Ist der **Bandapparat** betroffen, so werden wir mit lokalen Infiltrationen zunächst genau die Bandstruktur festlegen, die in den Schmerzen führend ist. Anschließend können wir mit einer Mischung aus Glukose und einem Lokalanästhetikum eine Sklerosierung dieses Bandes so weit durchführen, daß es nicht mehr schmerzt, und die zugehörige Muskulatur stabilisierend auftrainieren.

▷ Ist mehr der **vegetative Ausgang** betroffen, müssen wir nach Funktionsstörungen an den inneren Organen mit Störung der Mobilität, Motilität und der Motrizität suchen und diese mit den Methoden der Viszeral-Osteopathie entsprechend behandeln. Selbstverständlich bleiben zusätzlich die Injektionen in die zugehörigen Ganglien möglich.
Da meist ursächlich eine artikuläre Dysfunktion vorliegt, müssen wir diese zuerst behandeln, es sei denn, die Akuität des Zustandsbildes erlaubt das nicht.
Bei der Aktualitätsdiagnose werden wir häufig das Gelenk im Vordergrund finden, allerdings verursacht fast ebenso häufig die Muskulatur Störungen, wobei im Einzelfall schwer zu entscheiden ist, ob die primäre Ursache nun das Gelenk oder der Muskel ist.

▷ Im **akuten Stadium** einer reversiblen Störung am Bewegungsapparat werden wir in jedem Falle den Patienten in einer Entlastungshaltung ruhig stellen. Entlastungshaltung ist hier gleichzusetzen mit der aktuellen Ruhestellung, d.h. die normale Ruhestellung ist durch die Störung im Gelenk verändert, zur aktuellen Ruhigstellung: In der Fehlhaltung gibt das Gelenk die geringste Nozizeption ab, d.h. das zugehörige Metamer erleidet möglichst wenig Störungseinflüsse. – Dabei ist zu beachten, daß das betroffene Gelenk in allen drei Ebenen des Raumes in eine möglichst günstige Stellung gebracht wird. Zusätzlich werden wir Analgetika, Antiphlogistika und Muskelrelaxantien geben, lokal

Eis, therapeutische Lokalanästhesie und den Patienten über die festgestellten Befunde aufklären.
Wir werden also zurückhaltend sein mit Mobilisationen, natürlich auch mit Manipulationen, mit Muskeldehnungen und eingreifenden Massagen.

▷ Das **chronische Stadium** macht ein anderes therapeutisches Vorgehen notwendig.
Wir werden den Patienten aktivieren und können von Arzneimittelmedikation weitgehend absehen. Im Vordergrund steht die Dehnung der betroffenen Muskulatur, evtl. mit nachfolgender Infiltration von Triggerpoints und Myotendinosen.
Am Gelenk werden wir die Mobilisation und Manipulation einsetzen, an Haut und Bindegwebe Reizquaddeln (Plenosol) setzen. Hier stellt uns die physikalische Medizin eine ganze Palette an weiteren Therapiemöglichkeiten zur Verfügung.
Gerade beim chronischen Stadium sind wir häufig auf Zusatztherapien aus dem Bereich Akupunktur, Neuraltherapie, Homöopathie und Herdsanierung angewiesen. Wird diese Hilfe durch Fachkollegen unterlassen, kommt es meist zu Rezidiven der Struktur- und Funktionsstörungen.

Rehabilitation

Die Rehabilitation ist eine wichtige ergänzende Maßnahme, um dauerhaft Funktionsstörungen am Bewegungsapparat beseitigen zu können.
Wie man nun die Rehabilitation definiert, ob als Ausschaltung von Störfaktoren oder Wiedereingliederung in den normalen Lebens- und Arbeitsprozeß oder als beides zusammen, ist in diesem Zusammenhang nicht so wichtig.

Entscheidend ist, daß die Störfaktoren im Patienten selbst („Störfaktor Mensch"), in seinem Bewegungsapparat (Bewegungsmuster, Haltungsstereotypien), an seinem Arbeitsplatz im Beruf und zu Hause, in seiner Freizeitbeschäftigung (Tennis, Golf) und im Transportmittel zwischen Wohnung und Arbeitsplatz beseitigt werden.
Hier teilen sich meist der Manualtherapeut und der von ihm beauftragte krankengymnastisch Mitbehandelnde die Arbeit, da sie

zeitaufwendig und oft über einen längeren Zeitraum durchzuführen ist. Dabei sollten die von Krankengymnast und Arzt gezeigten Übungen beim Patienten mehrfach kontrolliert werden, die Sportberatung muß gründlich erfolgen und der jeweils gegebenen Situation neu angepaßt werden. Es ist selbstverständlich, daß bei dieser Beratung im Rahmen der Rehabilitation auch allgemeine Lebenshinweise aus der Diätetik ihren Platz haben.

Zusammenfassung – Ausblick – Aufgaben – Forschung

Die Manuelle Medizin mit ihren beiden Teilgebieten der Diagnostik und der Therapie ist ein ausgesprochen praktisches Verfahren, wie das Adjektiv „manuell" schon beschreibt. Allerdings geht es ohne theoretische Grundlagen nicht. Diese bestehen weitgehend aus Anatomie, Biomechanik und Neurophysiologie.

- Bei der Lehre dieser Fächer im Rahmen der Manuellen Medizin muß streng darauf geachtet werden, daß sie immer einen Klinik- und Praxisbezug haben, der im zeitlichen Zusammenhang sofort durch Inspektion, Palpation und Funktionsprüfung nachvollzogen werden kann. Denn nur mit diesem theoretischen und praktischen Wissen wird der Arzt die anamnestischen Angaben des Patienten nachvollziehen können.
- Die visuelle praktische Schulung am Patienten in Ruhe, in aktiver und passiver Bewegung ist ein weiteres sehr wichtiges Kriterium. Denn es sind nach der Anamnese die Augen, die die Hand des Untersuchers leiten.
- Die manuelle Geschicklichkeit ist sicher von Mensch zu Mensch, je nach Ausgangslage verschieden. Sie ist jedoch unter richtiger praktischer Anleitung außerordentlich gut entwicklungsfähig, von der Palpation bis zur Manipulation. Hier haben wir in den Kursen der Deutschen Gesellschaft für Manuelle Medizin den außerordentlichen Vorteil, daß immer zu zweit geübt wird und dabei von Gruppe zu Gruppe gewechselt wird. So ist der Kollege sowohl aktiv als Arzt, Untersucher und Therapeut tätig. Bereits einige Minuten später ist er jedoch der passive Patient, der genau fühlt, was sein Kollege bei der Palpation und/oder Funktionsprüfung besser machen könnte. Gerade zu Beginn der manualmedizinischen Tätigkeit ist es entscheidend, die Kunstfertigkeit der Hand zu üben, im gleichen Maße wird die unnötige Kraftanwendung zurückgehen.

- Die unumgängliche Röntgenuntersuchung verlangt nach einer speziellen Ausbildung (Röntgenkurs der Ärzteseminare). Die Befunde des Fachradiologen sind meist für die Manualmedizin nicht spezifisch genug, die Aufnahmetechnik ist oft nicht standardisiert. Beim Betrachten des Röntgenbildes ist das Umsetzen in die dreidimensionale Wirklichkeit für die Beurteilung aus manualmedizinischer Sicht obligat!

- Hat man nun bei der Untersuchung möglichst viele Befundzeichen einer gestörten Struktur und/oder einer gestörten Funktion gesammelt, um die Befunde zu sichern, so sollte man besonders auf sog. Leitsymptome achten.

Unter Hinzuziehung der Zusatzbefunde vom Fachkollegen und von technischen Untersuchungen läßt sich dann eine vorläufige Diagnose formen. Aus ihr ergeben sich zielgerichtet Hinweise für die Art der Probebehandlung. Bringt sie eine Besserung von Struktur- und Funktionsstörungen und der Beschwerden des Patienten, so ist damit die endgültige Diagnose gesichert und die Richtung der Therapie vorgegeben.

Mißerfolge der Manuellen Medizin sind auf nicht ausreichende Kenntnisse in Theorie und Praxis zurückzuführen, auf nicht ausreichende klinische Untersuchung (Zeitmangel). In diesen Fällen werden zu wenige Befunde gesammelt, die vorschnelle Diagnose läßt sich nicht über eine erfolgreiche Probebehandlung zur endgültigen Diagnose sichern.

Rezidive sind meist vorprogrammiert, wenn nur die aktuelle Struktur- und/oder Funktionsstörung behandelt wird, die Umstellung der gestörten Bewegungsmuster, die Dehnung verkürzter und das Auftrainieren abgeschwächter Muskelgruppen unterlassen wurden und die Rehabilitation im Haushalt und im Beruf vergessen wird.

Zwischenfälle können vom Patienten ausgehen und fast unvermeidbar sein (Aneurysma), oder wenn der Patient in der Anamnese wichtige Fakten nicht genannt hat (frühere Unfälle, Antikoagulantienbehandlung). Leider kann auch der Arzt durch grobe Fehler Zwischenfälle verursachen. Hier sind es hauptsächlich mangelnde Vorkenntnisse, grobe Fehler bei der Untersuchung, meist durch Zeitmangel, und ungenügende Beherrschung der Handgrifftechnik.

Insgesamt sind die Möglichkeiten der Manuellen Medizin in ihrer
ganzen Bandbreite von der Parietal- über die Viszeral- bis zur
Kraniosakral-Osteopathie im deutschen Sprachraum erst in den
Anfängen bekannt und genützt. Dieses Spektrum reicht von der
Behandlung frühkindlicher Entwicklungsstörungen ab der Geburt
über sämtliche reversiblen Mobilitätsstörungen am Bewegungsapparat, Schädel und inneren Organen (einschließlich postoperati-
ver Funktionsstörungen wie Total-Endoprothesen an Hüft- und
Kniegelenk, Postdisektomie-Syndrom, Thoraxöffnung bei Herz-
operationen) bis zum Kopfschmerz, Schwindel, Konzentrations-
und Schlafstörungen des alten Patienten.
Viele dieser Störungen können kausal behoben werden!

Selbstverständlich ist der Ausschluß von Kontraindikationen. Die
Anwendung von Zusatztherapien wird die Ergebnisse der manuellen Behandlung deutlich verbessern, so daß sich auch bisher
unklare Diagnosen wie Reizblase ohne Urinbefund, der Sekretär-
innenunterarm ohne Karpaltunnel- und Sehnenscheidenbeteili-
gung, das Thoracic-outlet-Syndrom usw. erfolgreich behandeln
lassen.

Warum ist die Manuelle Medizin trotzdem so wenig bekannt und
wird so wenig ausgeübt? Warum hat sie immer noch ein so
zweifelhaftes Ansehen?
▷ Die Information über die Manuelle Medizin für Medizinstudenten findet bisher nur an wenigen Universitäten der Bundesrepublik statt, der zeitliche Aufwand überschreitet selten 45 Minuten
  pro Woche.
▷ Hinweise aus anderen Fächern, also die indirekte Information,
  erfolgen, wenn überhaupt, dann nur äußerst mangelhaft, was
  wiederum auf die fehlende Eigeninformation zurückzuführen
  ist.
▷ Eine direkte Ausbildung in Manueller Medizin findet für Medizinstudenten und Ärzte an keiner deutschen Universität statt!
▷ In dieses erhebliche Defizit an Information, Untersuchungs- und
  Behandlungsmöglichkeit haben sich Heilhilfsberufe wie Bademeister, Masseure und Heilpraktiker mit mehr oder weniger
  Erfolg angesiedelt. Daß durch deren mangelhafte Kenntnisse und
  Ausbildung das Ansehen der Manuellen Medizin nicht gerade
  gefördert wird, ist verständlich.

▷ Wie im historischen Rückblick angegeben, hatte die Manuelle Medizin im Altertum ihre Blütezeit, wurde im Mittelalter vernachlässigt und durch das Industriezeitalter mit dem Glauben an die Technik weiter zurückgedrängt.

▷ Mit den bildgebenden Verfahren kann überwiegend nur die Pathomorphologie dargestellt werden. In der ambulanten Praxis überwiegen aber mit 97 % des Krankengutes die Funktions- und Befindensstörungen (Die 2–3 % schwere Morphologie- und Akut-Erkrankungen sind ohnehin stationär in den Schwerpunktkliniken besser aufgehoben). Um diese Funktions- und Befindensstörungen feststellen zu können, bedarf es nicht nur des Gespräches mit den Patienten, sondern einer umfassenden Untersuchung der Normalfunktionen, um die Fehlfunktionen herausfiltern und behandeln zu können.

Dieses ausführliche Gespräch mit dem Patienten und seine umfangreiche Untersuchung auf Funktions- und Strukturstörungen erfordern viel Zeit. Diese Zeit ist im bestehenden Abrechnungssystem nicht berücksichtigt, also wird die Methode weniger angewendet, ihr Ansehen sinkt. Im Rahmen des Modellversuches „Integration von Naturheilverfahren in Forschung und Lehre" an der Ludwig-Maximilians-Universität München hat sich gezeigt, daß die Vorkenntnisse der Studenten in Anatomie, Biomechanik und Neurophysiologie ungenügend sind. Diese Aussage wird von den Studenten bestätigt und deckt sich mit Erfahrungen in den Weiterbildungskursen in Manueller Medizin für approbierte Ärzte bei der Deutschen Gesellschaft für Manuelle Medizin.

Ursächlich dürfte die zeitliche Beschränkung dieser Fächer in der Lehre und ihre ungenügende praktische Wiederholung in den klinischen Semestern sein. Diese Fächer bilden jedoch die Grundlage für das Verständnis von Funktionsstörungen und Schmerzzuständen am menschlichen Organismus.

Hier hat die Universität eine große Aufgabe in Lehre der Studenten, Weiterbildung approbierter Ärzte in den Schwerpunktkliniken und selbstverständlich in der Grundlagenforschung.

Literatur

Bergsmann O., Eder M. Funktionelle Pathologie und Klinik der Brustwirbelsäule, Bd. 2: Funktionelle Pathologie und Klinik der Wirbelsäule. Stuttgart, New York: Fischer, 1982.

Dvorák J., Dvorák V. Manuelle Medizin Diagnostik. Stuttgart, New York: Thieme, 1983.

Eder M., Tilscher H. Chirotherapie. Vom Befund zur Behandlung. Stuttgart: Hippokrates, 1988.

Frisch H. Die programmierte Untersuchung des Bewegungsapparats. Springer, Berlin, Heidelberg, New York, Tokio: Springer, 1987.

Gutmann G. Funktionelle Pathologie und Klinik der Wirbelsäule. Fischer, Stuttgart, New York: Fischer, 1982.

Lewit K. Manuelle Medizin im Rahmen der medizinischen Rehabilitation. München: Urban und Schwarzenberg, 1977.

Maigne R. Die manuelle Wirbelsäulentherapie. In: Die Wirbelsäule in Forschung und Praxis. Bd. 22. Stuttgart: Hippokrates, 1961.

Neumann H.-D. Scriptum zum Informationskurs der Deutschen Gesellschaft für Manuelle Medizin. 2. Aufl. Bühl: Konkordia, 1978.

Peper W. Der chiropraktische Report. Heidelberg: Haug, 1978.

Stodsars A. Lehrbuch der osteopathischen Technik an Wirbelsäule und Becken. Die Wirbelsäule in Forschung und Praxis. Bd. 19. Stuttgart: Hippokrates, 1970.

Wolff H.-D. Neurophysiologische Aspekte der Manuellen Medizin. Berlin, Heidelbeg, New York: Springer, 1983.

Zukschwerdt L., Emminger E., Biedermann F., Zettel H. Wirbelgelenk und Bandscheibe. Stuttgart: Hippokrates, 1960.

Ergänzende Literatur

Bischoff HP. Chirodiagnostische und chirotherapeutische Technik. Erlangen: Perimed, 1985.

Brügger A. Die Erkrankungen des Bewegungsapparates und seines Nervensystems. Stuttgart, New York: Fischer, 1977.

Cyriax J. Textbook of orthopaedic medicine. London: Baillière Tindal, 1969.

Derbolowsky U. Medizinisch-orthopädische Propädeutik für Manuelle Medizin und Chirotherapie. Heidelberg: Fischer, 1976.

Eder M, Tilscher H. Schmerzsyndrome der Wirbelsäule. Die Wirbelsäule in Forschung und Praxis, Bd. 81. Stuttgart: Hippokrates, 1982.

Frayette HH Principles of osteopathic technic. Academy of Applied Osteopathie. California: Carmel, 1954.

Greenman P. Eingeschränkte Wirbelbewegung. Man Med 1984, 22: 1–15.

Gutmann G. Das cervikal-diencephal-statische Syndrom des Kleinkindes. Man Med 1968; 6: 112–119.

Hamberg J, Evjenth O. Muskeldehnung warum und wie? Zug: Remed, 1982.

Hülse M, Partsch CJ. Cervicaler Nystagmus ausgelöst durch Halsrezeptoren. HNO 1976; 24: 268.

Hülse M. Die cervikale Gleichgewichtsstörung. Berlin, Heidelberg, New York, Tokio: Springer, 1983.

Janda V. Muskelfunktionsdiagnostik. Dresden: Steinkopf, 1976.

Junghans H. Das Bewegungssegment der Wirbelsäule und seine praktische Bedeutung. Arch Orthop 1954; 104.

Kaltenborn FM. Manuelle Therapie der Extremitätengelenke. Oslo: Norlis, 1976.

Kapandji IA. The physiology of joints. Livingstone, Edinburgh: Churchill, 1970.

Kunert W. Wirbelsäule und Innere Medizin. Stuttgart: Enke, 1975.

Lewit K, Gaymans F. Muskelfazilitations- und Inhibitionstechniken in der Manuellen Medizin. Man Med 1980; 18/6: 102.

Menell J. The science and art of joint manipulation. In: The spinal Column vol II. London: Churchill, 1952.

Mitchell FL, Prusso NA, Moran PS. An evaluation an treatment manual of osteopathic muscle energy, ICEOP, Valley Park, 1979.

Neumann H-D, Wolff H-D. Theoretische Fortschritte und praktische Erfahrungen der Manuellen Medizin. Bühl: Konkordia, 1979.

Neumann H-D. Manuelle Diagnostik und Therapie von Blockierungen der Kreuzdarmbeingelenke nach F. Mitchell. Man Med 1985; 23: 116–126.

Neumann H-D. Die Behandlung der HWS mit der Muskelenergietechnik nach Mitchell. Man Med 1988; 26: 17–25.

Sachse J. Manuelle Untersuchung und Mobilisationsbehandlung der Extremitätengelenke. (Schriftenreihe Manuelle Medizin, Bd 4) Heidelberg: Fischer, 1977.

Schwarz E. Internistische Indikationen der manipulativen Therapie. Man Med 1970; 2: 25.

Seifert K. Cervical-vertebragene Schluckschmerzen in der HNO-Heilkunde. Man Med 1981; 19: 85–91.

Seifert K. Welche Bedeutung hat die funktionelle Kopfgelenksblockierung bei peripher-vestibulärem Schwindel? Man Med 1988; 26: 89–94.

Sell K. Spezielle manuelle Segmenttechnik als Mittel zur Abklärung spondylogener Zusammenhangsfragen. Man Med 1969; 7: 2.

Steinrücken H. Chirotherapeutisch beeinflußbare Krankheitsbilder. Stuttgart: Hippokrates, 1980.

Terrier JC. Die manipulative Therapie der Wirbelsäule: Grundlagen und Indikationen. Rheumatismus in Forschung und Praxis. Bd V. Bern, Stuttgart, Wien: Huber, 1969.

White A, Panjabi MM. Clinical biomechanics of the spine. Philadelphia: Lippincott, 1978.

Wyke BD, Polacek. Articular neurology – the present position. J Bone Joint Surg (Brr) 1975; 57: 401.

13 Therapeutische Lokalanästhesie

U. Gieler

Definition der therapeutischen Lokalanästhesie

Die therapeutische Lokalanästhesie (TLA) ist eine nicht medikamentöse Schmerztherapieform. Ihre Hauptindikationen sind Schmerzsyndrome des Bewegungsapparates, verschiedene Zephalgieformen sowie Organstörungen.

Die therapeutische Lokalanästhesie versteht sich als eine Reflextherapie, bei welcher durch die Injektion in bestimmte Punkte und Areale dem Organismus ein Reiz gesetzt wird, dem eine gezielte, den Regeln der Reflextherapie gehorchende und reproduzierbare Reizbeantwortung folgt. Die TLA ist somit anderen Reflextherapien wie z.B. der manuellen Medizin, der Akupunktur und ggf. verschiedenen Physiotherapiearten eng verwandt. Wie o.g. Therapieformen erhebt sie keinen Anspruch auf ausschließliche Gültigkeit, sondern sieht ihre Zuständigkeit vielmehr in der Kombination und Ergänzung anderer sowohl schul- wie auch erfahrungsmedizinischer Vorgehensweisen.

Die TLA ist dabei eine ökonomische Behandlungsmethode, die keine große apparative Ausstattung erfordert. Der Therapeut sollte jedoch entsprechende Kenntnisse in Anatomie und Pathophysiologie besitzen, um erfolgreich behandeln zu können. Eine gründlich durchgeführte Diagnostik samt Anamnese nach schulmedizinischen Richtlinien ist hierbei die Voraussetzung für jede Therapie.

Der Unterschied der TLA zur klassischen Lokalanästhesie liegt in erster Linie darin, daß auch nach Abklingen der Einwirkzeit des Lokalanästhetikums die zunächst erzeugte An- bzw. Hypästhesie in eine temporäre oder endgültige An- oder Hypalgesie übergeht.

Neben der Anwendung der Lokalanästhesie zu therapeutischen Zwecken ergibt sich durch die Ausschaltung einer für die Schmerzsymptomatik verdächtigen Struktur zusätzlich die Möglichkeit der diagnostischen Anwendbarkeit. In der praktischen Anwendung ist die therapeutische und diagnostische Komponente der TLA meistens gemeinsam gegeben. Der eigentliche Unterschied zwischen therapeutischer und diagnostischer Lokalanästhesie besteht hauptsächlich in der Dosierung des Lokalanästhetikums, wobei die diagnostische Lokalanästhesie mit „kleinsten Mengen" arbeitet. Der historische Begriff des „Sekundenphänomenes" nach Huneke ist nach wie vor ein häufig zitiertes Synonym für Neuraltherapie. Unter dem Sekundenphänomen versteht man das völlige oder ca. 24 Stunden andauernde Verschwinden von Fernbeschwerden nach der Injektion am vermuteten Störfeld. Ohne dieses „Sekundenphänomen" in Abrede stellen zu wollen, arbeitet die moderne TLA heute größtenteils unter Zugrundelegung anderer Erkenntnisse und Erfahrungen.

Wirkungsweise

Der in der Schmerztherapie zu erzielende Reizabbau erfolgt letztendlich bei allen Reflextherapien über anologe Mechanismen. Jeder Schmerz, der im Körper entsteht, wird zur Möglichkeit der topographischen Zuordnung des Schmerzgeschehens auf kortikale Strukturen parallel geschaltet. In diesen entsteht häufig das Phänomen der dermatombezogenen Schmerzprojektion, wodurch die betroffenen Hautareale in einer ähnlichen Weise hyperalgetisch werden, wie wir dies von den inneren Organen mit ihren Head'schen Zonen her kennen. Die **segmentale Schmerzverarbeitung** erfolgt dreigleisig:

▷ Die Aktivierung von motorischen Vorderhornzellen bewirkt eine primär segmentale muskuläre Tonuserhöhung, die bei andauernder Reizsituation Hartspann mit all seinen Folgen nach sich zieht.

▷ Die Aktivierung des sympathischen Kerngebietes im Seitenhorn veranlaßt in zugehörigen Bereichen Durchblutungsstörungen, Bindegewebsverquellungen und, über das Freiwerden der Sympathikustransmitter (Adrenalin und Noradrenalin), die Stimulierung algetischer Substanzen und das Absinken der Schmerzschwelle.

▷ Die Erregung von Hirnstamm- und kortikalen Zentren seitengekreuzt über den Tractus spinotalamicus ist für mitlaufende affektive, sensorisch unterscheidende, projektive aber auch hemmende Phänomene verantwortlich.

Im herkömmlichen „Schmerzgeschehen" sind meistens alle drei Komponenten miteinander verzahnt, wodurch das typische Bild der Schmerzspirale entsteht – ein sich selbst perpetuierender Schmerzvorgang, der sowohl in der Intensität wie auch in der Ausbreitung fortschreitet. Mit der therapeutischen Lokalanästhesie soll nun nicht nur die primär gestörte Struktur beeinflußt werden, sondern auch die reflektorisch gestörten Strukturen, wie z. B. die muskulären Verspannungen und die vegetativ bedingten Bindegewebsverquellungen, Projektionsschmerzen, welche von verschiedenen Schmerzrezeptoren als „Starter" ausgehen, z. B. von Ligamenten, Gelenken, Insertionen, Organen. Diese zählen genauso zu den Indikationen der TLA wie pseudoradikuläre Schmerzen, welche sich in der Regel in der Muskulatur in Form von schmerzhaften Maximal- bzw. Triggerpunkten niederschlagen. Auf die wichtige Anwendung der TLA in der Therapie radikulärer Schmerzsyndrome, deren Charakteristikum immer die Defizitsymptomatik mit Hypalgesie, Reflexausfall und Parese ist, sei an dieser Stelle ausdrücklich hingewiesen.

Die therapeutische Lokalanästhesie nimmt also hinsichtlich ihrer Wirkungsweise Einfluß auf die Schmerzafferenz, welche im Hinterhorn eingeht, indem sie demselben die Möglichkeit zur Kompensation wieder schafft.

Techniken

Bei der Anwendung der therapeutischen Lokalanästhesie müssen einige allgemeingültige „Spielregeln" beachtet werden:
▷ Jede Therapie muß eine gründliche und nach schulmedizinischen Erkenntnissen zu erfolgende Untersuchung und Anamnese voraussetzen.
▷ Entsprechende Kenntnisse über funktionelle Anatomie, Pathophysiologie und Biomechanik der Gelenke sind dabei unerläßlich.
▷ Eine Einwilligung und Aufklärung der Patienten ist in jedem Fall notwendig.
▷ Die Grundregeln der medizinischen Hygiene sind bei der therapeutischen Lokalanästhesie obligatorisch.
▷ Anzuwenden sind nur standardisierte Stichtechniken, bei denen unter genauer Abgrenzung und Fixierung der Behandlungsstruk-

tur eine Verletzung von Gefäßen und Nerven sicher vermieden wird.

▷ Die Auswahl der Kanülen richtet sich nach der jeweils geplanten Technik.

▷ Bei Verdacht auf eine Allergiereaktion hat vor Durchführung der therapeutischen Lokalanästhesie eine Austestung zu erfolgen.

▷ Kontraindikationen zur TLA (z. B. Blutungsneigung, akute Entzündungen) sind in jedem Fall zu recherchieren und zu berücksichtigen.

▷ Eine definierte Höchstmenge des zugeführten Lokalanästhetikums ist nicht zu überschreiten.

Zielstrukturen und angewandte Techniken

Hinsichtlich Ort und Form der Anwendung des Lokalanästhetikums unterscheidet man im wesentlichen die Therapien über

▷ Haut
▷ Muskulatur
▷ vegetatives Nervensystem
▷ gestörte Gelenke.

Die Zielstrukturen sollen mit ihren angewandten Techniken und in Frage kommenden Indikationen kurz übersichtsmäßig angeführt werden:

▷ Haut
Technik: Quaddeltherapie (Minderung der Afferenzen auf der Haut und Entlastung des Hinterhorns)
Indikation: Projektionszonenschmerz, Hyperalgesie, Dysästhesie, Parästhesie, Bindegewebsverquellung, Akupunkturpunkte

▷ Muskulatur
Technik: Topische Infiltrationen der Muskulatur
Indikation: Trigger – bzw. muskuläre Maximalpunkte, Insertionstendopathien, Mackenzie-Punkte

▷ Gelenke
Technik: Intra- und periartikuläre Injektionen, ligamentäre Infiltrationen

Indikation: Arthalgien mit und ohne Bewegungsstörungen (Blockierungen, Instabilitäten)

▷Blockaden, Therapie über neurale Strukturen
Technik: therapeutische Blockaden
Indikationen: neuralgieforme Schmerzen, radikuläre Schmerzsyndrome (Kompressionssyndrome), intensive Schmerzafferenzen und -efferenzen, Organopathien.

▷ Neuraltherapie
Technik: meist Unterspritzung von Narben bzw. Infiltration von Störfeldern
Indikation: „Herde" mit Fernstörungen

Die Anwendungen sollten ein- bis zweimal pro Woche, in seltenen Fällen pro Monat, in ganz akuten Fällen pro Tag erfolgen. Unter Beachtung der allgemeingültigen Kontraindikationen und Ausschlußkriterien sollte die TLA bei chronischen Schmerzgeschehen als Remedium adjuvans und bei akuten Schmerzgeschehen als Remedium cardinale angesehen werden. Eine monistische Sicht hinsichtlich des Stellenwertes der TLA in der Schmerztherapie ist nicht zu akzeptieren, vielmehr sollte versucht werden, schulmedizinische Vorgehensweisen und Lehrinhalte mit dem erfahrungsmedizinischen Know-how der TLA zu einer fruchtbaren Symbiose zusammenfließen zu lassen. Das eine schließt das andere keinesfalls aus, sondern beide ergänzen einander.

Die Gefahren der therapeutischen Lokalanästhesie liegen neben ihrer unkritischen und nicht lege artis durchgeführten Anwendung vor allem in der intrapleuralen, intravasalen oder intraneuralen Injektion. Auf die Gefahr des Einsatzes des Verfahrens in zu großer Häufigkeit bei mangelhafter Diagnose bzw. bei Nichtvorhandensein schulmedizinischer Grundkenntnisse sei nochmals verwiesen.

Abschließend muß betont werden, daß jedes Schmerzbild detailliert strukturanalytisch und aktualitätsdiagnostisch abgeklärt wird, bevor die TLA zur Anwendung kommt.

Eigenerfahrungen

An der orthopädischen Abteilung der Fachklinik Bad Heilbrunn ist die TLA fester Bestandteil der therapeutischen Palette. Die Anwendung der TLA erfolgt in den meisten Fällen in Kombination mit anderen, meist physikalischen Therapieformen bei akuten und chronischen Krankheitsbildern. Die Therapiepläne, im Rahmen derer die TLA mit zur Anwendung kommt, sind individuell abgestimmt auf das jeweilige aktuelle Beschwerdebild des Patienten sowie auf die anderen durchzuführenden Begleittherapien. Akute und chronische Schmerzsyndrome der Wirbelsäule spielen in unserer Klinik die tragende Rolle.

Bei jährlich durchgeführten ca. 5000 Behandlungen mit TLA wurde bislang keine ernsthafte Komplikation bemerkt.

Sowohl bei den Indikationen der Schmerzsyndrome an der Wirbelsäule wie auch bei denen des Bewegungsapparates wird die TLA häufig in Kombination mit der manuellen Therapie durchgeführt. Die therapeutische Lokalanästhesie ist somit speziell in Kombination mit den anderen o. g. Reflextherapien an der Fachklinik Bad Heilbrunn zu einem unverzichtbaren Bestandteil in Diagnostik und Therapie geworden und somit aus der täglichen Routinearbeit nicht mehr wegzudenken. In Anbetracht des Stellenwertes des Verfahrens in der täglichen Arbeit ist dessen Aufnahme in das universitäre Lehrangebot unbedingt zu unterstützen.

Literatur

Brügger A, Rhonheimer Ch. Pseudoradikuläre Syndrome des Stammes. Bern: Huber 1967.

Cyriax J. Textbook of orthopaedic medicine. Vol 1. London: Bailliere, Tindall, Cassell, 1969.

Dosch P. Einführung in die Neuraltherapie mit Lokalanästhesie. Heidelberg: Haug 1974.

Eder M, Tilscher H. Schmerzsyndrome der Wirbelsäule. Wirbelsäule in Forschung und Praxis. Bd. 81. Stuttgart: Hippokrates 1982.

Gross D. Therapeutische Lokalanästhesie. Stuttgart: Hippokrates 1972.

Head M. Die Sensibilitätsstörungen der Haut bei viszeralen Erkrankungen. Berlin: Hirschwald 1898.

Kibler M. Das Störungsfeld bei Gelenkerkrankungen und inneren Erkrankungen. Stuttgart: Hippokrates 1958.

Kunert W. Wirbelsäule und innere Medizin. Stuttgart: Enke 1975.

Schliack H. Das Segment. Stuttgart: Biha GmbH, Arzneimittelfabrik 1966.

Tilscher H. Aus dem Ludwig Boltzmann Institut für konservative Orthopädie und Rehabilitation – Diagnostisch-therapeutische Lokalanästhesie.

Tilscher H, Eder M. Infiltrationstherapie. Stuttgart: Hippokrates 1989.

Tilscher H, Eder M. Lehrbuch der Reflextherapie. Stuttgart: Hippokrates 1986.

Tilscher H, Steinbrück K. Symptomatik und manualmedizinische Befunde bei der Hypermobilität. Orthop. Praxis 1980; 2.

Tilscher H. Halswirbelsäule und Kopfschmerz. Therapiewoche 1980; 30: 8058.

Tilscher H. Ursachen für Lumbalsyndrome. Der Rheumatismus. Bd. 44. Darmstadt: Steinkopf 1979.

Wancura I. Praxis und Theorie der neuen chinesischen Akupunktur. Wien: Maudrich 1979.

14 Thermotherapie

W. May

Thermoregulation

Kalt-/Warmrezeptoren

Der Körper besitzt ca. 25.000 Warmrezeptoren und 300.000 Kaltrezeptoren. Obwohl die Thermorezeptoren histologisch nicht sicher identifiziert werden konnten, wurde ihre Existenz mit dem Nachweis von kalt- bzw. warmempfindlichen Hautstellen gesichert. Kaltrezeptoren sind zahlreicher und liegen in der Epidermis mit 0,15 mm Tiefe mehr an der Oberfläche als Warmrezeptoren. Die Verteilung der Thermorezeptoren über die Körperoberfläche ist unregelmäßig. Aus der Verteilung der Kaltpunkte auf der Körperoberfläche (Abb. 14.1) geht hervor, daß pro Flächeneinheit in der Haut einer Extremität nur halb so viel Kaltrezeptoren vorhanden sind wie in der Rumpfhaut und daß das Versorgungsgebiet des Trigeminusnerven die größte Rezeptorendichte aufweist. Bei einigen Formen der Hydrotherapie spielen Rezeptoren der Schleimhäute an den Luftwegen und am Dickdarm eine Rolle.

Da bei einer hydrotherapeutischen Anwendung auch die Intensität der thermoregulatorischen und zentralnervösen Reaktion von der Rezeptorendichte abhängt, spielt der Ort der Therapie für die Dosierungsfrage eine große Rolle.

Wärmetransport

Der Wärmetransport kann auf vier Arten erfolgen:
▷ durch Wärmeleitung (Konduktion)
▷ durch Wärmemitführung (Konvektion)
▷ durch Strahlung (z.B. Infrarot)
▷ durch Kondensation bzw. Verdunstung

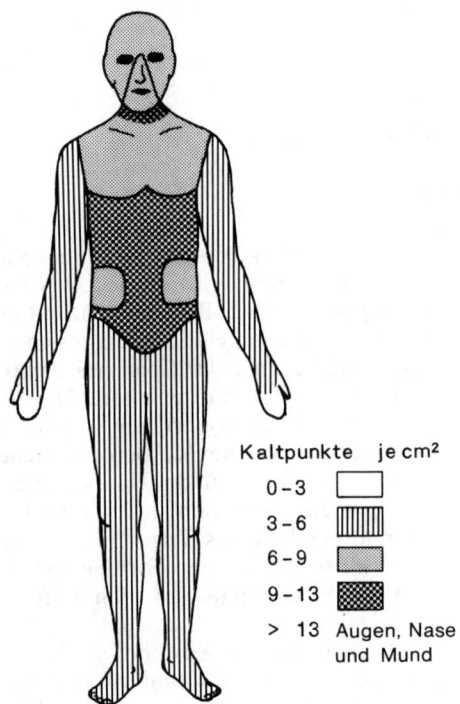

Abb. 14.1 Verteilung der Kaltpunkte auf der Körperoberfläche (nach Aschoff und Wever, 1958) Aus: W. Bruggemann, Kneipptherapie

Verarbeitung thermischer Informationen

▷ Temperaturempfinden
In der Hydrotherapie werden Außentemperaturen von 0 bis 18° als kalt, von 18 bis 22° als temperiert, von 36 bis 38° als warm, bis 41° als heiß und bis 44° als sehr heiß empfunden. 23 bis 32° erzeugen eine geringe Reaktion und 33 bis 35° entsprechen der Indifferenz-Temperatur.

▷ Periphere Verarbeitung
Die Verarbeitung der thermischen Information ist wie bei anderen niederen Sinnen hierarchisch gegliedert. Wie auf der schematischen

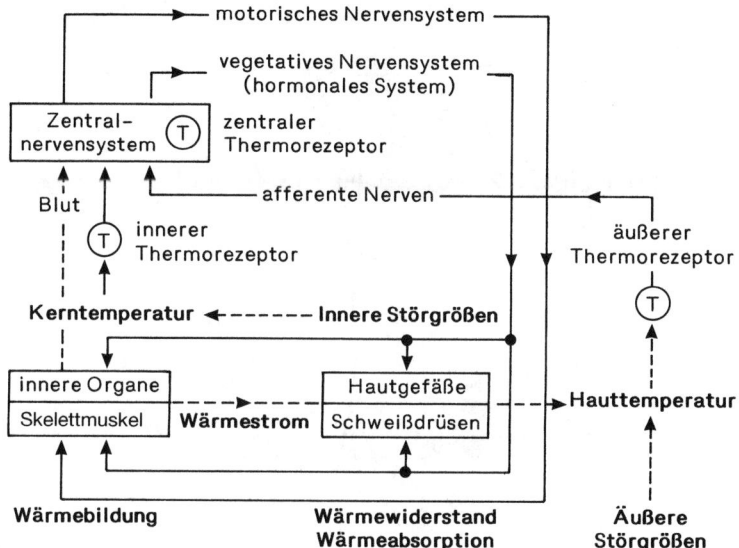

Abb. 14.2 Schematische Darstellung der Temperaturbahn des Menschen (nach Caspers, 1975).

Darstellung der Temperaturbahn (Abb. 14.2) zu sehen ist, bestehen schon in Segmenthöhe des Rückenmarks verschiedene Reflexe, die Regelkreise darstellen. Hierbei lassen sich vier verschiedene Reflexarten unterscheiden (Müller-Limmroth, 1980).
Sie sind:

- viszeroviszeral
- viszerokutan
- viszeromotorisch
- kutiviszeral

Über die kutiviszeralen Reflexe lassen sich durch verschiedene Maßnahmen der Hydrotherapie, z.B. durch Wickel, Auflagen und Packungen, die Funktionen innerer Organe und die Durchblutungsgröße tiefer gelegener Gefäßgebiete beeinflussen. Für die gezielte Wirkung ist die Kenntnis der Haedschen Zonen notwendig (Abb. 14.3).

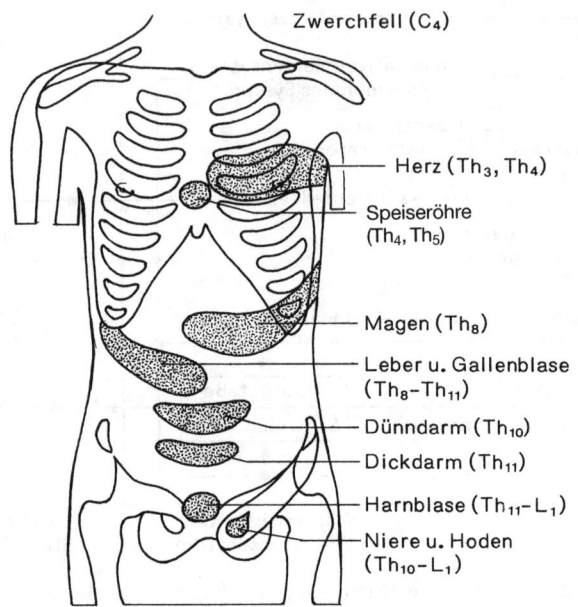

Abb.14.3 Typische Headsche Zone beim Menschen. Aus: Bruggemann W. Kneipptherapie

▷ Zentrale Verarbeitung

Eine umfassende autonome Temperaturregulation findet jedoch erst im Hypothalamus statt. Die aus der Peripherie und aus dem Körperinneren kommenden Informationen werden dort gemeinsam verarbeitet und führen bei Überschreiten bestimmter Schwellenwerte zu gegenregulatorischen Vorgängen (Breithaupt, 1990). Durch die Verbindungen des Thalamus, der Sammelstelle für die thermischen Afferenzen, mit der Formatio reticularis und dem limbischen System besteht eine Beziehung einerseits zum Schlaf- Wachrhythmus, andererseits zum Bereich thermischer Behaglichkeit oder Unbehaglichkeit. Hier liegen auch die Schwellenlinien für die periphere Hautdurchblutung. Die Thermoregulation wird in diesem Bereich durch Änderung des Vasomotorentonus gewährleistet. Die Abhängigkeit des Regelsystems von Haut- und Kerntemperatur bedeutet, daß die Wirksamkeit hydrotherapeutischer Maßnahmen an der Haut durch eine Erhöhung oder Erniedrigung der Kerntemperatur verändert wird.

So sind bei Fieber quantitativ andere Wirkungen von Kälteanwendungen zu erwarten als bei normaler Temperatur.

Thermoregler im Körper sind:
- Skelettmuskulatur und innere Organe (Steuerung der Wärmebildung, Kältezittern)
- Blutgefäße der Haut zur Steuerung der Wärmeabgabe
- Schweißdrüsen zur Steigerung der Wärmeabgabe über die Körperoberfläche
- zitterfreie Wärmebildung in verschiedenen Organen (chemische Thermoregulation)

▷ Periphere Gefäßregulation

Für die Hydrotherapie bei weitem das wichtigste System ist die Gefäßregulation. Die Steuerung der Vasomotorik bei thermischer Reizeinwirkung erfolgt auf verschiedene Weise.

Einmal ist mit einer direkten Temperatureinwirkung auf Gefäße zu rechnen, da zum Beispiel eine Abkühlung auch bei isolierten Arterien und Organen mit glatter Muskulatur eine Kontraktion hervorruft (Hensel, 1964).

Weiter spielen lokal vasoaktive Stoffe eine Rolle. Hierzu gehören zum Beispiel Azetylcholin, phosphorilierte Adenosinverbindungen (Choop, 1959), aus Schweißdrüsen freigesetztes Bradykinin (Delius, 1961) und Histamin. Eine Vasokonstriktion dagegen wird durch Noradrenalin und Adrenalin hervorgerufen (Widmer, 1959), wobei Adrenalin an den Gefäßen der Skelettmuskulatur im Gegensatz zu den Hautgefäßen dilatatorisch wirkt (Weisbecker, 1979). Bei stärkerer Wärmeeinwirkung kommt es zusätzlich zu einer Vasodilatation durch lokale Reflexe, die sogenannten Axonreflexe (Stüttgen, 1970).

▷ Wirkung der Temperaturreize

Die Hydrotherapie befähigt uns, in einer äußerst differenzierten Weise auf das vegetative Nervensystem einzuwirken. Die Beziehungen zwischen den hydrotherapeutischen Maßnahmen und den Funktionen des Nervensystems sind dabei ambivalent. Es gelingt hier, mit Hilfe physiologischer Reize Umschaltungen zu erzielen und einzuüben, deren Herbeiführung durch Arzneimittel oft nicht möglich ist.

So wirkt in geeigneter Form angewendete Wärme vagotrop. Es kommt unter ihrer Einwirkung zu einer vermehrten Bildung von Azetylcholin, der Tonus des sympathischen Systems wird herabgesetzt. Unter einer Wärmeanwendung löst sich daher zum Beispiel die schmerzhafte Krampfperistaltik eines Hohlorgans, etwa der Gallengänge oder des Magen-Darm-Kanals. Der Körper reagiert mit einer Veränderung der Durchblutung, des Spannungszustandes der glatten und der gestreiften Muskulatur, mit Änderungen der Wärmeabgabe, der Thermogenese und der Schmerzempfindlichkeit.

Es kommt zu zentral gesteuerten vegetativen Reaktionen mit Einfluß auf Kreislaufregulation, Herzfrequenz, Herzzeitvolumen u. a. Insbesondere das Hypophysen-Nebennierenrindensystem ist für die Reizverarbeitung von Bedeutung (Bühring, 1980). Es findet eine Art Gefäßtraining statt. Der Blutrückfluß in den Beinvenen wird verbessert. Die Stoffwechselvorgänge im Körper werden angeregt. Im Verlauf einer kurmäßigen Behandlung spiegelt sich die Gesamtumstellung des Organismus auch in der Haut als Organ wider. Die Haut ändert sich, es kommt zu einer Ökonomisierung der Durchblutung, einer Verbesserung des Turgors und der Schwitzfähigkeit (Pirlet, 1959).

Es ist festzuhalten, daß
- eine **Kaltanwendung** an den Extremitäten fern von der Einwirkungsstelle (reflektorisch) zu einer Drosselung der Hautdurchblutung führt
- eine **Warmanwendung** an den Extremitäten fern von der Einwirkungsstelle zu einer Steigerung der Hautdurchblutung führt
- bei **Extremitätenabkühlung** die Hypothalamustemperatur steigt
- bei **Extremitätenerwärmung** die Hypothalamustemperatur sinkt, z. B. senkt die Erwärmung einer Hand die Temperatur in Rektum und Ösophagus sowie sublingual bei reflektorischer Erhöhung der Schweißsekretionsrate, d. h. der Körperkern verhält sich der Haut entgegengesetzt (Cooper, Kerslake, 1950, 1953).

An diesen reflektorischen Fernwirkungen ist der Sympathikus beteiligt. Beispielsweise führt eine Beinerwärmung nach einer Sympathektomie des Beines nicht mehr zu einer Mehrdurchblutung der Hand. Derartige Reflexe sind an den Wirkungen von Teilbädern (Armbäder, Fußbäder) und des Wassertretens sicher beteiligt. Diese Bäderwirkung erschöpft sich nicht in einer Durchblutungsänderung in der Haut und in einer Variation des Muskeltonus, sondern vermag über Temperatureffekte an inneren Organen und im Hypothalamus Funktionsvarianten als Fernwirkungen auszulösen.

▷ „Eustreß – Disstreß"

Temperaturreize bedeuten für den Körper einen Streß, solange die Therapie richtig dosiert und angewandt wird (d. h. mit Bewegungstherapie kombiniert wird) einen physiologischen Streß. Bei physiologischen Untersuchungen konnte festgestellt werden, daß das Verhältnis Noradrenalin zu Adrenalin bei physiologischem Streß 5:1 beträgt, bei emotionalem Streß dagegen 1:1 (Eustreß, Disstreß) (Vester, 1973).

Pharmakologisch wirksame Substanzen

Es gibt auch pharmokologisch wirksame Substanzen, die die temperaturempfindlichen Rezeptoren ansprechen. Wird zum Beispiel Menthol auf die Zunge oder die Haut gebracht, so tritt eine Kälteempfindung auf. Menthol veranlaßt eine Dauerentladung der Kaltrezeptoren, die sich durch eine entsprechende Temperaturerhöhung wieder aufheben läßt. Auch cholinerge Substanzen wie Azetylcholin erhöhen in kleinen Dosen die Empfindlichkeit der Kaltrezeptoren. Demgegenüber führt eine Erhöhung des Kohlendioxydgehalts im Badewasser zu einer Hemmung der Kaltrezeptorenentladung, so daß die Temperatur eines Kohlensäurebades niedriger gehalten werden kann. Sauerstoffmangel verursacht ebenfalls eine Hemmung der Kaltrezeptoren, die aber auch bei einer Ischämie durch eine Kohlendioxydanhäufung im Gewebe ausgelöst werden kann. Die Wiederherstellung normaler Durchblutungsverhältnisse führt dann zu einer überschießenden Entladungssalve der Kaltrezeptoren und erklärt damit das Ebbeckesche Phänomen, das aus intensiven Kaltempfindungen kurzer Dauer besteht, wenn der Blutstrom in einer zuvor abgekühlten und abgedrosselten Extremität wieder freigegeben wird.

Die Stimulation der Warmrezeptoren, vornehmlich im Körperkern, erfolgt zum Beispiel durch intravenös injiziertes Kalzium oder Magnesium, durch Kohlensäure, Alkohol auf der Haut oder durch Capsicain, welches selektiv die Warmrezeptoren stimuliert.

Das Ziel der Thermotherapie

Das Ziel kurmäßig angewandter serieller thermischer Reize ist eine
funktionelle Adaptation an den Normalzustand (Amelung, Hildebrand, 1985). Darunter werden alle Prozesse der Selbstordnung,
Selbstheilung und Normalisierung verstanden, die einen Langzeitausgleich des vegetativen Nervensystems bewirken. Hierfür sind
einige Wochen Therapiedauer erforderlich. Dabei wird die Lage des
Arbeitspunktes in der Formatio reticularis des Zwischenhirnes, die
der vegetativen Ausgangslage entspricht, herabgesetzt (Müller-
Limmroth, 1986).
Je höher dieser Arbeitspunkt liegt, desto eher kommt es bei einer
Therapie nach dem Reiz-Reaktions-Prinzip zu einer Reizüberflu-
tung und damit zu einer Übersteuerung und zum Abschalten des
Systems. Das heißt, je höher bei einem Patienten dieser retikuläre
Arbeitspunkt liegt, desto vorsichtiger müssen physikalische Anwen-
dungen dosiert werden.
Es gilt der Grundsatz von Kneipp (1886): „Jede Anwendung so kurz
wie möglich. Nach jeder Kaltanwendung für Wiedererwärmung
sorgen – am besten durch Bewegung ohne Überanstrengung".

Wirkungsweisen der Thermotherapie

Kälte

Kurze Kälte und kurze Hitze wirken gleichsinnig. Kälteprozesse
heben den Herzmuskeltonus. Das Schlagvolumen wird durch kalte
Bäder verkleinert, der Puls verlangsamt, der Blutdruck infolge der
peripheren Vasokonstriktion erhöht. Bei Teilanwendungen wird
durch die der Kaltanwendung folgende Reaktion der Blutabstrom in
der Peripherie erleichtert. Es wird eine aktive arterielle Hyperämie
erzeugt.
Die beiden Phasen des Reaktionsablaufes auf Kälte sind:
1. Blässe – Gänsehaut – Kältegefühl bis Schmerzgefühl
2. Röte – Wärmegefühl – Wohlgefühl

Es muß stets eine solche Reaktion erreicht werden, andernfalls
wurde eine zu geringe Reizstärke verabreicht. Für die Intensität der
Kälteeinwirkung ist die Kontrastwirkung wichtig. Nach vorausge-

gangener Wärmeanwendung sind geringere Kältegrade als sonst nötig (Kaiser, 1978). Es gilt Kneipps Wahlspruch: „Je kälter und kürzer, umso besser".

Wärme

Nach Schwenninger und Hauffe ist der langsam einsetzende und sich steigernde Warmreiz dem sofort stark einsetzenden Warmreiz, insbesondere im Hinblick auf die Kreislaufwirkung vorzuziehen. Bei Warm- und Teilanwendungen, insbesondere bei ansteigenden Teilbädern, ist die Vermehrung der Herzarbeit verhältnismäßig gering, da die gleichzeitige Gefäßerweiterung in der Peripherie eine Erleichterung bringt. Stets muß bei starker peripherer Gefäßerweiterung ein vermehrtes Angebot aus dem Blutspeicher zur Verfügung stehen.

Ist dies nicht der Fall, wie z.B. nach Blutverlusten oder nach schweren Mahlzeiten, können Warmwasseranwendungen zum Kollaps führen. Gefäßkranke (Arteriosklerotiker und andere) reagieren häufig paradox auf Wärmeanwendungen. In diesen Fällen können entfernte Lokalisationen (z.B. Fußwechselbäder bei zerebrovaskulärer Insuffizienz) oder die kontralaterale Exremität (z.B. bei AVK) zur Ausnützung der konsensuellen Reaktion in der Therapie verwendet werden.

In der Regel ist der Reaktionsablauf auf Wärme einphasig: Röte, Wärme, Wohlgefühl (Kaiser, 1978)

Bei ansteigenden Teilbädern kommt es zunächst zu einer intensiven, anhaltenden, lokalen Hyperämie (kann durch Senfmehl verstärkt werden), dann zu einem entlastenden Schweißausbruch mit kurzdauernder Zunahme der Pulszahl, einem Absinken des Blutdrucks, einer Erweiterung der Koronargefäße und einem Abströmen des Blutes in die Peripherie. Treten bei ansteigenden Teilbädern störende Herzsensationen auf, sollten kleinere Kaltanwendungen verabreicht werden. Bei ansteigenden Teilbädern kommt es zu einer Förderung des venösen Rückflusses zum Herzen (Kaiser, 1978).

Wärme, ob als Vollbad oder Teilanwendungen, ist vor allem bei Schwächezuständen, wozu der Astheniker neigt, angezeigt.

Hitze

Kurzdauernde Hitzeanwendungen wirken wie Kaltanwendungen.
Es findet sich auch hier eine zweiphasige Reaktion:
1. Blässe – Gänsehaut – dumpfes Druck- bis Schmerzgefühl
2. Röte – Hitze – Warmgefühl – Wohlgefühl

Heiße Voll- und Schwitzbäder steigern trotz der peripheren Gefäßerweiterung den Blutdruck beträchtlich, und zwar durch Anstieg des Herzminutenvolumens und Pulsanstieg (erwünschte Reaktion 10–20 % Puls- und Blutdruckanstieg).
Kurze Kälte- und Hitzereize sind deshalb bei Kreislaufschwäche und nach Infektionen (Kollaps) angezeigt (Kaiser, 1978).
Hitze wird vor allem eingesetzt, um einen Schweißausbruch hervorzurufen.

Fehlreaktionen

Arterielle Fehlreaktion

Nach Einwirkung von Kältereizen tritt die 2. Phase der Reaktion nicht oder nur verzögert ein. Anhaltende Blässe und Kälte sind Zeichen dafür. Hinzukommen kann ein heftiger Schmerz (Krampfschmerz), wenn nicht genügend sauerstoffhaltiges Blut zum Gewebe fließt. Zur Überwindung dieser Fehlreaktion sind ein warmes oder verkürzt ansteigendes Teilbad, warme Auflagen, Lichtkasten und ähnliche Maßnahmen erforderlich. Gegebenenfalls kann auch frottiert oder massiert werden.
Man beachte: Wärme – nicht Hitze löst Krämpfe (Kaiser, 1978). Die arterielle Fehlreaktion tritt auf, wenn der Patient vor der Behandlung nicht ausreichend durchwärmt war oder die Anwendung seine Reaktionsfähigkeit überforderte, d.h. besonders beim Astheniker.

Venöse Fehlreaktion

Bei dieser fließt das Venenblut nicht genügend zum Herzen zurück. Es kommt zur Stauung. Die Zeichen sind blau-rote Verfärbung und

Kälte der Haut. Den Rückfluß fördern die Hochlagerung der gestauten Gliedmaße, leichte Bewegung oder das klassisch ansteigende Teilbad nach Schwenninger-Hauffe.
Die venöse Fehlreaktion finden wir bei venösen Stauungen, also entweder bei Varikosis oder bei gestörtem venösen Abfluß im Bauchraum.

Gemischte Fehlreaktion

Hierbei sind arterieller Zu- und venöser Abfluß gestört. Als Zeichen finden sich rot-blaue Verfärbung und relative Wärme der Haut. Wir finden diese Zeichen als Dauerzustand nicht selten bei zirkulationsgestörten jungen Menschen an den unteren, weniger häufig an den oberen Gliedmaßen. Bei arteriovenöser Fehlreaktion sind Kneipp-Anwendungen nicht möglich. Kommt es nach Kälteanwendungen zu einem Durchbruch der arteriellen Hyperämie, sollte die Kaltanwendung sachgerecht beendet werden. Bei verstärkter venöser Stauung dagegen ist wie bei der venösen Fehlreaktion zu verfahren (Kaiser, 1978). Die gemischte Fehlreaktion findet sich vor allem beim Astheniker.

Paradoxe Fehlreaktion

Bei dieser reagiert das Gefäßsystem auf Kälte, als ob es Wärme wäre und umgekehrt. Es kann somit bei Warmanwendungen zu arteriellen Gefäßspasmen, bei Kälte zu starken venösen Stauungen kommen. Kälte kann außerdem zu einer starken arteriellen Hyperämie führen, ohne daß die Phase der Vasokonstriktion vorausging. Die Gegenmaßnahmen sind entsprechend, d.h. hat Kälte die Fehlreaktion ausgelöst, muß Wärme angewandt werden und umgekehrt (Kaiser, 1978).
Paradoxe Fehlreaktionen finden sich meist bei fortgeschrittenen Gefäßerkrankungen wie AVK, nach Sympathektomie oder ähnlichem.

Allgemeine Fehlreaktionen

Als solche können Schwindelgefühle, Kopfschmerzen, Übelkeit, Herzsensationen, Arrhytmien und andere funktionelle Störungen auftreten. Sie zwingen zum sofortigen Abbruch der Anwendung. Kommt es zu einer allgemeinen Fehlreaktion, wurden meist Kontraindikationen oder ein Schwächezustand übersehen.

Durch die Kenntnis von Reaktionen des Körpers auf Temperaturreize, Konstitution und Disposition können wir die Verordnung der Physiotherapie optimieren, Fehlreaktionen voraussehen und ein Behandlungsprogramm erstellen, das auf den Patienten individuell zugeschnitten ist. Diese Betrachtungsweise ermöglicht es uns, die Reaktion des Patienten mit zu berücksichtigen, ihn in ein ordnungstherapeutisches Konzept zu integrieren und diätetische und medikamentöse Verordnungen aus dem gleichen Blickwinkel durchzuführen.

Literatur

Amelung W, Hildebrandt G. Balneologie und medizinische Klimatologie. Band 1: Therapeutische Physiologie, Grundlagen der Kurortbehandlung. Berlin: Springer, 1985.

Breithaupt H, Demuth F. Physiologische Grundlagen der Kalt- und Warmanwendungen in physikalischer Medizin Band I Hildebrand, G (Hrsg.). Stuttgart: Hippokrates, 1990.

Choop R. Physiologie und Pathophysiologie der peripheren Durchblutung I. Physiologie der Durchblutung. In: Ratschow (Hrsg.) Angiologie. Stuttgart: Thieme, 1959.

Cooper KE. McK, Kerslake D. Abolition of nervous reflex vasodilatation by symiopatektomy of the heated area. J Physiol 1953; 119: 18–29.

Delios L. Die funktionellen peripheren Gefäßstörungen. Verh Dtsch Ges Inn Med 1961; 67: 269–80.

Hensel H. Physiologie der menschlichen Hautdurchblutung. In: Bad Oyenhauser Gespräche VI, 29 und 30 Okt. 1962. Berlin, Göttingen, Heidelberg: Springer, 1964.

Kaiser H. Kneippsche Hydrotherapie. Bad Wörishofen: Kneipp, 1978.

Kneipp S. Meine Wasserkur. 85. Aufl. Reprint. Grünwald/München: Kölbl.

Lampert H. Reaktionstypen und Hydrotherapie. Fortschr Med 1959; 77: 225–8.

May W. Die Verordnung der Physiotherapie nach konstitutionellen Gesichtspunkten. Heilkunst 1988; 101(9): 381–90.

Müller-Limmroth W. Neurophysiologische Grundlagen der Kneipp-Therapien: Kneipp Therapie von W. Brüggemann. 2. Aufl. Berlin, Göttingen, Heidelberg: Springer, 1986.

Pirlet K. Individualphysiologische Studien des Wärmehaushalts. Arch Phys Med 1956; 8(3): 164–9.

Pirlet K. Individuelle Unterschiede der Hautwasserabgabe und ihre Bedeutung für den Wärmehaushalt. Arch Phys Med 1959; 11(5): 378–84.

Pirlet K. Konstitutionelle Besonderheiten des Wärmehaushalts und ihre Bedeutung für die Klima-Thalasso-Therapie. Z Phys Med 1970; 1(2): 164–96.

Pirlet K. Die Koordination von physikalischer und chemischer Wärmeregulation unter kalten Bedingungen. Z Med, Baln, Med Klim 1982; 11: 91–120.

Stüttgen G. Kreislauf und Haut. Herz-/Kreislauf 1970; 2: 236–47.

Vester F. Hormone und die Umwelt des Menschen. Die Kapsel 1973; 31: 1343–99.

Weisbecker L. Hormone. In: Kurzgefaßtes Lehrbuch der Physiologie. 6. Aufl. Keidel WD (Hrsg.). Stuttgart: Thieme, 1985.

Widmer LK. et al. Hautdurchblutung, Noradrenalin und Adrenalin. Verh Dtsch Ges Kreisl Forsch 1959; 25: 104-7.

15 Akupunktur

J. M. Gleditsch

Der kulturelle und traditionelle Hintergrund der chinesischen Akupunktur

Die Akupunktur ist wohl die bekannteste und im Westen meist verbreitete unter den asiatischen Heilmethoden. Sie gilt vielfach als das Kernstück der chinesischen Heilkunde; doch spielte in Wahrheit die hochspezialisierte Phytotherapie – die Verabreichung von Kräuterarzneien, aber auch von mineralischen und tierischen Aufbereitungen – im alten China die weitaus größte Rolle. Die traditionelle chinesische Medizin (TCM) ist äußerst komplex und umfaßt sehr unterschiedliche Disziplinen: Es zählen zu ihr außerdem Diätetik, Massage, Wärme(Moxa)-Anwendung, Atemtherapie sowie die bekannten chinesischen Bewegungsübungen Tai Chi Chuan (im Sinne einer Gymnastik) und Qi Gong (Bewegungsmeditation). Mit Ausnahme der Akupunktur lassen sich alle diese Disziplinen mit westlichen Naturheilverfahren vergleichen.

Das Außergewöhnliche der Akupunktur besteht darin, daß ihre Regeln und Erkenntnisse, obgleich vor über zweitausend Jahren aufgestellt und definiert, bis heute weitgehend gültig und anwendbar geblieben sind. Keine andere Methode in der Medizin kann eine derartige Konstanz für sich in Anspruch nehmen; wohl hundert Ärztegenerationen haben die Beweiskraft und Praktikabilität der Akupunktur immer wieder aufs neue bestätigt gefunden.

Die ersten Akupunktur-Erfahrungen – nämlich die Beobachtung, daß Druck oder Stich an bestimmten Stellen der Körperoberfläche schmerzlindernd wirken, bzw. ein Beschwerdebild beeinflussen kann, – dürften sehr weit zurückliegen. Sehr frühe Grabfunde von Bian-Steinen, spitzen Knochensplittern und Keramikgebilden deuten darauf hin, daß eine Primitivform der Ritzung mit scharfen Gegenständen schon lange praktiziert wurde. Die Verwendung von Nadeln – aus Gold und Silber – ist ebenfalls, und zwar durch Grabfunde aus der Zeit der Han-Dynastie (200 v. Chr.), belegt. Aus derselben Epoche stammen auch die Klassiker der Akupunkturliteratur, die bis heute nicht an Bedeutung verloren haben; vor allem das

Huang Ti Nei Ching Su Wen, zu deutsch: Des gelben Kaisers Lehrbuch der inneren Medizin. Es ist in Dialogform geschrieben und enthält die Gespräche des „Kaisers", als des mit den Gesetzen von Mensch und Kosmos vertrauten Weisen, mit dem „Leibarzt" als dem fachkundigen Mediziner.

P. Unschuld weist darauf hin, daß sich die traditionelle chinesische Medizin über verschiedene Epochen hinweg entwickelt hat und keineswegs so einheitlich konzipiert wurde, wie in westlicher Interpretation oft angenommen. Dennoch ist ein in sich schlüssiges Denkgebäude entstanden, das gleichermaßen pragmatische wie philosophische Erkenntnisse in sich vereint und dadurch übergreifende Gültigkeit besitzt. Der westliche Arzt muß sich also, gleichviel ob er nur Akupunktur betreiben oder die gesamte traditionelle Heilkunde erlernen will, dem chinesischen Gedankengut zuwenden.

Wissenschaftliche Grundlagen der Akupunktur

Im vorliegenden Beitrag geht es weniger um eine lehrbuchartige Darstellung der Akupunktur als vielmehr darum, dem westlichen Arzt bzw. Medizinstudenten eine Verständnisbrücke zu dieser Methode zu schlagen. Dies hat selbstverständlich in kritischer Auseinandersetzung zu geschehen, aber ebenso unter Berufung auf die eigenen Erfahrungen des Autors, die während zwanzig Jahren täglicher Praxis gewonnen wurden.

Die Akupunktur kann durchaus eine wesentliche und wertvolle Ergänzung der westlichen Medizin darstellen, bedarf es doch zunehmend komplementärer Methoden in der modernen westlichen Medizin, da sie bei allen bewundernswerten Leistungen und Fortschritten immer deutlicher zutagetretende Nischen und Lücken in ihren diagnostischen und therapeutischen Konzepten aufweist. Freilich bietet sich die Akupunktur immer nur als eine additive Möglichkeit an und sollte keineswegs monoman eingesetzt werden.

Eine Systematik punktueller reflektorischer Innen-Außen-Wechselbeziehungen des Organismus ist auch im Westen aufgestellt worden – allerdings erst vor etwa 100 Jahren: 1893 wurde Head auf die Segmente und ihre Maximalorte aufmerksam. Desgleichen beschrieb der deutsche Arzt Weihe 1886 ein System von etwa 140 reaktiven Druckpunkten am Körper. Eine allgemeine Umsetzung solcher Erkenntnisse in die Therapie blieb jedoch aus; erst die moderne Triggerpunkt-Therapie, die etwa seit 1965 Einzug in die Schmerztherapie gehalten hat, stellt eine gewisse Parallele zur überlieferten chinesischen Punkttherapie dar.

Die Besonderheit der Akupunktur – in der Praxis wie auch der zugrundeliegenden Theorie – beruht meines Erachtens auf folgenden Grundkriterien:

- Die Akupunktur bezieht in ihre Diagnostik und Therapie grundsätzlich das **Phänomen des Polaren** ein, traditionell als **Yin/Yang** bezeichnet. Die sich aus der Polarisierung ergebenden Spannungen werden energetisch gedeutet. Funktionelles wird zum Hauptkriterium der polaren Wechselwirkungen.
- Der ständige direkte Kontakt mit der Körperoberfläche – mit spezifischen Arealen und Punkten – führt zur Begegnung mit einem offenen Reaktions- und „Response"-System des Organismus. Die Gesamtheit der miteinander vernetzten Punkte nimmt sich wie ein kybernetisches Regelkreismodell aus, das mit Hilfe der in den Punkten gegebenen „Inputs" moduliert werden kann im Sinne einer Regulationstherapie, die an einem autoregulativen System angreift.
- Es ergeben sich fünf Funktionskreise des Organismus – als „**Wandlungsphasen**" der Akupunktur. Sie führen zur Deutung des Menschen als eines Mikrokosmos, der sich in die Ökologie des Makrokosmos einzufügen hat. Die Definition dieser fünf Funktionskreise mit ihren Inhalten und Entsprechungen wird zur Grundlage einer schlüssigen Systematik für Diagnostik und Therapie.
- Diese Systematik erschließt einen direkten somatopsychischen Zugang, da die fünf Funktionskreise somatische und psychische Inhalte gleichermaßen einbeziehen. Auf diese Weise bietet die Akupunktur eine Verständnisbrücke zur Psychosomatik.
- Indem die Akupunktur in Diagnostik und Therapie den natürlichen Ordnungen des Lebendigen als Voraussetzung von Heil- und Gesundsein nachspürt und wesentlich auf das Reiz-Reaktions-System eingestellt ist, erweist sie sich als eine Ordnungstherapie (Bachmann) und erfüllt damit alle Kriterien eines Naturheilverfahrens.

Wenn auch heute noch nicht alle Wirkmechanismen der Akupunktur bekannt sind bzw. als bewiesen gelten, so gibt es doch bereits eine Fülle an Wirkungsnachweisen und daraus gefolgerten Erklärungsmodellen. Ein wesentlicher Anteil ist den Ergebnissen der Schmerzforschung der letzten zwanzig Jahre zu verdanken.

Wirkmechanismen der Akupunktur

▷ **Punktuelle Besonderheit:** Die Akupunkturpunkte sind in auffälliger Häufigkeit topographisch mit den Maximalpunkten nach Head identisch. Ebenso besteht für die aus der modernen Schmerztherapie bekannten Triggerpunkte eine signifikante Übereinstimmung der loci, wie es Melzack für die Schmerztherapie mit 71% belegen konnte. Triggerpunkte sind wiederum – nach Gunn – häufig identisch mit „motor-points". Alle diese verschiedenen Punktarten heben sich durch übereinstimmende Merkmale von ihrer Umgebung ab, vor allem durch einen deutlich verminderten elektrischen Hautwiderstand, das bedeutet eine erhöhte elektrische Leitfähigkeit. Der therapeutische Effekt ist wesentlich davon abhängig, daß der Akupunkturpunkt möglichst exakt getroffen wird.

▷ **Analgetische Wirkung:** Der analgetische Effekt ist der am meisten erforschte und wissenschaftlich akzeptierte Wirkfaktor der Akupunktur. Die mittels Nadelakupunktur – ggf. verstärkt durch Elektrostimulation – erzielbare Operationsanalgesie hat in den 70er Jahren großes Aufsehen erregt. Wenngleich die so zahlreich dokumentierten Anästhesien des Operationsgebietes unbestritten sind, ist diese Methode doch wegen technischer Probleme, mangelnder Einarbeitung und einer etwa 15%igen Versagerquote verlassen worden.

▷ **Segmentale Mechanismen:** Diese beziehen sich auf die vor einhundert Jahren erstmals von Head und Mackenzie veröffentlichten Erkenntnisse nerval-segmentaler Verschaltungen zwischen den Viszera und den äußeren Körperschichten; wesentlich ist hierbei die Beteiligung des autonomen Nervensystems. Die in der Neurophysiologie bekannte kutiviszerale und viszerokutane segmentale Reflektorik kann als Verständnisgrundlage für die Reiz- und Informationsübertragung in der Akupunktur dienen. Die Grenzlinien der Dermatome, Myotome, Sklerotome stimmen im Bereich der Extre-

mitäten auffällig mit dem Verlauf der Akupunktur-Punktketten
überein.

▷ **Neuronale Mechanismen:** Da die Akupunkturwirkung in der
Regel ein intaktes Nervensystem voraussetzt, gelten auch hier die
heutigen Erkenntnisse der neuronalen Schmerzleitung, insbesondere der auf den verschiedenen Ebenen des Zentralnervensystems
möglichen Schmerzmodulation. Die Gate-Control-Theorie von Melzack und Wall (1965) nimmt Hemmechanismen auf der Ebene des
Rückenmarks an, wo die nozizeptiven Impulse über die langsam
leitenden marklosen und die schnelleitenden markhaltigen Nervenfasern gemeinsam einströmen: Die qualitative Unterschiedlichkeit
konkurrierender Reize löst schleusenartige Mechanismen aus, die
die Schmerzschwelle anzuheben vermögen.

▷ **Neurohumorale Mechanismen:** Durch eine an spezifischen Aku-
punkturpunkten gesetzte periphere Stimulation kommt es zu einer
erhöhten Ausschüttung von körpereigenen Opiaten, den Endorphinen; so wurde der Nachweis erbracht, daß vermehrt Endorphine im
Bereich des periaquäduktalen Grau im Mittelhirn auftreten. Der
Beweis für die Endorphinwirkung ist dadurch gegeben, daß nach
Injektion eines Antistoffes, des Naloxon, die schmerzlindernde
Wirkung sofort aufgehoben ist. Auch Neurotransmitter wie das
Serotonin treten verstärkt nach an spezifischen Punkten durchge-
führter Akupunktur auf, wie es sich an der erhöhten Ausscheidung
des Abbauproduktes 5-OH-Indolessigsäure im Urin erkennen läßt.
Die Anhebung der Schmerzschwelle wie auch die Lockerung des
Muskeltonus sind als endorphinergische bzw. serotoninergische
Wirkungen erwiesen. Auch die Wirkebenen der verschiedenen
Enkephaline sind heute weitgehend bekannt: So kommt es im
Gefolge der afferenten Schmerzleitung auf spinaler Ebene wie auch
auf der Ebene des Stammhirns zur erhöhten Ausschüttung von
β-Endorphin. Bei der deszendierenden Leitung, also vom Zerebrum
zur Peripherie, wird – durch Serotonin vermittelt – eine erhöhte
Freisetzung von Dynorphin ausgelöst. Ein erst vor wenigen Jahren
entdeckter Stoff, ein vasoaktives intestinales Peptid (V.I.P.), scheint
für die Langzeitwirkung der Akupunktur wesentlich verantwortlich
zu sein.

▷ **Sympathikolytische Wirkung:** Mittels der Akupunktur sind über
das autonome Nervensystem sympathikolytische Effekte auslösbar.

Diese haben z. B. eine Bedeutung bei der Verbesserung der Durchblutung. Kaada (Norwegen) konnte nachweisen, daß es nach peripherer Reizung mittels Elektrostimulation an spezifischen Punkten („Di 4" oder „Ma 36") zu einer gesteigerten Durchblutung bis in die unteren Extremitäten kommt – sogar bis hin zu den Zehen: Die Anwendung dieses Verfahrens bei peripheren Durchblutungsstörungen der unteren Extremität ist in Norwegen in vielen Krankenhäusern erfolgreich erprobt.

▷ **Motorische Wirkung:** Elektromyographisch konnte ein Nachlassen der Muskelspannung nach einer an gezielten Punkten durchgeführten Akupunktur belegt werden. Außer einer Spasmolyse ist dabei die Rückkehr zu harmonischen Rhythmen in den Amplituden der mittels EMG aufgezeichneten Muskelaktionen bemerkenswert (Bergsmann). Auch im Falle von motorischen Paresen ließ sich – selbst noch nach Jahren – mittels Akupunktur ein Rückgang der Lähmungserscheinungen erzielen (Naeser, Yamamoto).

▷ **Endokrine Wirkung:** Die hormonelle Wirkung der Akupunktur ist durch eine Anzahl Studien bewiesen, u.a. von der Gynäkologischen und Endokrinologischen Abteilung der Universitäts-Frauenklinik Heidelberg. So lassen sich die gestagenpositive Oligo- und Amenorrhoe durch Akupunkturbehandlung gleichwertig der Antiöstrogen- und Gonadotropinwirkung beeinflussen.

▷ **Vegetative Wirkung:** Des weiteren sind vegetativ regulierende und harmonisierende, also homöostatische Wirkungen der Akupunktur nachgewiesen, wie überhaupt ein sedierender Effekt. Bei vielen Akupunkturerfolgen dürfte eine vegetative Umstimmung beteiligt sein.

▷ **Psychische Wirkung:** Auf ähnliche Weise nimmt die Akupunktur Einfluß auf die Psyche, und zwar nicht nur im Sinne einer momentanen Sedierung, sondern weit mehr einer Regulation. Wie auch bei anderen Regulationstherapien bekannt, kommt es zuweilen zu psychischer Katarrhsis, nicht selten zu Schluchzen und langanhaltendem Weinen, das zur psychischen Befreiung führt. Oft beginnen die Patienten unter der eingetretenen Entspannung, spontan über ihre Probleme zu reden, was ihnen zuvor unmöglich war, und selbst psychische Blockaden können sich als Folge der Behandlung lockern.

▷ **Wirkung auf Immunsystem und Allergien:** Nachgewiesen ist eine signifikante Abnahme von IgE, ebenso wie der eosinophilen Leukozyten nach gezielt durchgeführter Akupunktur. Klinisch läßt sich häufig ein sofortiges Abschwellen gestauter Lymphbezirke beobachten und palpatorisch bestätigen: Dies läßt auf eine spontane Regulationsumschaltung im Lymphfluß, besonders im Bereich der Lymphkapillaren, schließen.

▷ **Qualitative Besonderheit:** Die bisher aufgezählten klinischen Wirkungen der Akupunktur betrafen Einzelbereiche. Jedoch werden zunehmend Stimmen namhafter Wissenschaftler laut, die auf den holistischen bzw. qualitativen Aspekt eines Therapieerfolges hinweisen: Nicht die bei der heutigen wissenschaftlichen Analyse im Vordergrund stehenden Einzelparameter seien entscheidend, sondern das Gesamtergebnis der Therapie, nämlich die harmonisierende und damit qualitative Wirkung auf die Gesamtheit von Soma, Psyche und Bewußtsein. In einer solchen Gesamtwirkung sind die erwähnten endokrinen Komponenten, wie sie bei der Akupunktur ebenfalls nachgewiesen werden konnten, wesentlich beteiligt: Nach Chapman geht es speziell um die HPA-Achse, also die Einheit von Hypophysen-Zwischenhirn-System und Nebennierenrinde, die bei derartigen, die Lebensqualität bedingenden Wirkungen beteiligt ist. Daher fordert Chapman, daß sich die Akupunktur-Forschung in Zukunft vornehmlich mit diesen qualitativen Wirkbereichen befassen müsse.

Indikationen und Kontraindikationen der Akupunktur

Die Stärke der Akupunktur liegt in der Therapie funktioneller, prämorbider Störungen: Sie vermag zu regulieren, was ge-stört ist, aber nicht zu regenerieren, was zer-stört ist. Über die Akupunkturpunkte als spezifische Punkte der Körperoberfläche vermag die Therapie modulierende, ausgleichend-harmonisierende Impulse zu setzen. Schon von daher gebührt der Akupunktur unter den Regulationstherapien ein hoher Stellenwert.
Prävention galt in der chinesischen Medizin stets als die vornehmste Kunst. Die Ärzte, die zweimal jährlich ihre Patienten untersuchten, wurden nur dann bezahlt, wenn sie sie dank dieser regelmäßigen Kontrollen und der daraus abgeleiteten Verhaltensregeln vor Krankheit bewahren konnten.

So diente – und dient – die Akupunktur in erster Linie der **Gesundheitsvorsorge.** Die Akupunktur-Diagnostik richtet ihr Augenmerk auf funktionelle und energetische Störungen im Organismus, die bekanntlich oftmals Vorboten bzw. Anfangsstadium manifester Erkrankungen darstellen. Der frühzeitige Einsatz von Akupunktur könnte in vielen Fällen hohe Kosten ersparen und auch Nebenwirkungen vermeiden helfen, die bei zahlreichen anderen Methoden und Medikamenten in Kauf genommen werden müssen.

Leider aber wird oft erst in einem späten Krankheitsstadium nach der Akupunktur verlangt, und zwar vom Patienten selbst, wenn andere medizinische Bemühungen ohne Erfolg blieben. Vielfach werden in diesen Fällen in die Akupunktur weit höhere Erwartungen gesetzt, als sie zu erfüllen vermag. Zu einem sinnvollen Einsatz der Akupunktur gehört ohne Zweifel die realistische Abgrenzung ihrer Indikationen.

Die Akupunktur wird heute zunehmend in die Schmerztherapie integriert und – soweit der Ausbildungsstand der betreffenden Ärzte dies erlaubt – in vielen „Pain Clinics" in aller Welt praktiziert.

Die Weltgesundheitsorganisation (WHO) in Genf hat bereits Mitte der siebziger Jahre einen überaus breitgefächerten Indikationskatalog der Akupunktur als Empfehlung erarbeitet. Dies geschah im Hinblick auf die Nöte der dritten Welt, wo eine medizinische Versorgung im westlichen Sinne nicht gewährleistet ist und kostengünstige Methoden wie die Akupunktur sich anbieten.

Indikationskatalog der WHO

▷ Respirationstrakt:
akute Sinusitis
akute Rhinitis
allgemeine Erkältungskrankheiten
akute Tonsillitis
▷ Bronchopulmonale Erkrankungen:
akute Bronchitis
Asthma bronchiale
▷ Augenerkrankungen:
akute Konjunktivitis
zentrale Retinitis
Myopie (bei Kindern)
Katarakt

▷ Erkrankungen der Mundhöhle:
  Zahnschmerzen
  Schmerzen nach Zahnextraktion
  Gingivitis
  akute und chronische Pharyngitis
▷ Orthopädische Erkrankungen:
  Schulter-Arm-Syndrom
  Periarthritis humeroscapularis
  Tennis-Ellenbogen
  Lumbalgie
  Rheumatoide Arthritis
▷ Gastrointestinale Erkrankungen:
  Ösophagus- und Kardiospasmen
  Singultus
  Gastroptose
  akute und chronische Gastritis
  Hyperazidität des Magens
  chronisches Ulcus duodeni
  akute und chronische Kolitis
  Obstipation
  Diarrhoe
  paralytischer Ileus
▷ Neurologische Erkrankungen:
  Kopfschmerzen
  Migräne
  Trigeminusneuralgie
  Fazialisparese
  Lähmungen nach Schlaganfall
  periphere Neuropathien
  Poliomyelitislähmung
  Ménière-Krankheit
  neurogene Blasendysfunktion
  Enuresis nocturna
  Interkostalneuralgie
  Ischialgie

Diese Indikationsliste läßt sich jedoch nicht vorbehaltlos auf die
Verhältnisse der zivilisierten Länder übertragen. Bei Infektionskrankheiten zum Beispiel ist auf jeden Fall die moderne naturwissenschaftliche Medizin überlegen. Eine Ausnahme kann nur für die –
allerdings erheblich zunehmende – Zahl derjenigen Patienten gel-

ten, die auf Antibiotika oder gewisse Chemotherapeutika hochgradig allergisch reagieren; hier erscheint der alternative Einsatz von Akupunktur berechtigt. Auch während der Schwangerschaft, etwa bei lumbalgisch-ischialgischen Beschwerden, empfiehlt sich die Akupunktur, um etwaige Medikamentenwirkungen auf den Foetus zu umgehen.

Doch kennt die Akupunktur gerade im Falle der Schwangerschaft unerwünschte Nebenwirkungen, was übrigens als indirekter Beweis für ihre Wirksamkeit zu bewerten ist: so bei Stimulation hormonell wirksamer Punkte, was unter Umständen zum Abort führen kann.

Wie bei jeder Therapie, können auch bei der Akupunktur Gefahren auftreten, falls grobe Grundregeln der Hygiene verletzt werden oder sie nicht lege artis ausgeführt wird. Als Kunstfehler gilt insbesondere der tiefe Einstich im oberen Thorax wegen der Gefahr eines Pneumothorax. Übrigens kommen Verletzungen von Nerven und Gefäßen weit seltener vor, als von Skeptikern behauptet wird.

Eine nicht seltene Folge ist die sogenannte **Erstverschlimmerung** nach der Akupunktur: Der Patient erleidet während der ersten Stunden bzw. des ersten Tages eine merkliche Verschlechterung seiner Beschwerden, die in der Regel jedoch spätestens im Verlauf des zweiten Tages abklingt. Derartige vorübergehende Überreaktionen zeigen an, daß der Therapie-Reiz die – zuvor erlahmten oder überforderten – Eigenregulationsmechanismen des Patienten wieder anzuregen vermochte. Solche Erstverschlimmerungen beinhalten also einen durchaus nicht unerwünschten Effekt, da bekanntlich die allgemeine Fähigkeit zur Regulation immer schwächer und gehemmter wird, je chronischer ein Krankheitsbild verläuft.

Es hat den Anschein, als ob die körpereigenen Regulationsmechanismen zuweilen eines Anstoßes von außen bedürfen: So machen viele Patienten die Erfahrung, daß es ihnen gut tut, sich in gewissen Abständen prophylaktisch einer Akupunkturbehandlung zu unterziehen.

Es versteht sich, daß Regulation nicht in einem bloßen Zurückschalten auf einen verlorenen Status ante quo bestehen kann: In der Biographie des Menschen werden zuweilen auch physische und psychische Impulse wirksam, die zu einer Vorwärtsentwicklung drängen – die also finalistisch geprägt sind. Ein Beispiel ist die Bildung von Antikörpern, die im Rahmen der akuten Infektion angeregt wird: Hier wird Krankheit sinnvoll als hilfreicher Vollzug zu einer verbesserten und sicheren Abwehrlage.

Methodik der Akupunktur

Es wird der Akupunktur oft vorgeworfen, sie beziehe sich auf ein mystisch-okkultes Gedankengut, das wissenschaftlich nicht ernstzunehmen, ja dem modernen Mediziner nicht zumutbar sei. In der Tat sind die Jahrtausende alten Regeln in einer bildhaften Sprache überliefert, die dem westlichen Arzt fremd erscheinen muß. Für den symbolkundigen Arzt hingegen sind diese Bilder weit beredter und übergreifender, als abstrakte Begriffe es je sein können. Das überlieferte Wissen bezieht phänomenologische Verwandtschaften und Analogien ein und ist von sehr schlüssiger Systematik, wenngleich nicht im uns gewohnten kausal-analytischen Sinne: ein Wissen, das es wert ist, auf seinen Gehalt hin untersucht und dem westlichen Arzt auf dem Wege moderner Interpretation nähergebracht zu werden.

Faszinierend ist an der Akupunktur, daß sie trotz ihres philosophischen Bezuges eine praktische Methode bleibt und jeden Akupunktur-Praktiker letztlich zu einem ganzheitlichen Menschenverständnis hinführt. Somatisches und Psychisches werden nicht als voneinander getrennte Bereiche begriffen, sondern als Einheit, denn aufgrund des überlieferten Analogieverständnisses bildet das eine den Schlüssel für das andere. So scheint aus der somatisch-psychischen Verwobenheit sowohl das Ganze auf, als auch die Besonderheit des einen im Verhältnis zu dem ganz anderen. Die Wechselwirkung zwischen dem Gesamtsystem und seinen Teilbereichen ist heute Gegenstand der Erforschung durch die moderne Systemtheorie. Das Wissen um solch unmittelbare Wechselbezüge, die nicht nur innerhalb des Organismus gelten, sondern auch Natur und Kosmos einbeziehen, dürfte außer der Akupunktur kaum eine medizinische Methode auszeichnen. Zahllose Ärztegenerationen haben im Laufe der langen Akupunkturgeschichte aus solchem Wissen geschöpft. Wenn eine Methode sich unverändert über Jahrtausende hat erhalten können, so ist ihr schon aus diesem Grund nicht nur die Existenzberechtigung, sondern auch ein hoher Grad an Geistigkeit zuzuerkennen.

Das Phänomen der Polarität

Die traditionelle chinesische Medizin und so auch die Akupunktur orientieren sich am Phänomen der Polarität – umschrieben mit dem

Begriffspaar Yin/Yang. Gemäß der dynamisch-prozessualen Welt-auffassung des Taoismus, der ja der traditionellen chinesischen Lehre zugrunde liegt, stellt das Zusammenwirken der beiden konträren Kräfte Yin und Yang ein kosmisches Grundprinzip dar; aus ihm werden die mannigfaltigen Fließbewegungen gegenseitigen Bedingens und Bewirkens, ja die Dynamik des Kosmos selbst erklärbar.

Auch der westlichen Naturwissenschaft und Medizin, wie überhaupt der alltäglichen Erfahrung, sind Phänomene geläufig, die sich durch Polarität auszeichnen: so Elektrizität und Magnetismus, die geradezu Grundlage unserer technischen Entwicklung sind; oder auch die gegensätzlichen Körperfunktionen von Sympathikus und Parasympathikus, von Assimilation und Dissimilation, von Beugung und Streckung im muskulären Zusammenspiel. Vor allem diejenigen Funktionen, die in unablässigem Phasenwechsel ablaufen – wie Systole und Diastole, Inspirium und Exspirium – sind Beweis für das Zusammenwirken konträrer Impulse: Das Wesentliche sämtlicher rhythmischen Prozesse besteht eben darin, daß ihre alternativen Phasen von polarer Wertigkeit sind.

Die Akupunkturlehre nun geht hier noch weiter und ordnet selbst Körperteile und Organe entweder dem Yin oder dem Yang zu. Dies ergibt sich aus der grundsätzlich holistischen Sicht der Dinge, wonach kein Teil des Körpers isoliert betrachtet wird, will man das gesamte Ausmaß seiner Funktionen erfassen und therapieren. Die chinesische Medizin hat nie statisch-anatomisch, sondern immer in Relationen gedacht; von daher die fundamentale Erkenntnis, daß keine Funktion des Körpers erschöpfend beurteilt werden kann, ohne daß ihr spezifisches Gegenstück erkannt und berücksichtigt wird. Die klassische Akupunktur baut geradezu auf dem unabdingbaren Yin-Yang-Wechselspiel auf. Das Phänomen der Polarität, das gemäß der Akupunkturlehre bis in den Bereich des Körperlichen, ja selbst des Psychischen durchgreift, ist letztlich der Garant für die Abgestimmtheit und elastische Auffangbereitschaft im Verbund lebendiger Funktion.

Bertrand Russell hat die Begriffe Yang und Yin mit knappen Worten wie folgt umrissen: "Yang ist Dynamik auf Kosten der Stabilität; Yin ist Harmonie auf Kosten des Fortschritts." Das Drängende, Kraftvolle, Evolutive entspricht also jeweils dem Yang, das als männlich gilt; das Beharrende, Stabilisierende, Strukturierende dem Yin, das als weiblich gilt.

In der patriarchalisch geprägten westlichen Welt wird das Yang mit seinen Zuordnungen oftmals höher bewertet als das zugehörige Yin: so etwa stark gegenüber schwach, hell gegenüber dunkel, bewußt gegenüber unbewußt, aktiv gegenüber passiv, und nicht zuletzt positiv gegenüber negativ. Doch das Yin ist nicht die Verneinung des Yang, sondern dessen Ergänzung. Beide sind grundsätzlich gleichwertig und wie zwei Seiten derselben Medaille zu betrachten. Ihre Inhalte sind aufeinander bezogen; der eine Aspekt bedarf des anderen, um überhaupt beschreibbar zu sein. Die Polaritäten Yin und Yang stellen also keine absoluten Größen dar, sondern relative; genauer gesagt sind sie bloße Polarisierungen, die in laufender Wechselbeziehung bleiben.

Die Harmonie der beiden polaren Kräfte Yin und Yang bedingt den Gesundheitszustand des Menschen. Gesundheit ist demnach die Ausgewogenheit zwischen den jeweiligen polaren Antagonismen: Gelingt der Ausgleich, die Er-gänzung zum Ganzen, so ist der Mensch „in der Mitte seines Wesens", also gesund. Die Frage nach dem Yin/Yang-Gleichgewicht wird damit zur zentralen Frage in der traditionellen chinesischen Medizin – in der Diagnostik gleichermaßen wie in der Therapie.

Grundlage der Reflektorik und der Wechselwirkungen der Akupunktur bildet die Innen-Außen-Polarität: Es geht um ein Innen-Außen- bzw. Außen-Innen-Kommunikationssystem mit an der Körperoberfläche befindlichen Reaktionsstellen. Genauso wie bei den Maximalpunkten der Dermatome handelt es sich um Orte von vorzüglicher Sensibilität. In seinen ersten, viel zu selten zitierten Veröffentlichungen beschreibt Head die beeindruckende Erfahrung, die sich ohne weiteres auch auf die Akupunkturpunkte beziehen läßt, nämlich daß sich an den Stellen der weit größeren Sensibilität auch weit günstigere therapeutische Erfolge ergeben. Folgerichtig setzten er und Mackenzie an eben diesen Stellen des Dermatoms bzw. Myotoms ihre Therapie an, damals in Form von Senfpflastern, Schröpfköpfen und ähnlichen Hautreizverfahren.

Die Zonen des „referred pain", also die schmerzhaften Außenprojektionen innerer Dysfunktionen, erklärte Head in der Weise, daß offensichtlich die inneren Organe sich „nur auf diese Weise bewußt machen" können. Reaktionen und Phänomene an der Körperoberfläche, die „bei Erkrankungen eines inneren Organs auf die Bedeckung ausstrahlen" (Hansen, Schliack, 1962), sind als segmentale und vegetativ-reflektorische Beziehungen erklärbar.

Das Phänomen des Akupunktur-Punktes

Die klassischen Akupunkturpunkte sind durch eine klare topographische Anordnung gekennzeichnet: Keineswegs sind sie individualspezifisch, sondern lassen sich bei allen Menschen an etwa gleicher Stelle auffinden. Aufgrund folgender Charakteristika sind die klassischen Akupunkturpunkte deutlich von ihrer Umgebung abgrenzbar:

- Der elektrische Hautwiderstand ist vermindert.
- Die Leitfähigkeit ist erhöht.
- Die kapazitiven Werte sind erhöht.
- Die Wärmeabstrahlung übertrifft die der Umgebung, wie Bolometermessungen ergaben.
- Sensibilität und Druckempfindlichkeit sind gesteigert. Dies dürfte, wie Kellner an 1100 histologischen Schnitten nachweisen konnte, mit einer oftmals vermehrten Rezeptorendichte zusammenhängen.
- Bindegewebsturgor und Muskeltonus sind allgemein erhöht.

Die anatomisch-morphologische Besonderheit der Akupunkturpunkte ist erst seit 1988 bekannt: Heine, Anatom an der Universität Witten-Herdecke, entdeckte, daß die Lage der Punkte meist mit Durchtrittsstellen der Gefäß-Nerven-Bündel durch die oberflächliche Faszie übereinstimmt. Im Bereich dieser Perforationen legen sich bindegewebige zylindrische Hüllen um das Gefäß-Nerven-Bündel, so daß gleichsam gepolsterte Kanäle entstehen. Diese morphologische Deutung Heines würde die praktische Akupunkturerfahrung erklären, daß die feinen Nadeln bei exakter Lokalisation oft sehr leicht in das Gewebe hineingleiten, gleichsam wie in präformierte Kanäle. Im alten China wurde übrigens nie von Punkten, sondern von Foramina – also von Öffnungen – gesprochen.

Das Reizfortleitungs-Phänomen (De Qi)

Der am richtigen Ort – nämlich genau am Akupunkturpunkt – gesetzte Nadelreiz vermag zwei Ebenen der Wahrnehmung anzusprechen. Außer dem an der Oberfläche empfundenen Einstichschmerz kommt es, falls die Nadel tiefer eingestochen wird und auch Rezeptoren unterer Gewebsschichten erreicht, häufig zum sogenannten De Qi (gesprochen: De-Tschi). Es handelt sich um ein typisches Akupunkturphänomen, das sonst in der Medizin nicht bekannt ist: eine lineare Reizfortleitung, die in Form einer sich ausbreitenden Wärme, eines fortschreitenden Kribbelns, dumpfen Ziehens oder Schweregefühls empfunden wird, besonders oft aber als „Elektrisiergefühl" nach Art eines leichten elektrischen Schlags. Für dieses De Qi ist charakteristisch, daß es sich nicht diffus in die Umgebung ausbreitet, sondern einer längsgerichteten Fortstrahlung gleicht, die einer Bahn oder Leitlinie folgt.

Ein anderer Name für dieses Phänomen lautet – in englischer Übersetzung – „Propagated Sensation Along the Channel" (P.S.C.), d. h. Fortleitung entlang eines Kanals; bzw. „Propagated Sensation Along the Meridian" (P.S.M.), d. h. Fortleitung entlang der Punktkette. Tatsächlich sind die Akupunkturpunkte derart am Körper angeordnet, daß sich der Eindruck von Längslinien oder Punktketten ergibt. Das beschriebene Fortleitungsphänomen bestätigt, daß die einzelnen Punkte dort, wo sie linear aufeinander folgen, miteinander in einer funktionellen Resonanz verbunden sind.

Die Kunst der Akupunkturnadelung besteht nun darin, den Reiz am richtigen Ort und in der richtigen Dosis zu setzen und möglichst ein solches fortgeleitetes De Qi auszulösen.

Das De Qi gilt in der traditionellen Akupunktur als Voraussetzung für einen guten Therapieerfolg.

Die Vitalkraft Qi

Grundlage des De Qi ist eine die Akupunkturlehre bestimmende Vorstellung, nämlich die eines vitalen Energieflusses namens Qi. Die genaue Übersetzung dieses Begriffes ist nicht möglich. Es ist eine dynamische Qualität gemeint, durchaus mit Hufelands „Lebenskraft" vergleichbar: ein energetisches Phänomen, das mit den heutigen technischen Mitteln nicht meßbar ist. Der harmonische Durchfluß dieser Strömung durch alle Körperbereiche, oben wie unten, rechts wie links, gilt in der traditionellen chinesischen Medizin als Voraussetzung physischer wie psychischer Gesundheit. Mangel, Überschuß bzw. gestörte Verteilung dieser Fließenergie hingegen bedeuten Ungleichgewicht, Disharmonie und Vorstufe von Krankheit.

Diese Vorstellung hat sich in Diagnostik und Therapie so sehr bewährt, daß sie sich über Jahrtausende erhalten hat, wenngleich wir in unserem heutigen naturwissenschaftlichen Zeitalter nach der physikalischen Grundlage und Realität des Qi fragen müssen. Im Grunde bedient sich die Akupunktur eines Denkmodells, das sich immer wieder bewährt und bestätigt findet in der praktischen Umsetzung.

Diagnostisch gilt es zu ermitteln, in welcher Weise und an welchen Stellen des Körpers dieses Gleichgewicht verschoben ist. Die Frage ist eng mit der nach dem Yin/Yang-Gleichgewicht verknüpft, da – wie erwähnt – das Zusammenwirken der beiden konträren polaren Kräfte in dynamischen Fließbewegungen resultiert; die Vitalkraft Qi wird hiermit in Zusammenhang gebracht.

Bereits der Gesamteindruck des Patienten wird vom chinesischen Arzt im Sinne eines „starken" oder „schwachen" Qi gedeutet. Die Fülle der vitalen Kraft zeigt sich zum Beispiel in der gestrafften Haltung, dem festen und dabei elastischen Schritt, der guten Durchblutung u. ä. Nicht nur allgemein, sondern auch in Bezug auf einzelne Körperfunktionen kann die Qualität des Qi unterschiedlich sein: Ein Sänger von kräftiger, gut tragender Stimme beispielsweise verfügt über ein gutes „Lungen-Qi", ein Redner ohne Stimmvolumen, auf das Mikrofon angewiesen, hingegen über ein mangelhaftes. Bei ausgesprochener Funktionsstörung eines inneren Organs wird die Qi-Schwäche oft bereits äußerlich ablesbar: im Falle des Magens etwa am gekrümmten Gang und dem eingefallenen Gesicht des Patienten.

Es hat selbstverständlich nur dann einen Sinn, funktionelle Symptome mit einem solchen Qi in Verbindung zu bringen, wenn dahinter die therapeutische Erfahrung steht, daß durch Nadelapplikation am richtigen Ort und in richtig bemessener Reizstärke ein Einfluß auf dieses Qi ausgeübt wird. Da bei einer bloßen Nadelung gewiß nicht von der Zuführung einer „Engerie" von außen die Rede sein kann, muß weit mehr eine Umverteilung der im Körper anwesenden Vitalkraft vorgestellt werden. Somit lassen sich die Akupunkturpunkte in diesem Zusammenhang als „Inputs" verstehen, die den Zugang zu dem energetischen Fließsystem gestatten.

Die Akupunktur-Meridiane als „energetische" Leitlinien

Nach traditioneller Anschauung kreist das Qi in den erwähnten Leitbahnen, um die verschiedenen Organe in regelmäßigem Turnus energetisch zu versorgen. Die Bezeichnung „Meridian" für diese

Punktketten ist eine begriffliche Neuschöpfung der europäischen Übersetzer, die – getreu der westlich-anatomischen Sicht – den Vergleich mit den vertikalen Ordnungslinien des Globus vor Augen hatten. Der chinesische Name „Kanal" (Luo) hingegen beschreibt die beobachtete Funktion des Phänomens, eben das Leitende und Verbindende: Der unablässige Vitalfluß Qi wurde mit dem Strömen innerhalb eines Systems von Wasserstraßen gleichgesetzt.

Wenngleich sich das Qi entlang der Meridiane fortleitet, findet sich dennoch für diese Leitlinien kein morphologisch-anatomisches Substrat: Lediglich die einzelnen Punkte sind nachweisbar. Versuche mit Injektionen von Radio-Isotopen in die Akupunkturpunkte ließen jedoch eine auffällig longitudinale Fortleitung der Radioaktivität erkennen; im Tierversuch selbst noch nach Entfernung von Blut-Lymphbahnen.

Die Meridiane folgen auffällig den kinetisch-dynamischen Muskelfunktionsketten. Auch diese verlaufen ja zum größten Teil longitudinal, und zwar segmentüberschreitend. Im Bereich der Extremitäten jedoch ist die segmentale Aufteilung und Schichtung ebenfalls longitudinal organisiert; dadurch ergibt sich hier ein gewisser Parallelverlauf mit den vertikalen Muskelfunktionsketten. In diesem Sinne sind Punkte und Meridiane eine zwei Koordinaten vereinende Manifestation, die die segmental-horizontale und die vertikal-funktionelle Ordnung aufeinander bezieht. So lassen sich die Akupunkturwirkungen zu einem gewissen Teil aus den segmentalen Reflexmechanismen erklären, zum anderen jedoch aus übergreifenden funktionell-energetischen Phänomenen.

Das System der zwölf Haupt-Meridiane

Zwölf sogenannte Haupt-Meridiane spielen in der Akupunktur eine besondere Rolle. Es sei vorausgeschickt, daß sie jeweils beidseitig, d.h. also doppelt, vorhanden sind und meist bilateral therapiert werden.

Zehn dieser Haupt-Meridiane sind nach Viszeralorganen benannt, zu denen jeweils eine Wechselbeziehung angegeben wird. Hierbei handelt es sich wiederum um funktionelle Zusammengehörigkeiten, wie auch der Begriff des Organs funktionell zu verstehen ist: Nicht seine anatomische Lage oder Struktur interessiert in diesem Zusammenhang, sondern seine spezifische Funktion innerhalb des Gesamtorganismus. In diesem Sinne weist ein jeder Meridian, unabhängig von der Anzahl seiner Punkte, eine Zuordnung und Wechselwirkung zu einem bestimmten Funktionsbereich auf, die sich mit dem Namen eines inneren Organs symbolhaft, aber auch kennwortartig umschreiben läßt.

Tatsächlich bestätigt die therapeutische Erfahrung, daß von charakteristischen Punkten der Meridiane aus Wirkungen auf das jeweils namengebende innere Funktionssystem erzielt werden können. Andere Punkte im Meridianverlauf haben wiederum mehr lokale Bedeutung. So spannt die Akupunkturlehre mittels der Meridiane funktionelle Brücken zwischen den verschiedensten, durchaus entfernt liegenden Organen und Geweben, soweit deren Funktionen miteinander korrelieren.

Nach chinesischer Auffassung durchläuft die Vitalenergie Qi die Endloskette der zwölf Meridiane einmal binnen 24 Stunden. Auf diese Weise erfahren die den einzelnen Meridianen zugehörigen Organfunktionen einmal täglich eine zweistündige Maximalzeit der besonderen Energetisierung, aber auch Sensibilisierung. Dies ist selbstverständlich für die Therapie von Bedeutung, ja wie die Empirie erweist, bereits für die Symptomatik der Organfunktionen: Zum Beispiel treten Gallenkoliken besonders häufig in den Nachtstunden auf – gegen 0.00–1.00 Uhr – hypoglykämische Zustände bevorzugt mittags gegen 11.00–12.00 Uhr. Die Periodik dieser Maximalzeiten ist in der chinesischen „Organuhr" zusammengefaßt (Abb. 15.1).

Da das Meridiansystem dem Qi-Kreislauf dient, muß es sich notwendig um ein geschlossenes System handeln; d.h. die zwölf Haupt-Meridiane sind als eine Endloskette aneinandergereiht, die in sich selbst einmündet. Hierbei ergeben sich drei Schleifen, „Umläufe" genannt, auf deren besondere Bedeutung noch zurückzukommen sein wird.

Zur Veranschaulichung dieser Umläufe stelle man sich den Menschen aufrecht mit erhobenen Armen vor. Ein jeder Umlauf besteht aus vier Meridianen als seinen charakteristischen Teilstücken: der erste Meridian vom Thorax „ansteigend" zur Hand; der zweite von der Hand „herabsteigend" zum Gesicht; der dritte weiter vom Gesicht zum Fuß herabsteigend; und der vierte schließlich vom Fuß wieder zum Thorax aufsteigend. Wie man sieht, berührt ein jeder Meridian die Peripherie entweder an Fuß oder Hand; die Terminalpunkte liegen – als Anfangs- oder Endpunkte – jeweils seitlich am Finger- bzw. Zehennagelfalz. Ein jeder Umlauf ist dadurch charak-

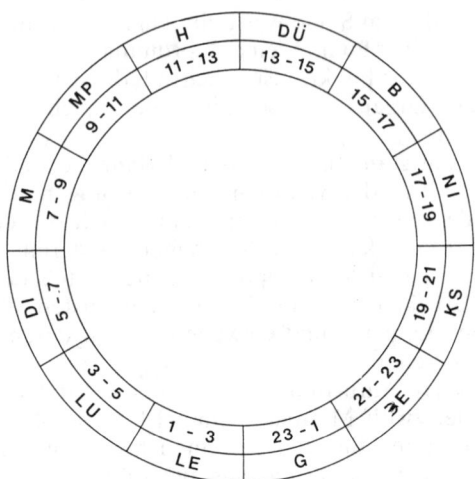

Abb. 15.1   Die Maximalzeiten der chinesischen „Organuhr".

terisiert, daß die Gesamtheit der vier ihn bildenden Meridiane
jeweils den ganzen Körper von den Finger- bis zu den Zehenspitzen
in Form einer Schleife durchzieht.
Den von oben (= Yang!) herabsteigenden Meridianen wird jeweils
Yang-Qualität zugesprochen, den hinaufführenden Yin-Qualität.
Für die Yang-Meridiane gilt jeweils eine funktionelle Wechselbeziehung zu einem sogenannten Hohl-Organ: Blase, Gallenblase,
Dünndarm, Magen, Dickdarm; ein auf das Endokrinium bezogener
sogenannter Dreierwärmer-Meridian kommt als sechster Yang-
Meridian hinzu. Für die Yin-Meridiane gilt jeweils eine funktionelle
Wechselbeziehung zu einem parenchymatösen Viszeralorgan, chine-
sisch „Speicher-Organ" genannt: Niere, Leber, Herz, Milz (ergänzt
durch Pankreas), Lunge; als sechster Yin-Meridian kommt ein
sogenannter Kreislauf-Meridian hinzu.
Die Endloskette wird dadurch gebildet, daß sich aufeinanderfolgende Meridiane an ihren End- bzw. Anfangspunkten jeweils sehr
nahekommen: Erreicht ein Yin-Meridian seinen Finger-Endpunkt,
so beginnt der nachfolgende Yang-Meridian unmittelbar am selben
oder am Nachbarfinger. Diese beiden ein Paar bildenden Meridiane
liegen sich ulnar und radial gegenüber wie die antagonistischen
Beuge- und Streckmuskeln, die bekanntlich reziprok innerviert sind.

Ihre bei gegenpolarer Wertigkeit aufeinander bezogene Funktion gilt dem Synergismus. Es leuchtet daher ein, daß sie als funktionelle Einheit, als gekoppeltes Meridian-Paar, aufgefaßt werden. Entsprechendes gilt auch für die Meridiane der unteren Extremität: Erreicht ein auf der Außenseite herabziehender Yang-Meridian seinen Terminalpunkt an der Zehe, so beginnt der nachfolgende Yin-Meridian ebenfalls am Fuß und steigt auf der Innenseite des Beines aufwärts. Auch hier werden einander gegenüberliegende Yin- und Yang-Meridiane in funktioneller Einheit als gekoppeltes Meridian-Paar verstanden.

Auf diese Weise entstehen die folgenden Paare (der Yin-Partner ist jeweils zuerst genannt):

- Nieren- und Blasen-Meridian
- Leber- und Gallenblasen-Meridian
- Herz- und Dünndarm-Meridian
- Milz (Pankreas)- und Magen-Meridian
- Lungen- und Dickdarm-Meridian
- Kreislauf- und Dreierwärmer-Meridian

Im Gegensatz zu den peripheren Übergängen an den Phalangen verbinden die drei Übergänge am Thorax und im Gesicht jeweils gleichpolare, homologe Meridiane: Aufeinanderfolgende Yin-Meridiane treffen jeweils am Thorax zusammen, sich fortsetzende Yang-Meridiane hingegen im Gesicht. Anders als die Yin-Yang-Paare sind die Yin-Yin- bzw. Yang-Yang-Sequenzen aber nicht als synergistische Paare zu bewerten, sondern als homologe Vertikalachsen.

Meridian „Lunge"

Der Meridian „Lunge" wird dem Yin zugerechnet aufgrund seiner Zuordnung zu einem Parenchymorgan: Die Lunge gilt im Sinne der traditionellen Akupunktur als Speicher-Organ. Die Bildung der sogenannten Atem-Energie wird als eine der Hauptaufgaben dieses Meridians angegeben.

Die therapeutischen **Indikationen** betreffen folgerichtig die Erkrankungen des Respirationstraktes, in erster Linie funktionelle Störungen. Die Punkte des Lungen-Meridians haben aber nicht nur eine Beziehung zur Lunge im engeren Sinne, sondern auch zum ganzen Atemweg samt Rachen, Trachea, Bronchien und Alveolen. Die Haut hat ebenfalls enge Beziehungen zum Lungen-Meridian, obliegt doch

auch ihr eine Austauschfunktion (Trans-spiration!), wodurch sich
eine Funktionsanalogie zum Atmungssystem ergibt. So können
manche Hauterkrankungen günstig von Punkten des Lungen-
Meridians aus beeinflußt werden. Aber auch alle Störungen im
unmittelbaren Meridianverlauf gelten als Indikationen, zum Beispiel
Funktionsstörungen im Bereich von Schulter und Ellenbogen.
Der Meridianverlauf beginnt im lateralen subklavikulären Bereich,
wo sich der Alarmpunkt „Lu 1" findet. Der Meridian führt weiter
über die radiale Innenseite von Ober- und Unterarm, über die
Radialispuls-Taststelle hin zum Nagelfalzwinkel-Punkt am Daumen
als dem Terminalpunkt. Nahe der Radialispuls-Taststelle liegt der
besonders wichtige Quellpunkt „Lu 9". Der Luo-Verbindungspunkt
zum gekoppelten Dickdarm-Meridian ist „Lu 7", der in der Therapie
gern mit dem Quellpunkt des Dickdarm-Meridians („Di 4") kombiniert wird, und zwar zum Ausgleich bei relativer „Fülle" im Lungen-
und damit einhergehender relativer „Leere" im Dickdarm-Meridian.
Lungen- und Dickdarm-Meridian gelten in der Akupunktur als
funktionell eng miteinander verknüpft. Eine ähnliche Verbindung
gilt bekanntlich für die beiden Hauptbereiche des Immunsystems:
Das bronchus- und das darm-assoziierte Lymph- und Immunsystem
werden neuerdings unter dem Oberbegriff „M.A.L.T." = „mucosa
associated lymphatic tissue" zusammengefaßt.

Meridian „Dickdarm"

Der Meridian „Dickdarm" ist dem Yang zugeordnet. Seine Punkte
haben nicht nur eine Beziehung zum namengebenden Organ und
dessen Funktion, sondern auch zum Eingang des Respirationstraktes: Nase, Nebenhöhlen, aber auch Mundhöhle samt Zähnen und
Rachen. Auf diese Weise ist eine auch therapeutisch nutzbare
Beziehung zu den lymphatischen und immunologischen Funktionen
gegeben, denn es werden sowohl die Schleimhäute des Waldeyer-
schen Rachenringes als auch die der Peyerschen Darm-Plaques
erreicht. Hieraus wird ersichtlich, daß im Dickdarm-Meridian die
Funktion all derjenigen Schleimhäute gemeinsam erfaßt ist, die als
Reaktionszentren bzw. als Lymph- und Immunbasis gelten.
Als **Indikationen** des Dickdarm-Meridians sind folglich die Erkrankungen der oberen Luftwege, von Nase und Nebenhöhlen, zu
nennen, gleichviel ob akuter, chronischer oder allergischer Natur;

ferner auch Kopf- und Gesichtsschmerzen bzw. Neuralgien, soweit sie hiermit in Verbindung stehen. Für den Punkt „Di 4" (Hegu), zwischen Daumen und Zeigefinger auf dem M. pollicis brevis gelegen, gilt eine besondere analgetische Wirkung; darüber hinaus aber noch eine Fülle weiterer Indikationen, u. a. eine sympathikolytische, gefäßerweiternde Wirkung. Während der Schwangerschaft darf dieser Punkt wegen seiner breiten – auch hormonellen – Wirkung nicht stimuliert werden. Der erste Punkt, „Di 1" am daumenwärts gelegenen Nagelfalzwinkel des Zeigefingers, ist bei Zahnschmerzen, auch bei schmerzhaften zahnärztlichen Verrichtungen, oft sehr hilfreich.

Der Meridian zieht von Punkt 1 über die Außenseite des Unterarms. Punkt „Di 11", an der Ellenbogenfalte gelegen, hat eine günstige Wirkung sowohl auf die Darmfunktion, als auch auf allergische und überhaupt hyperreagible Beschwerden im Kopfbereich. Zwei Querfinger distal von Punkt 11 findet sich der am häufigsten eingesetzte Dickdarm-Punkt „Di 10": Er bewährt sich bei allen Infekten der oberen Luftwege, wie auch bei Sinusitiden, Tonsillitiden und Pharyngitiden. Im weiteren Verlauf überzieht der Meridian die vordere Schulter und endet schließlich an der Nasolabialfalte paranasal mit dem Punkt „Di 20". Dieser Punkt ist wirksam bei Rhinitiden und Sinusitiden und sollte mit feinen Nadeln gestochen werden.

Meridian „Magen"

Der dem Yang zugeschriebene Meridian „Magen" beginnt dicht neben dem Endpunkt des Dickdarm-Meridians an der Nasolabialfalte infraorbital. Sein extrem langer Verlauf, den ganzen Organismus vom Gesicht bis zur unteren Extremität durchziehend, stellt somit die Fortsetzung der Dickdarm-Punktkette dar: Diese kommt vom 2. Finger; der Magen-Meridian führt zur 2. Zehe. Dickdarm- und Magen-Meridian bilden also miteinander eine Yang-Yang-Vertikalachse.

Der konterpolare, synergistische Partner des Magen-Meridians ist der gegenüberliegende Milz (Pankreas)-Meridian. Diese Yin/Yang-Koppelung ist wiederum vom funktionellen Synergismus geprägt.

Die Anfangspunkte des Magen-Meridians im Gesicht sind auch als Triggerpunkte der Kau-Muskulatur bekannt. Sie werden oft druckempfindlich und können sehr überreizt sein, insbesondere über dem M. Masseter. Gleiches gilt für den am höchsten gelegenen Punkt des

Meridians, „Ma 8", im Temporalisbereich. Im weiteren Verlauf zieht der Meridian über den Hals zum vorderen Thorax, auf welchem er der Mamillarlinie folgt. Im abdominalen Bereich bleibt der Meridian paramedian bis zur Symphyse, um dann auf die Außenseite der unteren Extremität überzugehen. Hier findet sich der wichtigste Punkt des Meridians, „Ma 36", der von vorzüglicher therapeutischer Bedeutung ist: 2–3 Querfinger unterhalb der Kniescheibe neben der Tibiakante gelegen. Etwa in der Mitte zwischen Knie und Fußgelenk an der Tibiakante liegt „Ma 38", der sich oftmals als Fernpunkt bei Schulterbeschwerden bewährt. Der Meridian überquert schließlich die Pulststelle dorsalis pedis und endet an der 2. Zehe. In diesem Terminalbereich liegen wiederum wichtige Fernpunkte, und zwar für Beschwerden des Gesichtsschädels, vor allem Schmerzzustände.

Zu den Aufgaben des Magen-Meridians gehört nach klassischem Verständnis die Bildung der sogenannten Nahrungs- Energie.

Seine **Indikationen** betreffen nicht nur Magenbeschwerden, sondern überhaupt die funktionelle wie psychosomatisch geprägte Symptomatik des oberen, bereits in der Mundhöhle beginnenden Verdauungstrakts, bis hin zu epigastrischen Beschwerden. Das psychosomatische Problemfeld liegt meist in einer mangelhaften Verarbeitung und Verdauung – nicht nur der Nahrung, sondern im übertragenen Sinne auch der den Menschen herausfordernden Informationen: Überforderung also, aber auch Übersättigung als Leitsymptom. Symbolisch gesprochen ist die Kraft zur Auseinandersetzung und Begegnung, der Antrieb des Interesses, nach vorn gerichtet. So ist der Punkt „Ma 36" nicht nur wegen seines auf die Verdauung bezogenen Einflusses von Bedeutung, sondern weit mehr noch wegen seiner allgemein kräftigenden, wieder Antrieb und Kraft vermittelnden Wirkung.

Meridian „Milz (Pankreas)"

Dieser dem Yin zugeschriebene Meridian weist als einziger eine Verbindung zu zwei Organen auf. Nach traditioneller Lehre galt zwar die Milz allein als das Bezugsorgan; modernere Akupunkturschulen in China, vor allem aber die im Westen entwickelte Elektroakupunktur (n. Voll) haben für die auch zur Pankreas bestehenden Wechselbeziehungen die Bestätigung erbracht.

Der Bezug zur Milz bringt die Bedeutung des Meridians für die Blutbildung und das Lymphsystem ein; der Bezug zum Pankreas für

Verdauung und – in enger Verknüpfung mit dem synergistisch gekoppelten Magen-Meridian – für die Bereitstellung der Nahrungsenergie. Auch zum Bindegewebe besteht eine funktionelle Verknüpfung.

Die **Indikationen** erstrecken sich somit auf Verdauungsstörungen, Immun- und Bindegewebsschwäche und lymphatische Störungen. Darüber hinaus sind auch psychische Wirkungen bekannt, vor allem die Überwindung von Störungen, die nach klassischer Lehre mit „Grübeln", Neigung zu Kummer und Besorgnis einhergehen und – symbolisch gesprochen – auf dem Patienten „lasten" wie ein schweres Gewicht. Dieses Schwer-ertragen-Können gilt, samt der Trägheit und depressiv-melancholischen Stimmung, als Anzeichen für Schwächezustände in diesem Meridian. Weiterhin hat der Meridian eine Beziehung zu den Beckenorganen, die dem Austragen und der Schwangerschaft dienen, und somit für das Unterleibliche überhaupt. Dies gilt insbesondere für den wichtigsten Meridianpunkt „M/P 6" am Unterschenkel, 3 Querfinger oberhalb des Innenknöchels an der Fibulakante, der auch bei Verdauungsstörungen im unteren, hypogastrischen Bereich wirksam ist. „M/P 6" wird daher gern in Kombination mit „Ma 36" gestochen; diese Kombination gilt auch als geeignet, den Qi-Fluß wieder in Gang zu bringen.

Der Milz(Pankreas)-Meridian zieht vom großen Zeh entlang der Schenkelinnenseite über die Leistenregion nach kranial, über das Abdomen paramedian (4 Querfinger von der Mittellinie bds.) bis zum oberen Thorax. Er erhält sein besonderes Gewicht dadurch, daß seine phänomenologischen Äußerungen – Druckempfindlichkeit spezifischer Punkte, zum Beispiel des Alarmpunkts am Rand der 11. Rippe, Zungenveränderungen wie die typischen lateralen Zahneindrücke u.ä. – auf eine funktionelle Störung in diesen besonderen Organfunktionen hinweisen; und zwar bereits in einem Stadium, in dem die moderne westliche Medizin noch keine pathologischen Parameter zu diagnostizieren vermag. Gerade hier erweist sich die präventive Ausrichtung der Akupunktur als besonders hilfreich.

Meridian „Herz"

Der Meridian „Herz" ist der erste einer weiteren Vierergruppe von Meridianen – eines weiteren „Umlaufs". Das charakteristische Merkmal dieses betreffenden Umlaufs ist der dorsal verlaufende

Blasen-Meridian, dem der Nieren-Meridian partnerschaftlich ver-
koppelt ist. Herz- und Dünndarm-Meridian aber sind das „obere"
Meridiangespann innerhalb dieser Vierergruppe, indem sie nur die
obere Extremität und allenfalls das Gesicht tangieren. Gegenüber
den im selben Umlauf enthaltenen beiden unteren Meridianen
wirken sich Herz- und Dünndarm-Meridian tatsächlich wie überge-
ordnet aus: Probleme der Dorsalität wie auch der Unterleiblichkeit
(Blasen-Meridian) samt der hier häufig anzutreffenden Kältesym-
ptomatik (Nieren-Meridian) haben ihre energetischen Gegenspieler
in den beiden „oberen" Meridianen, die – vom Herz-Meridian her –
Wärme und Durchstrahlung vermitteln.

Dem Herz-Meridian werden also solche Qualtitäten zugesprochen,
die weit mehr das Herz als Ausdruck von psychischer Harmonie, von
Geist und Bewußtheit meinen, als das physische Organ in seinen
somatischen Funktionen. Hier wird der ganz andere Zugang der
Akupunktur offensichtlich, im günstigen wie im nachteiligen Sinne:
Echte, organische Kardiopathien können durch Akupunktur nämlich nicht behandelt werden, wohl aber Herzneurosen und neurovegetative Störungen bei einer sich kardial auswirkenden Psychosomatik.

Der dem Yin zugeordnete Herz-Meridian beginnt in der Achselhöhle
und verläuft auf der Innenseite von Ober- und Unterarm ulnar zum
kleinen Finger: eben die Strecke durchziehend, die als Irradiation
bei gestörter Herzfunktion bekannt ist. Die wichtigsten Meridian-
punkte liegen in der Ellenbeuge und nahe der Handgelenksfurche,
jeweils ulnar. Quellpunkt, Luo-Punkt und Sedierungspunkt liegen
dicht beieinander.

Meridian „Dünndarm"

Der dem Yang zugeschriebene Meridian „Dünndarm" bildet mit dem
Herz-Meridian als seinem Yin-Partner ein synergistisch gekoppeltes
Meridian-Paar. So wie sich für den Yin/Yang-Zusammenschluß von
Lunge und Dickdarm eine funktionelle Brücke im Immunsystem
fand, dürfte zwischen den Symbolbegriffen „Herz" und „Dünndarm" ebenfalls eine übergreifende Gemeinsamkeit bestehen – hier
aber mehr psychisch-geistiger Art. Die bereits erwähnte Wärme und
Durchstrahlung, die dem Herz-Meridian zugeschrieben wird, geht
von einer imaginären psychisch-geistigen Körpermitte aus, die nicht
allein mit dem Herzen, sondern mehr noch mit einem in Nabelhöhe

befindlichen Zentrum identisch ist, das in der indischen und der chinesischen Kultur gleichermaßen eine wichtige Rolle spielt (Hara bzw. Dantian). Die asiatischen Yoga- und Qi Gong-Erfahrungen lehren, daß hier im Bauchraum die verschiedenen Energien ihre Zentrale haben. Der Name „Dünndarm" dürfte also eine Projektion jener Zentrale auf das nächstgelegene Organ darstellen als Ausdruck dafür, daß dieses am meisten involviert ist. Eigenartigerweise gilt nicht nur für das Herz, sondern auch für den Dünndarm, daß sie im Vergleich zu den anderen Thorakal- und Abdominalorganen äußerst selten von maligner Entartung betroffen werden.

Die Punkte des Dünndarm-Meridians, besonders „Dü 3", haben eine Wirkung auf die Halswirbelsäule, aber auch auf das ganze Dorsum, besonders dessen Mittellinie – das heißt die dorsale Achse. Aber auch die Lenden- und Brustwirbelsäule lassen sich von den Dünndarm-Punkten des ulnaren Unterarmbereichs nahe dem Proc. styloidus aus oft gut beeinflussen.

Der Verlauf des Dünndarm-Meridians beginnt an der Nagelfalz-Außenseite des Kleinfingers – also gegenüber dem Terminalpunkt des Herz-Meridians – und zieht über Unter- und Oberarm zum dorsalen Schulterbereich und zum Schulterblatt; von dort über den Hals zur Wange und vor das Ohr.

Zusammen mit dem Herz-Meridian weist der Dünndarm-Meridian auch **Indikationen** für Unruhe- und Spannungszustände insbesondere nerval-psychischer Genese auf, nach traditioneller Ansicht auch für Zuckungen und Tetanie. Die lokalen Indikationen haben eher für Schulter-Hals-Beschwerden Bedeutung sowie für Erkrankungen des Ohres, vor dem der Meridian endet.

Meridian „Blase"

Der dem Yang zugeordnete besonders lange Meridian „Blase" überzieht das gesamte Dorsum und bildet zusammen mit dem ihn verlängernden Dünndarm-Meridian die dorsale Vertikalachse, die mit dem ersten Dünndarm-Punkt am Kleinfinger beginnt und mit dem letzten Blasen-Punkt am kleinen Zeh endet. Diese dorsale Achse ist also die Verbindung zweier Yang-Meridiane.

Die „horizontale", das heißt synergistische Kopplung als Yin/Yang-Paar besteht zwischen Blasen- und Nieren-Meridian. Diese beiden liegen sich an der unteren Extremität gegenüber. Von großer Bedeutung sind ihre jeweiligen Punkte in der Gegend des Innenknöchels (Nieren-Meridian) bzw. des Außenknöchels (Blasen-Meridian).

Der Meridian „Blase" beginnt am Augen-Nasen-Winkel und weist einen bei Stirnkopfschmerzen wichtigen Punkt am medialen Augenbrauenrand auf („B 2"). Der Meridian verläuft weiter paramedian, zunächst über die Schädeldecke und danach über das gesamte Dorsum, jeweils 2 Querfinger beidseits der Mittellinie. Die Paravertebralstrecke des Dorsums (innerer Ast des Blasen-Meridians) bildet die Kette der SHU-Punkte, d. h. der „Zustimmungspunkte" für alle zwölf Haupt-Meridiane in jeweils den westlichen Segmentbezügen entsprechenden Etagen. **Indikationen:** Die im Beckenbereich über den Sakrallöchern gelegenen Punkte des Meridians sind therapeutisch wichtig bei klimakterischen Beschwerden. Die weiteren Punkte auf den Glutealmuskeln, der Dorsalseite von Ober- und Unterschenkel, auch der Kniekehle, bis hin zur Knöchelregion bleiben weiterhin in enger Beziehung zum Dorsum und eignen sich als Fernpunkte für Dorsalgien, Lumbalgien und Ischialgien. Dies gilt insbesondere für die Punkte „B 60" und „B 62", hinter bzw. unter dem Außenknöchel gelegen. Aber auch die lokalen Indikationen sind für die einzelnen vom Meridian überzogenen Bereiche von Belang.

Dieser längste von allen Meridianen hat aufgrund der paravertebral auf ihm aufgereihten Shu-Punkte und seines parallel hierzu verlaufenden zweiten, äußeren Astes eine Vielzahl von Indikationen, die sich vorrangig aus den segmentalen Bezügen erklären lassen und nicht unbedingt auf die funktionelle Bedeutung des Blasen-Meridians bezogen sind. Die Wirksamkeit der Shu-Punkte ist oft so erstaunlich, daß der Eindruck entsteht, die dem Blasen-Meridian eigene dorsale Kraft, die sehr wahrscheinlich von der sogenannten anzestralen oder Erb-Energie der Niere partizipiert, komme den jeweiligen inneren Organen zugute, die über die Shu-Punkte erreicht werden. Die Kombination von Shu-Punkten mit den jeweils analogen ventralen Alarmpunkten verstärkt diese Wirkung noch wesentlich.

Meridian „Niere"

Der Meridian „Niere" ist dem Yin zugeordnet. Er hat Bezug zu den urogenitalen Funktionen, aber auch zu denen der Nebennieren: Es ist also „Niere" im weitesten Sinne gemeint, und innerhalb dieser ist

– nach traditioneller Lehre – die energetische Grundkraft, die anzestrale Energie bzw. Erb-Qi, angesiedelt.

Entsprechend der Vielzahl der dem Nieren-Meridian zugeordneten Funktionen sind auch die **Indikationen** weitgefächert: Funktionelle Störungen im urogenitalen System, gynäkologische Erkrankungen, Kälteempfindlichkeit, psychische Erschöpfung und Frigidität, Lumbalgien sowie Erkrankungen im Meridianverlauf.

Der Nieren-Meridian ist durch einen ungewöhnlichen Anfangspunkt gekennzeichnet: „N 1" liegt nämlich an der Fußsohle. Im weiteren Verlauf zieht der Meridian eine Schleife um den Innenknöchel, im Zentrum dieser Umkreisung liegt der wichtige Quellpunkt „N 3". Er liegt dem Punkt „B 60" (Außenknöchel) gegenüber, also in der Mulde zwischen Innenknöchel und Achillessehne. Der Punkt „M/P 6", als Kreuzungspunkt der drei Yin-Meridiane der unteren Extremität, ist auch dem Nieren-Meridian zugehörig. Der Innenseite von Unter- und Oberschenkel folgend, kreuzt der Nieren-Meridian in seinem weiteren Aufsteigen die Symphyse nahe der Mittellinie und läuft weiter, dicht paramedian, hin zum Rippenbogen, um sich dort parasternal bis zum Sternoklavikulargebiet fortzusetzen, wo er endet.

Die drei Yin-Meridiane der unteren Extremität mit ihrer aufsteigenden Qi-Kraft erreichen alle den Thoraxbereich und sind von daher sämtlich von Bedeutung für die Thorakalfunktionen von Lunge, Herz und Kreislauf. „Herz" und „Niere" stehen in einem besonderen antagonistischen Verhältnis zueinander, was sich sowohl aus ihrer Oppositionsstellung im Fünf-Elementen-Kreis, als auch aus ihrer Zusammenbindung in einer gemeinsamen Yin-Yin-Vertikalachse bestätigt findet: „Herz" steht vom Funktionskreis und von seinen Funktionsanalogien her für Wärme und Belebung, „Niere" für Kälte und Starre. Der funktionelle Ausgleich zwischen diesen beiden Systemen scheint daher besonders wichtig zu sein. Aber auch zur Lunge hat das Nieren-Funktionssystem eine enge Beziehung, nicht zuletzt aufgrund seines parasternalen Meridianverlaufs. Das Asthma bedarf häufig der Einbeziehung des Nieren-Meridians in die Therapie, besonders bei einer Behinderung des Inspiriums.

Meridian „Kreislauf"

Dem Meridian „Kreislauf" ist keine Viszeral-Funktion zugeordnet, sondern stattdessen ein ganzes Funktionssystem, umschrieben mit

dem Begriff „Kreislauf". Der oft gebrauchte, von der chinesischen
Benennung abgeleitete Name für den Meridian, nämlich „Pericard",
ist irreführend; ist doch mit „Mauer des Herzens" offensichtlich eher
der substantielle Rahmen gemeint, die Hülle, die das ganze Blutsy-
stem umfaßt; im Verhältnis zum Herz-Meridian, der vorrangig die
psychisch-geistigen Inhalte von Herz und Blut repräsentiert, betrifft
der Kreislauf-Meridian eher das somatisch und psychisch Funktionelle. Als Zeichen ihrer engen Verflechtung und Ergänzung werden
„Herz" und „Kreislauf" in der Fünf-Elementen-Lehre als gemeinsames „Element" verstanden.

Es besteht eine synergistische Yin/Yang-Koppelung mit dem Dreierwärmer-Meridian und auf diese Weise eine Zugehörigkeit zum
dritten, dem lateralen „Umlauf" innerhalb des Qi-Systems. Dieser
laterale Umlauf, der vom Meridian „Gallenblase" geprägt ist,
symbolisiert das Affektiv-Spontane, den expansiven Drang. Der oft
unbeherrschten lateralen Kraft setzt das System „Kreislauf", wiederum symbolisch gesprochen, Grenzen: Es scheint eine psychisch
stabilisierende Gegenkraft, eben eine Art „Mauer", zu bieten – dank
der von ihm vermittelten Rhythmik und Ordnung.

Der Kreislauf-Meridian beginnt an der vorderen Brustwand neben
der Mamille und zieht von dort auf der Mitte der Beugeseite des
Armes „aufwärts" zur Hand. Der Terminalpunkt liegt am 3. Strahl,
daumenwärts am Nagelfalzwinkel. Dieser Endpunkt hat die Bedeutung eines Wiederbelebungspunktes, wie übrigens auch der Endpunkt des Herz-Meridians an der Kleinfinger-Innenseite. Beide
Punkte eignen sich zur rhythmischen Druckmassage im Falle des
Kollaps oder der Kreislaufschwäche. Die wichtigsten Punkte des
Meridians liegen – ebenso wie beim Herz-Meridian – im peripheren
Bereich des Unterarms: „KS 7" in der Mitte der inneren Handgelenksfalte, und „KS 6" drei Querfinger proximal davon.

Zu den **Indikationen** des Kreislauf-Meridians gehören kardiovasku-
läre Störungen mit vorrangig vegetativer Symptomatik, besonders
auch kardiale Mißempfindungen und Arrhythmien sowie überhaupt
psychovegetative Beschwerden.

Meridian „Dreierwärmer"

Der dem Yang zugeordnete Meridian „Dreierwärmer" ist wiederum
als ein rein funktionelles System zu verstehen: Er gilt primär als
Produzent und Verteilen des Qi. Aus der Elektroakupunktur ist

heute darüber hinaus bekannt, daß dieser Meridian endokrine
Funktionen zu beeinflussen bzw. zu steuern vermag. Das Gesamtsystem ist über drei Bereiche wirksam: auf der respiratorischen, der
digestiven und der urogenitalen Ebene. Also: drei „Ebenen", sowie
„endokriner" und „energetischer" Bezug als Merkschema für den
mit „3 E" abgekürzten Namen.

Eine besondere Prägung erfährt dieser Yang-Meridian durch seine
vertikale Anbindung an den ebenfalls dem Yang zugehörigen
Gallenblasen-Meridian, mit dem er die durchgehende laterale
Vertikalachse bildet. Das Moment der Gegensteuerung gegen die
explosive Kraft des Lateralen, das bereits beim Kreislauf-Meridian
erläutert wurde, gilt in gewissem Grade auch hier. Mit dem
Kreislauf-Meridian ist der Dreierwärmer-Meridian im Sinne der
Yin/Yang-Koppelung synergistisch verbunden. Gemeinsam werden
beide im Fünf-Elementen-Kreis demselben Platz wie das „Herz"
zugeordnet. Als „oberem", kurzen Meridian-Paar kommt auch
diesem gekoppelten Paar eine ausgleichende Funktion zu, die auch
psychische Dysbalancen und vegetative Symptome einbezieht.

Der Verlauf des Dreierwärmer-Meridians beginnt am Nagelfalzwinkel des Ringfingers und zieht auf der äußeren Seite des Armes, sich
an der lateralen „Naht" haltend, zur seitlichen Schulter, zum Hals
und Trapezius und schließlich zum Mastoid, sich von dort aus hinten
um das Ohr windend und am lateralen Augenrand endend. Die
wichtigsten Punkte finden sich wiederum im peripheren Bereich: im
4. Interkarpalraum (Punkt „3E 3") und 3 Querfinger proximal von
der Handgelenksfalte (Punkt „3E 5"). Der letztere liegt dem
wichtigsten Punkt des Kreislauf-Meridians, „KS 6", auf der Innenseite des Arms gegenüber.

Als spezielle **Indikationen** gelten energetische Schwäche der Funktionen von Atmung, Verdauung und Urogenitalsystem, hormonelle
Dysregulation, Migräne, Kopfschmerz.

Meridian „Gallenblase"

Der Yang-Meridian „Gallenblase" setzt die Yang-Kette des Dreier-
wärmer-Meridians fort, mit dem zusammen er die laterale Vertikalachse bildet. Andererseits ist er – als synergistischer Partner – mit
dem Leber-Meridian zum Yin/Yang-Paar gekoppelt.

Der überlange Gallenblasen-Meridian ist durch seine streng einge-
haltene Lateralität gekennzeichnet, innerhalb derer er stellenweise

eindrucksvolle Schwünge vollzieht, insbesondere im Schläfen-Kopf-Gebiet, aber auch über der Hüfte. Der Anfang des Meridians am lateralen Augenwinkel ist unmittelbar den Endpunkten des Dreier-wärmer-Meridians benachbart. Beider Meridiane Kopfpunkte sind als lokale Punkte bei Schläfenkopfschmerz, Migräne, Schwindel und Ohrstörungen indiziert und lassen sich oftmals schon als deutlich druckempfindliche Triggerpunkte tasten. Für die Therapie dieser Kopfregion sind jedoch die auf den beiden Meridianen gelegenen Fernpunkte von gleicher Wichtigkeit: Sie finden sich jeweils an den Phalangen nahe den Anfangs- bzw. Endpunkten am 4. Strahl von Hand und Fuß.

Zu den **Indikationen** gehört die Therapie von Hüft-, aber auch von Kniebeschwerden. Gelenks- und rheumatische Beschwerden lassen sich am ehesten über diesen Meridian beeinflussen, wenn die Symptomatik eine extrem wechselhafte ist, sowohl was ihr örtliches, als auch ihr zeitliches Auftreten anbelangt, bzw. wenn die Schmerzen extrem dramatisch erlebt und geschildert werden. Eine besondere Wirksamkeit des Meridians gilt aber auch für solche Beschwerden des Bewegungsapparats, die mit Rotationsstörungen verbunden sind. Der typische Bezug des hier repräsentierten „Lateralystems" betrifft offensichtlich die Rotation wie überhaupt das Unruhige und Wendige.

In seinem thorakalen Verlauf bietet der Meridian zwei Alarmpunkte am Rippenbogen: den der Niere und den der Gallenblase selbst. Die Tastung dieser beiden Punkte ergibt also palpative Hinweise auf funktionelle Störungen im Nieren- bzw. im Gallenblasensystem, insbesondere spastischer Natur. Überhaupt neigen die Punkte des Gallenblasen-Meridians besonders zu druckempfindlicher Spannung, wohl als Ausdruck der in diesem System involvierten Spannkraft und Spannungsneigung. Hier ist oft schon die lokale Trigger-punkt-Therapie ausreichend.

Meridian „Leber"

Der Gallenblasen-Meridian endete an der 4. Zehe. Ausnahmsweise beginnt der nun nachfolgende gekoppelte Yin-Partner, der Meridian „Leber", nicht am Nachbarzeh, sondern an der Großzeh-Innen-seite.
Die wichtigsten Steuerungspunkte des Meridians liegen wiederum in den peripheren Bereichen: Der Punkt „Le 3", im Intertarsalraum

zwischen 1. und 2. Zeh gelegen, erweist sich bei vielen Patienten als auffällig druckempfindlich; in seiner breiten therapeutischen Wirksamkeit steht dieser „Leber"-Punkt dem Punkt „Di 4" nicht nach. In klinischen Versuchen konnte eine erhöhte Ausscheidung des Serotonin-Abbauprodukts 5-OH-Indolessigsäure nach Stimulation von „Le 3" nachgewiesen werden.

Die besondere **Indikation** des Punktes „Le 3" ist die Spasmolyse; und diese Indikation zielt auf die dem Leber-Galle-System spezifische psychosomatische Komponente: die Spannungsneigung. In den Affekten ist oft eine derartige vitale Kraft wirksam, daß sie sich im Falle der Nichtauslebung in den Muskeln niederschlägt; W. Reich sprach in diesem Zusammenhang von „in die Muskulatur eingefrorenen Gefühlen". Es wird offensichtlich, daß die Leber-Funktion in der Akupunktur nicht nur somatisch gesehen wird: In einem weiter gefaßten Funktionsbild „Leber" ist auch Symbolhaftes und Prinzipielles eingeschlossen – Analogien also, die sich in den psychischen Verhaltensweisen typologisch darstellen. Sämtliche Funktionskreise bzw. „Elemente", die noch vorzustellen sein werden, sind von solch einem weiten Bogen der Funktionsanalogien gekennzeichnet.

Als dritter Yin-Meridian kreuzt auch der Leber-Meridian den Punkt „M/P 6", den Vereinigungspunkt der drei Yin-Meridiane der unteren Extremität. Über die Innenseite des Beins zieht der Meridian weiter über die Symphyse, wo er das Genitale umkreist, zum Hypochondrium. Die beiden Endpunkte sind jeweils Alarmpunkte: „Le 13" am Ende der 11. Rippe für Pankreas, „Le 14" im 4. Interkostalraum inframamillär für die Leber selbst.

Als **Indikationen** des Leber-Meridians gelten nicht nur funktionelle Störungen der Leber-Organfunktion und des Stoffwechsels, sondern auch urogenitale, abdominelle und thorakale Beschwerden, insbesondere wenn als psychische Begleitkomponente eine explosive „Geladenheit", das heißt Neigung zu Zorn, Wut bzw. Ärger offensichtlich ist. Aber auch Hauterkrankungen stehen oft unter einem solchen psychischen „Überdruck", ebenso wie auch Allergien, so daß bei einem Zuviel – aber auch einem Zuwenig – an emotionaler Spannung an diesen Meridian zu denken ist.

Die Mittellinien-Meridiane

Die bisher dargestellten zwölf Haupt-Meridiane bilden die beschriebene Endloskette der zirkadianen Qi-Durchströmung. Darüber hinaus gibt es noch weitere Meridiane, nämlich die sogenannten außerordentlichen oder „Wunder"-Meridiane sowie Sonder-Meridiane, die jedoch dem Qi-Kreislauf nicht direkt angeschlossen sind und daher auch keine die Qi-Energie regulierenden Steuerungs-Punkte aufweisen. Das besondere Charakteristikum der außerordentlichen Meridiane ist, daß sie über die Nadelung spezifischer Punkte, der Einschalt- oder Kardinalpunkte, aktiviert werden.

Zu den acht außerordentlichen oder „Wunder"-Meridianen zählen die beiden nun zu besprechenden Mittellinien-Meridiane, die von besonderer therapeutischer Relevanz sind: der DU MAI auf der Medianen des Rückens, der REN MAI auf der Vorderseite. Sie gelten als ein Paar konterpolarer Wertigkeit, indem der dorsalen Kette Yang-Charakter, der ventralen Yin-Charakter zugesprochen wird.

Meridian „DU MAI" (Lenker- oder Gouverneur-Gefäß)

Der Meridian „DU MAI" ist ein den Rücken genau auf der Mittellinie überziehendes Punktesystem. Die Kette erstreckt sich vom Anus aufwärts über die dorsalen Dornfortsätze der Wirbel, über den rückwärtigen Schädel, den Scheitel, die Stirn- und Nasenmitte bis hin zu seinem in der Mundhöhle befindlichen letzten Punkt, am oberen Lippenbändchen zwischen den Oberkiefer-Schneidezähnen gelegen.

Interessanterweise lassen sich Analbeschwerden, so auch Analfissuren, über das Areal am Oberkiefer-Lippenbändchen oft erstaunlich gut und schnell beeinflussen; umgekehrt können anale Punkte des Meridians auf das Nasengebiet wirken. Offensichtlich besteht zwischen dem Anfangs- und dem Endgebiet des DU MAI eine besondere Wechselwirkung, die durch die sich innerhalb des Meridians ergebende Polarisierung begründet sein mag. Auch aus der Psychopathologie ist eine Wechselbeziehung zwischen analen und oralen Bereichen geläufig.

Aus dem Meridianverlauf lassen sich im übrigen meist mehr lokal bezogene **Indikationen** ableiten. Ihre Besonderheit bezieht sich auf ihre jeweilige Etage. So findet sich in Höhe des 2. Lendenwirbelknochens ein genital wirksamer Punkt („LG 4"). Die Punkte in Höhe der oberen Brustwirbelsäule haben eine enge Beziehung zu den Yin-Meridianen der oberen Extremität und ihren psychischen Harmonisierungstendenzen (so liegen auch die Shu-Punkte von Lunge, Herz und Kreislauf gleichfalls in diesem Bereich). Der Punkt am Vertebra prominens („LG 14") zeichnet sich durch seine regulierende Wirkung bei Stauungen, besonders lymphatischer Genese, im Kopfbereich aus. Der oberste Scheitel-Mittellinienpunkt („LG 20") schließlich ist von besonderer therapeutischer Bedeutung. Man findet ihn über die Vorstellung einer Linie, die sich vom obersten Ohrenrand zur Scheitelhöhe bildet. Der Punkt wird zur Dämpfung und Sedierung bei Unruhezuständen und Schlafstörungen, wie überhaupt bei neurovegetativen Syndromen eingesetzt. Unterhalb der Nase in der Philtrum-Mitte liegt der leicht auffindbare „Reanimationspunkt LG 26", der im Notfall sogar durch bloßen Druck mit einem spitzen Gegenstand oder des Fingernagels stimuliert werden kann: Nicht nur Kollapszustände, sondern auch beginnende epileptische Anfälle bei Kindern lassen sich durch rasche Reizung dieses Punktes kupieren.

Die Zuordnung des DU MAI zur Polarität Yang bedeutet sinnbildlich eine Konzentration der Yang-Energie über der dorsalen Mittellinie. Dies entspricht durchaus auch der indischen medizinischen Lehre mit ihrer Vorstellung psychisch wirksamer Energiezentren, der sogenannten Chakras, deren Aneinanderreihung mit dem DU MAI übereinstimmt. Um dieses besondere Energiepotential zu erschließen, empfiehlt es sich, jeweils wenigstens einen Mittellinienpunkt in das Behandlungskonzept einzubeziehen.

Der Meridian „DU MAI" wird durch Stechen des Punktes „Dü 3", seines Einschaltpunktes, aktiviert, also auch therapeutisch beeinflußt.

Meridian „REN MAI" (Konzeptions-Gefäß)

Der dem Yin zugeordnete ventrale Mittellinien-Meridian „REN MAI" verläuft von der Genitalregion unterhalb der Symphyse entlang der ventralen Medianen hinauf zum Sternum, zum Kinn und schließlich zu seinem Endpunkt am Unterkiefer-Lippenbändchen. Die therapeutische Erfahrung bestätigt auch hier polarantagonistische Wechselwirkungen zwischen dem Anfangs- und Endbereich des Meridians. Die therapeutische Relevanz der REN MAI-Punkte richtet sich jeweils nach deren Etage. So haben die Punkte im Hypogastrium eine Wirkung auf die Genital-, Nieren- und Blasen-Funktion, wobei gerade auf dieser Ebene die energetische Komponente besondere Bedeutung gewinnt (Punkt „KG 6" = „Meer der Energie"). Im epigastrischen Bereich zielt die Wirkung auf die Verdauung, im thorakalen auf die Respiration.

Besonders wichtig sind die auf der Mittellinie gelegenen Alarmpunkte: die des Dreierwärmers in der hypogastrischen Etage („KG 5" und „KG 7"), der des Magens und der Verdauung in der epigastrischen, nämlich in der Mitte zwischen Nabel und Proc. xyphoides („KG 12"); der des Herzens im Rippenwinkel am Proc. xyphoides („KG 14"); der der Respiration in Mamillenhöhe der thorakalen Etage („KG 17").

Als außerordentlicher oder „Wunder"-Meridian besitzt auch der REN MAI wiederum einen Einschaltpunkt, nämlich „Lu 7", über den er aktiviert und in seinen Therapiewirkungen beeinflußt wird. Ebenso wie der DU MAI ist der ventrale Mittellinien-Meridian nicht an den Qi-Kreislauf angeschlossen und besitzt daher keine eigenen energetischen Steuerpunkte.

Wie erwähnt, werden in der Therapie gern dorsale und ventrale Punkte gemeinsam eingesetzt, so zum Beispiel der psychisch entspannend wirkende „LG 20" auf der Scheitelhöhe zusammen mit einem sternalen Punkt („KG 14" oder „KG 17"), für die ebenfalls eine psychisch ausgleichende Wirkung gilt.

Bei der Therapie symmetrischer Akupunkturpunkte am Rumpf bewährt sich die Ergänzung durch einen Mittellinienpunkt zur Bildung eines Punkt-Dreiecks („Triplet"). Er wird aufgrund seiner zum behandelten Beschwerdebild passenden lokalen Indikation oder aber anhand seiner Druckempfindlichkeit ermittelt. Die Nadelung solcher Triplets hat sich therapeutisch bewährt.

Phänomenologische Deutung der drei Umläufe

Wie erwähnt, lassen sich im Gesamtkreislauf der Qi-Energie drei Umläufe unterscheiden. Ein jeder Umlauf vereint in sich zwei Yin- und zwei Yang-Meridiane: Er beginnt im Thorakalbereich mit einem Yin-Meridian der oberen Extremität, geht an den Fingern in den zugehörigen Yang-Partner der oberen Extremität über, verläuft ab dem Gesicht als der zweite Teil der Yang-Yang-Vertikalachse bis hinunter zum Fuß und wird von dort als der gekoppelte Yin-Partner der unteren Extremität zum Thorax zurückgeleitet.

Bereits das äußere Erscheinungsbild der drei Umläufe läßt für einen jeden von ihnen eine eigene phänomenologische Deutung zu. Die Yang-Yang-Achse, bestehend aus einem Yang-Meridian der oberen Extremität und, in dessen Verlängerung, aus einem der überlangen Yang-Meridiane der unteren Extremität, führt geradezu an eine solche Deutung heran: So wird einer der Umläufe durch den dorsal verlaufenden, den gesamten Rücken überziehenden Blasen-Meridian charakterisiert; ein zweiter durch den lateralen, entlang der „Seitennaht" verlaufenden Gallenblasen-Meridian; und der dritte durch den ventralen, die Vorderseite betonenden Magen-Meridian. Die Namen dieser drei überlangen Yang-Meridiane sind für die nachfolgende phänomenologische Deutung allerdings nicht wörtlich zu nehmen, sondern als symbolhafte Oberbegriffe für jeweils eine funktionelle Tendenz.

Im Sinne der funktionellen Tendenz steht „Blase", das namengebende Organ des dorsalen Blasen-Meridians, für die grundsätzliche Fähigkeit des Halten-Könnens: auch für Halt und Haltung, und dies besonders im Hinblick auf die von Rücken und skelettigem Gerüst garantierte Aufrechthaltung, für Statik und Stabilität. So ist es schlüssig, daß nach traditioneller Lehre dem Blasen- samt dem gekoppelten Nieren-Meridian als analoges Körpergewebe Knochen und Skelett zugeordnet werden. Der Blasen-Meridian symbolisiert somit eine „dorsale Kraft" und kann als Repräsentant von Festigkeit und Statik, im übertragenen Sinne von Sicherheit und Vertrauen gelten. Eine Stärke dieses Systems – so die klassische Lehre – bedeutet Willenskraft, eine Schwäche hingegen existentielle Angst.

Als symbolischer Oberbegriff für die nächste, die laterale funktionelle Tendenz steht „Gallenblase" für das Cholerische im Menschen. Dieses darf nicht nur als affektiv-reizbares Temperament aufgefaßt werden, sondern auch als die allgemeine Fähigkeit zur raschen Reaktion: das heißt Regsamkeit, Beweglichkeit, Elastizität und dynamische Aktivität. So ist es schlüssig, daß nach traditioneller Lehre dem Gallenblasen- samt dem gekoppelten Leber-Meridian als analoges Körpergewebe Muskeln und Sehnen zugeordnet werden. Der Gallenblasen-Meridian symbolisiert eine „laterale Kraft": den Drang, sich „nach allen Seiten hin" durchzusetzen, sich in die Flanken – symbolisch: in den Umkreis hinein – breitzumachen und auszudehnen. Es geht also um die aktive Bewegung, und dies nicht nur im Physischen, sondern auch im Psychischen: dort äußert es sich als Bewegtheit und Erregung, das heißt als E-motionalität im wörtlichen Sinne. Eine Stärke dieses Systems – so die klassische Lehre – schenkt Mut und Tatkraft; eine Dysbalance hingegen führt zu unangepaßten Affekten wie Ärger, Zorn oder gar Wut.

Über dem dritten Umlauf steht der Symbolbegriff „Magen" (lat. venter, daher „ventral"). Gemeint ist die grundsätzliche Fähigkeit zu Verarbeitung und Integration: zum An-sich-Nehmen, Zu-sich-Nehmen und Auf-sich-Nehmen. Im Sinne der funktionellen Tendenz geht es also um den sinnvollen Umgang mit dem, was auf den Menschen zukommt und ihn konfrontiert. Die „ventrale Kraft" symbolisiert somit die Fähigkeit zur Auseinandersetzung, wie sie zur Verdauung, im übertragenen Sinne aber auch zur kognitiven Informationsverarbeitung und -speicherung erforderlich ist. So ist es wiederum schlüssig, daß die traditionelle Lehre dem Magen- samt dem gekoppelten Milz (Pankreas)-Meridian als analoges Körpergewebe das Bindegewebe und die fleischige Masse zuordnet. Im Physischen wie im Psychischen liegt die Problematik in der aus der Überfütterung herrührenden Überforderung; die traditionelle Lehre spricht hier vom Sich-Sorgen, Grübeln und von Tiefsinnigkeit.

Die Systematik, die in diesen drei Umläufen – dem dorsalen, dem lateralen und dem ventralen – ersichtlich wird, bezieht sich vordergründig auf das Funktionelle. Aber auch Phänomenologisches klingt an, das nicht nur vom äußeren Aspekt, sondern insbesondere von einer inneren Ausdruckskraft her bestimmt wird. Letztlich spiegeln sich in den drei Vertikalachsen typische psychische Verhaltensmuster, die – gemäß einer Studie von Glaser – als Ur-Gebärden gedeutet werden können (Abb. 15.2).

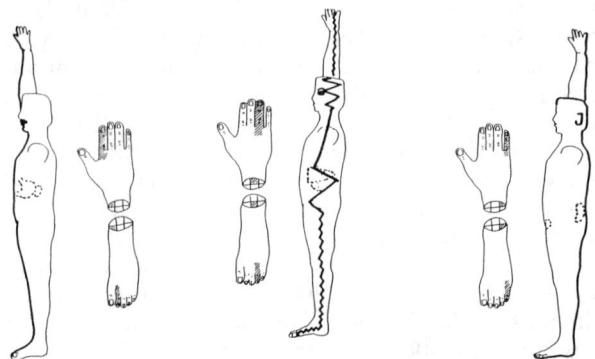

Abb. 15.2 Vertikal-Achsen (schematisiert) und ihre symbolischen Entsprechungen: (1) vordere V-A = Magen-Dickdarm-Meridiane; (2) mittlere V-A = Gallenblasen-Dreierwärmer-Meridiane; (3) hintere V-A = Blasen-Dünndarm-Meridiane.

Die fünf Funktionskreise des Organismus

Die klassische Akupunkturlehre kennt sehr viel weiterreichende Deutungen, die über eine bloße Differenzierung in „dorsal", „lateral" und „ventral" hinausgehen. Nach klassischem Verständnis sind im Organismus fünf Funktionskreise zu unterscheiden. Diese beziehen sich auf die synergistischen Yin/Yang-Meridian-Paare, wobei – wie erwähnt – das Paar Kreislauf/Dreierwärmer dem Paar Herz/Dünndarm hinzugerechnet wird. Es handelt sich also um die Meridiankopplungen

- Niere/Blase
- Leber/Gallenblase
- Herz/Dünndarm
- Milz (Pankreas)/Magen
- Lunge/Dickdarm.

Traditionell werden die fünf Funktionskreise als die fünf „Elemente" oder „Wandlungsphasen" bezeichnet. Wenngleich sie sich auf die aufgezählten Meridian-Paare beziehen, darf das Prinzipielle nicht übersehen werden, das sich hinter den symbolhaften alten Elementennamen verbirgt, nämlich Wasser, Holz, Feuer, Erde und Metall. So gilt es, die heute verwendeten Bezeichnungen – sie enthalten den Hinweis auf das jeweils beteiligte Yin-Organ, zum Beispiel „Nieren-Funktionskreis" – ebenfalls als Symbol und Oberbegriff für ein gesamtes Funktionsbild aufzufassen. Da nämlich die fünf „Wandlungsphasen" im Menschen jeweils Analogien zu kosmischen Funktionsprinzipien darstellen, reichen sie weit über das gekoppelte Meridian-Paar hinaus: Sie sind jeweils Teil eines großen, viele Bereiche innerhalb und außerhalb des Organismus einbeziehenden Bogens funktioneller, analoghafter Zusammengehörigkeiten. Für diesen erweiterten Elementenbegriff prägte Porkert den Ausdruck Orbis (Kreis).

Es handelt sich also um Funktions- bzw. Regelkreise im wörtlichen Sinne, die jeweils eine Vielzahl analog-zusammengehöriger Bereiche in sich vereinen und doch gegenüber den übrigen Funktionskreisen durch ihre „Prinzipientreue", das heißt ihre Orthogonalität, deutlich unterschieden sind. So hat jeder Funktionskreis seine typische Prägung, und die durch die beiden zugehörigen Meridiane einbezogenen inneren Organe und Funktionen stehen – gleichermaßen symbolhaft wie auch realiter – im Einklang mit dem im Orbis ausgedrückten Prinzip. In diesem Sinne spielen die bei den Umläufen vorgestellten symbolischen Organdeutungen auch für die betreffenden Funktionskreise wiederum eine Rolle.

Auch in der westlichen Tradition sind Natur-Elemente überliefert – Wasser, Feuer, Erde, Luft –, doch ist das Elementenverständnis beider Kulturkreise durchaus nicht kongruent. Im Gegensatz zu den abendländischen sind die traditionellen chinesischen Elemente von dynamischem, rhythmisch-aktualisierbarem, wandelbarem Charakter, so daß sie der Klarheit halber tatsächlich besser als „Wandlungsphasen" bezeichnet werden sollten.

„Wandlung" und „Phase" sind Zeit und Fortschreiten implizierende Begriffe. So begründen die fünf Wandlungsphasen in der Sicht der chinesischen Philosophie und Medizin nicht nur ein statisches Erklärungsmodell für das So-sein von Welt und Mensch, sondern äußern sich zugleich als Wirkkräfte: als Garanten eines fortwährenden Elementenreigens des periodischen gegenseitigen Ausgleichens, Bedingens und Bewirkens. Hieran wird deutlich, daß es bei einem solchen dynamischen Erklärungsmodell nicht allein um Erkenntnis, sondern um praktische therapeutische Konsequenzen geht: Die Elemente von Natur und Kosmos mit ihrem unablässigen Wechselspiel finden ihr analoges Gegenstück im Menschen selbst. Wenn demnach der Organismus gleichermaßen aus fünf elementaren Teilsystemen besteht, die untereinander in einer regulativen Wechselwirkung stehen, so ist es für die Therapie unabdingbar, diese Wandlungsdynamik zu erkennen, um den Kranken in eine somatisch und psychisch heilere Phase begleiten zu können.

Die Dynamik der fünf Elemente oder Wandlungsphasen ist nicht zuletzt durch ihre Reihenfolge bedingt: Im Phasenkreisbogen wird mit jedem Funktionskreis eine der Jahreszeiten in Verbindung gebracht, wodurch die Periodik und Aufeinanderfolge der Elemente festgelegt ist. In einem solchen Zyklus ergeben sich klare Nachbarn unter den fünf Wandlungsphasen – jeweils der vorangehende und der nachfolgende – sowie zwei Gegenüber: der jeweils übernächste und vorletzte. Tatsächlich sind spezifische, aus dieser Sequenz herrührende Wechselwirkungen unter den fünf Funktionskreisen für die Therapie von Bedeutung. Wiederum liegt das Vorstellungsmodell einer „Energie" zugrunde, die sich in einer vorgegebenen Zyklik von einer Wandlungsphase zur nächsten fortbewegt: Ein jedes Element ist innerhalb des Fünferreigens der Versorger des nachfolgenden und der Entsorger des voraufgehenden. Ferner steht ein jedes zum übernächsten in Opposition und läßt sich andererseits von dem vorletzten oppositionell kontrollieren. Ein optimales Wechselwir-

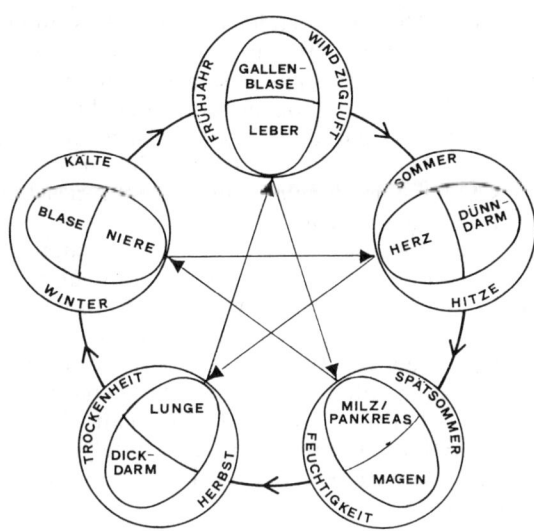

Abb. 15.3 Der Zyklus der fünf Elemente im Wandlungskreis: Der Außenkreis drückt die Jahreszeitenfolge aus, die das Gesetz der Hervorbringung (Evolution) versinnbildlicht. Die Innenpfeile drücken die struktive Gegensteuerung aus i.S. einer kontrollierenden Opposition. Die Umkehrung der einen oder anderen Pfeilrichtung wird nach klassischer Akupunktur-Lehre als Ursache pathologischer Störungen angesehen.
(Entnommen dem Buch MUNDAKUPUNKTUR, 2. Auflage, WBV Biologisch-Medizinische Verlagsgesellschaft mbH & Co KG, Schondorf)

kungsmodell also, wie es sich in solcher Rhythmik nur im Fünferkreis ergibt (Abb. 15.3).

Seit C.G. Jung kennt gleichfalls die westliche Medizin und Psychologie dynamische Wechselwirkungssysteme: Die von Jung beschriebenen vier Grundfunktionen der Psyche zeichnen sich durch polare Spannungen untereinander aus und können sich gegenseitig sowohl in ihren Störungen steigern, als auch harmonisieren und befrieden. Interessanterweise ist auch jedem der fünf Akupunktur-Funktionskreise auf dem Wege der Analogie eine spezifische und besonders typische psychische Verhaltenskomponente zugeschrieben. Vier dieser fünf psychischen Verhaltensmuster können mit den Grundfunktionen der Psyche nach Jung verglichen bzw. gleichgesetzt werden:

Die Inhalte sind auffällig ähnlich oder sogar übereinstimmend. Jung verdanken wir nicht nur die Differenzierung der vier Grundfunktionen im Sinne einer Typologie, sondern sein Vierermodell erweist sich zugleich als der Entwicklungsbogen der Individuation, die sich ebenfalls in vier Stufen entfaltet. Insofern ist auch das Jungsche Modell kein statisches, sondern erhält durch seinen Bezug zum Individuationszyklus eine Parallele zur Dynamik des Kreises der chinesischen Wandlungsphasen.

Die Therapie, die sich des Modells der fünf Wandlungsphasen bedient, geht also notwendig über das Organische und Somatische hinaus in den weiten Kreis der Wechselwirkungen, denen der Mensch insbesondere im Hinblick auf seine Psyche und seine innere Dynamik unterworfen ist. Wie sehr äußerliche Periodik, zum Beispiel die der Jahreszeiten, und innere Phasenhaftigkeit miteinander korrelieren, ist nicht zuletzt aus der Psychiatrie bekannt. Auch die Zirkadian-Rhythmik hat wesentlichen Einfluß auf die inneren Organe und deren Funktionen, wie wir heute aus der biorhythmischen Forschung wissen.

Deutung der fünf Funktionskreise als „Funktionsbilder"

Der Verlauf der einzelnen Meridiane erklärt oft schon, warum bestimmte Körperbereiche einem bestimmten Funktionskreis zuzurechnen sind. Demzufolge kann sich die Zuordnung verschiedener Bereiche desselben Organs sogar auf verschiedene Funktionskreise verteilen. Das Schultergelenk beispielsweise wird ventral vom Dickdarm-, lateral vom Dreierwärmer- und dorsal vom Dünndarm-Meridian durchzogen, so daß drei Funktionskreis-Zugehörigkeiten berücksichtigt werden müssen.

Schon in der klassischen Fünf-Elementen-Lehre wurden je einem der Elemente eines der fünf Sinnesorgane und eine bestimmte Gewebeschicht zugesprochen. Anders als bei den durch den Meridianbezug ermittelten Zugehörigkeiten geht es hierbei weniger um den somatischen Wechselbezug, als um eine sich im Funktionellen abzeichnende Gemeinsamkeit, eine Funktionsanalogie.

Die Funktion der Sinnesorgane und der spezifischen Gewebe charakterisiert nämlich den gesamten zugehörigen Funktionskreis. Offensichtlich wird jeder Funktionskreis durch ein spezifisches, koordinierendes Funktionsbild geprägt. Durch dieses Funktionsbild erst, das die gemeinsame Basis für alle zugehörigen Bereiche und Faktoren darstellt, wird der Zusammenschluß so verschiedener Organe und Funktionen zu einem Funktionskreis sinnvoll und verständlich. Die Funktion der fünf Sinnesorgane und der fünf spezifischen Gewebe wird für die Vielzahl der zusammengeschlossenen Organe zur Schlüsselfunktion und damit zur prägenden Aussage des Funktionsbildes. In diesem Sinne bilden Sinnesorgan und spezifisches Gewebe den Funktionsschlüssel ihres Funktionskreises. Die Funktionsschlüssel dienen zur Beurteilung von Eigenart und Stellenwert der einzelnen Funktionskreise und lassen die Leib-Seele-Einheit vom Funktionellen her transparent werden.

In der klassichen Akupunkturlehre wurde je eine Sinnesfunktion als „Öffner" eines der fünf Elemente aufgefaßt. „Öffnen" bedeutet nach diesem Verständnis nicht so sehr die Sinneswahrnehmung an sich, als die für jedes Sinnesorgan spezifische Art, die Außenwelt zu erschließen und bewußt werden zu lassen. Dem Nieren-Element werden das Ohr, dem Leber-Element das Auge, dem Milz-Element die Lippen, dem Lungen-Element die Nase und dem Herz-Element die Zunge zugesprochen.

Die fünf spezifischen Gewebe wiederum sind für die einzelnen Funktionskreise aufgrund ihrer Beschaffenheit und der dem Körper dienenden Funktion kennzeichnend. Dem Nieren-Element werden Knochen und Skelett, dem Leber-Element Muskeln und Sehnen, dem Milz-Element Bindegewebe und Interstitium („Fleisch"), dem Lungen-Element Haut und Haare und dem Herz-Element Blutgefäße und Blut zugesprochen. Die in diesen fünf spezifischen Geweben enthaltenen innerkörperlichen Fähigkeiten spiegeln sich vornehmlich in fünf angeborenen Verhaltensqualitäten, die die Grundlage körperlicher wie auch seelischer Strukturen bilden.

Da mancherorts in China, aber auch in der westlichen Welt versucht wird, die Akupunktur unter Ausklammerung der Fünf-Elementen-Lehre – als eines angeblich überholten Schemas – zu praktizieren, wird hier der Versuch unternommen, ein erweitertes Funktionsbild der einzelnen Elemente bzw. Funktionskreise zu erfassen und dessen psychosomatische Inhalte in zeitgemäße Begriffe zu kleiden. Die fünf Funktionskreise erweisen sich bei einer solchen Betrachtung als fundamentale Ordnungsbereiche des Organismus, die selbstregulierend, stabilisierend und regenerierend wirken. Sie können für die immer vordergründiger werdenden psychosomatischen Krankheitsbilder unserer Zeit als diagnostischer und therapeutischer Schlüssel dienen.

Funktionskreis „Niere"

Der Nieren-Blasen-Funktionskreis ist über die Punkte der beiderseitigen Meridiane sowie über korrelierende Punkte und Areale der verschiedenen Somatotopien zugänglich. Er umfaßt die Funktionen des Urogenitaltraktes, dessen Organe die Arterhaltung und damit die Kontinuität sichern. In diesen Organen und Funktionen erfährt der Mensch seine Leiblichkeit am stärksten. In der traditionellen Akupunkturlehre stehen Winter, Kälte und Starre mit Niere/Blase in Wechselwirkung.

Die beiden **Funktionsschlüssel** – Ohr sowie Knochen und Skelett – veranschaulichen das hinter diesem Funktionskreis stehende Funktionsbild: es sind die Qualitäten Stabilität, Halt, Sicherung, Dauer.

Das Sinnesorgan Ohr ist in seiner Sinneswahrnehmung – verglichen mit den anderen Sinnesorganen – rein perzeptiv, es scheint eher passiv, ist jedoch ständig bereit und streckt sich horchend und lauschend der Sinneswahrnehmung entgegen (im Volksmund: „Ohren-Spitzen"). Gegenüber den von außen kommenden Reizen läßt sich das Ohr nicht verschließen; die für alle Sinnesfunktionen gültige filterartige Reduktion des Wahrgenommenen durch das Gehirn spielt beim Hören bekanntlich eine besondere Rolle. Das selektive Hören, z.B. der Mutter eines Säuglings, wird hierdurch möglich, wie überhaupt Geräusche beim Schlafenden die Bewußtseinsschwelle oft erst dann durchbrechen, wenn die signalisierte Situation eine Reaktion erfordert. Auch im Tierreich kommt dem Ohr eine spezielle Warn- und Sicherungsfunktion zu.

Das spezifische Gewebe – Knochen und Skelett – garantiert Halt, Schutz und Sicherheit. Von allen Körpergeweben ist der Knochen am meisten auf Permanenz, Stabilität und Struktur angelegt und manifestiert das in sich ruhende, statische, den Menschen überdauernde Prinzip. Die Schutzfunktion des Knochens, besonders der Schädelkalotte und der Wirbelsäule, bietet Sicherheit für Gehirn und Rückenmark. Für die Viszeralorgane gewährt das Dorsum die Rückendeckung. Die Urogenitalorgane sind von dem knöchernen Becken schützend umschlossen.

Stabilität, Sicherung und Halt im Somatischen bedeuten Festigkeit, Vertrauen und Beständigkeit im Psychischen. Menschen, die dieses Funktionsbild verwirklichen, zeichnen sich durch Standhaftigkeit,

Durchhaltevermögen, Verläßlichkeit, Treue und Geradlinigkeit aus. Ihr Urvertrauen ermöglicht feste Bindungen – in der Ehe wie auch in der Re-ligio. Ein inneres Bejahen von Ordnung und Gesetzlichkeit, überhaupt das Annehmen des Vorgegebenen und der Gehorsam sind Stärke und Tugend des „Niere"-Funktionsbildes. Bedürfnis nach stabilen Verhältnissen, nach Rückhalt durch feste Bezugspersonen sowie nach Kontinuität, die Pflege von Tradition und Vergangenem sind typische Wesenszüge. Die Bindung bezieht sich nicht nur auf das selbst Erlebte, die eigene Vergangenheit, sondern auch auf die Verankerung im Kollektiven.

Im Funktionsbild „Niere" spielen daher mehr unterbewußte und unbewußte, quasi instinkthafte Mechanismen eine vorrangige Rolle. Diese drängen die Leiblichkeit mit ihren Trieben und Empfindungen zur Verwirklichung. Im Triebhaften und Drängenden bricht eine Willensenergie, eine intentionale Bestimmtheit auf. Der in der Akupunktur-Lehre dem Nieren-Element zugeschriebene „Wille" liegt in dieser Intentionalität.

Werden die dem Funktionsbild „Niere" entsprechenden psychischen Qualitäten – aus welchen Gründen auch immer – nicht verwirklicht, so entsteht ein übertriebenes Sicherheitsbedürfnis, ein Mangel an Vertrauen, d.h. Angst. Schreck, Starre und Angst hatte bereits die klassische Akupunkturlehre als die psychischen Entsprechungen des Nieren-Elements gedeutet.

Funktionskreis „Leber"

Der Leber-Gallenblasen-Funktionskreis ist über die Punkte der beiderseitigen Meridiane sowie über korrelierende Punkte und Areale der verschiedenen Somatotopien zugänglich. In der traditionellen Akupunkturlehre wird das Frühjahr ebenso wie das Unruhige, Atmosphärisch-Bewegte in der Natur mit Leber und Gallenblase in Wechselwirkung gesehen.

Die beiden **Funktionsschlüssel** – Auge sowie Muskeln und Sehnen – veranschaulichen das Funktionsbild des Leber-Funktionskreises: Spannkraft, Dynamik, Elastizität und Anpassungsfähigkeit.

Das Auge als Zugang zur Außenwelt dient dem Blicken und Bemessen; es eröffnet den Gesichtskreis. Wie keines der anderen Sinnesorgane ist es durch eine dauernde dynamische Aktivität gekennzeichnet: Akkomodation, Adaptation und Fokussieren ermöglichen die optimale Betrachtung des Objekts. Schärfe im Augenmaß erlaubt die Klarheit der Orientierung, das genaue Ermessen die Treffsicherheit in der Aktion.

Muskeln und Sehnen sind von allen Körpergeweben am meisten auf Dynamik und Bewegung angelegt und veranschaulichen das aktive, motorische Prinzip.

Bewegung vollzieht sich in laufender Koordination von Anspannen und Abspannen, von Schwungholen und Aktion. Der aktive Impuls der Bewegung treibt die Eigen-Entfaltung voran und erobert den Umkreis. Die Fähigkeiten des Steuerns und Balancierens sind Ausdruck einer koordinierten, feinabgestimmten Motorik. Elastizität und Anpassungsfähigkeit erlauben die Orientierung unter den ständig wechselnden Bedingungen.

Im Psychischen findet diese Beweglichkeit ihre Analogie in der Bewegtheit: in den Gefühlsregungen, den Affekten, der E-motion. In den aus dem Unterbewußten gespeisten Affekten steht dem Menschen eine nahezu unerschöpfliche Kraftquelle zur Verfügung. Im fröhlichen und beschwingten Leben, aber auch im Weinen und Seufzen werden die Gefühlswallungen spontan abreagiert und damit das psychische Gleichgewicht austariert. Dynamik und Spannkraft im Somatischen bedeuten Entschlußkraft, Mut und Wendigkeit im Psychischen. Mutige Inangriffnahme und Wendigkeit garantieren dem Menschen das Gelingen seiner spontanen Entschlüsse und das richtige Ermessen seines jeweiligen Spielraumes. Die dynamischen Impulse sind die treibende Kraft im Individuationsprozeß, der den Menschen aus dem Kollektiven hervorhebt. Spontaneität und Impulsivität machen die Originalität der Persönlichkeit aus.

Die vitale Kraft dient aber nicht nur der Eigenbehauptung in der jeweils aktuellen Situation. Sie ist auch der Motor im Entwicklungs- und Wachstumsprozeß überhaupt.

Lebt der Mensch in einer ausgewogenen, nicht egozentrischen Gefühlswelt, so verbreitet er um sich eine vergnügte, frohgemute Atmosphäre: „happiness". Der situative Erlebnismoment ist das „happening". Ist die Gefühlswelt jedoch voller Spannungen und unangepaßt, so wallen Zorn und Ärger auf, was die klassische Akupunkturlehre schon vor zwei Jahrtausenden als die psychische Entsprechung des Leber-Elements deutete.

Funktionskreis „Milz"

Der Milz/Pankreas-Magen-Funktionskreis ist über die Punkte der beiderseitigen Meridiane sowie über korrelierende Punkte und Areale der verschiedenen Somatotopien zugänglich. In der traditionellen Akupunktur-Lehre wurde dem Milz-Element die „Erde", das Irdische, Konkrete, Verdichtete, zugeordnet. Als jahreszeitlich-klimatische Entsprechung gelten der Spätsommer, die Feuchtigkeit: Es sind Durchtränkung und Infiltrierung gemeint, die alles schwer und trächtig werden lassen.

Die beiden **Funktionsschlüssel** – Mund und Lippen sowie Bindegewebe und Interstitium – lassen das hier geltende Funktionsbild erkennen: Kontakt, Auseinandersetzung mit dem Gegenüber, Integration, Assimilation.
Die Sinnesfunktion von Mund und Lippen ist ein Berühren, Betasten, Begreifen, Umfangen und Zerlegen und gipfelt im Erkennen, d. h. dem Schmecken. Es ist die Kontaktaufnahme mit dem, was das Individuum außerhalb seiner selbst vorfindet. Ein Prozeß der Integration setzt ein: Das Objekt wird hereingenommen, durchdrungen, analysiert, verarbeitet und einverleibt, was zur Verbindung von Subjekt und Objekt führt. In diesem Integrationsprozeß spielt der dem Funktionskreis zugehörige Magen eine besondere, geradezu symbolhafte Rolle, selbst noch im Pathologischen. Die Funktion von Bindegewebe und Interstitium drückt das Verbindende, Ausfüllende und Versorgende aus; hier geht die Grundregulation und Koordination vor sich innerhalb des von Pischinger treffend charakterisierten Zelle-Milieu-Systems.
Mit Hilfe von Fähigkeiten, die in der anglo-amerikanischen Literatur als „bodily intelligence" umschrieben werden, ist der Organismus imstande, sich mit körperfremden Stoffen auseinanderzusetzen. Die Analyse und Differenzierung dieser Stoffe führt zu Dissimilation und Assimilation. Das Umwandeln von Artfremdem, Unzuträglichem in Artspezifisches setzt ein intelligenzartiges Erkennen und Werten voraus, wodurch Digestions- und Immunisierungsprozesse erst gewährleistet sind.

Im Psychischen finden diese Qualitäten ihre Analogie im Denken, Erkennen und Werten, d. h. in der mentalen Fähigkeit. Diese Fähigkeit ermöglicht die Auseinandersetzung mit Welt und Umwelt, mit Mitmensch und Partner, mit jeder Art von Gegenüber und

Objekt, also auch mit konkreten Fakten und abstrakten Problemen. Der Denkvorgang sucht zu „begreifen": Im mentalen Prozeß wird analysiert, assoziiert, reflektiert, interpretiert, abstrahiert. Die Fähigkeit, intelligent und logisch zu folgern, zu planen, vorauszuberechnen und zuvorzukommen, ist eine dem Menschen vorbehaltene Gabe, durch die er auch die Zukunft erschließt. Basis alles Planens und Erwägens ist der konkrete Bezug, der den „gesunden Menschenverstand" auszeichnet.

Steigert sich das Denken und Sinnieren hingegen in Grübeln und Besorgnis, so tritt damit die disharmonische Verhaltensform hervor, die die klassische Akupunktur als die psychische Entsprechung der Milz deutete.

Funktionskreis „Lunge"

Der Lunge-Dickdarm-Funktionskreis ist über die Punkte der beiderseitigen Meridiane sowie über korrespondierende Punkte und Areale der verschiedenen Somatotopien zugänglich. Als analoge Jahreszeit gilt der Herbst mit den Attributen trocken, welkend: Es sind das Reifen, das Loslassen, die Hergabe der Frucht zur Ernte gemeint.

Die beiden **Funktionsschlüssel** – Nase sowie Haut und Haare – veranschaulichen das diesen Funktionskreis prägende Funktionsbild: Permeabilität, Austausch, Grenzüberschreitung, Umwandlung.

Der phasenhafte Wechsel zwischen Inspirium und Exspirium beruht auf Durchlässigkeit und Austausch. In diesen Wechsel ist das gesamte respiratorische Epithel von Nase, Nebenhöhlen, Bronchien und Lungenalveolen einbezogen. Die einströmende Luft vermittelt auch die Sinnesfunktion des Riechens, die – im Gegensatz zum Schmecken – eine Wahrnehmung selbst noch im Bereich des Feinstofflichen ermöglicht. Beim Geruchssinn des Funktionsbildes „Lunge" geht es weit mehr um ein Wittern und Spüren, als lediglich um die Geruchswahrnehmung.

Der Atemvorgang hat – wie Goethe sagt – „zweierlei Gnaden", indem er in der einen Phase annimmt, hereinläßt, sich stellt, und in der unmittelbar darauffolgenden Phase hergibt, losläßt und sich ausliefert.

Im Vergleich zu allen anderen Körperorganen findet in Respirationstrakt, Haut und Dickdarm der intensivste Austausch mit der Umwelt
statt. Haut, Haare und respiratorisches Epithel sind den nicht
materiellen Feldphänomenen wie klimatischen, elektrischen,
magnetischen und kosmischen Faktoren in besonderem Maße
ausgesetzt. Bei Personen mit erhöhter Sensitivität oder Wetterfühligkeit die oft durch Narben verschlimmert wird – rufen solche
physikalischen Faktoren eine besondere Resonanz hervor.
Der Dickdarm steht durch das Zusammenleben mit einem Mikrokosmos von Milliarden Symbionten – mehr als der Wirtsorganismus
selbst an Zellen aufweist – ebenfalls in einem ständigen Austausch
und Wechsel. Somit ist der Mensch durch die Atmung von einer
Außenwelt und durch die Symbiose von einer Innenwelt abhängig.

Dem Somatisch-Funktionellen müssen wiederum die psychischen
Qualitäten des Funktionsbildes „Lunge" entsprechen: Durchlässigkeit, Austausch, Umwandeln des Hereingenommenen, Loslösung
und Hergabe. Dem phasenhaften Atemvorgang mit seinem Inspirium und Exspirium gleicht die analoge psychische Fähigkeit der
Inspiration, Intuition und Kreativität.
Das ständige Auf und Ab, die durchlebten Höhen und Tiefen, lassen
den Menschen leicht in Traurigkeit und Resignation abgleiten, was
schon die klassische Akupunktur als psychische Analogie des
Lungen-Elements auffaßte. Meist ist die nicht vollzogene Trauerar-
beit, das Nicht-Loslassen bzw. Nicht-Vergeben-Können Ursache der
Traurigkeit.

Funktionskreis „Herz"

Der Herz-Dünndarm-Funktionskreis ist über die Punkte der beider-
seitigen Meridiane sowie über korrespondierende Punkte und
Areale der verschiedenen Somatotopien zugänglich.
Dieses Funktionsbild bezieht sich nicht so sehr auf das physische
Herz als Pump-Organ: Mit dem Begriff Herz sind hier vielmehr
Beseeltheit und Gemüt gemeint, wie im Sprachgebrauch geläufig.
Während bei den anderen Funktionsbildern das Somatisch-Funktio-
nelle der psychischen Entsprechung gleichrangig gegenübersteht,
tritt im Herz-Funktionskreis der somatische Aspekt zugunsten einer
Betonung des Geistigen zurück.

Die dem Herzen zugehörige Jahreszeit ist der Sommer, als der Höhepunkt des Zyklus; Wärme und Hitze sind die klimatischen Begleitfaktoren.

Funktionsschlüssel sind die Zunge sowie das Blutgefäßsystem und das Blut. Sie veranschaulichen das hier geltende Funktionsbild: Kommunikation, Belebung, Ausstrahlung, Identität.
Der Funktionsschlüssel Zunge wird hier nicht als Geschmacksorgan, sondern als Sprechwerkzeug verstanden. Sprache ist die dem Menschen vorbehaltene Kommunikation. Gefäßsystem und Blut dienen innerhalb des Organismus ebenfalls der Kommunikation, vor allem aber der Belebung des Ganzen. Das in der Funktion von Sprache und Blutkreislauf offenbar werdende Funktionsbild ist Verbundenheit, Durchpulsen und Beleben.

In der klassischen Akupunktur wurde die Freude als die psychische Entsprechung des Herz-Elementes erkannt. Es ist bemerkenswert, daß für das „Herz" keine pathologisch anmutende Ausdrucksform gefunden wurde, wie im Falle der anderen vier psychischen Entsprechungen. Freude ist Ausdruck einer im Innern waltenden Harmonie und Übereinstimmung.

Im Gegensatz zum Funktionsbild „Herz" scheinen die anderen Funktionsbilder daher erst auf dem Wege zu ihrer Erfüllung, d. h. in einem Wandlungsprozeß begriffen. Dadurch erfährt das Funktionsbild „Herz" gegenüber den anderen vier Funktionsbildern eine Sonderstellung. Diese gilt jedoch nur für den geistigen Aspekt; der somatisch-funktionelle Bereich ist – wie es die traditionelle Akupunktur lehrt – in den Wandlungskreis der fünf Elemente integriert. Erfahrungsgemäß können gerade über die Punkte des Herz-Meridians funktionelle und psychische neurovegetative Störungen günstig beeinflußt werden.

Als ein dem Herz-Dünndarm-Funktionskreis angegliedertes System wird das Meridianpaar „Kreislauf" und „Dreierwärmer" aufgefaßt. Dadurch kommt auch ihm eine bevorzugte Stellung im Gesamtsystem zu. Da für dieses Meridianpaar kein Organbezug gilt, nimmt es an den Zugehörigkeiten zu spezifischem Gewebe, Sinnesorgan, Jahreszeit und Klima-Modalität des Herz-Funktionskreises teil. Insofern kann auf eine gesonderte Darstellung verzichtet werden.

Diagnostik und Therapie der Akupunktur

Die besondere Art der Diagnosefindung in der Akupunktur macht es deutlich, daß es bei dieser Methode keineswegs um eine punktbezogene Reflextherapie oder gar um ein bloßes locus-dolendi-Stechen geht.

Das Verhältnis zwischen Diagnose und Therapie in der traditionellen chinesischen Heilkunde ist ein grundlegend anderes als in der westlichen. Während die naturwissenschaftliche Medizin für die vielen verschiedenen Krankheiten jeweils die spezielle Ursache – Bakterien, Viren, Traumen usw. – zu ergründen sucht, um diese dann gezielt und so spezifisch wie möglich zu bekämpfen, geht die traditionelle chinesische Medizin einen ganz anderen Weg. Dieser andere Weg mag aus einer gewissen Not heraus geboren sein, denn vor 2000 Jahren gab es weder Anatomie, Physiologie noch Pathologie; das einzige, freilich auch sehr hoch entwickelte Rüstzeug des Arztes waren Inspektion und Palpation, in den Zusammenhang einer umfassenden Naturbeobachtung gestellt.

Aus einer derart tiefgründigen Beobachtung des in Welt und Umwelt, in den Kosmos gestellten Menschen haben sich Erkenntnisse über das menschliche Wesen gewinnen lassen, die die Sicht von Gesund- und Kranksein von Grund auf prägten. So rückte nicht die Krankheit als solche in den Mittelpunkt des Interesses, sondern die sich laufend wandelnde Lebenssituation des Menschen: sein So-Sein in den ihm möglichen Lebensäußerungen, sein individuelles Krank-Werden aufgrund der speziell in ihm ausgelösten Reizantwort.

Das Reiz-Reaktions-Prinzip spielt in der Akupunktur eine entscheidende Rolle; ja man kann sagen, daß sich die diagnostischen Erwägungen vorrangig auf die Möglichkeiten der zu erwartenden Reizantwort einlassen. Das bedeutet: Krankheit wird als Prozeß im Sinne einer viele Stadien durchlaufenden autoregulativen Reizantwort verstanden. Sie ist also kein Endprodukt einer Ursachenkette, das ausgemerzt werden muß, wie es die moderne Medizin sieht und praktiziert. Beides mögen extreme Zugänge sein: Bei dem letzteren ist der Blick ausschließlich auf die exogene Verursachung gerichtet; bei dem ersteren auf die körpereigene – endogene – Regulationsfähigkeit. Beide Möglichkeiten auszuschöpfen, dürfte eine Optimierung für die Therapie bedeuten.

Für eine solche Erfassung des kranken Menschen ist es notwendig, nicht nur den objektivierbaren Befund, sondern auch das subjektive Befinden gelten zu lassen. Hier geht es um individuelle und subjektive Komponenten, die nicht ohne weiteres offenkundig sind, sondern seitens des Therapeuten eine genaue Beobachtung und ein gutes Maß an Intuition voraussetzen.

So beginnt die Diagnose mit der Hinwendung zum ganzen Menschen, und die Diagnostik geschieht erst einmal über „Hören, Betrachten, Riechen und Tasten". In der traditionellen Akupunktur-Diagnostik gilt in besonderem Maße,

- bei der Anhörung nicht nur den üblichen Anamnese-Bericht zu erwarten, sondern auch die Schilderung sehr subjektiver Befindensäußerungen
- bei der Inspektion nicht nur das auf den ersten Blick Erkennbare zu betrachten, sondern auch die Zeichen zu deuten, die der Organismus in phänomenologischer und physiognomischer Sicht bietet
- bei dem „Riechen" nicht nur spezifische Ausdünstungen und dergl. wahrzunehmen, sondern dem Patienten auch mit Gespür und Intuition zu begegnen
- beim Palpieren die besondere Sensibilität bzw. Druckschmerzhaftigkeit von Akupunkturpunkten zu erspüren.
  Druckschmerzhaftigkeit ebenso wie Spontanschmerz sind meist reaktive Zeichen – Ausdruck einer Störung korrelierender Funktionen: d.h. eine spezifische Reizantwort des betreffenden Punktes, die für Diagnose und Therapie gleichermaßen wertvolle Hinweise erbringt.

Die Pulstastung stellt im Rahmen der Akupunkturdiagnostik eine besondere Kunst dar und erfordert ein besonderes Einfühlungsvermögen; gilt es doch, mit jeweils drei Fingerkuppen am rechten und am linken Radialispuls eine Wellenmodulation wahrzunehmen, die einen Hinweis auf den „energetischen" Zustand der sechs gekoppelten Meridianpaare beinhaltet. Es geht also nicht um die quantitative Pulsfrequenz, sondern um eine qualitative Aussage.

In der Akupunkturdiagnostik gilt es, die Reizantworten des Organismus gegenüber pathogenen Reizen diagnostisch auf ihre Tendenz hin zu beurteilen. Tendenzen aber besitzen immer polare Wertigkeit, denn sie weisen notwendig entweder in die eine oder in die andere Richtung. Von daher kommt die traditionelle chinesische Medizin ohne detaillierte Ursachenanalyse aus; sie setzt, im Sinne der Prävention, vornehmlich auf die Ermittlung der sich in der Tendenz abzeichnenden Wirkungen.

Das wichtigste Diagnose-System der Akupunktur, Ba Gang, bietet vier Gegensatzpaare, d.h. acht Alternativen möglicher Tendenzen zur Erwägung an. Es ist quasi ein Antworten-Katalog vorgegeben, in den die zur Stunde vorliegenden Befund- und Befindens-Kategorien eingeordnet werden. Die überlieferten Kriterien, zwischen denen zu unterscheiden ist, lauten:

● Tendenz oberflächlich oder tief?
● Tendenz Yang oder Yin?
● Tendenz Fülle oder Leere?
● Tendenz warm oder kalt?

Die Alternative „oberflächlich oder tief?" betrifft grundsätzlich das Gegebene, Augenfällige, Manifestierte einer Krankheit. Die beiden Möglichkeiten ziehen jeweils unterschiedliche therapeutische Folgerungen nach sich: Oberflächlich gilt zum Beispiel für das „myofasziale" Beschwerdebild, bei dem auch „oberflächliche" therapeutische Maßnahmen (locusdolendi-Stechen, Quaddeln, Massagen, Kältespray) greifen. „Tief" hingegen ist Ausdruck für das Betroffensein innerer Organe und Funktionen samt deren psychischem bzw. psychosomatischem Gehalt, was ein tiefgreifenderes Vorgehen verlangt.

Die Meridiane und deren Systematik können als ein oberflächlich gelegenes Rasternetz gegenüber den Funktionskreisen mit deren psychischen Bezügen gelten. So wird in dem einen Fall eher über die Meridiane, evtl. über die Vertikalachsen, zu therapieren sein, im anderen Fall aber eine breit angelegte Behandlung vonnöten sein, die flankierende Maßnahmen einschließt wie Gesprächstherapie, Ernährungsumstellung u.a.

Die Alternative „Yang oder Yin?" im Ba Gang-Katalog wird meist als Oberbegriff gewertet; sie sollte aber auch als Frage nach der das Individuum speziell in seiner Krankheit charakterisierenden Polarisierung aufgefaßt werden: nach der Tendenz nämlich, aufgrund der derzeitigen Kondition und Situation von der vorgegebenen Konstitution und Veranlagung abzuweichen – ins Chaos zu entgleiten (Yang) oder sich noch mehr in alte Strukturen zu verschanzen (Yin). In beiden Fällen geht es um die Jetzt-Anamnese, um die augenblickliche Situation.

Die Alternative „Fülle oder Leere?" betrifft die aktuelle energetische Situation, sowohl auf den gesamten Organismus, als auch auf

die erkrankten Einzelbereiche bezogen. Es ist die Frage nach dem
Zuviel oder Zuwenig an durchströmender Vitalkraft, also nach
Quantitativem. Die zu setzenden therapeutischen Reize unterscheiden sich wesentlich, je nachdem ob tonisiert oder sediert werden
muß.

Die Alternative „warm oder kalt?" meint die prinzipielle Ähnlichkeit
oder Parallele des Symptomenbildes zu bestimmten inneren, psychischen bzw. äußeren, klimatisch-kosmischen Faktoren. Es geht also
um Analogien, die dem Krankheitsbild symbolischen Deutungsge-
halt geben, d. h. um Qualitatives. So lassen sich auch akute und
chronische Zustände mit den Begriffen „warm" und „kalt" umschreiben. Ja, sogar Bewußtseinshaltungen lassen sich tendenziell trennen:
Offenheit, Akzeptanz und Kooperationsbereitschaft auf der einen
Seite, Ablehnung und Resignation auf der anderen.

Zu diesem Zusammenhang stellt sich die Frage, inwieweit nicht auch
die westliche Medizin Kataloge einer vierfachen Differenzierung
kennt. Hier ist das von Hensel im Lehrbuch von Keidel vorgestellte
Vierermodell zu nennen: Es unterscheidet vier Dimensionen der
Sinnesmannigfaltigkeit, nämlich Lokalität, Zeitlichkeit, Intensität
(= Quantität) und Qualität. Die Parallele zu den vier Alternativen
des Ba Gang ist nicht zu übersehen.

Letztlich ist die Ba Gang-Diagnostik auf diejenige Therapie hin
ausgerichtet, die mittels der Akupunktur möglich ist. Die Kriterien
einer erfolgreichen Akupunktur-Behandlung sind also bereits in der
Diagnosefindung zu treffen: Nach welchem System behandle ich
(oberflächlich/tief)? Auf welche Weise und für welche Therapiemaßnahmen ist der Patient in seiner derzeitigen somatopsychischen
Situation ansprechbar und motivierbar (Yin/Yang)? Welche Reizdosis ist angemessen, welche energetisch wirksamen Punkte und
Regeln sind zu berücksichtigen (Fülle/Leere)? Und schließlich:
Welche psychischen Innenbereiche bzw. welche Außenbereiche
haben im Hinblick auf das spezielle Kranksein des Patienten
Bedeutung für eine umfassende individuelle bzw. konstitutionelle
Therapie (Warm/Kalt)?

Fülle und Leere in der Therapie

Die therapeutischen Erwägungen der Akupunktur werden wesentlich durch das Modell der energetischen Qi-Zirkulation bestimmt. Im Rahmen eines solchen Kreislaufs kann es zu Unregelmäßigkeiten kommen: zu stellenweiser Ansammlung mit der Folge der Stauung, ebenso wie zum stellenweisen Defizit mit daraus folgender Schwäche. Überhaupt kann der Organismus insgesamt im Rahmen einer Krankheit eher zu einem energetischen „Leere"- oder einem „Fülle"-Zustand tendieren. Bei akuten Entzündungen ist das betroffene Gebiet meist deutlich erkennbar in „Fülle", wie sich auch die Kriterien von Rubor und Calor als „Füllezeichen" verstehen lassen. Bei auszehrenden chronischen Erkrankungen entwickelt sich demgegenüber häufiger ein „Schwäche"-Bild als Ausdruck fehlender Energetisierung.

Ein echtes Defizit läßt sich selbstverständlich durch Nadelung nicht auffüllen; es benötigt die durchgreifende Regeneration, Ruhe und Schlaf, Schonhaltung bzw. totales Abschalten, also Herauslösung aus den bisherigen Belastungen. Doch läßt sich die Akupunktur hier als Hilfe zur energetischen Neuverteilung interpretieren. Getreu der Arndt-Schultzschen Regel, daß schwache Stimuli die Lebenstätigkeit anfachen, erweisen sich kleine gezielte Nadelreize gerade bei solchen Schwächezuständen oft als sinnvoll.

Hierbei wird der Akupunkteur solche Punkte wählen, die erfahrungsgemäß eine günstige Wirkung auf die Qi-Zirkulation haben, etwa „Magen 36" und/oder „Milz 6". Auch bestimmte Punkte der Mittellinienmeridiane kommen in Frage, wie überhaupt jeder Meridian spezifische energiewirksame Punkte aufweist: einen „Quellpunkt" (Source Point), der nach traditioneller Lehre die Energie des Meridians zu aktivieren vermag, sowie einen eigenen Tonisierungs- und einen besonderen Sedierungspunkt. Ist der Meridian in Bezug auf das Qi in Fülle, also einem Überangebot, so kann die Regulation durch den Sedierungspunkt erfolgen.

Es ist offensichtlich, daß die energetische Zirkulation sich besser steuern läßt, wenn man nicht nur innerhalb der begrenzten Teilsysteme, der Meridiane selbst, therapiert, sondern am „Gesamtmodell". Es gilt dasselbe wie bei einem Schwungrad, das zum allmählichen Stillstand zu kommen droht: Es läßt sich am besten von der der Unwucht gegenüberliegenden Stelle wieder antreiben. Im energetischen Modell des zirkadianen Qi-Kreislaufs ist der jeweilige „Gegenüberpunkt" aus der Organ-Uhr ablesbar, die die Maximalzeiten der einzelnen Meridiane angibt. Hier werden Fernpunkte also aus der zeitlich-periodischen Polarität abgeleitet: Jeder Meridian hat sein spezifisches Gegenüber im Zeitkreis und ist über diese „Zeit-Fernpunkte" beeinflußbar.

Wie erwähnt, sind jeweils zwei Meridiane als funktionell gekoppeltes Meridian-Paar zu verstehen, das sich im Bereich der Extremitäten wie auch die Beuger- und Streckermuskeln gegenüberliegt. Der energetische Ausgleich innerhalb solcher konterpolarer Meridian-Paare gelingt am besten über bestimmte Punkte, die eine Art „Anastomose"-Querschaltung zu bewirken vermögen. Diese als „Luo transversale" bekannten Querverbindungen führen vor Augen, daß der homöostatische Ausgleich innerhalb der synergistischen Yin/Yang-Koppelungen vorrangig über den jeweils mitbetroffenen konterpolaren Meridian anzustreben ist: bei Leere/Schwäche des einen kommt es nämlich meist zu Fülle/Überfluß des anderen, und umgekehrt.

Die aufgezählten wichtigen Steuerungspunkte der Meridiane befinden sich sämtlich im Bereich der Extremität: auf der Strecke zwischen Ellenbogen und Fingern bzw. zwischen Knien und Zehen. Die Vorstellung, daß die energetische Situation der Meridiane an den peripheren Bereichen besonders sensibel und reagibel ist, bestätigt sich auch im Hinblick auf die Kreislaufsituation: Man denke an das häufige „Absterben" der Akren als Zeichen einer Mangeldurchblutung an der Peripherie, aber auch an die günstige therapeutische Wirkung von der Peripherie her, zum Beispiel durch Arm- oder Fußbäder.

Therapie über Fernpunkte

Hat man die Punktketten der Akupunktur als funktionelle Verbindungslinien vor Augen, so wird verständlich, daß die Therapie lokaler Beschwerden nicht notwendig am Schmerzort selbst ansetzen muß, sondern auch im Verlauf der funktionellen Kette günstige Therapieorte bietet. Bei der Epikondylitis zum Beispiel gilt es, denjenigen Meridian in seiner ganzen Erstreckung aufzusuchen, der den schmerzhaften Ellenbogenbereich, radial oder ulnar, durchzieht. Meist werden sich bei der Palpation erheblich druckempfindliche Punkte auf dem Meridian finden lassen, und zwar oft weitab von dem Hauptschmerzareal.

Mehr noch: auch im kontralateralen Meridianverlauf, also auf der gesunden Körperseite, treten symmetrische Druckpunkte auf. Dies wirft ein besonderes Licht auf das Beschwerdebild: Es erweist sich als Teil einer sehr viel weiterreichenden Störung, einer funktionellen Überbeanspruchung bzw. Disharmonie desjenigen Funktionsverbundes, innerhalb dessen der akut betroffene Schmerzort nur das derzeit schwächste Glied der Kette darstellt. Die Gegenseite wird also nicht erst durch autoregulative Reaktionen wie Schonhaltung, kompensatorische Überbeanspruchung und dergleichen beteiligt, sondern maßgeblich bereits durch ihre Einbindung in dieselben reflektorischen Wechselbeziehungen.

Gemeinsame Wechselbeziehungen betreffen nicht nur symmetrische Körperbereiche rechts und links. Im Falle von Zähnen und Kiefer zum Beispiel gelten gleiche Wechselbeziehungen zum Organismus für korrespondierende Zähne aller vier Quadranten. Nicht nur rechts gegenüber links, sondern auch Ober- gegenüber Unterkiefer werden einander damit zum Gegenkiefer. So sind zum Beispiel bei Entzündungen, Schwellungen o. ä. an einem der Weisheitszähne die symmetrischen Bezirke aller drei anderen Weisheitszähne für die Therapie in Betracht zu ziehen.

Die funktionellen Meridianzusammenschlüsse – seien es die „horizontal" gekoppelten Yin/Yang-Funktionskreise, seien es die vertikal zusammenhängenden Yin/Yin- bzw. Yang/Yang-Achsen oder Umläufe – bringen weitere hochwirksame Fernpunkte für die Akupunkturtherapie ein. Auch hier sind die therapeutischen Erwägungen vornehmlich vom Polaritätsdenken geleitet. Um die therapeutischen Zugänge zum Krankheitsbild auszuschöpfen, sind insbesondere die vier denkbaren räumlichen Polaritäten „durchzuspielen": Außer der die Symmetrie ausgleichenden Seite/Gegenseite-Polarität handelt es sich um Oben/Unten, um Vorn/Hinten und um Außen/Innen.

Die Oben/Unten-Polarität bezieht sich insbesondere auf das energetische Gefälle, die gestörte energetische Verteilung im Sinne von „Fülle" oder „Leere". Kopfschmerzen, Migräne und dergleichen werden in diesem Sinne als Stau bzw. „Kopflastigkeit" gedeutet, d. h. die Fülle des Qi hat sich auf Kosten der unteren Körperbereiche in der Kopfgegend konzentriert. So wird verständlich, warum bei Kopfschmerzen auch Fernpunkte an der unteren Extremität, ja selbst an den Füßen und Zehen, wirksam sind. Reicht der im oberen Körperbereich betroffene Meridian nicht bis zur unteren Extremität, so denkt man ihn sich verlängert durch den zugehörigen Vertikalpartner. So haben die Vertikalachsen also besondere Bedeutung zur

Auffindung von weitab liegenden Fernpunkten, vornehmlich in Bezug auf die Oben/Unten-Polarität.

Die Polarität Vorn/Hinten ist Grundlage einer der fundamentalsten Therapieregeln der traditionellen Akupunktur, der Shu-Mo-Regel. Sie bedient sich der bereits erwähnten dorsalen Shu-Punkte auf dem Rücken sowie der auf der ventralen Seite gelegenen Mo- oder Alarmpunkte – beides Punkte von vorzüglicher therapeutischer Bedeutung. Die Shu-Punkte der verschiedenen Etagen des inneren Astes des Blasen-Meridians haben jeweils eine enge Beziehung zu den einzelnen inneren Organfunktionen und deren Meridianen. Bezeichnenderweise finden sie sich jeweils in Höhe desjenigen Segments, das auch gemäß der segmentalen Reflektorik den betreffenden inneren Organen und Funktionen verbunden ist. In diesem Sinne können die Shu-Punkte als spezifische Segmentpunkte gelten, ähnlich den Headschen Maximalpunkten; nur ist die Anordnung der chinesischen Shu-Punkte dank ihres gleichbleibenden Abstandes zur Wirbelsäule und ihrer streng linearen Anordnung weit systematischer.

Zu diesen wichtigen dorsalen Punkten fügt die traditionelle Akupunktur-Therapie meist noch die Mo-Punkte als ventrale Punkte des gleichen Segmentbezugs hinzu. Diese sogenannten Alarmpunkte haben Signalcharakter. Sie werden nämlich spontan empfindlich oder zumindest auffällig drucksensibel, wenn das mit ihnen korrelierende innere Funktionssystem – inneres Organ und dessen Meridian – eine Störung erleidet. Gemäß der Shu-Mo-Regel werden also jeweils auf dasselbe Funktionssystem bezogene Punkte der Dorsal- wie auch der Ventralseite gleichzeitig behandelt: eine Vorn/Hinten-Therapie innerhalb desselben Segments. Übrigens wurden in den letzten Jahren therapeutische Ratschläge aus Amerika im Rahmen der Triggerpunkt-Therapie dahingehend laut, daß zur Therapie dorsaler Beschwerden auch ventrale Segmentpunkte einbezogen werden sollten und umgekehrt (Gunn).

Die Vorn/Hinten-Regel bewährt sich auch bei Kopfschmerzen: Stirnkopfschmerzen lassen sich häufig mittels okzipitaler Punkte beeinflussen, und umgekehrt okzipitale Beschwerden über Stirnpunkte.

An den Extremitäten stellt sich die Polarität Vorn/Hinten als Innen/Außen dar: Der Palmar-Seite steht die dorsale Außenseite an der Hand gegenüber; auch am Fuß spricht man von Innen- und Außenseite. Grundsätzlich aber sind sämtliche Wechselbeziehungen zwischen inneren Organen und Körperoberfläche als Innen/Außen-

Verschaltung zu verstehen; die Innen/Außen-Polarität ist das Vehikel der Akupunktur überhaupt.

Der Vorteil des Einsatzes von Fernpunkten liegt auf der Hand: Sie erfassen einen ganzen Regelkreis, nämlich zusammengehörende Meridiane und die sich aus ihnen ergebenden Überordnungen. Auch im Falle von Schwellungen und akuter Entzündung, oder bei Unzugänglichkeit des erkrankten Gebiets infolge Verbänden o.ä bieten die Fernpunkte eine ideale Ausweichmöglichkeit bei oftmals sogar noch erhöhter Wirksamkeit der Therapie.

Die Punkte der im folgenden zu besprechenden Mikrosysteme sind im Verhältnis zur Körperakupunktur sämtlich als Fernpunkte aufzufassen.

Somatotopische Projektionsfelder bzw. Mikrosysteme des Organismus

Die Darstellung der Akupunktur wäre unvollständig ohne die Erwähnung der Akupunktur-Sonderformen, so zum Beispiel der Ohr-Akupunktur. Es finden sich nämlich auf einer Reihe umschriebener Körperareale, wie der Ohrmuschel, Systeme von Punkten, die in ihrer Wirkung den Akupunkturpunkten gleichzusetzen sind. Es handelt sich bei diesen Punktsystemen um gleichsam kartographische Felder, die als Repräsentationen der verschiedensten Organe und Funktionen verstanden werden.

Die Wechselbeziehungen zwischen den verschiedenen Ohrpunkten einerseits und den Funktionen innerer Organe andererseits ließen sich im Tierversuch nachweisen: Am Kaninchenohr veränderte sich jeweils nur ein spezifischer Punkt in seinem elektrischen Verhalten, wenn ein bestimmtes inneres Organ einem Reiz unterworfen wurde, z.B. der Magen. Wie bei den Punkten der Körperakupunktur auch, kommt es zu einer erhöhten Leitfähigkeit, die so lange anhält, wie der Reiz fortbesteht. Derartige Ohrpunkte heben sich aufgrund dieser elektrischen Veränderung deutlich von ihrer Umgebung ab und sind – bei Tieren gleicher Art – jeweils an gleicher Stelle zu finden.

So stellt die Ohrmuschel auch beim Menschen ein Mikrosystem dar, das über spezifische Repräsentationspunkte mit der Vielzahl der Organe und Funktionen in Wechselwirkung steht. Die topographische Festlegung fügt die Projektionspunkte zu einer Somatotopie zusammen – einem Schaltbild also ähnlich demjenigen, wie es

erstmals in der Neurochirurgie auf den Hirnrindenfeldern entdeckt
wurde: der Homunculus-Somatotopie. Inzwischen hat sich für diese
kartographischen Akupunktursysteme die Bezeichnung Mikrosystem eingebürgert; der Begriff Holographie hat sich wegen der meist
verzerrten, einer eigenen Ordnung unterworfenen Kartographie
nicht als schlüssig erwiesen.

Außer der von dem Franzosen Nogier erarbeiteten Ohrsomatotopie
ist inzwischen eine Vielzahl weiterer Mikrosysteme entdeckt und
aufgeschlüsselt worden: auf der äußeren Nase wie im Naseninneren
auf den Schleimhäuten der Nasenmuscheln; so auch in der Mundhöhle, d.h. auf der Schleimhaut von Lippen und Wangen, aber auch
in Gestalt definierter Wechselbeziehungen zwischen den einzelnen
Zähnen und bestimmten Funktionen und Organen des Organismus.
An der Schläfe entdeckte erst kürzlich der japanische Arzt Yamamoto eine Somatotopie, die sich als besondere Bereicherung in der
Therapie von Schmerzen und funktionellen Störungen des Bewegungsapparats erweist. Des weiteren finden sich Mikrosysteme im
Gesicht und am Hals. Nicht alle diese Mikrosysteme sind als
vollständig, d.h. als den ganzen Organismus mit sämtlichen Funktionen repräsentierend, anzusehen. Oftmals sind es nur Zusammen-
ballungen – man könnte sie als „point pools" bezeichnen – von
besonders wirksamen Therapiepunkten, die jedoch mit den Meridi-
anpunkten beziehungsweise -verläufen der traditionellen Akupunktur nicht unbedingt übereinstimmen. Solche „point pools" finden
sich unter anderem an umschriebener Stelle an Händen und Füßen,
um den Nabel, am Sternum, an und neben der Wirbelsäule. Die
Mehrzahl dieser Punktsysteme ist erst in den letzten dreißig Jahren
entdeckt worden, und dies zumeist im Westen.

Die Therapieergebnisse über diese Mikrosysteme sind, infolge des
raschen Wirkungseintritts, oft noch erstaunlicher als die mittels
Körperakupunktur. Die letztere hat jedoch den Vorteil der grundsätzlichen Harmonisierung und Stabilisierung körperlichen und
seelischen Befindens auf lange Sicht. Eine Kombination von Mikro-
system- und Körperakupunktur hat sich bestens bewährt; hier
scheint sich die Akupunkturwirkung eher zu verstärken. Allerdings
müssen bei den Mikrosystemen die zu behandelnden Punkte noch
exakter geortet und gestochen werden als bei der Körperakupunktur.

Das bekannteste der Mikrosysteme, die Ohr-Somatotopie, entdeckte Nogier, Lyon, Anfang der fünfziger Jahre. Ihm fiel auf, daß sich
von bestimmten Stellen der Ohrmuschel aus Lumbalgien und

Ischialgien mittels gezielter Kauterisation oder Nadelapplikation bessern oder gar beheben ließen. Von diesem Therapieort auf der Kante der Anthelix aus schlüsselte Nogier die weiteren Wirbelsäulen-Projektionsorte auf: Sie finden sich alle auf demselben Grat, allerdings von oben nach unten aufgereiht, so daß die Punkte der Halswirbelsäule die untersten, die des Kreuzbeines die obersten sind. Die Projektion der inneren Organe entdeckte Nogier in der Mulde der Concha. In den seither vergangenen 40 Jahren ist eine Fülle an Erkenntnissen hinzugekommen, so daß die sogenannte Aurikulomedizin, beziehungsweise die Aurikulodiagnostik und -therapie, zu eigenen Zweigen der Akupunktur geworden sind.

Dank ihrer topographischen Systematik ist der Zugang zu diesen Mikrosystemen für den westlichen Arzt leichter als zu dem Meridiansystem und der darin erkannten Energetik der traditionellen Körperakupunktur. Eine genaue Kenntnis der Punktlokalisationen ist selbstverständlich erforderlich, ebenso wie ein fundiertes Wissen über die Akupunktur und ihre Einsatzmöglichkeiten im allgemeinen.

Das Punktesystem auf der Mundschleimhaut, wie es der Autor vor zwanzig Jahren entdeckte, bietet speziell Zahnärzten und Hals-Nasen-Ohren-Ärzten eine zusätzliche Therapiemöglichkeit innerhalb ihres Fachgebietes; finden sich doch wiederum sämtliche Organe beziehungsweise Organfunktionen durch Wechselbeziehungen in den Mundpunkten auf umgrenztem Projektionsfeld repräsentiert und sind sowohl diagnostisch als auch therapeutisch nutzbar. Die an den Füßen aufgeschlüsselten Wechselbeziehungen werden therapeutisch bei der Fußzonenreflexmassage genutzt.

Als gemeinsames Merkmal für die Gesamtkörperakupunktur und die Akupunktur-Mikrosysteme gilt die funktionelle Beziehung zwischen den auf der Haut – beziehungsweise Schleimhaut – gelegenen Punkten einerseits und inneren bzw. fernliegenden Organen und deren Funktionen andererseits. Die Mikrosystempunkte sind allerdings durchweg Reaktionspunkte, d.h. sie werden erst im Falle ihrer Irritation nachweisbar. In der Regel ist diese Irritation Ausdruck einer Funktionsstörung des korrelierenden inneren Organs beziehungsweise Gewebes. In diesem Sinne besitzen die Mikrosysteme in ihren Wirkmechanismen informativ-kybernetischen Charakter, während für die Gesamtkörperakupunktur primär das dargestellte energetische Prinzip angenommen wird.

Ein besonderer Hinweis auf die kybernetische Vernetzung und
Verschaltung der Somatotopien untereinander ist das **Auslöschphä-
nomen**: die Möglichkeit, durch Therapie von Reaktionspunkten im
Feld eines der Mikrosysteme Punkte mit gleichem Wechselbezug
anderer Mikrosysteme auszulöschen bzw. stumm zu machen. Dieses
Phänomen führt die rasche Reagibilität vor Augen und kann
überhaupt als Indiz dafür gewertet werden, daß die körpereigenen
Regulationsmechanismen funktionieren.

Die Therapie von den Mikrosystemen aus kann auf vielfache Weise
erfolgen: An der Ohr-Somatotopie ist die Applikation von Nadeln,
eventuell auch von Dauernadeln, am vorteilhaftesten; hier spielt der
Unterschied der Metalle Gold und Silber eine gewisse Rolle. Bei der
Mund-Somatotopie ist die Injektionstherapie am sinnvollsten. Aber
auch die Elektrostimulation der Punkte und die Einstrahlung des
kohärenten Lichts eines sogenannten Soft-Lasers kommen sowohl
für die allgemeine Körper-Akupunktur als auch für die Ohr-,
Schädel-, Nasen- oder Mund-Akupunktur in Frage.

Zusammenfassung

Zum Abschluß sei festgestellt, daß sich in Deutschland bereits mehr
als 10000 Ärzte der Akupunktur zugewandt und eine lange und
gründliche Ausbildung auf sich genommen haben; sie sind in
mehreren Akupunktur-Fachgesellschaften organisiert. Dies beweist,

▷ Deutsche Ärztegesellschaft für Akupunktur, Zweibrückenstr. 1,
   W-8000 München 2
▷ Deutsche Gesellschaft für Akupunktur, Lützowstr. 25,
   W-4000 Düsseldorf 30,
▷ Deutsche Gesellschaft für Akupunktur und Aurikulomedizin,
   W-8000 München
▷ Ludwig-Boltzmann-Institut für Akupunktur, Wien,
▷ Societas Medicinae Sinensis, Internationale Gesellschaft für Chinesi-
   sche Medizin e.V., Leopoldstr. 17,
   W-8000 München 40
▷ Österreichisch-Wissenschaftliche Ärztegesellschaft für Akupunktur,
   Wien

Abb. 15.4 Verbände und Organisationen für Akupunktur in Deutschland

daß nicht nur ein großes Interesse, sondern auch ein Bedarf an solchen Methoden besteht, die die hochentwickelte High-Tech-Medizin zu ergänzen vermögen (Abb. 15.4).

Aus Kreisen der Bevölkerung werden zwar zunehmend generelle Vorbehalte gegen die moderne naturwissenschaftliche Medizin sowie der Ruf nach der sogenannten biologischen Medizin laut; in den Ärztekreisen selbst werden die letzteren Heilmethoden jedoch niemals als alternativ, sondern immer nur als additiv-komplementär verstanden.

Ergänzung ist freilich immer nur dort möglich, wo noch nicht alle Aspekte des Vollständigen und Ganzen erfüllt sind. Die Zufriedenheit, ja die Begeisterung, die die ärztlichen Verfechter der Akupunktur heute erkennen lassen, beruht sicher sowohl auf deren pragmatischen Zugang zu den verschiedensten Krankheitsbildern über ein System von Punkten, als auch auf dem hinter der Akupunktur stehenden Menschenbild. Beides erweist sich im ärztlichen Alltag als motivierend und sinnvoll.

Die Diagnostik und Therapie über an der Körperoberfläche wahrnehmbare Punkte und Systeme stellt einen direkten Zugang zum Patienten her, nicht zuletzt auf dem Wege der erforderlichen Palpation, die der Patient wieder als echte „Be-handlung" erlebt. Der oft rasche Wirkungseintritt bei einer so nebenwirkungsfreien Methode gibt dem Arzt Sicherheit und Befriedigung, und dies vor allem im Gegensatz zu sonstigen medizinischen Maßnahmen, bei denen bekanntlich oft ein hohes Risiko in Kauf genommen werden muß.

Doch nicht nur der direkte Zugang über den palpierenden Finger und über die inserierende Nadel macht das Besondere der Akupunktur aus, sondern das andersartige Verständnis des Therapeuten, der den Organismus als ein vernetztes System begreift. Im Umgang mit einem solchen System bleibt der Therapeut nicht der von außen Wirkende, sondern er wird im Idealfall zum integrierten Faktor des Geschehens. Das Vernetzungssystem der Akupunktur ist heute durch die moderne Systemtheorie interpretierbar, und dies sowohl in bezug auf das Gesamtsystem, als auch auf die Wechselwirkung des Ganzen mit den Teilsystemen. Hier erlebt der Arzt das, was heute mit hohem Anspruch als Ganzheitsmedizin gefordert wird, zumindest in deutlich erkennbaren Ansätzen. Gemeint ist nicht die Ganzheit und Vollständigkeit selbst – diese kann immer nur eine Idealvorstellung bleiben –, sondern der Denkansatz, der Zugang, der „Approach". Dieser ist bei der asiatischen Medizin vornehmlich phänomenologisch ausgerichtet. Das phänomenologische Erfassen mit der darin implizierten Wahrnehmung für Analogien, Verwandtschaften und Übereinstimmungen sollte seinen Platz neben der uns geläufigen und wohltrainierten Fähigkeit des kausal-analytischen Denkens und Verstehens finden. Der Vorteil für den westlich ausgebildeten Arzt gegenüber den traditionellen chinesischen Ärzten mag sogar darin liegen, daß der kausal-analytische Erkenntnisweg niemals verlassen wird und der phänomenologische diesen ergänzt. Erst auf dem Boden einer soliden medizinischen universitären naturwissenschaftlichen Ausbildung gewinnt die chinesische Medizin ihre Bedeutung als Ergänzung; denn der westliche Arzt wird mit kritischen Maßstäben die Auseinandersetzung mit der Akupunktur vornehmen müssen. Was sich ihm hierbei schließlich als gültig und sinnvoll herauskristallisiert, ergibt sich aus der individuellen therapeutischen Erfahrung.

Das Menschenbild, das aus dem intensiven Eingehen auf die traditionelle chinesische Medizin und die Akupunktur erwächst, erweist sich als Bereicherung und Ergänzung aller bisherigen Vorstellungen. Der Gesamtrahmen menschheitlicher Existenz wie auch des Gesundheit-Krankheit-Verständnisses erhält eine weit mehr holistische und finalistische Prägung. Zwischen dem Menschen und seiner Umwelt samt der darin enthaltenen Wirkfaktoren werden Wechselwirkungen erkennbar im Sinne eines Gefüges von Ordnungen und Gesetzmäßigkeiten. Diese Wechselwirkungen stellen sich – gerade durch die in der Akupunktur einbezogenen innerpsychischen Wirkfaktoren – als eine äußerst vitale Dynamik dar, die dem wahren Wesen des Bios weit eher gerecht wird als die mehr mechanistische Betrachtungsweise der Naturwissenschaft. Die Öffnung für eine holistische Sichtweise aber verfehlt nicht ihre Wirkung auf den Therapeuten selbst: Respekt, Toleranz, transkulturelles Verständnis, Umweltbewußtsein und geistige Offenheit sind Qualitäten, die den Arzt heute auszeichnen sollten angesichts des Paradigmenwechsels, der die Naturwissenschaft und die Medizin gleichermaßen erfaßt hat.

Literatur

Auerswald W, König G, König K. Ist Akupunktur Naturwissenschaft? Teil A und B. Wien, München, Bern: Maudrich, 1982.

Bachmann G. Die Akupunktur, eine Ordnungstherapie. Bd. I. 3. Aufl. Heidelberg: Haug, 1980.

Beisch K. Yin und Yang, ein modernes Denkmodell in der Medizin. In: Akupunktur – Theorie und Praxis 1976; 2: 63ff.

Bergsmann O. Zur Biophysik des Akupunkturpunktes. Wien: Egermann, 1975.

Bergsmann O. Klinisch-experimentelle Objektivierbarkeit der Akupunktur. In: Dtsch Z f Akupunktur 1980: S. 85 ff.

v. Bertalanffy L. Biophysik des Fließgleichgewichts. Berlin: 1953.

Birkmayer W. et al. Biochemische Aspekte der Akupunktur. In: Erfahrungsheilkunde 11, Heidelberg: Haug, 1977.

Bischko J. Sonderformen der Akupunktur. Heidelberg: Haug, 1981.

Bischko J. Einführung in die Akupunktur. Bd. I. 14. Aufl. Heidelberg: Haug, 1986.

Blechschmidt E. Beziehungen zwischen oberflächlichen und tiefen Differenzierungsvorgängen. Intern. Kongreß über Akupunktur in Praxis und Forschung, Mainz: September 1981.

Bolen JS. The Tao of Psychology. San Francisco: Harper & Row, 1982.

Bourdiol RJ. Eléments d'auriculothérapie. Paris: Maisonneuve. 1980.

Chapman CR. Verfahren der Signalerkennungstheorie und des evozierten Potentials bei der Schmerzwahrnehmung. In: Keeser W, Pöppel E, Mitterhusen P (Hrsg.) Schmerz. München: Urban & Schwarzenberg, 1982.

Chapman CR. Research on Acupuncture: Lessons from the Past for the Future. ICMART-Symposion „New Trends in Acupuncture". München, 1991.

Eccles JC. The Physiology of Synapses. Berlin, Heidelberg, New York: Springer, 1964.

de la Fuye R, Schmidt H. Die moderne Akupunktur. Stuttgart: Hippokrates, 1952.

Gerhard I, Postneek P, Jung I. Möglichkeiten der Akupunktur bei Fertilitätsstörungen. Erfahrungsheilkunde, 1992; 7: 449 ff.

Glaser V. Das chinesische Meridiansystem als psychomotorisches Phänomen. In: Akupunktur – Theorie und Praxis 1988; 3: 130 ff.

Gleditsch JM. Mundakupunktur. Schorndorf: WBV, 1979.

Gleditsch JM. Punktsuche und Ermittlung von Reaktionsebenen mit Hilfe der Very-Point-Technik. In: Akupunktur – Theorie und Praxis 1980; 2: 58 ff.

Gleditsch JM. Treatment of Sinusitis by Topic Skin Stimulation. In: Rhinology 1981; 1: 231 ff.

Gleditsch JM. Akupunktur als alternative Therapie in der täglichen HNO-
Praxis. In: Akupunktur – Theorie und Praxis 1982; 3: 245 ff.

Gleditsch JM. Therapie entzündlicher Hals-, Nasen-, Ohren-, Mund- und
Kieferkrankheiten durch punktuelle Lymphtherapie. In: HNO Praxis
Heute. Bd. 2. Berlin, Heidelberg, New York: Springer, 1983.

Gleditsch JM. Das Punkt-Phänomen in der Trigger-Punkt-Therapie und in
der Akupunktur. In: Akupunktur – Theorie und Praxis 1986; 1: 10 ff.

Gleditsch JM. Reflexzonen und Somatotopien als Schlüssel zu einer Gesamtschau des Menschen. Schorndorf: WBV, 1988.

Gleditsch JM. Differenzierte Schmerztherapie aufgrund der Akupunktur-
Systematik. In: Akupunktur – Theorie und Praxis 1988; 2: 71 ff.

Gleditsch JM. Der Stellenwert der Akupunktur heute. In: Akupunktur –
Theorie und Praxis 1990; 1: 4 ff.

Gunn C. Treating Myofascial Pain – Intramuscular Stimulation (IMS) for
Myofascial Pain of Neuropathic Origin. Seattle: University of Washington,
1989.

Gunn C. Die Behandlung myofaszialer Schmerzen. In: Akupunktur –
Theorie und Praxis 1991; 2: 127 ff.

Han JS, Terenius L. Neurochemical basis of acupuncture analgesia. In: Ann.
Rev Pharmacol Toxicol 1982: 193 ff.

Han JS. Über den Mechanismus der Akupunktur-Analgesie. In: Acupunct.
Electro-Ther Res 3/1984.

Hansen K, Schliack H. Segmentale Innvervation. Stuttgart: Thieme, 1962.

Head H. Die Sensibilitätsstörungen der Haut bei Viszeralerkrankungen.
Berlin: Hirschwald, 1898.

Heine H. Funktionelle Morphologie der Akupunkturpunkte. In: Akupunktur – Theorie und Praxis 1988; 1: 4 ff.

Hempen CH. Die Medizin der Chinesen. München: Bertelsmann, 1988.

Herget HF. Die Fünf-Elementen-Lehre. In: Acta Biologica 3. Gießen:
Pascoe Pharmazeutische Präparate GmbH, 1981.

Herget HF. Akupunktur-Analgesie. In: Allgemeine und Spezielle Akupunktur (Ringvorlesung). Sonnabend M (Hrsg). München: Mediscript, 1983:
167 ff.

Herget HF. Neuro- und Phytotherapie schmerzhafter funktioneller Erkrankungen. Bd. 1 u. 2; 3. Aufl. Gießen: Pascoe Pharmazeutische Präparate
GmbH, 1984.

Herz A. Endorphine – Körpereigene Opiate; Endogene Opiate und das
Schmerzgeschehen. In: Allgemeine und Spezielle Akupunktur (Ringvorlesung). Sonnabend M (Hrsg). München: Mediscript, 1983: 121 ff.

Heydenreich A. Zur Reflextherapie funktioneller Störungen unter besonderer Berücksichtigung der Akupunktur. In: Z Physiother 1981: 409 ff.

Heydenreich A. Ist die Akupunktur eine Placebotherapie? In: Z Physiother
1986: 43 ff.

Jellinger K. Neuere biologische Aspekte über Schmerzvermittlung und
Akupunktur-Analgesie. In: Dtsch Z f Akupunkt 1984: 77 ff.

Jenkner FL. Nervenblockaden auf pharmakologischem und elektrischem Weg. Heidelberg, Wien, New York: Springer, 1980.

Jung CG. Typologie. Olten: Walter, 1978.

Kaada, B. Vasodilation induced by transcutaneous nerve stimulation in peripheral ischemia (Raynaud's phenomenon and diabetic polyneuropathy). In: Eur Heart J 1982: 303 ff.

Kaada B, Olsen E, Nielsen O. In search of mediators of skin vasodilation induced by transcutaneous nerve stimulation: III. Increase in plasma VIP in normal subjects and in Raynaud's disease. In: Gen Pharmac 1984: 107 ff.

Kampik G. Beitrag zur Verifizierung der Akupunktur. In: Akupunktur – Theorie und Praxis 1974; 1.

Kampik G. Senkung erhöhter Serum-Cholesterine durch Akupunktur – ein Beitrag zur Grundlagenforschung und Objektivierung der Akupunkturwirkung. Abstr Akup Kongr Brno 1981.

Kampik G. Propädeutik der Akupunktur. Stuttgart: Hippokrates, 1986.

Kaptchuk, TJ. Chinese Medicine. London: Rider, 1983.

Keidel WD. Kurzgefaßtes Lehrbuch der Physiologie, Stuttgart: Thieme 1973

Kellner G. Elektrobiologische und morphologische Grundlagen elektr. u. therm. Teste. In: Österr Z Stomatologie 1975; 6.

König G, Wancura I. Praxis und Therorie der neuen chinesischen Akupunktur. 2. Aufl. Wien, München, Bern: Maudrich, 1983.

König G, Wancura I. Neue Chinesische Akupunktur. Lehrbuch und Atlas. 4. Aufl. Wien, München, Bern: Maudrich, 1985.

Lang W. Akupunktur und Nervensystem. Heidelberg: Haug, 1976.

Mackenzie, JN. Some Points bearing on the Association of Sensory Disorders and Visceral Disease. In: Brain, London, 1883: 321 ff.

Mackenzie JN. Krankheitszeichen und ihre Auslegung. Würzburg: Kabitzsch, 1917.

Markgraf A. Diagnostik der Yin- und Yang-Krankheiten. In: Beiträge zu Zehn Tagungen, München: T. Marczell, 1980.

Mastalier O. Verifizierung der Akupunkturwirkungen. In: Die Quintessenz 3/1980.

Melzack R. Wall PD. Gate control theory of pain. New York: J. Academic Press, 1968.

Melzack R. Wall PD. Pain mechanisms: a new theory. In: Science 1965: 971 ff.

Meng A. Die negative Nebenwirkung der Akupunktur aus der Sicht der Nichtbeachtung der Akupunkturregeln. In: Dtsch Z Akupunkt 1983: 68 ff.

Mense S. Slowly conducting afferent fibers from deep tissues: neurobiological properties and central nervous actions. In: Progress in Sensory Physiology Autrum H. et al (Hrsg). Berlin, Heidelberg, New York, Tokyo: Springer, 1986.

Naeser MA. Research with Acupuncture and Low-energy Laser in the Treatment of Paralysis in Stroke Patients: A CT Scan Study. Behavioral Neurology Grand Rounds, Harvard Medical School, Beth Israel Hospital, Boston, Mass. 1989.

Naeser MA. Acupuncture in Neurological Diseases, specially Paralysis in Stroke Patients. ICMART-Symposion "New Trends In Acupuncture". München 1991.

Nogier P. Praktische Einführung in die Auriculotherapie. Paris: Maisonneuve, 1978.

Nordenström BEW. Biologically Closed Electric Circuits. Stockholm: Nordic Medical Publications, 1983.

Nordenström BEW. Akupunktur und geschlossene biologische Stromkreise. In: Akupunktur – Theorie und Praxis 1989; 2: 90 ff.

Pischinger A. Das System der Grundregulation. 3. Aufl. Heidelberg: Haug, 1980.

Pomeranz B. Akupunkturwirkung durch Ausschüttung von Enkephalinen und Endorphinen im Gehirn. In: NY Scientist 1973; 2.

Pomeranz B. Neurochemische Grundlagen der Akupunktur. In: Akupunktur – Theorie und Praxis 1981; 4: 197 ff.

Popp FA. Zur Situation der Akupunktur. In: Akupunktur – Theorie und Praxis 1981; 4: 169 ff.

Porkert M. Die theoretische Grundlagen der chinesischen Medizin. Wiesbaden: Steiner, 1973.

Pothmann R. Akupunktur bei allergischen Erkrankungen. In: Pädiatr Prax 1983: 320 ff.

Reich W. Ausgewählte Schriften, Eine Einführung in die Organomie. Köln: Kiepenheuer & Witsch, 1976.

Richter K, Becke H. Akupunktur. Tradition – Theorie – Praxis. Berlin: VEB Verlag Volk und Gesundheit, 1989.

Schipperges H. Paracelsus. Stuttgart: Ernst Klett, 1974.

Schmidt H. Akupunkturtheorie nach der chinesischen Typenlehre. Stuttgart: Hippokrates, 1981.

Schnorrenberger CC. Die topographisch-anatomischen Grundlagen der chinesischen Akupunktur und Ohrakupunktur. 3. Aufl. Stuttgart: Hippokrates, 1983.

Schnorrenberger CC. Lehrbuch der chinesischen Medizin für westliche Ärzte. Die theoretischen Grundlagen der chinesischen Akupunktur und Arzneiverordnung. 3. Aufl. Stuttgart: Hippokrates, 1985.

Schuldt H. Bioenergetisches Akupunkturkonzept. Schorndorf: WBV, 1981.

Sola A. Treatment of Myofascial Pain Syndromes. – In: Advances in Pain Research and Therapy 1984; 7: 467 ff.

Soulié de Morant G. L'Acuponcture chinoise. Bd. I und II. Paris: Mercure de France, 1939; 41.

Stiefvater EW. Praxis der Akupunktur. Heidelberg: Verlag f. Medizin Dr. E. Fischer, 1973.

Stux G, Stiller N, Pothmann R, Jayasuriya A. Akupunktur. Lehrbuch und Atlas. 2. Aufl. Berlin, Heidelberg, New York: Springer, 1985.

Tenk H. Die Rehabilitation von mehrfach Körperbehinderten mittels Akupunktur. In: Akupunktur – Theorie und Praxis 3/1980.

Terenius L. Opioid Receptors and their Ligands. In: Acta Physiol Scand Suppl. 440, 1976; 5.

Thalmann. Neurophysiologische Grundlagen der Akupunktur. Heidelberg: Haug, 1978.

Travell J, Simons D. Myofascial Pain and Dysfunction. Baltimore, London: Williams & Wilkins, 1984.

Unschuld PU. Medizin in China. München: Beck, 1980.

Veith J. The Yellow Emperor's Classic of Internal Medicine (Translation). Berkeley: University of California Press, 1972.

Voll R. Topographische Lage der Meßpunkte der Elektroakupunktur. Uelzen: ML, 1968.

Willis WD. Control of nociceptive transmission in the spinal cord. In: Progress in sensory Physiology 3. Berlin, Heidelberg, New York: Springer, 1982.

Yamamoto T, Marić-Oehler W. Yamamoto Neue Schädelakupunktur YNSA. Freiburg i. Br. Chun-Jo, 1991.

Zhu ZX. Biophysical Verification of the Meridian System in Mankind and Animals. Inst. of Biophysics, Academia Sinica, Peking, 1989.

16 Homöopathie

A. Braun

Geschichte der Homöopathie

Die Geschichte der eigentlichen Homöopathie beginnt 1790 mit dem berühmten und umstrittenen Chininversuch Christian Friedrich Samuel Hahnemanns. Als Sohn eines Porzellanmalers 1755 in Meißen geboren, studierte er in Leipzig und Wien Medizin. Sein Doktor-Examen legte er 1779 in Erlangen ab. Der Medizin des ausgehenden 18. Jahrhunderts konnte Hahnemann sehr wenig abgewinnen, so daß er die ersten beiden Jahrzehnte seines Arztseins mit Chemie und Pharmazie und mit Übersetzungen bedeutender Autoren ins Deutsche zubrachte. Er zählte zu den führenden Chemikern unter den Ärzten seiner Zeit, und sein zweibändiges Apotheker-Lexikon von 1798 war bis in die erste Hälfte des 19. Jahrhunderts hinein das Standardwerk auf diesem Gebiet.

Als Hahnemann 1790 in dem kleinen Dorf Stötteritz vor den Toren Leipzigs über der Übersetzung von Cullens „Materia medica" aus dem Englischen saß, war er mit dessen Erklärung der Chininwirkung bei Malaria nicht einverstanden. Er hatte selbst eine Malaria hinter sich und kannte von daher auch die Chininwirkung. Cullen erklärte sie mit ihrem magenstärkenden Einfluß. Heute wissen wir, daß es die Malariaplasmodien abtötet.

Hahnemann stellte mehrere Selbstversuche mit Chinarinde an. Dabei erlebte er alle ihm von der Malaria bekannten Symptome „ohne eigentlichen Fieberschauder." Seine Erklärung der Chinarindenwirkung: „Sie heilt, weil sie ähnliche Wirkungen wie die Malariasymptome hervorzubringen vermag." Er war auf die Regel **„Similia similibus curentur"** als apriorisches Heilprinzip gestoßen.

6 Jahre lang prüfte Hahnemann sein Ähnlichkeitsgesetz nach, ehe er 1796 seine erste homöopathische Publikation in Hufelands Journal unter folgendem Titel veröffentlichte: „Versuch über ein neues Prinzip zur Auffindung der Heilkräfte der Arzneisubstanzen nebst einigen Blicken auf die bisherigen."

Das erste Postulat dieser Schrift ist die Forderung, die Arzneien am menschlichen Körper selbst zu prüfen, an der Idealnorm des empfindlichen gesunden Körpers. Die **Arzneiprüfung am Gesunden** bildet die Grundlage der homöopathischen Arzneibehandlung; die Teilnahme an einer derartigen Arzneiprüfung gehört heute noch zum Ausbildungsgang der homöopathischen Ärzte.

Als sich Hahnemann 1812 in Leipzig habilitierte, um dort seine neue Heilweise zu lehren, waren die Grundlagen seiner Homöopathie weitgehend entwickelt. Mehr als 30 Arzneien hatte er an sich und seiner Familie geprüft. Die Methodik seiner Arzneiprüfung und der rationalen Arzneifindung am Krankenbett hatte er in seinem 1811 in erster Auflage erschienenen „Organon der rationellen Heilkunde" der medizinischen Welt unterbreitet. Das „Organon" erschien in fünf weiteren, neubearbeiteten Auflagen, wenn auch die wesentlichen Grundlagen bereits in der 1. Auflage enthalten sind. Die 6. Auflage hat Hahnemann 1842 im Jahr vor seinem Tod druckreif fertiggestellt. Ihr Erscheinen verzögerte sich aufgrund widriger Umstände bis zum Jahr 1921. Das Organon stellt bis heute das wichtigste Quellenwerk der Homöopathie dar. Hinzu kommen Hahnemanns drei Werke zur Materia medica: Die „Fragmenta" von 1805, die „Reine Arzneimittellehre" (2. Aufl. 1825, 6 Bde.) und „Die chronischen Krankheiten" (2. Auflage 1839, 5 Bde.).

Bis zum Jahre 1821 hielt Hahnemann an der Leipziger Universität seine Vorlesungen. Es stellt sich die Frage, warum der Arzt, Chemiker und Apotheker nicht mehr wissenschaftliche Reputation aus 9 Jahren Lehrtätigkeit für die Homöopathie zu gewinnen vermochte? Hahnemann war alles andere als ein bequemer und umgänglicher Zeitgenosse und wird wohl schon deshalb aus manchem Freund einen Feind seiner Lehre gemacht haben. Zu streng und doktinär schienen seine Auffassungen: „Macht's nach, aber macht's genau nach!" forderte er für seine Heilmethode. Vieles an ihm erinnert an Paracelsus.

Vor allem zog er sich Feinde unter der Apothekerschaft zu. Er forderte für seine Ähnlichkeitstherapie immer nur ein einziges, nicht zusammengesetztes Arzneimittel und vertrat seine Forderung nach dem Unum Remedium sehr streng. Darüber hinaus forderte er von jedem Schüler, daß er sich seine homöopathischen Arzneien selbst zubereite; daß dies die Apotheker seiner Zeit aufbrachte, lag auf der Hand. Sein Wegzug aus Leipzig im Jahre 1821 glich einer Vertreibung. Im Alter von 66 Jahren zog er nach Köthen, wo ihm der dortige Herzog das Recht zusicherte, daß er sich auf Lebenszeit seine Arzneien selbst herstellen und sie an Kranke abgeben konnte. Hahnemann wurde Leibarzt und erhielt den Hofrat-Titel. Köthen,

ein kleines Residenzstädtchen von 6000 Einwohnern, zog bald
Patienten aus aller Herren Länder an.
In Köthen verbrachte Hahnemann ca. 15 Jahre seines Lebens und
feierte 1829 sein 50-jähriges Doktorjubiläum, das zugleich zum
Gründungstag des heute noch bestehenden „Deutschen Zentralver-
eins homöopathischer Ärzte" wurde.
Mit seiner zweiten Frau Melanie zog Hahnemann im Alter von 80
Jahren nach Paris und führte gemeinsam mit ihr eine umfangreiche
homöopathische Praxis. Hahnemann machte täglich Hausbesuche,
sogar an Sonn- und Feiertagen. Aus seinen Krankenjournalen wissen
wir, daß er mit gewohnter Gewissenhaftigkeit und Forschersinn in
den Pariser Jahren praktizierte. Seine Klientel zählte zur oberen
Gesellschaftsschicht: eine Ordination soll 500 Louisdor gekostet
haben – ein Vermögen zu jener Zeit. Erst kurz vor seinem Tod am 2.
Juli 1843 ließen seine geistigen Kräfte nach. Sein Grab befindet sich
auf dem berühmten Friedhof Père Lachaise in Paris. Er hinterließ ein
Lehrgebäude und eine homöopathische Pharmazie, an deren Inhalten sich bis heute nichts Wesentliches geändert hat. Einen weiteren
Ausbau seiner Lehre besorgten vor allem sein Lieblingsschüler
Clemens von Bönninghausen (1785-1864), Constantin Hering (1800-
1880) und James Tyler Kent (1849-1916).

Zunächst war es die Cholera, die Anfang der 30er-Jahre des vorigen
Jahrhunderts – also noch zu Lebzeiten Hahnemanns – für die
Verbreitung der neuen Lehre sorgte. Während unter der üblichen
Behandlung seiner Zeit jeder zweite an Cholera verstarb, sollen
homöopathisch tätige Ärzte nur ca. ein Drittel ihrer Cholerakranken
verloren haben. In Wien verkündete trotz allgemeinen Verbotes der
Homöopathie der Arzt und Priester Johann Emanuel Veith von der
Kanzel des Stephansdomes vor versammeltem Hof die Erfolge der
Homöopathie bei der Cholera.

Mit Virchow und Robert Koch begann die naturwissenschaftliche
Medizin, ihre Triumphe zu feiern. Mit den Erfolgen der Naturwissenschaft verlor die Homöopathie zunehmend an Ansehen und auch
an Bedeutung. Nach dem bekannten Satz Naunyns „Medizin wird
Naturwissenschaft sein oder sie wird nicht sein" duldete man kein
anderes Denken mehr.
Von dem Marburger Physiologen Herbert Hensel (1976) stammt
dagegen der Satz: „Medizin wird erst dann eine Wissenschaft sein,
wenn sie mehr ist als Naturwissenschaft."

Gegenstand der Homöopathie

Vor dem Entwurf jeglicher wissenschaftlicher Methode steht die Frage nach ihrem Gegenstand. Es liegt im Wesen des naturwissenschaftlichen Betriebs, gewisse Fragen überhaupt nicht zu stellen und sich mit dem Know-how zu begnügen. Seit sich die Fakultätsmedizin hinsichtlich ihrer Methode entschieden hat, nämlich „naturwissenschaftlich oder nicht zu sein" (Naunyn), erübrigt sich die Frage nach ihrem Gegenstand. Wir wollen diese Frage dennoch stellen. Sie ist bedeutungsvoll für die wissenschaftstheoretische Begründung der Homöopathie wie für deren methodologisches Vorgehen.

Die Anwort auf die Frage „Quid est homo?", „Was ist der Mensch?", läßt sich angesichts unseres didaktischen Vorhabens auf einen einfachen Nenner bringen: „Der Mensch ist einer aus Milliarden verschiedener Teile."

Ungeachtet der Möglichkeit, den toten Menschen anatomisch zu zergliedern, ist der lebendige Mensch seinem Wesen nach Einer, ein Un-Teilbarer, ein Individuum, ein geistbegabtes Einzelwesen, das nach sich selbst fragen kann; der Mensch ist mit einem Wort Person.

Unser Satz „Der Mensch ist einer aus Milliarden verschiedener Teile" gibt uns zu bedenken, daß der Mensch Individuum und Materie zugleich ist. Je nach wissenschaftlicher Fragestellung – Quid est homo? (Was ist der Mensch?) oder Quis est homo? (Wer ist der Mensch?), werde ich ihn mehr als das eine oder als das andere begreifen. Aber immer ist er als lebendiger Mensch beides zugleich.

Aus dieser Doppelnatur des Menschen resultiert der Theorienstreit zwischen homöopathischer und naturwissenschaftlicher Medizin. Niemand wird von Pathologen oder Anatomen eine andere als die naturwissenschaftliche Betrachtungsweise fordern, aber für den Arzt am Krankenbett genügt sie nicht, weil sie den Menschen als Individuum ignoriert, ihn auf den „L'homme machine" des Mechanisten Offray de Lamettrie (1709-1751) reduziert. Bis heute, bis hin zu den kybernetischen Denkmodellen, ist die Betrachtungsweise der klinischen Medizin und ihrer Pharmakologie eine reduktionistische, eine mechanistisch-materialistische geblieben, die den Menschen in seinen spezifischen Wesensmerkmalen nicht zu erfassen vermag.

Wissenschaftlicher Gegenstand der Homöopathie ist der kranke Mensch als Individuum, nicht als Fall einer Krankheit. In seiner

„Heilkunde der Erfahrung" von 1805 befindet Hahnemann „daß kein menschliches Individuum dem anderen ganz gleich ist in irgendeiner erdenklichen Hinsicht!" und „jeder vorkommende Krankheitsfall als eine individuelle Krankheit angesehen und behandelt werden muß, die sich noch nie so ereignete als heute, in dieser Person und unter diesen Umständen, und genau eben so nie wieder in der Welt vorkommen wird." (zitiert nach Stapf, 1829).

„Individuum est ineffabile" lautete ein alter Satz der Philosophen: Das Individuum läßt sich nicht mit dem quantifizierenden Denken naturwissenschaftlicher Prägung erfassen. Es läßt sich nur qualitativ definieren. Das bedeutet für eine dem Individuum dienende Arzneitherapie: unser einziges Maß für die Person des Kranken ist das analoge Quale, der Inbegriff analoger Qualitäten aus der Materia medica. Der Berner Homöopath und Philosoph Rudolf Flury (gest. 1977) beschreibt diesen Sachverhalt folgendermaßen: „Das Beispiel der modernen Medizin ist sehr klar und eindrucksvoll: sie hat sich ganz und gar an die mathematische Wissenschaft angelehnt...
Die mathematische Wissenschaft hat keine Gewalt über das Quale, das unteilbar, deshalb mathematisch unerkennbar ist. Unser einziges Maß ist das analoge Quale. Sobald das Leben beginnt, hört jeder Zugriff der Mathematik auf. Lebenskräfte sind ganz reine, lebendige Organismen, beinahe ganz reine Qualia. Die Mathematik gilt nur im Abstrakten oder höchstens Unbelebten. Ähnlichkeit ist Übereinstimmung der Qualität..."

Hahnemann schließt auf eine Kraft, die die Teile des Organismus in reibungslosem Lauf hält, ohne sie lokalisieren oder näher definieren zu können. Er nimmt diese „Lebenskraft" als physiologische Größe an, will sie in keiner Weise „hyperphysischen Ursprungs" verstanden wissen und distanziert sich an mehreren Stellen vom spekulativen Vitalismus des ausgehenden 18. Jahrhunderts.
Der katholische Anthropologe Teilhard de Chardin (1881-1955) umschreibt Lebenskraft als „inkorporierte (verleiblichte) Energie, die in unserem menschlichen Leib angehäuft und organisiert ist." (nach: Haas, 1971).
Beinahe täglich gebrauchen wir in der Umgangssprache Ausdrücke wie „vital", „fit" oder „topfit". Sehr viel weiter reicht auch Hahnemanns Begriff von der „Lebenskraft" nicht. Immerhin begreift er Krankheit als „Verstimmung der Lebenskraft". Durch diese Vorstellungen kommt ein dynamischer Zug in die Homöopathie, der sich

deutlich vom mehr statischen Kausaldenken etwa der Virchowschen Zellularpathologie unterscheidet. Werner Leibbrand, ehemaliger Ordinarius für Medizingeschichte an der Universität München, würdigt in seinem Beitrag über Hahnemann in den Biographien „Die großen Deutschen" dessen dynamische Krankheitsauffassung als seinen bedeutungsvollsten Einfluß auf die moderne Medizin. Hahnemanns eigentliche größte geistige Leistung ist jedoch von der Medizin bis heute nicht anerkannt worden: die arzneiliche Erfassung des Individuums. Mit der ähnlichen Arznei, die der Krankheitsabwehr ihren Krankheitsfeind täuschend ähnlich vorstellt, stimuliert die Homöopathie die Abwehr so lange, bis die Heilung erreicht wird. Hensel (1976) vergleicht den homöopathischen Heilvorgang mit „physiologischen Lernprozessen".

Wir kommen nun zur Frage nach dem **Simile**, dem ähnlichen Arzneimittel. Ein einfaches Beispiel gibt uns der Zwiebelschnupfen. Die Küchenzwiebel, Allium cepa, verursacht beim Schneiden eine kräftige Sekretion der Nasenschleimhäute und der Tränendrüsen. Wie man aus weiteren Versuchen am Gesunden weiß, ist die Nasensekretion scharf und wundmachend, die Tränensekretion mild. Im Freien sind die Symtome des Zwiebelschnupfens deutlich leichter. Mit diesen wenigen, relativ charakteristischen Arzneisymptomen von Allium Cepa kann man einen ähnlichen Schnupfen homöopathisch behandeln: wundmachende Nasensekretion, milde Tränensekretion, alles besser im Freien. Verordnung: Allium cepa Dil. D 6, mehrmals täglich ca. 5 Tropfen.

Hahnemann hat die qualitative Ähnlichkeitsbeziehung zwischen heilender Arznei und ähnlicher Krankheit genau definiert. Wir können diese Suchformel auch als Schlüssel zum Simile bezeichnen. Sie liegt uns vor im § 153 der 6. Auflage des „Organon der Heilkunst". Fast 30 Jahre lang hat er an diesem Schlüssel gefeilt. Von ihm und seiner Beherrschung hängt die therapeutische Sicherheit am Krankenbett ab:

„Bei dieser Aufsuchung eines homöopathisch spezifischen Heilmittels, das ist, bei dieser Gegeneinanderhaltung des Zeichen-Inbegriffs der natürlichen Krankheit gegen die Symptomenreihen der vorhandenen Arzneien, um unter diesen eine, dem zu heilenden Übel in Ähnlichkeit entsprechende Kunstkrankheits-Potenz zu finden, sind die **auffallenderen, sonderlichen, ungewöhnlichen und eigenheitlichen** (charakteristischen) Zeichen und Symptome des Krankheits-

falles besonders und fast einzig fest ins Auge zu fassen; denn
vorzüglich diesen müssen sehr ähnliche in der Symptomenreihe der
gesuchten Arznei entsprechen, wenn sie die passendste zur Heilung
sein soll. Die allgemeinen und unbestimmten: Eßlustmangel, Kopf-
weh, Mattigkeit, unruhiger Schlaf, Unbehaglichkeit usw., verdienen
in dieser Allgemeinheit und wenn sie nicht näher bezeichnet sind,
wenig Aufmerksamkeit, da man so etwas Allgemeines fast bei jeder
Krankheit und jeder Arznei sieht."

Der Vergleich des Bildes der Krankheit mit dem Bild der Arznei-
wirkung am Menschen wird nicht mit allen Symptomen der Krankheit und allen Symptomen der Arznei vollzogen, sondern nur mit
einem „Symptomen-Inbegriff", eben mit den jeweils individuellen
Zeichen und Symptomen. Diese umschreibt Hahnemann als die
„auffallenderen (Komparativ!), sonderlichen, ungewöhnlichen und
eigenheitlichen (charakteristischen) Zeichen und Symptome". In
unserer Umgangssprache nennen die Kranken solche Symptome oft
auch „komisch", eben unerklärlich und ungewöhnlich. Es sind nicht
jene Symptome, die allen Kranken einer nosologischen Krankheits-
spezies gemeinsam sind. Diese sog. „pathognomonischen" Symptome sind gerade nicht individuell, nicht ungewöhnlich und im
allgemeinen nicht wahlanzeigend für ein Simile. Simile ist der
lateinische Terminus für das Ähnliche bzw. für ein ähnliches Arzneimittel. Nur wenn solche allgemeineren Symptome näher bezeichnet,
durch weitere Modalitäten näher bestimmt sind, können sie deter-
minierend für die Arzneiwahl werden.

▷ **Beispiel:** Eine 39-jährige Frau mit einer perennealen Rhinitis hat
  bei der Erstuntersuchung im Oktober 1980 an der Schleimhaut
  der Rachenhinterwand zahlreiche kleine Schleimhautdefekte.
  Wir kennen in der Materia medica bisher nur ein Arzneimittel,
  das diese kleinen Schleimhauterosionen im Rachen hervorzubringen vermag: Bromum. Bromum hat diesen perennealen, allergischen Schnupfen homöopathisch geheilt, der bereits seit 30
  Jahren bestand.
  Je auffallender, charakteristischer, je individueller ein Krank-
  heitssymptom ist, desto weniger zusätzliche Zeichen und Symptome benötigt man zur Similewahl. Ein wirklich charakteristisches Symptom sondert uns das individuelle Mittel, das bestpassendste aus. Im Falle von Bromum bestand selbstverständlich
  auch eine Ähnlichkeit zum allergischen Schnupfen. Es sind zwar

viele Arzneien mit dieser Beziehung bekannt, aber nur eine mit fleckenweisen Erosionen an der Rachenschleimhaut.

Allgemeines zur homöopathischen Diagnostik im akuten und chronischen Behandlungsfall

Ohne Dia-Gnose (= Kenntnis durch und durch) ist Homöopathie ebenso unmöglich wie irgendeine andere Therapie. Die Homöopathie ist jedoch nicht nosologisch orientiert wie die naturwissenschaftliche Pharmakotherapie, bei der der Kranke als Fall einer Krankheit behandelt wird. Die Homöopathie orientiert sich an den individuellen Zeichen und Symptomen des Kranken, nicht am Krankheitsnamen.

Vor Eintritt in eine homöopathische Therapie muß selbstredend die Indikation sichergestellt sein. Das gilt für jede Therapie und für jeden Arzt.

In **akuten Fällen** ist die homöopathische Methodik einfach. Unter einer akuten Krankheit verstehen wir eine solche, die plötzlich beginnt und heftig verläuft. In § 5 des „Organon der Heilkunst" lesen wir: „Als Beihilfe zur Heilung dienen dem Arzt die Data der wahrscheinlichsten Veranlassung der akuten Krankheit..."
Im akuten Fall hat der **auslösende Faktor**, auch als auslösendes Symptom bezeichnet, die ausschlaggebende Rolle bei der Similewahl. Jener „Zufall" (griech. „Symptoma"=Zufall), der akut krankzumachen vermochte, und die Symptome des akuten Krankseins bestimmen die Arzneiwahl. Auslösung und Symptomatik des akuten Falles reichen zur Similewahl aus. Die Symptomatik des Krankheitsbildes ist dabei allerdings vollständig zu beschreiben, d. h. alle Symptome sind anzugeben.
Constantin Hering (1800-1880) hat in seinen Vorlesungen an der „Nordamerikanischen Akademie der homöopathischen Heilkunst" in Allentown bei Philadelphia das vollständige Symptom folgendermaßen beschrieben:
„Ein vollständiges Symptom besteht demnach aus einem Ort, der oder den Sensationen (Empfindungen, Art der Beschwerden), den näheren Umständen ihrer Besserung oder Verschlechterung nach den Modalitäten von Lage, Zeit, Körperfunktionen usw. und den möglichen Begleitumständen, die gemeinsam mit den Hauptsymptomen, aber örtlich getrennt davon aufzutreten pflegen."

▷ **Beispiel:** Ein Kollege berichtete mir vor mehreren Jahren von einer jungen Bäuerin, die er wegen eines drohenden Abortes zu behandeln hatte. Während der Stallarbeit erschreckte sich die schwangere Patientin durch eine Maus, die ihr vor die Füße sprang, so sehr, daß starke Wehen einsetzten. Die Angst als Begleitsymptom dieser Wehen stand der Bäuerin noch im Gesicht, als sie den Arzt aufsuchte. Es wurde Aconitum in D 6 erfolgreich verabreicht.

Aconitum Napellus, der Sturmhut, eine in unseren Alpen verbreitete Ranunkulazee, ist in der Toxikologie wegen ihres starken Herzgiftes Aconitin bekannt. In der Homöopathie ist es eines der wichtigsten Mittel gegen Schreckfolgen und ganz plötzlich einsetzende Beschwerden, die von Angst begleitet sind. Weitere Indikationen sind Schreckfolgen durch den Anblick eines Unfalls usw.

Die **chronische Krankheit** ist meist schwieriger zu behandeln als die akute und das eigentliche Feld autoregulativer Therapieverfahren, so auch der Homöopathie. Mit suppressiven Methoden ist chronischen Krankheiten nicht beizukommen. Auch Hahnemann mußte während der ersten Jahrzehnte seiner homöopathischen Praxis vor der chronischen Krankheit kapitulieren. Selbst wenn er „genau nach den Lehren der bisher bekannten homöopathischen Kunst" vorging, war „der Anfang erfreulich, die Fortsetzung minder günstig, der Ausgang hoffnungslos". Sein 1828-1830 in erster Auflage erschienenes Alterswerk „Die chronischen Krankheiten, ihre eigentümliche Natur und homöopathische Heilung" umfaßt vier Bände, die zweite Auflage wird um einen Band erweitert und erscheint 1835-1939. Der erste Band enthält seine hypothetischen Vorstellungen über die „eigentümliche Natur" der chronischen Krankheit und die Methodik ihrer Behandlung. Die weiteren Bände beschrieben Arzneiprüfungen „antipsorischer Arzneien", wie Hahnemann jene umfassenden Arzneien nennt, die zur Behandlung chronischer Krankheiten geeignet sind. Das wesentlich Neue seines Alterswerks ist in zwei Aspekten zusammenzufassen:

● seine kühne Hypothese über die eigentümliche Natur der chronischen Krankheit, die als **Psora-Lehre** bekannt wurde und heute als weitgehend falsifiziert zu betrachten ist; Hahnemann hat versucht, in seiner Psora-Lehre, alle chronischen Krankheiten auf drei mikrobiologische Wurzeln (Miasmen) zurückzuführen.

- die methodologisch entscheidende Erkenntnis, daß man es bei einer chronischen Krankheit „nicht allein mit der eben vor Augen liegenden Krankheitserscheinung zu tun habe, sie nicht für eine in sich abgeschlossene Krankheitserscheinung anzusehen und zu heilen habe", sondern daß man es „immer nur mit einem abgesonderten Teil eines tief liegenden Ur-Übels zu tun habe, dessen großer Umfang in den von Zeit zu Zeit sich hervor tuenden neuen Zufällen sich zeige".

Was war falsch gewesen an seiner Behandlung chronischer Krankheiten? Falsch war, daß er mit seinem Symptomen-Inbegriff bei den chronischen Krankheiten zu kurz, zu wenig umfassend, nicht konstitutionell genug gegriffen hatte, sondern nur immer die „eben vor Augen liegende Krankheitserscheinung" mit seinem Simile zu fassen bekam. Die chronische Krankheit ist eine „vielköpfige Hydra" wie er an anderer Stelle des Buches schreibt; es nützt nichts, nur immer einen Kopf nach dem anderen abzuhauen. Der Symptomen-Inbegriff muß alle Köpfe samt der Hydra einbeziehen. Das Simile für die chronische Krankheit muß die verschiedenen Episoden des ganzen chronischen Krankseins eines Individuums umfassen. Die Lösung liegt im „Zugleich", anstelle des „Nacheinander", in der ganzheitlichen, Personen-bezogenen Auffassung des chronischen Krankseins. Behandelt werden nicht nosologisch abgrenzbare Krankheitsvorgänge, sondern der Zusammenhang, einschließlich der krankhaftes Prädisposition zu eben diesen Krankheiten. Objekt der Homöopathie ist das individuell krankhafte Terrain, nicht dessen verschiedene Krankheitsäußerungen.

Der Symptomen-Inbegriff umfaßt bei chronischen Krankheiten die gesamte Biographie des Kranken und die familären Belastungen, soweit diese relevant sind. Die Behandlungsdauer erstreckt sich häufig über viele Monate. Eine grobe Regel besagt, daß die Behandlungsdauer sich bei chronischen Erkrankungen über so viele Monate erstrecken wird, wie die Krankheit bereits an Jahren andauerte. Der Status ist häufig neu zu erheben, und gegebenenfalls sind Folgemittel einzusetzen. Nur selten gelingt es, mit einem einzigen Mittel einen chronisch Kranken zu heilen. Die Homöopathie bleibt auch bei der Behandlung der chronischen Krankheiten – von Ausnahmen abgesehen – ihrem Grundsatz des Unum Remedium treu. Wichtig ist, daß man die einzelnen Gaben der Arzneien beim chronisch Kranken voll auswirken läßt. Die Wirkung ist sehr viel anhaltender als bei akuten Krankheiten. So kann beispielsweise eine Potenz wie C 30 oder C 200 4-5 Wochen lang wirken.

Während der erfahrene homöopathische Arzt simple Fälle ohne
fremde Hilfe zu lösen versteht, benötigt man zur Similewahl in
chronischen Krankheitsfällen meistens Nachschlagwerke oder EDV-
gestützte Programmhilfen, die man unter dem Terminus „Repertorium" zusammenfaßt. So finden wir beispielsweise in Kents Repertorium in der Rubrik „Abortus infolge Schrecken" vier Arzneien:
Aconitum, Gelsemium, Ignatia und Opium. Für die oben erwähnte
Schwangere war Aconitum das passende Simile.

Homöopathische Fallaufnahme

Erhebung der Anamnese

Der Begriff der Anamnese stammt aus dem Altgriechischen und
bedeutet so viel wie „Erinnerung", genauer: „Wiedererinnerung der
Seele" an vorgeburtliche, d. h. vor ihrer Vereinigung mit dem Körper
geschaute Wahrheiten. Eine Kranken-Anamnese erheben heißt,
alles in das Bewußtsein zu heben, was an Erinnerungen zum
Kranksein der betreffenden Person beizutragen ist. Erinnerungen
des Kranken und seiner Vorfahren, seiner Angehörigen und Freun-
de, Lehrer und Vorgesetzten, seiner Arbeitskollegen usw. Dies
entspricht dem möglichen, nicht immer erforderlichen Umfang der
Anamnese. Die Anamnese fördert nichts Meßbares zutage, und ihre
Ergebnisse lassen sich auch nicht leicht meßbar machen. Sie besteht
zum Großteil aus subjektiven Eindrücken des Kranken, während die
naturwissenschaftlich orientierte Medizin ganz auf Meßbarkeit und
auf Zahlen hin orientiert ist. Anders in der Homöopathie: Was der
Homöopath für die Similesetzung benötigt, findet er weitgehend in
der Anamnese.

Der Arzt läßt seinen Kranken bei der Anamnese „womöglich
stillschweigend ausreden, wenn er nicht auf Nebendinge abschweift,
ohne ihn zu unterbrechen" (§ 84, Organon). „Jede Unterbrechung
stört die Gedanken der Erzählenden und es fällt ihnen hinterdrein
nicht alles genau so wieder ein, wie sie es anfangs sagen wollten."
Diesen ersten Teil der Anamnese nennen wir den **Spontan-Bericht**.
Dabei kommt es uns auf die wirklichkeitsgetreuen Originaldaten an.
Die Methodik der Homöopathie sieht ihre Aufgabe darin, daß die
Erinnerungen des Kranken unmittelbar und ohne fehlerträchtige
Umwege in die Arzneiform transferiert werden.

Voraussetzung dafür ist die spezielle Materia medica homoepathica aufgrund der Arzneiprüfung am beschwerdefreien, reaktionsfähigen Menschen.

Weil die Homöopathie diese Sammlung analoger, d. h. gleichlautender Zeichen und Symptome bereits vor dem Gebrauch am Kranken gewonnen hat, verfügt sie für ihren Ähnlichkeitsvergleich über ein apriorisches Wissen im Sinne des neuzeitlichen Wissenschaftsbegriffes von Kant.

Wenn der Kranke mit seinem Spontanbericht fertig ist, beginnt die **gezielte Befragung** des Patienten. Zunächst werden durch entsprechende Fragestellungen die einzelnen Symptome eruiert. Dabei gilt es, eine wichtige Fehlerquelle zu vermeiden, auf die uns Hahnemann im § 87 des Organons hinweist: Suggestivfragen vermeiden! Wir müssen so fragen, daß wir dem Kranken nicht die Antwort in den Mund legen. Unsere Fragen müssen so gestellt sein, daß sie nicht mit einem bloßen „Ja" oder „Nein" beantwortet werden können, sondern den Kranken auffordern, mit seinen eigenen Worten zu antworten. Beispiele: „Wie steht es mit dem Appetit?" oder „Welche Speisen oder Getränke schmecken Ihnen am besten?" oder „Wovor ekelt Sie oder was vertragen Sie schlecht?"

Bei fieberhaften Erkrankungen interessiert in der Homöopathie nicht nur der Meßwert der Fieberhöhe, sondern auch die Qualitäten des Fiebers (nach § 89 Organon):

„Wann kam der Frost (das Fieber)?" „An welchen Körperteilen?" „War es nur Körperempfinden ohne Schauder?" „Wie war das Gesicht dabei?" „Welche Körperteile fühlen sich heiß an?" „Wann kam der Durst?" „Wann kam der Schweiß?" „Ist die Haut trocken beim Fieber?" „Welche Begleitsymptome bestehen: Unruhe, Angst, Delirien, Reizbarkeit etc?"

§ 90 Organon: „Ist der Arzt mit Niederschreibung dieser Aussagen fertig, so merkt er sich an, was er selbst an dem Kranken wahrnimmt und erkundigt sich, was demselben hiervon in gesunden Tagen eigen gewesen."

Ein weiterer wichtiger Aspekt befindet sich in § 93 des Organons, der nochmals auf die Krankheitsauslösung hinweist, die nicht nur bei allen akuten Krankheiten von entscheidender Bedeutung für die Similewahl ist, sondern auch bei jenen, die schon länger bestehen, die „durch ein merkwürdiges Ereignis verursacht" wurden. In diesem Zusammenhang sind insbesondere die „Life events" unserer

Kranken wichtig. Sie sollen am besten mit unbefangener Miene, scheinbar ohne eigene Gemütserregungen erfragt werden. In einzelnen Fällen sind auch Fremdanamnesen nötig, wenn der Patient über gewisse Ereignisse nicht selbst sprechen kann oder will.

Band I des „Synthetischen Repertoriums" von H. Barthel (1974) verzeichnet mehrere Seiten „Ailments from", zu deutsch „Beschwerden infolge von". Eine wichtige Frage in diesem Zusammenhang ist: Hat unser Kranker dieses Ereignis verarbeitet oder hat es ihn krank gemacht? In der Anmerkung zu § 206 des Organons warnt Hahnemann davor, jedwede Veranlassung der Kranken oder ihrer Angehörigen für „bare Münze" zu nehmen. Diese Veranlassungen seien oft „viel zu klein, um langwierige Krankheiten in einem gesunden Körper zu erzeugen, lange Jahre zu unterhalten und von Jahr zu Jahr zu vergrößern..." Bei primär chronischen Krankheiten kommt diesen angeblichen Veranlassungen nur die Bedeutung eines „Hervorlockungs-Moments eines chronischen Miasmas" zu.
Anders ausgedrückt: der letzte Tropfen, der ein Faß zum Überlaufen bringt, ist nach Quantität und Qualität zu unbedeutend, um die Similewahl zu beeinflussen. Ausschlaggebend ist in solchen Fällen, was sich bereits im Faß befindet. Bei chronischen Krankheiten ist das endogene Material, das Terrain maßgebend, nicht der exogene Auslöser für den chronischen Prozeß. Dieser Überlegung entspricht Pasteurs Satz: „Der Keim ist nichts, das Terrain ist alles!" Beim rezidivierenden chronischen Infekt ist das Terrain oft bedeutsamer als der Keim, der häufig nur den letzten Tropfen des vollaufenden Fasses darstellt.
Dieses Beispiel zeigt die beiden Möglichkeiten arzneilichen Vorgehens bei Infektionskrankheiten auf: Antibiotika gegen den mutmaßlichen Erreger oder Therapie am Terrain mit dem Simile. Häufig ist jedoch auch die Kombination beider Verfahren nötig. Bei der Homöotherapie der chronischen Krankheit kommt es entscheidend darauf an, die Gesamtheit der Zeichen und Symptome eines Krankheitsfalles zu erfassen. Hierzu haben sich brauchbare Hilfsmittel für die homöopathische Fallaufnahme herausgebildet. Schon Clemens von Bönninghausen, Schüler Hahnemanns, fragte mit den Merkwörtern „Cur, ubi, quod, quomodo?":

- Cur?:   Warum? Wodurch? Die Frage nach den „Data der wahrscheinlichsten Veranlassung"
- Ubi?:   Wo? Die Frage nach dem Ort, dem Sitz der Krankheit

- Quod?:   Was? Wie? Die Frage nach der Art der Krankheits-
            erscheinung, der Art der Schmerzen (Sensation)
- Quomodo?: Zeit und Umstände von Besserung und Verschlim-
            merung; die Frage nach den Modalitäten

Andere Hilfsmittel sind die Fragebögen zur systematischen Basis-
Anamnese von Ungern-Sternberg, Detmold, oder von O. Eichelberger, München.

Statuserhebung

Neben einer ausführlichen Anamnese wird eine sorgfältige klinische
Untersuchung des Patienten durchgeführt.
Schon die Inspektion des Kranken bietet zuweilen recht auffallende
und charakteristische Hinweise auf homöopathische Arzneien. Die
individualisierende Untersuchung eines Krankheitsfalles verlangt
„von dem Heilkünstler nichts als Unbefangenheit und gesunde
Sinne, Aufmerksamkeit im Beobachten und Treue im Aufzeichnen
des Bildes der Krankheit", so Hahnemann in § 83 seines Organons.
So ergeben sich allein schon aus der Farbe der Haare, der Augen, des
Gesichtes (alles zusammen: die Komplexion) gewisse Hinweise.
Diese Hinweise können, müssen aber nicht arzneitypisch sein. Daß
die Haarfarbe sogar bei Männern nicht immer echt ist, braucht nicht
hervorgehoben zu werden. Rothaarige Typen, wenn sie auch noch
entsprechende Stigmatisation zeigen, fallen nicht selten in die
Arzneikonstitutionen von Calcium phosphoricum, Lachesis, Phos-
phor, Sepia oder Sulfur. Auffallend frühzeitiges Ergrauen kann ein
Hinweis auf Lycopodium sein.
▷ **Beispiel:** Ein Patient, dessen Gesicht im angeregten Gespräch
halbseitig rot und halbseitig blaß wird; auch wenn er essigsaure
Speisen zu sich nimmt, tritt diese auffallende Verfärbung seines
Gesichtes ein. Das Kentsche Repertorium verrät uns zwölf
Arzneien für solche Patienten. Eine davon, die bestpassendste,
wird unser Kranker brauchen. Im Falle dieses Kranken war es
Lachesis.

Eine besonders gebeugte Haltung kann ein Hinweis für Phosphor
oder Sulfur und einige andere Mittel sein. Eine Wirbelsäulenverkrümmung kann auffallende Persönlichkeitsmerkmale zur Folge
haben. Solche Rückgratverkrümmungen sind selbstredend nicht

homöopathisch heilbar, aber sie sind konstitutionelle Zeichen. Es gibt mehr als 20 Arzneien im Repertorium, die Beziehung zu solchen Konstitutionen haben und besonders angezeigt sein können im Wachstumsalter, um Schlimmeres zu verhindern und um Krankheiten bei solchen Patienten zu behandeln. Die Wirbelsäulenverkrümmung wird nicht in jedem Krankheitsfall die Arzneiwahl mit beeinflussen. Man wird von Fall zu Fall zu entscheiden haben, ob dieses Zeichen in den Symtomen-Inbegriff für das zu suchende Simile gehört oder nicht.

Auch die Inspektion der Haut kann eine Fülle von Hinweisen auf Arzneimittel liefern. Sommersprossen, Naevi, Warzen können zuweilen so zahlreich vertreten sein, daß sie die Kriterien des § 153 erfüllen und zu einem die Similewahl bestimmenden Zeichen werden. Die Homöopathie kennt Mittel für das Terrain dieser verschiedenen Hautblüten; sie sind allerdings genau nach den Allgemeinsymptomen ihrer Träger auszuwählen.
Die Veränderung der Haut kann so auffallend sein (z. B. Akne) und mit psychischen Belastungen einhergehen, daß dieses Krankheitsbild den Patienten in unsere Praxis führt. Runzeln und Falten können extrem stärker ausgeprägt sein, als es dem Alter entspricht.

Schon das Gesamtverhalten des Kranken macht auf uns einen Eindruck. Ein Patient kann auffallend ruhig, ja behäbig vor uns sitzen, ein anderer kann sich kaum ruhig halten, kann sich nicht einmal im Wartezimmer gedulden. Bei Kindern, die ihr Verhalten noch nicht zu verbergen gelernt haben, sind diese Charaktereigenschaften um so besser zu beobachten: Die einen sind besonders brav, die anderen fallen schon im Wartezimmer auf durch ihr Herumtoben und Geschrei.
Außergewöhnlich feuchte oder trockene Hände können uns bereits bei der Begrüßung Hinweise liefern.
In ihrer Summe bilden all diese Hinweise die objektiven Symptome, die man sehen, hören oder riechen kann. Bemerkungen im Zusammenhang mit dem Körpergeruch finden wir im Repertorium unter Schweiß (Ausdünstung) und bei den entsprechenden Exkrementen.
Zur kompletten Untersuchung gehören darüber hinaus auch die Angaben über die Beschaffenheit der Zunge und der Mundschleimhaut, des Geruchs aus dem Mund, der Pupillen und Reaktion usw. Weitere systematische über methodenorientierte Untersuchungen

hinausgehende Hinweise zur Untersuchung finden sich in Kap. 5.
Zusammenfassend zeigt Tab. 16.1 eine mögliche Systematik der
homöopathischen Fallaufnahme.

Sind alle wesentlichen Zeichen und Symptome des Krankheitsfalles
aufgenommen, ist der **Symptomen-Inbegriff** zu erstellen. Mit Blick
auf diese Leistung hat Hahnemann gerne vom „Heilkünstler"
gesprochen, dabei „Kunst" allerdings im alten philosophischen Sinne
verstanden, die vollendet, was in der Natur unvollendet bleibt.
Dieser Symptomen-Inbegriff entspricht dem „Steckbrief der Krimi-
nalistik". Nur wenn der „Steckbrief" stimmt, kann man den Täter
dingfest machen.
Nun gibt es bei der Stellung des Symptomen-Inbegriffs insbesondere
bei chronischen Krankheiten eine Menge Fehlerquellen. Eine davon
erwähnt Hahnemann in § 95: Nachdem er einleitend mahnt, bei
chronischen Krankheiten „so sorgfältig und umständlich (!) als
möglich bis in die kleinste Einzelheiten" nachzuforschen, führt er
aus, man könne gar nicht genau genug vorgehen, „weil die Kranken

Tab. 16.1 Systematik einer Fallaufnahme

• Angaben zur Person:	Geschlecht, Alter, Familienverhältnisse, Beruf, Religion etc.
• Aussehen (Komplexion):	Haarfarbe, Augenfarbe, Teint, Körpertyp mit Angabe von Gewicht und Größe
• Spontanbericht:	Ungestört ausreden lassen; Patient hat das Wort!
• gelenkter Bericht:	Angaben des Kranken werden vervollständigt.
• gezielte Befragung:	zwecks Erfassung der Gesamtheit der Zeichen und Symptome (bei chronischen Krankheiten): Lokalsymptome nach dem Kopf-zu Fuß-Schema Allgemeinsymptome Modalitäten Gemütssymptome Sexualsymptome
• körperliche Untersuchung	(soweit erforderlich, ergänzt durch klinische Untersuchungsmethoden zur Beibringung der „Gesamtheit der Zeichen und Symptome")

die langen Leiden so gewohnt" seinen, daß sie auf die „kleineren, oft sehr bezeichnungsvollen (charakteristischen) Nebenzufälle wenig oder gar nicht mehr achten und sie fast für einen Teil ihres natürlichen Zustandes, fast für Gesundheit ansehen, deren wahres Gefühl sie bei der oft fünfzehn, zwanzigjährigen Dauer ihrer Leiden ziemlich vergessen haben...". Nicht selten ergeben sich aus solchen, zuweilen recht individuellen Zeichen und Symtomen entscheidende Arzneihinweise. Entdeckt man diese nicht, verfehlt man mögerlicherweise das Simile.

Ist das Simile, die homöopathische Arznei, gefunden, so wird dieses solange verabreicht, bis sich der Zustand des Patienten sichtlich bessert. Jede einzelne Gabe soll jedoch auswirken können, ehe die nächste folgt. Eine anfängliche Steigerung der Symptome unter dem Simile ist typisch für den homöopathischen Heilvorgang. Diese **Erstverschlimmerung** hält solange vor, bis die körpereigene Abwehr einsetzt und die Krankheitssymptome abzubauen beginnt. Je länger eine Krankheit besteht, je schwerer die organischen Veränderungen sind, um so stärker ist die Erstverschlimmerung, auf die auch die Dosis Einfluß hat. Am mildesten fällt die Erstverschlimmerung nach den Q-Potenzen (50000er-Potenzen) aus, am härtesten nach D-Potenzen, zum Beispiel einer D 30 oder D 200. Die C-Potenzen nehmen eine Mittelstellung ein. Wo organische Schäden vorliegen, was bei älteren Kranken meist und manchen Krankheiten durchweg der Fall ist, empfehlen sich die Q-Potenzen.

Bei akuten Krankheiten, zumal zu Beginn, gibt es kaum Erstverschlimmerungen und wenn, so sind sie beinahne unmerklich. Wenn eine Erstverschlimmerung von selbst nicht mehr abklingt, ist dies auf jeden Fall ernstzunehmen. Der Kranke kann überempfindlich auf die Arznei reagiert haben, oder aber die Zerstörungen der Krankheit sind so weit fortgeschritten, daß sie nicht mehr mit dieser Arznei rückgängig zu machen sind. Jeder weitere Arzneireiz würde eine zusätzliche Verschlimmerung bewirken; eine Reizumkehr, eine Umpolung des Wirkflusses in Richtung Heilung, ist dann kaum mehr zustande zu bringen. Die prognostische Bedeutung dieser Art von Erstverschlimmerung ist offenkundig. Auf jeden Fall wird man persistierende Arzneireaktionen zu antidotieren versuchen. Wenn andere Methoden, beispielsweise die Chirurgie, Hilfe versprechen, wird man dem Kranken eine Operation nahelegen.

Über die homöopathische Erstverschlimmerung und ihre prognostische Bedeutung ist schon viel geschrieben worden. Eingehend hat sich Kent in seinen „Lectures on Homoeopathic Philosophy" damit befaßt. Die deutsche Übersetzung des Werkes liegt uns unter dem Titel „Zur Theorie der Homöopathie" vor.
Eine kybernetische Interpretation der Erstverschlimmerung hat Georg Bayr in seinen „Kybernetischen Denkmodellen der Homöopathie" vorgelegt.

Es gibt auch Fälle ohne jede Erstverschlimmerung. Neben den bereits erwähnten, erst kurze Zeit bestehenden Krankheiten sind dies meist funktionelle Krankheitszustände und Verhaltensstörungen.
Ungünstig sind jene Fälle zu beurteilen, die zuerst mit Besserung und nachfolgend mit Verschlimmerung auf das Simile antworten. Die harmlosere Möglichkeit ist, daß das Simile nur eine oberflächliche Ähnlichkeit aufweist und daher lediglich palliativ wirkt. Die schwerwiegendere Möglichkeit ist, daß das Mittel zwar genau paßt, aber die Gewebsveränderungen irreparabel sind, die Krankheit schon zu weit fortgeschritten ist. Auch hierbei ergibt sich unter Umständen die Indikation zu chirurgischen Eingriffen.

▷ **Beispiel:** Fall R.E., chronische Polyarthritis; der 59-jährige Patient sucht im Juni 1982 den Arzt auf. Sein Gelenkrheuma war Mitte März 1982 ausgebrochen. Morgens steife Knie, Arme und Hände, Schwellungen der Gelenke, vor allem der Knie. Kann nicht mehr alleine auf die Toilette. Klinisch handelt es sich eindeutig um ein chronisches Gelenkrheuma, aber dieses Rheuma hat eine negative Rheuma-Serologie. Seit 10 Jahren in klimatisiertem Büro gearbeitet. Mit 12 Jahren Scharlachnephritis nach abortiv verlaufenem Scharlach. Mit dieser Scharlachnephritis 1 Jahr stationär im Krankenhaus gelegen. 1943, mit 20 Jahren, wegen „Nierenschrumpfung" aus dem Kriegsdienst entlassen. Das auffallendste Zeichen dieses Kranken ist, daß er bei Erregung eine halbseitige Rötung des Gesichtes zeigt und auch nur linksseitig im Gesicht schwitzen kann. Wenn er sich richtig ausschwitzen könne, werde es ihm ganz allgemein leichter. Aufgrund seiner Zeiten und Symptome läßt sich eindeutig als Simile Lachesis, das Bißgift einer südamerikanischen Grubenotter, ermitteln. Lachesis Q 18 hilft sofort, ohne Erstverschlimmerung. Der Patient ist überglücklich; dennoch ist die fehlende Erstverschlimmerung ein ungünstiges Zeichen. Prognostisch

günstiger ist für eine homöopathische Behandlung – wie oben
bereits ausgeführt – eine anfängliche Verstärkung der Symptome
mit nachfolgender stetiger Verbesserung.

Tatsächlich folgt bei diesem Patienten nach wenigen beschwerdefreien Tagen eine von Arzneigabe zur Arzneigabe zunehmende
Verschlimmerung. Der Kranke weigert sich schließlich, das
Mittel überhaupt noch einmal einzunehmen. Ex juvantibus ergab
sich der Hinweis auf ein fokales Rheuma, dessen Herd arzneilich
nicht mehr heilbar erschien. Bei der Fokussuche stellten sich die
Zähne als unbeherdet dar. Der Verdacht, daß das Rheuma
tonsillogen war, verstärkte sich. Die lange Vorgeschichte deutete
ganz in diese Richtung: Tonsillitiden. Ein Herdgeschehen, ausgehend von einer chronischen Tonsillitis, wurde durch die Reaktion
auf Lachesis erhärtet. Lachesis ist ein wichtiges Tonsillitis-Mittel,
das wichtigste beim linksseitigen Mandelabszeß.

Einweisung in die HNO-Klinik zur Tonsillektomie (TE). Die
Klinik lehnt unter Hinweis auf den negativen ASL-Titer die TE
zunächst ab. Auf permanentes Drängen wird sie schließlich doch
durchgeführt. Der histologische Befund bestätigt das Vorliegen
einer chronischen Tonsillitis, die entzündlichen Schwellungen der
Hände gehen noch während des Klinikaufenthaltes zurück.

Im weiteren postoperativen Verlauf zeigen sich eine erneute
Exazerbation der Beschwerden und eine Beschleunigung des
BSG auf 40/72 gegenüber 39/49 vor der TE. Dies war nur als eine
einstweilige Erstverschlimmerung zu deuten.

Unter der weiteren Behandlung mit Bryonia Q 6 und Umckalo-
abo (JSO), vorübergehend auch Phytolacca und Lachesis –
welches nunmehr wieder vertragen wird – fällt die BSG allmählich
auf 4/17. Rheumaserologie weiterhin negativ, Kreatinin 1,1,
Harnsäure 6,0, SGPT 5.

Der Kranke beginnt einige Monate nach der Klinikentlassung
wieder mit Schwimmen und Tennis. Die Beschwerden seines
Gelenkrheumas sind verschwunden.

Bedeutung und Wertigkeit der Zeichen und Symptome bei der Similewahl (Symptomen-Lehre)

Eine ausschließlich symptomatische Therapie entspricht nicht den Zielvorstellungen der naturwissenschaftlichen Medizin. Ihre Pharmakotherapie will kausal sein.

„Als wissenschaftlich gilt ihr nur ein Wissen, das nicht bei der Erscheinung eines Erscheinenden stehen bleibt, sondern das auf deren Ursache zurückgeht und diese für das Wissen beibringt. Wissenschaftliches Wissen besagt ursächliches Wissen." (Fräntzki, 1976)

In der Homöopathie sind die Symptome bereits das Eigentliche der Krankheit, weil die Causa prima morbis dem menschlichen Erkennen verborgen bleibt. Dies läßt sich auch von § 7 des „Organon der Heilkunst" herleiten:

„Da man nun an einer Krankheit, von welcher keine sie offenbar veranlassende oder unterhaltende Ursache (causa occasionalis) zu entfernen ist, sonst nichts wahrnehmen kann, als die Krankheits-Zeichen, so müssen... es auch einzig die Symptome sein, durch welche die Krankheit die zu ihrer Hilfe geeignete Arznei fordert und auf dieselbe hinweisen kann – so muß die Gesamtheit dieser ihrer Symptome, dieses nach außen reflektierende Bild des inneren Wesens der Krankheit, d. i. des Leidens der Lebenskraft, das Hauptsächlichste oder Einzige sein, wodurch die Krankheit zu erkennen geben kann, welches Hilfsmittel sie bedürfe..., so muß, mit einem Wort, die Gesamtheit der Symptome für den Heilkünstler das Hauptsächlichste, ja Einzige sein, was er an jedem Krankheitsfall zu erkennen und durch seine Kunst hinwegzunehmen hat, damit die Krankheit geheilt und in Gesundheit verwandelt werde."

Die Zeichen der Krankheit bedeuten nicht nur ein Sich-Zeigen, sie bedeuten auch Anzeigen, beispielsweise Anzeigen des Simile. Nach Ekehard Fräntzki (1976) bedeuten sie Anzeigen von etwas, das nicht wesenhaft selbst erscheint: „Zusammenfallen des Sichzeigenden mit dem Sichniemalszeigenden". Das Sichniemalszeigende ist die Ursache der Krankheit. Da es sich niemals zeigt, braucht hinter den Symptomen nichts mehr gesucht zu werden. Sie repräsentieren gemeinsam mit den objektiven Zeichen die Krankheit. Auch die Veränderungen im Körperinnern, der pathologisch-anatomische Befund, sind nicht Krankheitsursache, sondern gehören zu den

Krankheitszeichen. Die gleichen Symptome, denen wir am Krankenbett begegnen, finden wir in den Protokollen der homöopathischen Arzneiprüfungen wieder.

Welche Symptome sind nun die für den Analogieschluß zwischen Krankheitsbild und Arzneibild wesentlichen?
Die Homöopathie benötigt hierfür adäquate Arzneisymptome, wie sie ein gesunder Mensch in einer Arzneiprüfung produziert. Die gesamten Wirkungen einer Arznei können nicht in einer einzigen Prüfung erbracht werden; dazu benötigt man viele Prüfpersonen unterschiedlichen Geschlechts, Alters und von verschiedener Konstitution. Die Arzneibilder der Materia medica homoepathica sind vielfältig, vergleichbar einem Mosaik aus vielen Einzelbeobachtungen. Umgekehrt wird kein Patient in allen Krankheitssymptomen mit einem einzigen Arzneibild übereinstimmen.
Hahnemann hat drei große Werke der Arzneimittellehre verfaßt. Die Prüfsymptome jedes Prüfstoffes sind nach einem gleichen Kopf-zu-Fuß-Schema angeordnet. Es beginnt mit Schwindel, Kopfschmerzen, Gesichtsausdruck, Gesichtssymptomen, Sinnesorganen usw.
Zum systematischen Erlernen der Homöopathie gehören gründliche Kenntnisse der Methodik und des Stoffgebiets der Materia medica homoepathica.

Den Weg zum Simile hat Hahnemann in § 153 des Organons aufgezeigt, mit dem ca. fünf wahlanzeigende Symptome ausgesondert werden sollen, die sowohl das Individuum des Kranken wie das Arzneimittel charakterisieren. Er faßt diese charakteristischen Zeichen und Symptome als **Symptomen-Inbegriff** zusammen. Dabei haben alle Krankheitssymptome einen unterschiedlichen Wert. Wir sprechen von der **Hierarchie der Zeichen und Symptome.** Man kann also nicht jedes Symptom eines Kranken zur Similewahl heranziehen. Mit einem ungeeigneten Symptom könnte man sogar auf den „Holzweg" geraten. Beispielsweise ist mit dem Symptom „Übelkeit" bei einem Raucher, der an irgendeiner Krankheit leidet, nicht viel anzufangen; es kann ebenso gut ein Tabak-Symptom sein und möglicherweise mit der Krankheit des Patienten keinen Zusammenhang haben. Unser Simile muß mit der „Idee" der Krankheit in Einklang stehen.
Die Wertigkeit des Symptoms ergibt sich somit aus der **Ausschließlichkeit**, mit der es ein Simile auszusondern vermag. Von C. Hering

Tab. 16.2 Die beiden Symptomenregister und ihre Wertigkeit

Bedeutung	Topisches Symptomen-register	Hierarchisches Symptomen-register
	Geistes- und Gemüts-symptome	Auslösungen
	Allgemeinsymptome	Key-notes (Schlüssel-symptome
	Verlangen u. Abneigungen	As-if-Symptome (Als-ob-Symptome)
	Schlafsymptome	Paradoxe Symptome
	Sexualsymptome	Komitantien (Begleit-symptome)
	Lokalsymptome	Alternantien (Entweder-Oder-S.)
		Periodika (Periodische S.)

stammt das Wort: „Auf drei Beinen steht der Stuhl" (Heringsche Tripode). Gemeint ist: mit drei guten Symptomen läßt sich meist ein Simile auswählen. Oft brauchen wir freilich mehr als drei Symptome, weil nicht jeder Fall entsprechend charakteristische Symptome enthält. Der Vorgang des Aussonderns hat Ähnlichkeit mit dem Zeichnen einer Karikatur, die mit wenigen Strichen eine Persönlichkeit kennzeichnen soll. Ein falscher Strich verzerrt das Bild.
Die Symptomen-Lehre unterscheidet eine Wertigkeitsskala von Symptomen nach topischen und eine weitere nach qualitativen Gesichtspunkten. Einen systematischen Überblick über die Symptome bietet Tab. 16.2.

Topisches Symptomenregister und Beispiele zur homöopathischen Traumabehandlung

Geistes- und Gemütssymptome

Der Homo sapiens ist nicht nur geistbegabtes Wesen, sondern repräsentiert auch im hohen Maße Komplexität und Individualität. Seine höchsten Prädikate sind personale Würde und Individualität.
Wissenschaftlicher Gegenstand der Homöopathie ist der Kranke als Individuum. So sind es im allgemeinen auch **Geistes-** und **Gemüts-**

symptome, die in der Arzneiwahl höchstwertig sind. Ausnahmsweise kann auch einmal ein Lokalsymptom von höchster Individualität sein, wenn es alle anderen Symptome im Sinne des § 153 überragt.

Es gibt unter den Geistes- und Gemütssymptomen fallbezogen bedeutsame und unbedeutsame Symptome. Ein Symptom kann auffallend sein; wenn es dazu noch sonderlich eigenheitlich, für ein Arzneimittel charakteristisch ist, dann ist es wahlanzeigend. „Ich bin ein wenig ängstlich" ist kein wahlanzeigendes Symptom; ein bißchen Angst zu haben, ist für Menschen normal. Entsprechend ist die Rubrik „Angst" ohne nähere Bezeichnung eine große Rubrik im homöopathischen Repertorium; es gibt über 400 Arzneien, die Beziehung dazu haben. Wenn sich Angst näher bezeichnen läßt, stehen beispielsweise an die 20 Arzneien zur Verfügung. Wir unterscheiden Angst und Furcht. Angst hat im allgemeinen kein konkretes Objekt, im Gegensatz zur Furcht: z. B. Furcht vor Hunden, Furcht vor Gewitter. Den höchsten Rang unter den Geistes- und Gemütssymptomen nehmen jene ein, die die Selbst- und Arterhaltung zum Inhalt haben. Bei erkennbarer Suizidneigung muß das Simile eine entsprechende Arzneibeziehung aufweisen. Wir kennen an die 100 Arzneien mit Suizidbeziehung. Die Suizidalität hat auch eine forensische Seite. Einen selbstmordgefährdeten Kranken darf man nicht ambulant behandeln, sondern muß ihn in eine geschlossene Anstalt überweisen. Dort endet dann meistens die homöopathische Behandlung, aber nicht weil hier die Homöopathie ihre Grenze hat, sondern weil es in der betreffenden Anstalt in der Regel keinen Homöopathen gibt.

Hahnemann führt in § 215 des Organons aus, daß es sich bei den Geistes- und Gemütskrankheiten um nichts anderes als Körper-Krankheiten handle, bei denen allerdings die psychischen Symptome bis zur auffallendsten Einseitigkeit erhöht seien auf Kosten der Körpersymptome. Da es sich bei diesen Leiden meist um chronische und endogene Prozesse handelt, ist für die Similewahl von der Gesamtheit der Zeichen und Symptome auszugehen. Mit einem Mittel kommt man kaum jemals aus. Hahnemann unterscheidet ein „psorisches Mittel" für die psychotischen Symptome und ein „antipsorisches Mittel" für das endogene Terrain. Bei der Wahl des letzteren spielen die somatischen Symptome die Hauptrolle.

Allgemeinsymptome

Die **Allgemeinsymptome** (englisch: „generals") spielen in der Arzneiwahl eine kaum geringere Rolle. Nun haben wir gehört, daß in der Homöopathie alles Singuläre und Besondere, nicht das Allgemeine Vorrang hat. Wie sollen nun auf einmal die Allgemeinsymptome so wichtig sein?
Der Widerspruch läßt sich rasch klären. Die Allgemeinsymptome betreffen den ganzen Menschen, nicht nur Teile von ihm. Homöotherapie ist Therapie des Individuums, des ganzen und ungeteilten Menschen. Daher sind Symptome, die den ganzen Menschen betreffen, wichtiger als nur Lokalsymptome. Alles, was den Zustand des Kranken im Ganzen verschlimmert oder bessert, ist ein Allgemeinsymptom. Zu den Allgemeinsymptomen zählen:
- tellurische (die Erde betreffende) Einflüsse
- meteorologische (von den Gestirnen ausgehende) Einflüsse
- klimatische Einflüsse
- Temperaturverhalten (Frost, Fieber)
- Wundheilung (Impfungen, Eiterung, Heilungstendenz)
- Blutungen
- Sekretionen und Exkretionen
- Seitenbeziehungen
- Sitz der Krankheit
- Verlangen oder Abneigungen

Ein Allgemeinsymptom, das wir zur Arzneiwahl heranziehen, muß deutlich und beständig sein. Unsichere Symptome werden bei der Arzneiwahl nicht verwendet. Mit zu allgemeinen, nicht näher bezeichneten Symptomen kann man ebenfalls nicht viel anfangen; sie sind zu vieldeutig. Was besagt schon für die Similewahl, daß jemand ein „angenehmer Mensch", eine „flotte Biene" oder ein „seltsamer Typ" ist? Wir brauchen dazu nähere Bestimmungen. Dies trifft auch für die „Generals" zu: wir brauchen vollständige Symptome, weil die Allgemeinsymptome als Sammelbegriffe im Symptomen-Lexikon eine Unzahl von Arzneien auf sich vereinen.
Wenn uns ein Kranker beteuert: „Nur keine Sonne; Sonne ist das Schlimmste für mich!", dann kommt das in den Symptomen-Inbegriff. Das Symptom lautet: „schlechter durch Sonne" und ist ein Allgemeinsymptom, weil es den ganzen Menschen betrifft.
Wenn sich nur der Husten in der Sonne verschlechtert, dann wäre das eine Modalität, ein näherer Umstand des Lokalsymptoms „Husten".

Wir finden im Kentschen Repertorium in dieser Rubrik nur zwei Mittel: Antimonium tartaricum und Cocain. Die Rubrik „Sonne bessert Husten" suchen wir bei Kent vergeblich, das ist nämlich beinahe normal, nichts Auffallendes, nichts für die Simile-Medizin.

Von Allgemeinsymptomen sagen die Kranken: „Ich habe…", „Mir ist jeden Tag um 10 Uhr vormittags gar nicht gut" etc. Lokalsymptome dagegen lassen sich „lokalisieren": „Meine Schläfen hämmern", „Wenn das Wetter wechselt, spüre ich meinen gebrochenen Fuß", „Mein Husten verschlechtert sich in der Sonne".

Ebenfalls zu den Generals zählen die nutritiven Abneigungen und Verlangen. Da gibt es ganz auffallende, individuelle Symptome. Weil die Abneigungen und Verlangen für die Similewahl so bedeutend sind, können sie einen eigenen Platz im topischen Symptomen-Register beanspruchen, obwohl sie zu den Allgemeinsymptomen zählen.

Band II des Synthetischen Repertoriums (Syn Rep) handelt nur von Allgemeinsymptomen. Dieses Werk wurde von den Autoren Horst Barthel und Will Klunker (1974) erarbeitet und stellt die Ergänzung des Kentschen Repertoriums dar. Die letzte Auflage des Kent erschien während des Ersten Weltkriegs. Inzwischen ist eine Reihe neuer Arzneiprüfungen und Ergänzungen zu berücksichtigen, die alle in das Syn Rep eingearbeitet sind. Band II des Syn Rep beginnt wie die „Generals" im Kent mit „Daytime", der „Tageszeit".

Zeiten der Verschlimmerung und Besserung der Symptome kann fast jeder Kranke geben. Zuweilen lassen sich diese Modalitäten für die Similewahl nutzen. Seit Hahnemann sind die Homöopathen dazu angehalten, bei ihren Arzneiprüfungen darauf zu achten, „zu welcher Tages- und Nachtzeit" sich die Arzneibeschwerden einstellen.

Die Erforschung der **Chronosymptome** ist ein genuines Anliegen der Homöopathie seit Hahnemann. Auch die TCM (Traditionelle Chinesische Medizin) kennt diese Zusammenhänge. Die moderne Chronobiologie und Chronopharmakologie bestätigen zunehmend die Wichtigkeit dieser traditionellen Erfahrungen.

Beispiele für chronopathologische Modalitäten einzelner Arzneimittel werden in Tab. 16.3 aufgezeigt.

Medorrhinum und Syphilinum sind zwei Vertreter aus der Gruppe der **Nosoden**: Arzneimittel, die aus Krankheitsprodukten gewonnen werden. Nosoden gibt es in der Homöopathie seit den frühen 30er

Tab. 16.3 Chronopathologische Modalitäten einzelner Arzneimittel

Leitsymptom Verschlimmerungszeit	Arzneimittel
von Sonnenaufgang bis Sonnen- untergang	Medorrhinum
von Sonnenuntergang bis Sonnen- aufgang	Syphilinum, Thuja
10 – 11 Uhr	Gelsemium, Natrium muriaticum, Sepia, Sulfur
15 Uhr (bis tief in die Nacht)	Belladonna u.a.
16 – 20 Uhr	Lycopodium (Bärlapp) u.a.
nach Sonnenuntergang, in der Dämmerung	Pulsatilla
Mitternacht	Aconitum ⎫ Phosphor ⎬ Angstmittel Arsenicum album ⎭
2 – 4 Uhr	Kalium carbonicum u.a. (enge Herzbeziehung)

Jahren des vorigen Jahrhunderts. Im Unterschied zu den Vakzinen der allopathischen Medizin werden die Nosoden potenziert. Medorrhinum wird aus Tripper-Eiter gewonnen, Syphilinum aus luetischen Geschwüren hergestellt. Medorrhinum, Syphilinum (syn Luesinum) und Tuberkulinum bezeichnet die Homöopathie als die drei großen Erbnosoden. In den angezeigten Fällen handelt es sich in der Praxis nicht um floride Infektionen mit den betreffenden Erregern – die ihrerseits spezifisch antibiotisch behandelt werden müßten, sondern vielmehr um Terrainsanierungen.

Das Leitsymptom von Syphilinum „Verschlimmerung bei Nacht" kann sich auf verschiedenste Leiden beziehen: etwa ein Augenleiden oder aber eine hartnäckige Schlaflosigkeit, wenn weitere Symptome für das Mittel sprechen.

Nach den Tageszeiten folgen im englischen Kent wie auch im Band II des Syn Rep die „Generals" in alphabetischer Reihenfolge. Einige dieser Begriffe stellen wir heraus, um in das homöopathische Denken anhand der Symptomen-Lehre einzuführen:

So finden wir unter dem Terminus **Abzesse, Eiterungen** homöopathische Eitermittel in großer Zahl aufgelistet: Mercur, Hepar sulfuris,

Calcarea, Lachesis, Silicea sind die wichtigsten davon. Eine der Unterrubriken dieses Kapitels enthält die Mittel, die sich bei der Ausscheidung von Fremdkörpern bewährt haben: Arnika[7], Hep, Lob, SIL[2,7,12]*. Nicht immer handelt es sich bei Fremdkörpern um metallische Gegenstände die sich mit einem Magneten entfernen lassen. Auch Glassplitterchen können sehr lästig werden und mit diesen Mitteln gut zur Ausscheidung gebracht werden. Sie eitern unter Silicea D 6 einfach heraus.

Ein weiterer wichtiger Begriff des Syn Rep ist **Air (Luft)**. Im Zusammenhang mit ihm finden wir eine Reihe mehr oder weniger auffallender Allgemeinsymptome. Man denke nur an die vielen Kranken, die zugempfindlich sind. Das Symptom existiert als General und als Modalität der verschiedensten Lokalsymptome.

Im Kapitel „Zugluft" verzeichnet das Repertorium auch das „As-if"-Symptom, das „Gefühl, als ob man von einem Luftzug angeweht würde", mit annähernd 25 homöopathischen Arzneien.

Umgekehrt gibt es Leute, bei denen Türen und Fenster immer offenstehen müssen, weil sie sonst Atemnot empfinden. Dieses Symptom findet man im Kentschen Repertorium, Band III, S. 340: „offen, will Tür und Fenster" mit 16 Mitteln, so z. B. Apis, Lachesis, Pulsatilla und Sulfur; Tuberculinum ist ergänzend hinzuzufügen.

Wer genauer fragt, stößt zuweilen auf das Symptom „Verlangen nach frischer Luft, aber Zugluft verschlechtert". Diese Rubrik stammt von Pierre Schmidt und umfaßt 27 Mittel.

Als nächstes sei die „Aviator's Disease", die Flugkrankheit herausgegriffen. Diese Rubrik enthält fünf Mittel: ars, bell, bor, coca, psor; tabacum wäre hier noch hinzuzufügen.

Hingewiesen sei schließlich noch auf die Rubriken mit den Bädern, die alle denkbaren Varianten von der „Besserung durch Befeuchten leidender Teile" bis hin zur Verschlimmerung und Besserung in kalten, heißen oder See-Bädern enthalten.

Es gibt auch klinische Diagnosen in homöopathischen Repertorien, obwohl die Homöotherapie nicht nosologisch orientiert ist. Wir finden zum Beispiel im Syn Rep die Rubrik „Besnier-Boek-Schaumann morbus". Sie fußt auf den Erfahrungen des französischen Homöopathen Julian (1975). Solche Rubriken stammen nicht aus Arzneiprüfungen am Gesunden, sondern sind an Kranken

---

* Indexzahlen im SYN REP geben die Quelle ergänzter Arzneien an.

gewonnene Arzneibeziehungen. Schon Hahnemann hat in seine Lehrliteratur „bewährte Indikationen" einbezogen, die er am Krankenbett gewonnen hat und mehrfach bestätigt fand. Solche Erfahrungen gehen schließlich in die Repertorien ein und werden von Generation zu Generation weiter bestätigt oder aber auch falsifiziert.

Eine weitere praxisorientierte Rubrik des Syn Rep stellen **Burns**, die **Verbrennungen**, dar. Sie gilt auch für Verätzungen. Die Zahl der Mittel ist überraschend groß. Zwei davon sind zentral: Arsenicum album und Cantharis. Für die Schrecksekunde und die initiale Entzündung ist Aconitum angezeigt. Bei der umschriebenen Verbrennung 1. Grades wird auf Aconitum fast schon routinemäßig Belladonna folgen können.
Ein Abschnitt bezieht sich auf Verbrennungen „durch Röntgenstrahlen" mit der Empfehlung von Calcium fluoratum.

Es gibt Menschen mit besonders brüchigen Knochen. Diese Eigenschaft kann das Ausmaß eines „auffallenderen, sonderlichen, ungewöhnlichen und eigenheitlichen (charakteristischen) Symptomes" nach § 153 annehmen und gehört dann in den Symptomen-Inbegriff für das gesuchte Simile. **„Brittle Bones, brüchige Knochen"** zählen zu den Allgemeinsymptomen. Die wichtigsten der entsprechenden 15 Arzneien sind: Calc, Merc, SIL, Sulph, Symph.

Die Differentialtherapie der Arzneien lernt man beim Studium der Materia medica. Ohne Kenntnis der homöopathischen Arzneimittel kann man keine homöopathische Praxis ausüben. Niemand wird sich je für perfekt darin halten. Immer wieder muß man nachlesen, sich weiterbilden.

Arsenicum album ist ein Mittel der **Unruhe** und **Angst,** auch noch im Zustand der Kachexie. Seine schlimmste Zeit macht der Arsen-Kranke nach Mitternacht durch bis etwa 3-4 Uhr. Arsen-Patienten sind akkurat und meist sehr wärmebedürftig. Ihre Beschwerden haben oft brennenden Charakter. Sie kleiden sich mit Geschmack, fallen auch noch im Zustand fortgeschrittener Krankheit durch ihre Akkuratesse auf. Schmerz- und Fieberanfälle weisen nicht selten eine Periodizität auf und treten zu gewissen Zeiten auf.
Die Symptome von Acidum nitricum, der Salpetersäure, sind Angst und Bedrückung, wie bei Arsen. Im Unterschied zu Arsen verlieren

diese Patienten bei der geringsten Gelegenheit ihre Fassung. Bei ihren Wutausbrücken neigen sie zum Fluchen. Dies ist ein auffallendes Geistessymptom von Acidum nitricum, wie es schon in der Arzneiprüfung von Hahnemann heißt. Im Repertorium stehen unter der Rubrik **„Fluchen, Schwören"** fast 50 Arzneien. Anacardium und Acidum nitrium sind die beiden wichtigsten.

Der Harn der Acid-nitricum-Patienten riecht scharf. Um die Nase herum haben sie zuweilen Mitesser, auch Warzen auf der Nase oder im Innern der Nase gehören zum Bild von Acidum nitricum.

Als nächstes betrachten wir die Rubrik **Change, Wechsel** mit ihren Unterrubriken „Lage-Wechsel", „Symptomenwechsel", „Temperaturwechsel". Es gibt Kranke, die andauernd die Lage wechseln müssen, andere können tagelang auf dem gleichen Fleck liegen. Dieses Symptom wird man am ehesten vom Pflegepersonal erfragen können. Mittel für die unruhigen Schläfer sind u. a. Arnica, Arsenicum, Eupatorum perfoliatum, Rhus toxicodendron, Zincum valerianicum.

Zum Verzweifeln ist es manchmal, wenn Patienten bei jeder Konsultation mit neuen Symptomen aufwarten. Wenn man z. B. zum siebten Mal den Symptomen-Inbegriff umgebaut hat, sollte man sich fragen, ob nicht die Rubrik „Symptomenwechsel" das Problem löst? Vielleicht ist es gerade das Charakteristische an diesem Patienten, daß er dauernd neue Symptome produziert. Es gibt Arzneien, die diesen Symptomenwechsel mitmachen bzw. ihm ein Ende setzen können. Wichtigste Mittel: Ignatia, Kalium bichronicum, Kalium sulfuricum, Lac caninum, Manganum, Pulsatilla, Tuberculinum.

Im Kapitel von den **„Injuries, Verletzungen"** findet man die Rubrik „Traumatic Fever" (Verletzungsfieber) mit 26 Arzneien. Hauptmittel dieser Rubrik ist Arnica.

Für die Similewahl bei **fieberhaften Erkrankungen** benötigen wir Angaben über die näheren Umstände des Fiebers, d. h. über die vollständigen Fiebersymptome. Vor Einführung der Thermometrie, die in Deutschland mit dem Erscheinen von Wunderlichs Arbeit von 1868 „über das Verhalten der Eigenwärme in Krankheiten" zusammenfällt, beschrieb man die Zeichen und Symptome des Fiebers genauer als heutzutage. Die Fieberkurve hat viel zur Diagnostik der Fieberkrankheiten beigetragen, aber auch die Beschreibung der Fieber-Qualitäten außer Übung gebracht. Ein Fiebermeßwert ist eine exakte Zahlenangabe, aber er ist alles andere als ein vollständiges Symptom im Hinblick auf die Similewahl. Es lohnt sich, einmal die Qualitäten der Fieber- und Frost-Rubriken eines homöopathischen Repertoriums durchzulesen.

Für den homöopathischen Arzt stellt sich das Symptom Fieber als organische Eigenleistung dar, die er aus Prinzip nicht unterdrückt. Er sucht eine Arznei, die selbst ein ähnliches Fieber erzeugen kann und damit spezifisch die Immunabwehr stimuliert. Die in der Pharmakotherapie übliche symptomatische Antipyrese könnte insbesondere bei Fieberkrämpfen der Kleinkinder indiziert sein. Aus homöopathischer Sicht bezieht das richtig gewählte Simile ein mögliches Krampfgeschehen mit ein, wie dies die Rubrik des Syn Rep II/130 zeigt: „Krämpfe bei Fieberhitze". Darin sind die gängigen Fiebermittel des Kindesalters fast vollständig vertreten: Belladonna, Ferrum phoshoricum, Hyoscyamus, Nux vomica, Stramonium u. a. Bei Kindern, die sich bereits im Fieberkrampf befinden, sollte eine rasche suppressive Therapie mit Benzodiazepinen rektal eingeleitet werden.

Die Kentschen Frost- und Fieber-Rubriken umfassen die bunte Phänomenologie des pathologischen Temperaturverhaltens, dazu natürlich die homöopathischen Mittel. Wir finden die verschiedenen Frost- und Fiebertypen, ihre zeitlichen und örtlichen Modalitäten sowie zuweilen recht ausgefallene individuelle Besonderheiten. Für die Homöotherapie fieberhafter Erkrankungen sind diese Angaben unerläßliche Wegweiser zum Simile. Die Entscheidung, wann Homöotherapie, wann Antibiotika und Chirurgie zum Einsatz kommen müssen, ist in jedem einzelnen Krankheitsfall vom behandelnden Arzt zu treffen und zu verantworten.

Verlangen und Abneigungen

Die Bedeutung der Verlangen und Abneigungen für die Similewahl wurde bereits herausgestellt. Sie haben einen eigenen Platz im topischen Symptomregister bekommen, obgleich sie eigentlich noch zu den Allgemeinsymptomen zählen. Sie sind ohne Schwierigkeiten zu erfragen.

Es gibt ausnahmsweise aber auch ganz ausgefallene, schwer nachvollziehbare Eigenheiten auf diesem Gebiet, die nicht ohne weiteres von den Kranken preisgegeben werden. Ein Beispiel dafür ist das Pica-Syndrom (nach der Elster benannt), das ein Verlangen nach unverdaulichen Dingen beschreibt. Dazu auch die Geophagie, die Gewohnheit, Erde, Sand oder Lehm zu essen. Bei Kleinkindern und Schwangeren sind diese Absonderlichkeiten nicht so selten wie man annehmen möchte. Es ist bekannt, daß in ländlichen Gebieten Mississippis bis zu 50% der Schwangeren und 16% der Schulkinder Lehm essen. Im Repertoire der Symptomen-Lexika finden sich: „Verlangen nach Papier, nach sauberen Lumpen, Asche, Holzkohle, Kalk, Lehm, Kohle, Teesatz." Dabei handelt es sich nicht um Erfindungen der Homöopathen, sondern um Eigenheiten der menschlichen Natur, wie sie aus den Beobachtungen während homöopathischer Arzneiprüfungen und am Krankenbett zusammengetragen wurden. Inwieweit sich hinter solchen Phänomenen Mineralmangel oder etwa psychische Störungen verbergen, ist sekundär. Für die Homöopathen sind solche individuellen Symptome Wegweiser zum Simlie, sobald sie nur halbwegs deutlich ausgeprägt sind.

Bei gleicher Intensität sind die Abneigungen für die Similewahl bedeutender als die Verlangen; ihre Echtheit ist gegebenenfalls zu überprüfen.

Ein kurzer Hinweis noch zur Milch. In der Pädiatrie gelten Kuhmilchunverträglichkeit und Kuhmilchabneigung als relativ frühe Indikatoren der allergischen Diathese. Ein großer Teil dieser Kinder entwickelt später allergische Krankheitsbilder. Die Rubriken der Milchabneigung und Milchunverträglichkeit mit weit über 50 Mitteln sind zu umfangreich, um mit ihnen in die Similewahl einzusteigen, andererseits aber sind sie zu bedeutsam, um sie unberücksichtigt zu lassen. Es ist also ratsam, die anhand kleinerer Rubriken getroffene Arzneiwahl abschließend dahingehend zu überprüfen, ob das gewählte Mittel in der betreffenden Milch-Rubrik enthalten ist. Es gibt z. B. Menschen, die Milch nur trinken können, wenn sie kalt aus dem Kühlschrank kommt. Das Verlangen nach kalter Milch zeigt sich bei: Adlumia, Apis, Phosphor-acidum, Phellandrium, Phosphor, Rhus-toxicodendrum, Sabadilla, Staphisagria, Tuberculinum

Verlangen nach heißer Milch: Kalzium, Chelidonium, Graphites, Hypericum

Abneigung gegen gekochte Milch: nur Phosphor (2. Grad)

Unverträglichkeit bzw. Abneigung gegen Muttermilch ist ein wertvolles, ja schwerwiegendes Symptom. Abneigung und Unverträglichkeit sind beim Säugling nicht so leicht auseinanderzuhalten. Wenn eine Verdauungsstörung damit einhergeht, handelt es sich um eine Unverträglichkeit: Cina (Wurmsamen), Natrium carbonicum, Silicea.

Schlafsymptome

Im Schlaf kommt die menschliche Individualität unverstellt zum Vorschein. Darum können Schlafsymptome zuweilen recht bedeutsam für die Similewahl werden.

Nicht alle Schlafsymptome erfährt man vom Kranken selbst; oft muß man Eltern, Ehegatten oder andere Personen befragen, die Gelegenheit haben, den Schlaf des Patienten zu beobachten.

Diese Zeichen – was objektiv feststellbar ist, nennt man Zeichen – reichen zuweilen in die Intimsphäre der Kranken hinein.

Was peinlich ist, was uns am liebsten verschwiegen würde, hat häufig besondere Bedeutung für die homöopathische Arzneiwahl. Es ist meistens hochgradig individuell, bezeichnend für den Kranken, der es als Blöße empfindet und nicht gerne preisgibt. Blößen, Schwächen sind meist beziehungsreich zum persönlichen Kranksein.

Hahnemann fordert uns auf, durch „klügliche Wendungen der Fragen oder Privat-Erkundigungen" solche „peinlichen Symptome" zu Tage zu fördern (§ 93, Organon).

Es gibt Menschen, die mit offenen Augen schlafen (Lagophthalmus). Die Homöopathie kennt mehr als ein Dutzend Arzneien, die dazu Beziehung haben (Kentsches Repertorium Band III, S. 3).

Auch die Schlaflagen können ausgefallen sein und wahlanzeigende Hinweise geben.

Zur Seitenlage ist anzumerken, daß etwa ab dem 40. Lebensjahr immer weniger Menschen auf der linken Seite schlafen können. Wenn ein 60-Jähriger nur auf der linken Seite schlafen kann, dann könnte das für Sulfur oder ein anderes der etwa 20 Mittel sprechen, die unter der Rubrik der Linksschläfer zu finden sind.

Es gibt auffallend unruhige Schläfer. Ihre Betten sehen nach einer Nacht wie ein „Kampffeld" aus. Die Rubrik „häufiger Lagewechsel" verzeichnet an die 30 Mittel (Klunker, Syn Rep, Band III), deren wichtigstes Arsenicum album ist.

Auch das Gegenteil kennen wir, die ruhigen Schläfer, deren Bett morgens keine Falte zeigt. „So wie ich mich reinlege, wache ich morgens wieder auf." Die Rubrik des bewegungslosen Schlafens kennt nur ein Mittel: Lycopodium (Klunker, 1979; Syn Rep, Band

III, Sp. 64). Von Kindern hören wir öfter, daß sie in Knie-Ellenbogen-Lage schlafen.

Nacktschlafen kann ein Hinweis auf eines der folgenden vier Mittel sein: Hyoscyamus, Mercur, Pulsatilla, Sulfur. Auch bei diesem Symptom hat man zu prüfen, ob es verwertbar ist.

Schlafwandeln ist ein recht brauchbares Zeichen. Selbst wenn es sich in späterem Lebensalter verloren hat, hat es noch Bedeutung für die Arzneiwahl, wenn es einigermaßen deutlich und konstant vorhanden war. Im Kent und Syn Rep finden wir unter den Rubriken des Schlafwandelns über 50 Mittel. Hauptmittel: Opium und Aconit, Natrium muriaticum, Phosphor und einige weitere.

Auch Träume vermögen uns zuweilen zum Simile zu führen, wenn sie deutlich ausgeprägt sind und immer wiederkehren.

Zähneknirschen im Schlaf kann besorgniserregende Außmaße annehmen. Wir finden an die 50 Mittel in der betreffenden Rubrik des Kentschen Repertoriums, Belladonna ist eines der wichtigsten.

Schlafstörungen und Schlaflosigkeit sind nur wahlanzeigend, wenn sie näher bezeichnet sind. Demjenigen, der meist zwischen 3 und 4 Uhr aufwacht, sich mit seinen Problemen herumschlägt, um dann wieder in einen unruhigen Schlaf zu fallen, können aus homöopathischer Sicht die Arzneimittel Nux vomica oder Sulfur empfohlen werden.

Sexualsymptome

Schon der Zusammenhang mit der Arterhaltung sichert den Sexualsymptomen einen entsprechenden Rang in der Hierarchie der wahlanzeigenden Symptome. Am Genitale gibt es, was vorwegzunehmen ist, aber auch ganz einfache Lokalsymptome von geringer homöopathischer Wertigkeit. Vom Herpes genitalis über den Haarausfall an den Genitalien, Hydrozele, Varikozele, Phimose, Kondylome, Zysten usw. diagnostiziert man alle möglichen Lokalbefunde, wie sie im „Topischen Symptomenregister" als rangniedrigste fungieren.

Im Verdachtsfall einer venerischen Infektion sind natürlich entsprechende diagnostische Maßnahmen zu ergreifen. Eine adäquate antibiotische Therapie versteht sich von selbst. Eine Homöotherapie des Terrains, der Prädisposition zur spezifischen Infektion wird erforderlich sein.

Bei Frauen im Gestationsalter ist die Menstruationssymptomatik genau zu erheben und auf wahlanzeigende Symptome hin auszuforschen. Hierzu zählen Angaben zur Menarche, Angaben über den Zyklus, die Zahl möglicher Aborte mit Angabe von Zeitpunkt und Charakter, die Zahl und den Verlauf von Schwangerschaften und Geburten sowie das Wochenbettverhalten.

Was für die Allgemeinsymptome gilt, trifft auch für das Menstrualverhalten zu; unsere Arzneiwahl muß auch mit diesem übereinstimmen. Die Repertoriums-Rubriken über den weiblichen Zyklus sind zum Teil sehr umfangreich und eignen sich nicht zum Aussondern des Simile. Das gewählte Simile muß jedoch in der betreffenden Rubrik vertreten sein. Bei der Computer-Repertorisation ist die betreffende Rubrik einfach in den Symptomen-Inbegriff mit einzubeziehen.

Für die schmerzhafte Periode in ihren verschiedenen Varianten kennt die Homöopathie an die zweihundert Mittel. Häufig hilft Magnesium phosphoricum, einige Tabletten der D 6 in warmen Wasser gelöst und schluckweise bei Beginn der Regel getrunken.

Pierre Schmidt, ein Genfer Homöopath (1894 – 1987), verordnete eine Mischung von Cocculus, Viburnum opulus und Xanthoxylum fraxineum (von jedem der drei Mittel ein Kügelchen der C_{200} auf die Zunge). Cocculus ist eine auf Ceylon wachsende Schlingpflanze, deren Früchte eine besondere Nervenwirkung entfalten. Viburnum, der Schneeball, hat Arzneibeziehung zu anfallsartigen pelvinen Krampfschmerzen. Ähnliches gilt von Xanthoxylum, einer in Nordamerika beheimateten Rutacee.

Das Dilemma der schmerzhaften Menstruation ist, daß – zumal bei jungen Frauen – nicht selten weitere Symptome fehlen und nur die Dysmenorrhoe im Vordergrund steht. Es gibt indessen ein paar praktische Tips, die zur Similewahl beitragen:

- schmerzhafte Regel infolge Zorn: Chamomilla
- schmerzhafte Regel nach Erkältung: Aconitum oder Cajeputum
- schmerzhafte Regel mit Kältegefühl: Veratrum album
- schmerzhafte Regel von nassen Füßen: oft Pulsatilla, auch Rhus toxicodendron und einige andere.

Bei verzögerter Menarche sollte die Homöotherapie vor jeglicher hormoneller Substitution den Vorzug bekommen. Graphites und

Pulsatilla sind neben Natrium muriaticum und Kalium carbonicum die häufigsten zum Einsatz kommenden Mittel.
Das häufigste Mittel bei zu später Regelblutung, wenn die Intervalle zu lang sind, ist Sulfur. Die betreffende Rubrik im Repertorium umfaßt mehr als 150 Arzneien, die differentialtherapeutisch zu erwägen sind.

Schließlich ist das Hauptmittel für Übelkeit und Erbrechen während der Schwangerschaft erwähnenswert, Sepia, der Farbstoff des Tintenfisches. Die betroffenen Frauen klagen, daß ihnen der Küchengeruch widerlich werde und zum Erbrechen reize. Mandragora e radice ist auch bewährt; es hat eine deutliche Beziehung zu den Gallenwegen und zu Gallensteinleiden. Die Kent-Rubriken „Übelkeit während der Schwangerschaft" und „Erbrechen während der Schwangerschaft" bieten jeweils gut über 50 Mittel.

Lokalsymptome

Den untersten Rang des topischen Symptomenregisters nehmen die Lokalsymptome ein, weil sich die Ähnlichkeitstherapie vorzüglich am Individuum als Ganzes, weniger am Partiellen orientiert. Bei der Beurteilung der Lokalsymptome muß man sich darüber im klaren sein, daß es kein isoliertes Geschehen im Organismus geben kann. Noch am ehesten verdienen, so meint Hahnemann im § 186 seines Organons, jene „sogenannten Lokal-Übel den Namen örtlicher Übel, die erst kürzlich bloß von einer äußerlichen Beschädigung entstanden sind. Dann müßte aber auch die Beschädigung sehr geringfügig sein, und wäre sonach ohne besondere Bedeutung. Denn, von außen her dem Körper zugefügte Übel von nur irgendeiniger Beträchtlichkeit ziehen schon den ganzen lebenden Organismus in Mitleidenschaft; es entstehen Fieber usw...".
Hahnemann geht hier kurz auf die chirurgischen Anzeigen ein und befindet, daß dort, wo der ganze Organismus irritiert sei, auch homöopathische Hilfe angezeigt sei. Da es sich bei Unfall- und Verletzungsfolgen um akute Geschehnisse mit eindeutigen Auslösungen handelt, ist die Similewahl in der Regel leicht. Die homöopathische Trauma-Behandlung läßt sich aus Tab. 16.4 ersehen.
Die in folgendem Text genannten Empfehlungen stammen von C. Krüger-Winter.

Tab. 16.4 Homöopathische Traumabehandlung (nach Dr. Gawlik)

	Prellung	Quet-schung	Riß	Schnitt	Stich	Blutung	Häma-tom	Kno-chen	Kno-chen-hust	Nerven	Weich-teile	Er-schöp-fung	Schmerz
Arnica	++	+	+	+		+	++ groß			+	+	++	+++
Bellis						(+)	klein + Ekchy-mosen			+		+	(+)
Calendula			++			++	(+)			+	+		+++
Hamamelis		+				++ venös						(+)	+
Hypericum	+							(+)	(+)	++		(+)	+++
Ledum					++		+						+
Rhus tox.							+	+		+ Überanstrengung	+	++	+++
Ruta									++	+			+
Staphisagria				++	+	+					(+)	(+)	
Symphytum	+	+				+		++		+			+

Voraussetzung für jede Therapie ist korrekte Diagnostik.
Notwendige chirurgische Spezialtherapie ist selbstverständlich, eine
homöopathische Begleittherapie und Behandlung von Folgeschäden
ist jedoch meist angezeigt. Bei der Arzneiwahl können wir uns häufig
auf wenige Mittel beschränken, da die individuellen Reaktionen
durch die Art der Traumen begrenzt sind.

Das am häufigsten verordnete homöopathische Einzelmittel –
Arnica montana, der Bergwohlverleih – ist das wichtigste Mittel bei
Prellungen, Quetschungen, Zerrungen, Stoß, Sturz, Riß, Schnitt,
wenn es zu Hämatombildung durch Zerreißung von Kapillaren und
kleineren Blutgefäßen gekommen ist. Allgemeines Zerschlagen-
heitsgefühl, nicht nur Schmerzen an der verletzten Stelle werden
geklagt. Das Bett wird als zu hart empfunden, deshalb bewegt sich
der Patient, obwohl er Ruhe sucht. Geringste Bewegung und Kälte
sind unangenehm. Arnika ist auch ein wichtiges Mittel nach
Kommotio, nach Überanstrengung (Muskelkater nach langen Mär-
schen, ungewohnter Anstrengung etc., selbst bei Herzschmerzen
nach Überlastung oder bei Schmerzen in den Bauchmuskeln und im
Unterleib nach Geburt). Auch Verbrennungen 1. Grades mit
dunkelroter Haut und starker Berührungsempfindlichkeit (will
keinen Verband) gehören mit zum Anwendungsbreich von Arnika.
Bellis perennis – das Maßliebchen – wirkt ähnlich wie Arnika: ist
eher angezeigt bei kleinen Hämatomen, Ekchymosen (l'embléme
d'amour), bei Weichteilverletzungen tiefer liegender Gewebe nach
größeren Operationen, Mammaprellung etc., Bauchmuskelschmer-
zen in der Gravidität. Empfindung: wie wund, wie gequetscht, wie
zerschlagen, besonders lokal. Im Bereich der verletzten oder
überanstrengten Stelle oft venöse Stauung.
Bei Schnitt- und Operationswunden denken wir an Staphisagria,
Stephanskörner, Rittersporn, das den postoperativen Wundschmerz
und die Entzündungszeichen lindert. Im Arzneimittelbild von
Staphisagria finden wir eine ausgesprochene seelische und körperliche Überempfindlichkeit mit Beschwerden infolge unterdrückten
Zorns, Entrüstung und Demütigung. Berührung kranker Teile kann
zu Ohnmacht führen. Nachts, in Ruhe und durch Wärme fühlt sich
der Patient besser.
Handelt es sich um Riß- oder Quetschwunden, mit erhöhten
Wundrändern, Exkoriationen, Gewebedefekten und Ulzerationen
mit unregelmäßigen Rändern (auch schlecht heilende Ulcera cruris,

Ulzera an Amputationsstümpfen), dann ist Calendula officinalis, die Ringelblume, angezeigt, wie auch bei Muskelfaserriß nach Sportverletzungen. Bei Stichverletzungen wie durch Nadeln, Nägel, aber auch bei punktförmigen Bissen von Nagetieren oder Katzen denken wir an Apis mellifica – die Honigbiene – oder an Ledum palustre, den Sumpfporst. Bei Verletzungen, die mit Apis behandelt werden, finden wir das starke Ödem – hellrot, wäßrig – um die Wunde, den stechenden, brennenden Schmerz, Berührungsempfindlichkeit und die typische Besserung auf Kälteeinwirkungen. Bei Ledum ist der Schmerz im verletzten Teil meist dumpf, der verletzte Teil wird als kalt empfunden, trotzdem bessert Kälte die Beschwerden. Die Färbung ist stark rot bis purpurfarben. Ledum hat eine Beziehung zu rheumatischen Erkrankungen.

Ist das Nervengewebe verletzt worden oder treten entzündliche Reaktionen nach Nervenverletzung auf, dann denken wir an Hypericum perforatum, das Johanniskraut. Heftige, stechende, reißende Schmerzen an der verletzten Stelle mit Ausstrahlung ins Versorgungsgebiet des betroffenen Nervs, eventuell mit Kribbeln und Taubheit im Nervengebiet, werden schlimmer durch Berührung und Erschütterung. Indikationen sind Quetschungen oder Schläge auf Finger oder Zehen, Rißwunden in nervenreichem Gebiet, Splitterverletzungen der Fingerbeere, aber auch Schmerzen nach Fall oder Sturz auf Rücken oder Steißbein, Schädeltraumen, postoperative Schmerzen nach Zahnextraktion, Beschwerden nach Lumbalpunktion, depressive Verstimmungen, auch unabhängig von Kopfverletzungen; die Patienten sind weinerlich, abgespannt, schläfrig, sehr kälteempfindlich, aber mit Blutandrang zum Kopf, mit Schwindel und klopfendem Scheitelkopfschmerz.

Bei postkommotionellen Kopfschmerzen, die sich durch Arnika bzw. Hypericum nicht beseitigen lassen, denken wir an Natrium sulfuricum. Zu diesem Arzneimittelbild gehören die depressive Verstimmung, die morgendliche Verschlechterung und vor allem die Verschlechterung bei Wetterwechsel von trocken zu feucht: Natrium sulfuricum ist bei Rheumatikern, deren Beschwerden bei jeder Zunahme der Luftfeuchtigkeit stärker werden, ein wichtiges Mittel (Hygrometer-Rheumatismus).

Ein Mittel, das bei Splitterverletzungen, die eitern, auch z. B. unter den Nägeln, zu erwähnen ist, ist Silicea. Es fördert die Abstoßung von Fremdkörpern, besonders bei Patienten, die zu Eiterungen auch bei geringfügigen Verletzungen neigen.

Bei Periostverletzungen bis hin zu Frakturen denken wir an Symphytum, den Beinwell, ein altes Volksheilmittel, das die Kallusbildung anregt (auch bei Prellung des Augapfels bewährt). Als unterstützende Behandlung verwenden wir bei Frakturen gerne Acidum phosphoricum oder Calcium phosphoricum. Typische Schmerzempfindung bei Anwendung von Acidum phos. bei Periostverletzung ist das Gefühl, „als ob die Knochen abgeschabt würden." Beide Mittel aktivieren den Knochenstoffwechsel und tragen zu rascher Kallusbildung bei.

Bei Gelenkverletzungen, Überanstrengung, Zerrung, Distorsion, wenn Sehnen, Bänder, Muskeln betroffen sind, ist Rhus toxicodendron indiziert: Hier ist das Leitsymptom motorische Unruhe mit Bewegungsdrang, die Schmerzen sind in Ruhe schlimmer, zu Beginn der Bewegung noch vorhanden und werden bei fortgesetzter Bewegung besser. Typisch sind auch die nächtliche Verschlimmerung, die Besserung durch heiße Bäder und örtliche Wärmeanwendung. Auch bei Überanstrengung der Hände – sei es durch Maschinenschreiben, Spielen von Musikinstrumenten, bei Sportlern – ist Rhus tox. ein wichtiges Mittel. Hier kommt auch Ruta graveolens, der Weinraute, Bedeutung zu. Schmerzen an Knochenhaut und Sehnen als Folge von Überlastung, Quetschung von Knochen, Knorpeln, Sehnen mit Empfindlichkeit gegen Kälte, Ruhe und abendlicher Verschlechterung. Tendinosen, Epkondylitits, Synovitis, Synovialzysten im Handbereich zählen zu ihren Indikationen. Besserung durch leichte Bewegung wird oft beobachtet. Ruta ist auch indiziert bei Überanstrengung der Augen mit Rötung der Konjunktiven, Schmerzen durch Lesen kleiner Schrift, feine Handarbeit etc. und Verschlimmerung der Beschwerden durch Kälte.

Kommen wir noch einmal auf die Beschwerden der Hände zurück. Wenn es sich bei den Beschwerden eher um mangelnde nervale Koordination handelt, kommt Gelsemium sempervirens in Betracht, der wilde Jasmin. Durch Krampf der Muskulatur tritt Verlust der Kraft und nervalen Kontrolle der Extremitäten ein. Schon geringe Anstrengungen führen zu Ermüdungserscheinungen der Extremitäten, zur Erschlaffung der Muskelkraft bis zu teilweiser oder völliger Lähmung. Dumpfe Schmerzen tief in den Muskeln oder plötzlich einschießende Schmerzen entlang der Nervenbahnen kommen vor. Fast alle Gelsemium-Beschwerden werden durch Aufregungen verschlimmert; die mangelnde Koordination der Hände geht dann in Zittern über, es kommt zu Krämpfen und Schwäche der Unterarme, zu Schreibkrampf, Krämpfen bei Pianisten etc. Bei längerer Beanspruchung durch immer gleiche Bewegungen kommt Magnesium phosphoricum dann in Frage, wenn neuralgiforme, stechende, schneidende, manchmal blitzartige Schmerzen verbunden mit Krämpfen oder Krampfgefühl auftreten, besonders bei Kälteeinwirkung. Wärme bessert die Symptomatik deutlich.

Hexenschuß, Lumbago, Diskopathien durch Verheben lassen uns an Rhus toxicodendron, das uns schon von Distorsionen her bekannt ist, denken. Besonders die Lumbago als Folge von Überanstrengungen und Durchnässung mit der für Rhus typischen Verschlimmerung in Ruhe, der nächtlichen Verschlimmerung und der Besserung durch örtliche und allgemeine Wärme, ist gut zu behandeln.

Treten lumbalgiforme Beschwerden durch Kaltwerden auf mit stechendem Schmerz, Verschlimmerung durch geringste Bewegung, Steifheit der betroffenen Partie und Besserung durch festen Druck und völlige Ruhe, dann wählen wir Bryonia alba, die Zaunrübe. Wärme wird hier weder örtlich noch allgemein vertragen. Bryonia und Rhus toxicodendron ergänzen einander bei Lumbago gut. Oft löst die Besserung bei Beschwerden die Besserung in Ruhe ab, Abneigung von Wärme geht über in Besserung auf Wärmeeinwirkung.

Für hektische, übererregbare, schnell frierende Menschen, die schon bei geringer Abkühlung (Sitzen auf nassem Boden, kaltem Stein) oder durch Verheben eine Lumbago bekommen, nicht den geringsten Luftzug vertragen, besonders nachts um ca. 3 Uhr eine Verschlimmerung ihrer Beschwerden haben und sich schlaflos wälzen, sich dabei halb aufrichten müssen, um die Lage zu wechseln, ist Nux vomica, die Brechnuß, das Mittel der Wahl. Die Schmerzen werden als reißend, krampfig, zusammenziehend empfunden, sie werden schlimmer durch Bewegung und besser durch Wärme und Schweißabsonderung.

Bei Sonnenstich haben wir ebenfalls homöopathische Möglichkeiten: Wenn das Gesicht rot, heiß, schweißig ist, die Pupillen weit sind, Schläfen- und Halsarterien klopfen und auch klopfende Kopfschmerzen bestehen, ist Belladonna angezeigt.

Glonoinum (Nitroglyzerin) ist angezeigt bei plötzlichem Blutandrang zum Kopf mit pulsierenden Kopfschmerzen. Das Gesicht kann rot oder blaß sein. Das Pulsieren beschränkt sich hier nicht auf den Kopf, sondern dehnt sich oft im ganzen Gefäßsystem aus. Schwindelgefühl, Gefühl, als ob der Kopf zu groß wäre, Verschlimmerung durch Wärme und Bücken. Im Gegensatz zu Belladonna will der Glonoinum-Patient einen kalten Waschlappen auf den Kopf und ist nicht so erschütterungsempfindlich. Nasenbluten bessert seinen Kopfschmerz. Als drittes Mittel kommt Apis mellifica in Frage, wenn das Gesicht aufgedunsen ist, mit gespannter blaßroter Haut, eventuell meningeale Zeichen wie Nackensteifigkeit, gesteigerte Reflexe vorhanden sind, der Patient sehr berührungsempfindlich ist und sich durch Kälteeinwirkung besser fühlt. Es besteht wenig Durst, die Urinproduktion ist vermindert.

Bei Verbrennungen wurde als erstes Mittel bei Erythem bereits Arnika erwähnt, mit der dunklen Röte, der Berührungsempfindlichkeit, die keinen Verband verträgt. Auch Belladonna kommt in Frage, wenn die Stelle hellrot und klopfend ist. Steht das Brennen im Vordergrund, denkt man an Cantharis, vor allem, wenn es schon zu Blasenbildung gekommen ist: große helle Blasen, sehr berührungsempfindlich. Rhus toxicodendron ist ebenfalls bei der Bildung von Blasen indiziert, die rasch eitrig werden, sehr kälteempfindlich sind.

Bei der Anwendung von Urtica urens, der Brennessel, sind die Blasen meist kleiner, eingedellt, brennen und jucken und werden auf Kälte schlimmer.

Bei Apis ist das Gewebe ödematös, die Blasen sind sulzig, und Wärme verschlechtert den Zustand. Bei Verbrennungen dritten Grades mit brennendem Schmerz, schwarzen Rändern, nächtlicher Unruhe und Angst kann man als Unterstützung zur Spezialtherapie an Arsenicum album denken. Sollte der Patient durch ein Trauma in einen Schockzustand geraten sein, ist bei Kreislaufkollaps mit Krampfsymptomen Camphora indiziert; der Patient ist kaltschweißig, will aber nicht zugedeckt werden, die Augen sind verdreht, das Gesicht ist verzerrt.

Bei Kreislaufkollaps mit starkem Stirnschweiß, Kälte, hippokratischem Gesicht und allgemeinem Wärmebedürfnis ist Veratrum album ein wichtiges Mittel. Selbstverständlich ist diagnostische Abklärung notwendig, Volumenmangel ist auszugleichen etc.

Alle Mittel können in D 12 verabreicht werden, und nach jeder Dosis ist die Reaktion abzuwarten. Camphora wird eher in D 1, D 2 oder als Camphora rubini verabreicht.

Hierarchisches Symptomenregister

Nachdem die Symptome nach ihrem Topos, ihrem Sitz, betrachtet
und bewertet wurden, werden sie nun einer der Homöopathie noch
angemesseneren Betrachtung unterzogen, wie sie das hierarchische
Symptomenregister bietet.

Rudolf Flury, der 1977 verstorbene Berner Homöopath äußerte sich
zur Betrachtungsweise der Homöopathie wie folgt: „Homöopathie
ist auf den ersten Blick eine induzierende Medizin, bei welcher
Definition und Rechnerei – Typica der abstrahierenden Medizin –
eine kümmerliche Rolle spielen. Die Methode der induzierenden
Wissenschaft Homöopathie ist uns bereits bestens bekannt: nämlich
die Hierarchisierung der Symptome. Wir suchen aus den Symptomen, die irgendeine Eigenart aufweisen, jene aus, die am allereigen-
artigsten sind... Hier erkennen wir das Ziel, das die Homöopathie
verfolgt: Verschiedenen Symptomen ihre Bedeutung zusprechen, sie
ordnen, hierarchisieren, um jenes zu finden, das am charakteristisch-
sten, das Maß für alle übrigen ist. Dieses erlaubt uns, den Patienten
in seiner Einzigartigkeit zu erkennen, in dem, was ihm am individu-
ellsten ist, und nicht in dem, was als der Gattung eigenabstrakt bleibt.
Man kann keinen abstrakten Menschen heilen; man kann nur das
Individuum heilen."

Auslösung (ätiologische Symptome)

Am idealsten fügen sich die grobmechanischen Verletzungen einer
ätiologischen Betrachtungsweise. Hier ist die Mittelwahl eindeutig
von der Auslösung und dem entstandenen Produkt, der vorliegenden
Verletzung her, zu bewerkstelligen.

Auf diesem einfachen therapeutischen Weg über die Auslösung sind
akute Krankheitsverläufe zu bewältigen. Wenn es sich aber um
chronische oder rezidivierende Krankheiten handelt, die durch
jeden beliebigen Anstoß auszulösen sind, die in diesem Augenblick
reif sind, um hervorzutreten, dann führt dieser Weg nicht zum Ziel.
Wenn uns ein chronisch Kranker entgegnet „bei mir ist es immer nur
der Ärger, der mich krank macht", seine rezidivierende Krankheit
auslöst, dann ist das eine wichtige Modalität. Der betreffende
Mensch ist ein Choleriker, die „Fliege an der Wand" kann ihn bereits
in Rage versetzen. Die Lösung des Problems liegt aber nicht in der

Ausrottung der Fliegen, die nach oberflächlicher Optik eine ursächliche Rolle spielen und nur ein „Hervorlockungs-Moment" (Hahnemann) seiner cholerischen Temperamentsausbrüche sind; die Lösung liegt womöglich in der Änderung des Terrains, in der Milderung des cholerischen Temperaments. Kann die Homöopathie hier überhaupt noch etwas ausrichten? Die Homöopathie verfügt über ein stattliches Repertoire von Arzneimitteln, die für reizbare, cholerische Temperamente geeignet sind. Nux vomica ist ein Prototyp eines Cholerikermittels.

So sehen wir, zusammenfassend betrachtet, das ätiologische Symptom von zwei Standpunkten aus (Organon §§ 5 und 206): Die Auslösung ist um so entscheidender bei der Similewahl, je akuter der Verlaufscharakter der betreffenden Erkrankung ist. Die Auslösung ist um so unbedeutender für die Similewahl, je mehr es sich dabei nur um ein Hervorlockungsmoment eines chronischen Geschehens handelt. Aus dieser Sicht ist auch die Rolle der Krankheitserreger zu bedenken und die Frage „Angriff am Keim oder Angriff am Terrain" zu entscheiden.

Key-Notes (Schlüsselsymptome)

Der Begriff „Key-Note" geht auf eine Diskussionsbemerkung von H.N. Guernsey während einer Sitzung der Homöopathischen Gesellschaft von Philadelphia im Jahre 1867 zurück (n. Keller, 1980). Keynotes sind Einzelsymptome höchster Wertigkeit, die ausschließlich für ein oder zwei Mittel stehen. Meist handelt es sich dabei um mehrfach bezeichnete oder gar vollständige Symptome. Identifizieren wir einen Kranken mit einem solchen Schlüsselsymptom, ist er hinsichtlich der Similewahl determiniert. Um die Chance des „Keynote-Prescribing", des Verordnens nach Keynotes, wahrnehmen zu können, wo sie sich bietet, muß der Arzt die Schlüsselsymptome erst einmal erkennen.
Ein Keynote kann aus jeder Sparte des topischen Symptomenregisters stammen. Es kann ebensogut ein Gemütssymptom wie ein Lokalsymptom sein. Es muß nur sonderlich im höchsten Grad sein, indem es in seiner Rubrik im Symptomen-Lexikon nur ein oder zwei Mittel aufweist. Im höchsten Maß charakteristisch ist es, weil es genau auf unseren Kranken in wesentlichen weiteren Punkten zu passen pflegt. Diese überraschende Tatsache hängt damit zusammen,

daß beispielsweise nur ein Sulfur-Kranker ein Sulfur-Keynote produziert usw.

Ein Keynote ist dadurch charakterisiert, daß das betreffende Simile und sein Patient wie Schlüssel und Schloß zusammenpassen. Die Probe aufs Exempel ist, daß man einem Keynote-Kranken weitere charakteristische Symptome seines Arzneibildes auf den Kopf zusagen kann. Er kann nicht alle Symptome seines Arzneibildes haben, aber in wesentlichen Punkten muß Übereinstimmung herrschen.

Beispiele für Keynotes: Colchicum Kent III/145: empfindlich gegen Fischgeruch; Sulfur: Übelkeit vom eigenen Stuhlgeruch; Phosphor (Kent III/152): Nasenbluten, sobald der Patient ins Schwitzen gerät;

As-if-Symptome

Der Begriff des „Als-ob-Symptoms" wird aus der Psychiatrie bekannt sein, wo sich besonders bei der larvierten Depression eine solche Symptomatik zeigt. Die Kranken bedienen sich des vergleichenden „als ob", um ihre Empfindung zu beschreiben. Diese Empfindungen sind bisweilen nahe bei den Sinnestäuschungen angesiedelt, jedoch durch das „als ob" von ihnen abgegrenzt. Das „as if" wurde von T.F. Allen (geb. 1837) erstmals beschrieben. Er war Professor am New Yorker „Homoeopathic Medical College" und Autor der „Encyclopaedia of Drug Pathogenesy".

Rudolf Flury erklärte ein As-if-Symptom wie folgt: „Die Beobachtung eines „as if" ist eine sehr hohe Leistung des Patienten, eine Modalität ist eine niedere Leistung. Es ist eine hohe sensorische Leistung des Patienten, wenn er sich zu den Empfindungen, die er hat, noch was vorstellt. Es ist mehr, als wenn er nur sagt: es brennt – das Brennen ist eine primitive sensorische Leistung, sie gehört zu den Tactilia. Es gibt Wärmesensoren in der Haut, und die vermitteln mir auf einfachstem Weg das Sensorium proprium. Wenn ich verbrannt bin, bemühe ich meine höheren Sensorica, die die Alten als **sensus internus** bezeichnen. „Es brennt mich", ist sensus externus simplex. „Es ist, wie wenn ich verbrannt bin", „als ob ich verbrannt wäre", (as if I would have been burnt). Das ist eine Leistung, die man beinahe als poetisch bezeichnen kann; der Patient macht in diesem Augenblick ein bißchen Dichtkunst. Er vergleicht etwas, was er empfindet, mit etwas, das er schon einmal empfunden hat. Es handelt sich um eine Gedächtnisleistung. Dann stellt er sich noch etwas vor, nämlich, mit dem er sich verbrannt hat, und das ist eine Phantasieleistung. Er schließt alles zusammen zu einer Vorstellungsleistung."

Beispiele für „as-if"-Symptome: Natrium-muriaticum-Symptom „Drücken von beiden Schläfen wie in einem Schraubstock"; Eines der geläufigsten, am wenigsten sonderlichen „as-if's" ist die Empfindung, als habe man Sand in den Augen. Diese Art Fremdkörpergefühl ist pathognomonisch für die Konjunktivitis. Wenn auch nicht jede Konjunktivitis dieses as-if verursacht, so ist die Zahl der Mittel in dieser Kent-Rubrik (III/50) doch viel zu groß, um von einem wertvollen Symptom sprechen zu können.

Paradoxe Symptome

Die widersinnigen Symptome, die Paradoxa, zeichnen sich durch ihre scheinbare Unlogik aus. Wenn sie sich in eine arzneiliche Beziehung setzen lassen, wenn unsere Materia medica eine solche Beziehung kennt, dann erweisen sich diese Symptome in aller Regel als wahlanzeigend in der Similewahl.

Beispiele hierfür sind: „Körperliche Anstrengung bessert: Ignatia, Rhus toxicodendron, Sepia u. a. (Kent I/491)".
„Darmverstopfung bessert das Befinden: Calcium, Mercur, Phosphor (Kent I/526)".
„Kann trotz größter Trauer nicht weinen: Gelsemium, Natrium mur. (Kent I/66)".
Es gibt im Repertorium auch eine gesonderte Rubrik über „widerspruchsvolle und abwechselnde Zustände (Kent I/454, Syn Rep II/95)".
[Weiterführende Lit.: Schmeer E. (1969), Künzli J. (1986)]

Begleitsymptome (Komitantien)

Die „Komitantien" oder Begleitsymptome treten zeitlich gemeinsam, aber örtlich getrennt vom Hauptsymptom oder Hauptleiden auf. Meist sind es Lokalsymptome. Durch ihren zeitlichen Zusammenhang mit dem Hauptsymptom erhalten sie ihren besonderen differentialtherapeutischen Rang. Auch ein Gemütssymptom kann in der Rolle eines Begleitsymptoms auftreten.

Ein einfaches, relativ banales Beispiel für ein Begleitsymptom ist die „Schwerhörigkeit bei Schnupfen" (Kent III/135).

Entweder-oder-Symptome (Alternantien)

Bei den Entweder-oder-Symptomen handelt es sich um miteinander abwechselnde Symptome oder Zustände. Im § 232 des Organon weist Hahnemann auf diese Art von Symptomen hin und meint, „es können zwei und selbst dreierlei Zustände miteinander abwechseln". Im Kentschen Repertorium finden wir entsprechende Hinweise unter dem Stichwort „abwechselnd".

Ein Beispiel wäre: „Kopfschmerz, abwechselnd mit abdominellen und Gebärmuttersymptomen (Aloe), abwechselnd mit Aftervorfall (Arnika), abwechselnd mit Asthma (angustura, glonoinum, kalium bromatum), abwechselnd mit Brustbeklemmung (Glonoinum)" (Kent, I/239) usw.

Periodische Symptome (Periodika)

Nicht minder auffallend und eigenartig können periodische Symptome sein. Im Gegensatz zu den biologischen Rhythmen, zur Wiederkehr bestimmter physiologischer Körpervorgänge, sprechen wir bei den pathologischen Zeichen und Symptomen nicht von Rhythmen, sondern von Periodika bzw. Periodizitäten.
Im Kentschen Repertorium findet sich im ersten Band, Seite 490, die entsprechende Allgemeinrubrik „Periodizität" mit Unterrubriken: „jeden 7. Tag", „jeden 14. Tag", „jeden 21. Tag", „jeden 28. Tag", „jährlich", „Beschwerden kommen zur selben Stunde wieder", „Neuralgie jeden Tag zur gleichen Stunde (Kalium bichromicum)".

Unterdrückungssyndrom

Die homöopathische Therapie ist phänomenologisch orientiert, sie ist analog-vergleichend und ihrem Wirkcharakter nach regulativer Natur. Die Pharmakotherapie der Klinik ist überwiegend suppressiv eingestellt.

Beim Unterdrückungssyndrom wurde ein wichtiges Reaktionsphänomen eines kranken Organismus zum Verschwinden gebracht, ohne daß die Krankheit selbst geheilt worden wäre. Es handelt sich meist um Verlagerung der Symptomatik auf andere Organe und Funktionsbereiche.

Die Unterdrückung spielt dabei die Rolle einer Auslösung und gehört im Falle einer homöopathischen Behandlung in den Symptomen-Inbegriff. Mit dem Wiedererscheinen des unterdrückten Symptoms läßt sich in der Regel die Heilung einleiten.

Der Annahme eines Unterdrückungssyndroms liegt notwendigerweise eine andere Krankheitsauffassung zugrunde wie die der üblichen klinischen Medizin. Seine Pathogenese ist nur zu verstehen, wenn man unterstellt, daß das unterdrückte Symptom zweckmäßig war, eine Aufgabe in der Krankheitsabwehr hatte oder zumindest eine Stütze jener Notordnung darstellt, die sich ein kranker Organismus als modus vivendi eingerichtet hatte. Da bei der chronischen Krankheit die Abwehrbemühungen nicht zum Ziel führen, kommt es zum Persistieren der Symptome. Entzündungen, Fieber, Ausscheidungen stellen Reaktionsphänomene dar, mit denen die Notordnung aufrecht erhalten wird, auf die ein chronisch Kranker nicht immer verzichten kann. Nach der Weise des Zustandekommens können wir drei Arten von Unterdrückungssyndromen unterscheiden:

- das „zufällige" Unterdrückungssyndrom (emotional, klimatisch, nahrungsbedingt oder durch andere natürliche Umwelteinflüsse ausgelöst)
- das medikamentöse Unterdrückungssyndrom
- das chirurgische Unterdrückungssyndrom

Beispiele gibt es für alle drei Formen des Unterdrückungssyndroms in der homöopathischen Literatur (Hodiamont, 1968; Ensinger, 1968).

Homöopathisches Potenzierungsverfahren und die sog. „Hochpotenzen"

Vor dem Jahre 1820 verwandte Hahnemann in seiner Ähnlichkeitstherapie noch allopathische Dosen von Medikamenten. Es ist beispielsweise der Fall einer kranken Lohnwäscherin vom 1. September 1815 bekannt, die Hahnemann mit einem Tropfen BryoniaTinktur, in einer Dosis an der Grenze zur Toxizität also, behandelt hatte.

Auch heute gibt es noch überzeugte und konsequente „Tiefpotenzler" unter den homöopathischen Ärzten. Hahnemann führte auch die Frischpflanzentinkturen ein, die in den „Fragmenta" 1805 als Arzneiform systematisch abgehandelt wurden. Dazu schreibt er in § 267 des Organon der Heilkunst, 6. Aufl. folgendes: „Von dem zugemischten Weingeiste wird alle Gährung des Pflanzensaftes augenblicklich gehemmt und auch für die Folge unmöglich gemacht und die ganze Arzneikraft des Pflanzensaftes erhält sich so (vollständig und unverdorben) auf immer, in wohl verstopften, an der Mündung mit geschmolzenem Wachse gegen alle Verdunstung des Inhaltes wohl verdichteten und vor Sonnenlichte verwahrten Gläsern."

Diese Urtinkturen stellen die Ausgangsform für den Potenzierungsvorgang bei den pflanzlichen Arzneien dar. Zunächst verdünnte Hahnemann einfach diese Tinkturen. Eine Scharlachepidemie des Jahres 1799 lieferte ihm untereinander vergleichbares Krankengut und gesicherte Erfahrungen mit hohen Verdünnungen.

Auch Hufeland (1801) gehörte zu den Zweiflern und stellte in seinem Journal die Frage: „Was kann denn 1/100 000 Gramm Belladonna wirken?" Hahnemanns Antwort darauf war die Schrift: „Über die Kraft kleiner Gaben der Arzneien und der Belladonna insbesondere".

Den ersten Hinweis auf die stufenweise Verdünnung finden wir in der 1. Organon-Auflage von 1810 im § 253; weitere Informationen in der Schrift: „Heilart des jetzt herrschenden Nerven- und Spitalfiebers" aus dem Jahre 1814 (s. Abb. 16.1). Es heißt hier: „Man nimmt ein Quentchen der gepülverten Wurzel der Zaunrebe, schüttelt sie mit 10 Quentchen Weingeist untereinander und läßt ihre Kraft binnen 6 Stunden ausziehen. Indeß werden 12 Fläschchen, jede mit 6 Quentchen des stärksten reinen Weingeistes so angefüllt, daß noch einiger Raum darin bleibt, und mit Nummern bezeichnet. In das

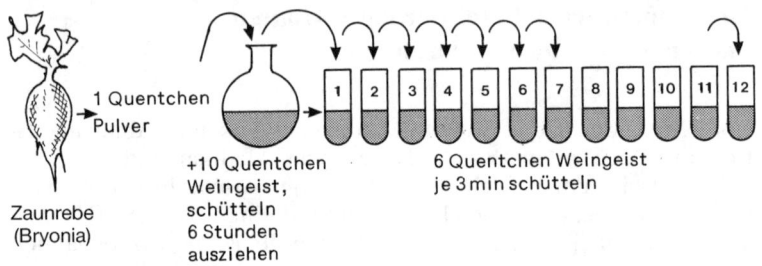

Abb. 16.1 Entwicklung des Potenzierungsverfahrens: „Heilart des jetzt herrschenden Nerven- und Spitalfiebers" (1814).

erste dieser Fläschchen, mit Nr. 1 bezeichnet, tropft man einen einzigen Tropfen jener, aus der Zaunrebenwurzel entstandenen Tinktur, und schüttelt es 3 Minuten lang stark um, tropft dann aus diesem Fläschchen Nr. 1 einen einzigen Tropfen in das Fläschchen Nr. 2, schüttelt dieses ebenso lange stark um, tropft dann wieder aus diesem einen einzigen Tropfen in das Fläschchen Nr. 3..."

Die wesentlichen Elemente des **Verschüttelungsverfahrens** im Centesimalverhältnis finden wir erstmals 1816 beschrieben im Vorwort zur Arsen-Prüfung, B. 2 der 1. Aufl. der „Reinen Arzneimittellehre" (RAL). Das Arsenikpulver wird mit destilliertem Wasser unter Erhitzen zur Lösung gebracht und ab Verdünnungsstufe 1/10000 stufenweise im Verhältnis 1:100 „wohl umgeschüttelt". Über 28 vorbereitete Arzneigläser gelangt er bis zur C 30. In der 3. Auflage der RAL schlägt Hahnemann für Arsenicum album die Verreibung bis zur C 3 vor; von da an wird flüssig weiter potenziert.
Hahnemann hat jahrzehntelang experimentiert, wieviele Schüttelschläge pro Verdünnungsstufe erforderlich seien. Schließlich hielt er 10 für angemessen.

Seine **Verreibungstechnik** für unlösliche Arzneisubstanzen stellt er erstmals 1818 in Band 4 der RAL am Beispiel des Blattgolds vor. Ein Gewichtsteil Blattgold läßt er mit 100 Teilen Milchzucker zur C 1 verreiben. Der Reibevorgang verläuft von Stufe zu Stufe immer gleich und dauert jeweils eine Stunde pro Stufe: 6 Minuten mit dem Mörser-Pistill reiben, 4 Minuten das Reibegut abscharren, dann wieder 6 Minuten reiben, 4 Minuten abscharren, eine Stunde lang pro Verreibungsstufe.

Im § 269 des Organons der Heilkunst, 6. Aufl., schreibt Hahnemann: „Diese merkwürdige Veränderung in der Eigenschaft der Naturkörper, durch mechanische Einwirkung auf ihre kleinsten Teile, durch Reiben und Schütteln (während sie mittels Zwischentritt einer indifferenten Substanz trockener oder flüssiger Art untereinander getrennt sind) entwickelt die latenten, vorher unmerklich, wie schlafend in ihnen verborgen gewesenen, dynamischen Kräfte, welche vorzugsweise auf das Lebensprinzip, auf das Befinden des tierischen Lebens Einfluß haben. Man nennt daher diese Bearbeitung derselben Dynamisieren, Potenzieren (Arzneikraftentwicklung) und die Produkte davon Dynamisationen oder Potenzen verschiedenen Grades".

Das physikalische Moment des Reibens und Schüttelns der kleinsten Arzneiteile und ihres Lösungsmittels unterscheidet die homöopathischen Potenzen von chemischen Verdünnungsreihen.

Die Einführung der Centesimalpotenzen war ein Fortschritt für die Homöopathie, allein schon deshalb, weil damit die damals noch uneinheitlichen Arzneigewichte bedeutungslos wurden. Einheitliche Maße und Gewichte gab es erst um die Mitte der zweiten Hälfte des vorigen Jahrhunderts. Eine C 1 oder C 2 bedeutet überall die gleiche Norm, unabhängig vom Ausgangsgewicht.

Es gibt auch D-Potenzen (Dezimalpotenzen) und Q-Potenzen. Bei den D-Potenzen beträgt der Verdünnungsfaktor von Stufe zu Stufe 1:10, bei den Q-Potenzen 1:50000 (quinquaginta mille = 50000). Die Q-Potenzen werden irrtümlicherweise auch als LM-Potenzen bezeichnet; LM möchte 50000 ausdrücken, bedeutet aber 950. Der Ausdruck LM-Potenzen ist zwar noch verbreitet, aber falsch. Die Q-Potenzen hat Hahnemann in seinen Pariser Jahren entwickelt und dann in der 6. Auflage des Organons veröffentlicht. Die Bezeichnung LM-Potenzen stammt nicht von Hahnemann, sondern von Voegeli.

Hahnemann hat mit seiner Verreibungstechnik auch die kolloidale Löslichkeit der Metalle entdeckt. In Band I seiner „Chronischen Krankheiten" schreibt er 1835 (S. 180), die Stoffe „verändern auch ihr physikalisch chemisches Verhalten dergestalt, daß, wenn man in ihrer rohen Stoff-Gestalt nie eine Auflösung derselben in Wasser und Weingeist wahrnehmen konnte, sie nach dieser besonderen Umwandlung doch gänzlich sowohl in Wasser als in Weingeist auflöslich werden – eine für die Heilkunst unschätzbare Entdekkung... Aber es entziehen sich die so zubereiteten chemischen Arznei-Substanzen nun auch den chemischen Gesetzen. Eine Gabe des auf ähnliche Weise so hoch potenzierten Phosphors kann in seiner Papierkapsel im Pulte liegen bleiben und zeigt dennoch, nach Jahr und Tag erst eingenommen, immer noch die volle Arzneikraft, nicht die der Phosphorsäure, sondern die des ungeänderten, unzersetzten Phosphors selbst."

Hahnemann war damit im Bereich der Pharmakologie auf den Begriff der Information gestoßen, der erst in unserem Jahrhundert von Norbert Wiener (1963) definiert und zu den Fundamentalgrößen der Physik erklärt wurde. Die Information ist mittlerweile Gegenstand der modernen Naturwissenschaft geworden. Hahnemann sprach von der „geistigen Kraft" der Arznei.

Um die Erfahrungen mit Hochpotenzen zu verstehen, muß man Giftigkeit, Arzneilichkeit und Informationsgehalt der Drogen unterscheiden und anstelle quantitativer Massenwirkung eine qualitative Einwirkung unterstellen, die Bayr (1972) und Rawson (1978) unabhängig voneinander als „pharmakologische Information" bezeichnet haben. Diese Vorstellungen sind ihrem Charakter nach spekulativ und benötigen fundierte naturwissenschaftliche Erklärungsmodelle. Mögliche Ansätze finden sich bei Resch und Gutmann (1986).

Otto Leeser (1963-1964) war der Ansicht, daß beim Potenzierungsvorgang von den Oberflächen der Arzneistoffteilchen ausgehende Energiefelder Umlagerungen an den Oberflächen der Arzneiträger induzieren, so daß schließlich das räumliche Strukturmuster des Arzneistoffes vom Trägerstoff wie von einer Matrize aufgenommen und vervielfacht weitergegeben würde.

Milchzucker bzw. verdünnter Alkohol spielen beim Potenzieren die Rolle von Informationsträgern, die wie „Tonbänder" die Information aufnehmen und an den Kranken weitergeben können. Die rechnerische Grenze, ab der kein Molekül in der homöopathischen Arzneipotenz enthalten sein kann, dürfte bei D 23, d. h. 10^{-23} liegen (Avogadrosche Konstante: $6{,}0 \times 10^{23}$).

Die Potenzen jenseits dieser rechnerischen Grenze werden als **Hoch-** oder **Infinitesimalpotenzen** bezeichnet. Die Frage nach dem Molekülgehalt ist jedoch bei informationstheoretischer Deutung des Wirkprinzips von Hochpotenzen unerheblich. Das Umsetzen pharmakologischer Information ist an den ganzheitlichen Therapieansatz

gebunden und hat darüber hinaus adäquate Lernvorgänge zur Voraussetzung.
Krankheiten sind intensive Lernvorgänge, die im Falle ihrer Chronifizierung nicht in Bewältigung umgesetzt werden konnten. Wenn wir nun mit der täuschend ähnlich die Symptome der Krankheit nachahmenden Arznei den Alarm verstärken, so lange verstärken, bis er zur Bewältigung ausreicht, dann führen wir den Lernvorgang Krankheit zu seinem Idealziel.
Die Hochpotenz ist dabei nur noch ein Abbild der ursprünglichen Arznei, eine Attrappe. Mit Attrappen lassen sich biologische Vorgänge stimulieren. Mit einer Raubvogelattrappe, die über einem Geflügelhof kreist, erreicht man beim Geflügel den Raubvogelalarm. Das Abbild, die homomorphen Merkmale des Raubvogelfluges, genügt für den Alarm. Die Hochpotenzwirkung auf den kranken Organismus läßt sich dementsprechend als Alarm mit täuschend ähnlichen, die Krankheit nachahmenden Mustern einer Arznei deuten.

Die Abgrenzung der homöopathischen Hochpotenzwirkung vom **Plazebo-Effekt** ist schwierig, dennoch sollten einige Argumente aufgeführt werden, die gegen Plazebowirkungen sprechen:
- Wirksamkeit am Säugling (Einwand: könnte über die Mutter übertragen werden)
- Wirksamkeit am Bewußtlosen
- Wirksamkeit am Tier (Einwand: auch beim Tier Plazeboeffekt möglich)
- Wirksamkeit an Pflanzen
- Erstverschlimmerung (bei Plazebos selten, bei Hochpotenzen fast immer)
- Nebensymptome bei längerem Gebrauch und unvollkommener Ähnlichkeit
- Wirkumkehr im Sinne einer Arzneiprüfung am Gesunden, wenn die Arznei zu lange genommen wird
- vorausgegangene Wirkungslosigkeit nicht richtig gewählter Arzneien vergleichbarer Potenzhöhe
- Die Wirkungen entfalten sich innerhalb des von den Arzneiprüfungen vorgegebenen Bereichs, obgleich dieser weder dem Therapeuten noch dem Kranken vorhersehbar ist.
- Es gibt eine Menge Arzneisymptome, die aus Arzneiprüfungen mit Hochpotenzen stammen und ex usu in morbis verifiziert wurden.

- Der intra-individuelle Wirksamkeitsnachweis beim gut dokumentierten Einzelfall

Grenzen der Homöopathie

Schon Hahnemann hat in einem Aufsatz von 1813 über den „Geist der homöopathischen Heil-Lehre" methodische Grenzen seiner Heilweise aufgezeigt. Hohes Alter und zerstörte Gewebe sind definitive Grenzen der Homöopathie. Darüber hinaus zählen bedingt auch angeborene Defekte und Erbkrankheiten dazu. Wie beim Behindertensport lassen sich indessen nicht selten durch Ingangsetzen von Ersatzfunktionen homöopathische Erfolge erzielen.
Ein oft in der Praxis unlösbares Problem stellt die gleichzeitige Einnahme von Immunsuppressiva, Kortikosteroiden oder gelegentlich auch Antibiotika dar.
Die homöopathische Therapie ist in diesen Fällen meist erfolglos. Ebenso sind Genußmittelabusus wie Kaffee-, Tee-, Nikotin- und Alkoholgenuß teilweise therapiehindernd. Auch widrige Lebensumstände können eine homöopathische Heilung behindern; unablässigen Ärger zählt Hahnemann zu den größten „Zerstörungsmitteln des Lebens".

Auf dem Gebiet der chirurgischen Indikationen sind allenfalls begleittherapeutische homöopathische Ansätze realisierbar. Maligne Tumore, abszedierende Eiterprozesse, Herderkrankungen etc. müssen einer sofortigen chirurgischen Therapie unterzogen werden.
Da die Homöopathieausbildung für Ärzte nur als eine Ergänzung zur schulmedizinischen Grundausbildung zu sehen ist, dürfte das Verzögern bewährter schulmedizinischer Diagnose- und Therapieverfahren kein bedeutsames Problem darstellen (Dies gilt nicht für paramedizinische Berufe oder Laien.).

Zusammenfassung

- Die Homöopathie ist nicht nosologisch orientiert. Ihr wissenschaftlicher Gegenstand ist das kranke Individuum. Das Individuum (Nicht-Teilbare) ist in seiner Ganzheit nicht meßbar zu machen im Sinne von Galileis Imperativ.

- Die Homöopathie ist methodologisch auf die Qualitäten des Krankseins verwiesen und beruht auf einem analog-vergleichenden Vorgehen (Ähnlichkeitssatz).
- Das homöopathische Heilmittel (Simile) entspricht einem „analogen Quale" (Flury) aus dem homöopathischen Arzneischatz.
- Die homöopathischen Arzneien werden am sensiblen, gesunden Menschen als Idealnorm geprüft.
- Sowohl im Arzneiversuch wie am Krankenbett sucht die Homöopathie vor allem nach individuellen Zeichen und Symptomen der Arznei bzw. des Kranken, die Hahnemann definierte als die „auffallendern, sonderlichen, ungewöhnlichen und eigenheitlichen (charakteristischen)".
- Sowohl in der Arzneiprüfung am Gesunden wie am Krankenbett ist auf Vollständigkeit der Zeichen und Symptome zu achten. Ein vollständiges Symptom besteht aus genauer Angabe der Lokalisation, Sensation, Modalitäten und Begleitumstände.
- Akute und chronische Krankheiten erfordern unterschiedliches Vorgehen. Bei akuten Krankheiten spielen die „Data der wahrscheinlichsten Auslösung" eine wahlanzeigende Rolle bei der Similesuche; bei den chronischen Krankheiten ist der Symptomen-Inbegriff aus der Gesamtheit der Zeichen und Symptome der langen Krankengeschichte auszuwählen.
- Der „Symptomen-Inbegriff" stellt „den Steckbrief" des Simile eines Krankheitsfalles dar. Er ist der kleinste differentialtherapeutische Nenner, mit dem wir auf Similesuche gehen und stellt jene wahlanzeigenden Zeichen und Symptome dar, welche die „Idee" des Falles bezeichnen.
- Die individualisierende Untersuchung und Befragung der Homöopathie ist im Organon der Heilkunst (6. Aufl. §§ 3, 4, 6, 7, 81, 84-104, 153) eingehend beschrieben.
- Eine anfängliche Steigerung der Symptome (Erstverschlimmerung) ist charakteristisch für den homöopathischen Heilverlauf. Sie erlaubt eine günstige Prognose. Die Erstreaktion auf das Simile kann jedoch verschieden ausfallen und erlaubt wertvolle prognostische Einblicke. Die Wertigkeit der Symptome ergibt sich aus ihrer Ausschließlichkeit, mit der sie das Simile aussondern.
- Die homöopathischen Symptome werden nach zwei verschiedenen Gesichtspunkten aufgegliedert:
  - topische Aspekte
  - hierarchische Gesichtspunkte

- Keynotes sind Einzelsymptome höchster Wertigkeit, die ausschließlich für ein oder zwei Arzneimittel typisch sind.
- „Als-ob-Symptome" sind Sinnestäuschungen, die aber im Gegensatz zu den Halluzinationen Geisteskranker als solche von den Kranken erkannt werden.
- Der Unizismus ist ein echtes Wesenmerkmal der Hahnemannschen Homöopathie. Es gibt methodisch begründete Ausnahmen zu diesem Gebot.

Literatur

Allen HC. Keynotes and Characteristics of the Materia Medica with Nosodes. New Delhi: Jain Publishing Co, 110055.

Barthel H, Klunker W. Synthetisches Repertorium. 3 Bände. Heidelberg: Haug, 1974.

Bayr G. Die potenzierte Arznei als pharmakologische Information. AHZ 1972; 217:253-64.

von Bönninghausen C. Versuch über die Verwandtschaften der homöopathischen Mittel. Münster: Coppenrath'sche Buchhandlung, 1836.

Eichelberger O. Die kunstgerechte Aufnahme der Anamnese als Voraussetzung zur Findung des Simile. Z Klass Hom 1967; 11:114-22 und 150-64.

Eichelberger O. Klassische Homöopathie. Bd. 1. Lehre und Praxis. 4. erw. Aufl. 1989. Bd. 2 Praxis und Forschung. 2. verb. Aufl. 1987 Heidelberg: Haug.

Eichelberger O. Rundbriefe. München: Eigenverlag.

Ensinger T. „Unterdrückung" im Kent. Z Klass Hom 1968; XII:123-9.

Flury R. Realitätserkenntnis und Homöopathie. Bern: Eigendruck Flury-Lemberg, 1979.

Fräntzki E. Die Idee der Wissenschaft bei Samuel Hahnemann. Heidelberg: Haug, 1976.

Haas A. Teilhard de Chardin-Lexikon. Energie. Freiburg: Herder, 1971

Hahnemann S. Die chronischen Krankheiten. Bände II-V. 2. Aufl. Dresden und Leipzig: Arnold'sche Buchhandlung, 1835 (Neudruck Heidelberg: Haug, 1956).

Hahnemann S. Organon der Heilkunst. 6. Aufl. Leipzig: Dr. Wilmar Schwabe, 1921.

Hahnemann S. Reine Arzneimittellehre. 5 Bände. 9. Aufl. Dresden und Leipzig: Arnold'sche Buchhandlung, 1830 (Neudruck Heidelberg: Haug, 1955).

Hensel H. Naturwissenschaft und Medizin im Umbruch. Dt Apoth Z 1976; 28:230-3.

Hering C. Guiding Symptoms of our Materia Medica. Philadelphia, 1879.

Hodiamont G. Über Unterdrückung. Z klass Hom 1968; XII:109-22.

Julian O. Materia Medica der Nosoden. 2. Aufl. Heidelberg: Haug, 1975.

Keller G, Künzli von Fimmelsberg J. (Hrsg). Kent's Repertorium. 8. Aufl. Heidelberg: Haug, 1985.

Keller G. Keynotes. AHZ 1980; 225:51.

Kent JT. Zur Theorie der Homöopathie. Leer: Grundlagen und Praxis, 1973.

Klunker W. Das Selbstverständnis der naturwissenschaftlichen Arzneimedizin und der Homöopathie. Homöopathie in der Diskussion. Leer: Grundlagen und Praxis, 1979.

Künzli von Fimmelsberg J. Mittel mit widersprüchlichen Modalitäten. Z Klass Hom 1983; 27:188-191

Künzli von Fimmelsberg J. Grundlagenforschung in der Homöopathie. Med Praxis 79 (1984), S. 40-46.

Leers Lochkartei. Bildungs- und Gesundheitszentrum Waldhof-Krüdersheide, Solingen .

Leeser O. Lehrbuch der Homöopathie. Grundlagen der Heilkunde. 3. Aufl. Ulm: Haug, 1963.

Nash EB. Leitsymptome in der homöopathischen Therapie. 6. Aufl. Heidelberg: Haug, 1976.

Rawson DS. Die informative Matrix der potenzierten Arznei. AHZ 1978; 223:103-8.

Resch G. Gutmann V. Wissenschaftliche Grundlagen der Homöopathie. Berg am Starnberger See: O.-Verlag, 1986.

Schmeer EH. Das Paradoxon in der Homöopathie. Acta Homöopathica 1969; XIII (1): 110-3.

Schmidt JM. Die philosophischen Vorstellungen Samuel Hahnemanns bei der Begründung der Homöopathie. München: Sonntag, 1990.

Stapf E. Heilkunde der Erfahrung. In: Hahnemann S. Kleine medizinische Schriften. Dresden und Leipzig: Arnold'sche Buchhandlung (Neudruck Heidelberg: Haug, 1971).

Ullmann D. Homöopathie. Die sanfte Heilkunst. München: Scherz, 1989.

Wiener N. Kybernetik, Regelung und Nachrichtenübertragung in Lebewesen und in der Maschine. 2. Aufl. Düsseldorf: Econ, 1963.

Weiterführende Literatur:

Braun A. Methodik der Homöotherapie. 4. Aufl. Stuttgart: Sonntag, 1992.

Dorcsi M. Homöopathie Bd. 5 Arzneimittellehre. 2. Aufl. Heidelberg: Haug, 1985.

Dorcsi M. Homöopathie Bd. 6 Symptomenverzeichnis. 3. Aufl. Heidelberg: Haug 1985.

Gerd-Witte H. Kompendium der homöopathischen Arzneisymptome. 1. Aufl. Heidelberg: Haug, 1981.

Kent JT. Kent's Arzneimittelbilder. 5. Aufl. Heidelberg: Haug, 1985.

Keller G v., Künzli von Fimmelsberg. Kent's Repertorium der homöopathischen Arzneimittel Bd. 1 – Bd. 3, 8. Aufl. Heidelberg: Haug, 1985.

Köhler G. Lehrbuch der Homöopathie, Bd. 1 Grundlagen und Anwendung, 4. Aufl. Stuttgart: Hippokrates, 1985.

Mezger J. Gesichtete Homöopathische Arzneimittellehre, 1. Aufl. Saulgau: Haug, 1950.

Mezger J. Gesichtete Homöopathische Arzneimittellehre Bd. 1-2, 6. Aufl. Heidelberg: Haug, 1985.

Stauffer K. Klinische Homöopathische Arzneimittellehre, 9. Aufl. Regensburg: Sonntag, 1984.

Stauffer K. Symptomen-Verzeichnis, 7. Aufl. Regensburg: Sonntag, 1981.

Stauffer K. Homöotherapie, Regensburg: Sonntag, 1982.

Stiegele A. Homöopathische Arzneimittellehre, 2. Aufl. Stuttgart: Hippokrates, 1985.

Voegeli A. Heilkunst in neuer Sicht, 5. Aufl. Heidelberg: Haug, 1985.

Voisin H. Materia medica des homöopathischen Praktikers, 2. Aufl. Heidelberg: Haug, 1985.

Walach H. Homöopathie als Baistherapie, 1. Aufl. Heidelberg: Haug, 1986.

17 Hinweise zum Stand der Forschung in den Einzelverfahren

K. Linde, D. Melchart und F. Worku

Zur Problematik des Wirksamkeitsnachweises und der Beurteilung des Forschungsstands

Randomisierte, plazebokontrollierte Doppelblindstudie

Die randomisierte, plazebokontrollierte Doppelblindstudie, wenn möglich mit cross-over, gilt heute als die Methode der Wahl zur Beurteilung der Wirksamkeit therapeutischer Maßnahmen (47, 48).

Unter Randomisation versteht man bei klinischen Therapiestudien die Zuteilung von Individuen in verschiedene Therapiegruppen (z. B. Akupunktur- und Scheinakupunkturgruppe) mit Hilfe von Zufallszahlen. Das Ziel ist eine möglichst große Übereinstimmung der Gruppen hinsichtlich der prognostisch relevanten Faktoren, d. h. derjenigen Patienten- und Krankheitsmerkmale, die einen Einfluß auf den Krankheitsverlauf haben.

Als plazebokontrolliert bezeichnet man Studien, in denen die Auswirkungen der Prüftherapie mit denen einer Scheintherapie verglichen werden. Ziel dieses Vergleichs ist die Ermittlung der spezifischen Wirksamkeit der Prüftherapie, d. h. desjenigen Anteils des Therapieeffektes, der über die Scheintherapie hinausgeht.

Da Erwartungen und Verhalten sowohl des Patienten wie auch des behandelnden und bewertenden Arztes den Therapieeffekt beeinflussen können (Verzerrung der Ergebnisse = Bias), sollen beide nicht wissen, welcher Patient die Prüf- und welcher die Scheintherapie erhält. Dies wird vor Behandlungsbeginn durch eine dritte Person entsprechend der Randomisation festgelegt und erst nach Behandlungsende offengelegt. Derartige Studienbedingungen werden als doppelblind bezeichnet.

Beim cross-over erhalten die Patienten der Gruppe, die in einer ersten Periode z. B. die Prüftherapie bekam, in einer zweiten Periode Plazebo und umgekehrt. Durch das cross-over können die für eine statistisch aussagekräftige Studie nötige Patientenzahl verringert und eventuelle Unterschiede relevanter Merkmale zwischen den

Gruppen ausgeglichen werden. Ein cross-over ist jedoch bei Therapien, die einen lang andauernden oder langsam einsetzenden Effekt postulieren – wie, z. B. die Homöopathie – sowie bei Indikationen mit hoher und schneller Spontanheilungsrate nicht möglich.

Die randomisierte, plazebokontrollierte Doppelblindstudie wurde in erster Linie zur Wirksamkeitsprüfung von Arzneimitteln konzipiert. Sie liefert bei korrekter Durchführung gute Aussagen für eine eng umgrenzte Fragestellung, z. B. ob ein homöopathisches Präparat in einer bestimmten Darreichungsform und festgelegten Dosierung bei den geprüften Patienten wirksamer ist als ein Plazebo.

Für schulmedizinische Arzneimittel bestehen im Vergleich zu den naturheilkundlichen Therapieverfahren relativ einheitliche Dosierungs- und Verabreichungsanweisungen. Dennoch kann eine Studie, in der ein bestimmtes Behandlungsschema zur Anwendung kam, strenggenommen nur die Wirksamkeit oder Unwirksamkeit unter den getesteten Bedingungen nachweisen. Dementsprechend kann beispielsweise die Überprüfung einer Akupunkturtherapie mit einer festgelegten Punktkombination und Zahl von Behandlungen nichts über die Wirksamkeit einer anderen Strategie aussagen und schon gar nicht über die Akupunktur allgemein. Es ist aber besonders bezüglich Verfahren wie Homöopathie, Akupunktur oder Manueller Therapie üblich, von einer oder einer Gruppe von Studien auf das ganze Verfahren zu schließen (z. B. 1, 7, 93, 130, 155). Dies kann zwar von Nutzen sein, wenn die Frage, ob ein Verfahren überhaupt funktionieren kann, beantwortet werden soll, ist aber zur Beurteilung der Effektivität sinnlos. Wer würde aufgrund der Ergebnisse einer einzigen Studie auf die Idee kommen zu sagen, daß Zytostatikatherapie bei malignen Tumoren grundsätzlich wirksam sei oder aufgrund negativer Ergebnisse eines definierten Schemas bei einem bestimmten Tumor behaupten, daß Zytostatika grundsätzlich nicht zur Tumortherapie geeignet seien?

Ein weiteres Problem ist die Tatsache, daß der Erfolg einer naturheilkundlichen Maßnahme, aber auch zahlreicher schulmedizinischer Therapien (z. B. Chirurgie, endoskopische Eingriffe), in der Regel stark von den Fähigkeiten des jeweiligen Behandlers abhängig ist. Bei nicht-arzneilichen Verfahren ist das Auffinden eines geeigneten Plazebos häufig schwierig. Als Beispiel sei hier die Akupunktur genannt: Das vermutlich beste Plazebo, die Scheinakupunktur – die Nadelung vermeintlich „falscher" und unwirksamer Punkte –, macht doppelblinde Bedingungen unmöglich, da der behandelnde Akupunkteur wissen muß, ob er „falsch" oder „richtig" nadelt. Auf weitere grundsätzliche Schwierigkeiten der Doppelblindstudien gehen z.B. Hornung (79, 80), Burkhardt (20) und Gaus (54) ein.

Es wird von schulmedizinischer Seite häufig argumentiert, daß die Therapieerfolge der Naturheilverfahren auf Plazebo oder sonstigen unspezifischen Effekten beruhen, die aufgrund der intensiven Auseinandersetzung des Arztes mit dem Patienten möglicherweise besonders ausgeprägt sein könnten (119, 139). Die Arbeiten der Plazeboforschung und Psychoneuroimmunologie deuten weitergehend darauf hin, daß Plazeboeffekte unter Umständen außerordentlich wirksam sein können und womöglich auf definierten Wirkungsmechanismen beruhen (32, 104, 126).
Ziel des ärztlichen Handelns ist Heilung bzw. eine größtmögliche Linderung von Leiden und Krankheit. Wenn man davon ausgeht, daß ein Therapieerfolg von mehr als nur der spezifischen Wirksamkeit eines Arzneimittels oder einer anderen definierten Maßnahme allein abhängig ist, kann die plazebokontrollierte Doppelblindstudie nur einen begrenzten Beitrag zur Gesamtbewertung der Effizienz eines Verfahrens, insbesondere eines ganzheitlichen Verfahrens, leisten.

Wenn die Naturheilverfahren beanspruchen, eine über die Plazebowirkung im weitesten Sinne hinausgehende spezifische Wirksamkeit zu besitzen, so müssen sie dies mit plazebokontrollierten Einfach- oder Doppelblindstudien zu ausgewählten Strategien bei bewährten Indikationen nachweisen. Auf der anderen Seite muß klar festgestellt werden, daß mit einer solchen Methode keine grundsätzliche Beweisführung gegen ein Verfahren als Ganzes möglich ist.
Es erscheint daher als eine sinnvolle Anregung, neben plazebokontrollierten Doppelblindstudien die Wirksamkeit therapeutischer Strategien unter möglichst optimalen oder real praktizierbaren Bedingungen in offenen Studien im Vergleich zu bewährten schulmedizinischen Therapien zu überprüfen (54, 84, 100). Eine möglichst große Vergleichbarkeit der Patientengruppen (81, 97) hinsichtlich der prognostischen Faktoren ist hierbei jedoch eine entscheidende Voraussetzung, um zumindest begrenzt verallgemeinerbare Schlußfolgerungen aus den Ergebnissen solcher Untersuchungen ziehen zu können.

Ermittlung und Beurteilung des Forschungsstands

Wer sich heute ein Bild über den Stand der Forschung zu Naturheilverfahren machen will, ist – sofern er sich nicht über Jahre mit der Thematik befassen will – auf die verfügbaren Übersichtsartikel angewiesen. Derartige Artikel liegen für die einzelnen Naturheilverfahren in sehr unterschiedlicher Zahl vor. So sind beispielsweise für die beiden „großen" Verfahren Homöopathie und Akupunktur eine ganze Reihe von Büchern und Aufsätzen verfügbar, mit deren Hilfe Befürworter und Gegner bei entsprechender Auswahl „wissenschaftliche" Bestätigung ihrer bestehenden Meinung finden können.

Bisher existieren national und international nur wenige und völlig unzureichende Einrichtungen, die die Forschung zu Naturheilverfahren und Homöopathie systematisch sammeln, dokumentieren und evaluieren. In den gängigen medizinischen Datenbanken ist ein erheblicher Teil der vorhandenen Publikationen nicht erfaßt oder aufgrund des Mangels an geeigneten Schlüsselwörtern nicht auffindbar. Viele der bisher vorliegenden Übersichtsarbeiten referieren mehr oder weniger willkürlich gesammelte und beurteilte Untersuchungen, deren Ergebnisse je nach Standpunkt unterschiedlich interpretiert werden können und keine nachvollziehbare Beurteilung zulassen. Vorerfahrungen für die Entwicklung effizienter Studienprotokolle können nicht genützt werden. Es besteht daher die dringende Notwendigkeit, die vorhandene wissenschaftliche Literatur systematisch zu sammeln, inhaltlich zu erfassen, qualitativ zu bewerten und die Ergebnisse zu vergleichen. Die dadurch gewonnenen Kenntnisse sollten in Form von Übersichtsarbeiten der Fachwelt zugänglich gemacht bleiben.
Einen Beitrag zu einer fundierten Beurteilung können solche Übersichtsarbeiten aber nur leisten, wenn sie nach klaren, definierten Kriterien die vorhandenen Untersuchungen möglichst vollständig sammeln und in reproduzierbarer Weise bewerten (121).
Wie dabei die einzelnen Kriterien gerichtet werden, muß dem jeweiligen Autor überlassen bleiben.

Im Rahmen der Forschungstätigkeit des „Münchener Modells" wurde begonnen, derartige Übersichtsarbeiten experimenteller und klinischer Studien zu ausgewählten Fragestellungen im Bereich Naturheilverfahren und Homöopathie zu erstellen. Hierbei wird eine mehrstufige Evaluationsmethode zu Hilfe genommen

(Abb. 17.1), die sich weitgehend am Konzept der wegweisenden Übersichtsarbeiten zu klinischen Studien im Bereich Physiotherapie, Naturheilverfahren und Homöopathie der Abteilung für Epidemiologie an der Universität Maastricht orientiert (93, 98, 99, 155, 156, siehe auch Besprechung der einzelnen Verfahren):

- Durch eine breite Literatursichtung und -erfassung sollen exemplarische Forschungsschwerpunkte identifiziert werden (Vorstufe).
- Die wissenschaftlichen Publikationen zu den jeweiligen Schwerpunkten, z.B. kontrollierte klinische Studien zur Behandlung chronischer Schmerzen durch Akupunktur, werden dann systematisch unter Ausnutzung aller verfügbaren Datenbanken und Dokumentationseinrichtungen gesucht und zusammengetragen (Stufe 1).
- In der zweiten Stufe werden die Studieninhalte, wie genaue Diagnosen des Patientenklientels, Einzelheiten zur geprüften Therapie, untersuchte klinische Parameter etc., in standardisierter Form erfaßt.
- Weitergehend soll die methodische Qualität der Studien beurteilt werden (Stufe 3). Hierzu werden Kriterien definiert, die eine gute Studie aus Sicht der Schulmedizin wie auch des jeweiligen

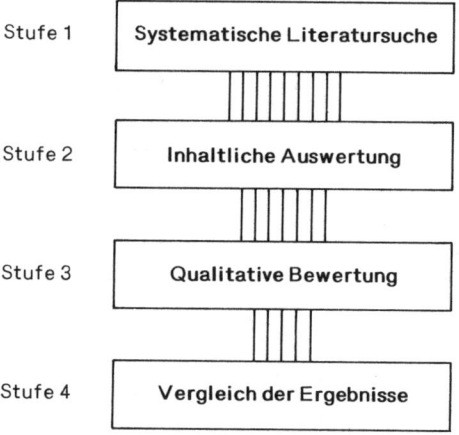

Abb. 17.1 4-Stufen-Methode zur Erstellung kriteriengestützter Analysen experimenteller und klinischer Studien

Naturheilverfahrens erfüllen sollte. Für diese ebenso problemati-
sche wie notwendige Qualitätsbeurteilung gibt es, die schulmedizinischen Kriterien betreffend, zumindest für klinische Studien
Richtlinien (38, 48, 81) und bewährte Schemen (siehe Tab. 17.1).
Die Qualitätskriterien aus der Sicht des jeweils geprüften Naturheilverfahrens, wie z.B. Erfahrung des Therapeuten, individuelle
oder standardisierte Therapie etc., sind jedoch ebenso von
entscheidender Bedeutung und für die einzelnen Verfahren oft
unterschiedlich. Dieser Aspekt wurde in den bisher vorliegenden
systematischen Übersichtsarbeiten meist vernachlässigt.

Tab. 17.1 Scoresystem zur Beurteilung kontrollierter klinischer Studien zur
Wirksamkeit der Akupunktur bei chronischen Schmerzen (nach ter Riet et
al., 155)

Kriterium	Anzahl Scorepunkte
Prognostische Vergleichbarkeit der Gruppen	
• Homogenität	3
• Prästratifikation	3
• Randomisation	12
• Vergleichbarkeit relevanter Faktoren gezeigt	2
• mehr als 49 Patienten pro Gruppe	10
• weniger als 21% Datenverlust bis zur Nachuntersuchung	5
Adäquate Charakterisierung der Behandlung	
• Vermeidung von DNIC (siehe Text)	2
• adäquate Beschreibung der Akupunkturstrategie	10
• gute Qualität des Akupunkteurs erwähnt	15
• Vergleichstherapiegruppe	3
Adäquate Effektmessung	
• Patienten blindiert	10
• Beurteiler blindiert	5
• Nachuntersuchung mindestens 3 Monate nach Therapieende	5
• Schmerz	3
• Gebrauch von Zusatzmedikamenten beurteilt	2
• Aktivität im täglichen Leben	3
• unerwünschte Wirkungen beurteilt	2
Präsentation der Ergebnisse	
• Inferenzstatistische Auswertung nachvollziehbar	5
Summe	100

- In der vierten Stufe sollen die Ergebnisse der Studien verglichen und im Fall ähnlicher Studienprotokolle gepoolt – d. h. gemeinsam statistisch ausgewertet – werden. Eine derartige Auswertung ist jedoch nur für methodisch zufriedenstellende Arbeiten sinnvoll.

Neben dieser kollektiven Evaluierung müssen wichtige Arbeiten zusätzlich aber auch einzeln diskutiert werden, da durch das standardisierte Vorgehen wichtige Einzelheiten übersehen werden können.

Eine erste Literaturstudie zu Effekten homöopathischer Verdünnungen bei experimentellen Vergiftungen ist abgeschlossen (110). Studien zum klinischen Wirksamkeitsnachweis der Homöopathie, Akupunktur und der Immunmodulation durch Phytopharmaka sowie zu Effekten homöopathischer Verdünnungen in experimentellen Untersuchungen in den Bereichen Immunologie und Allergologie befinden sich im Stadium der Literatursammlung und -sichtung.

Fernziele der Forschungsbemühungen sind die Erarbeitung von Vorschlägen für die Gestaltung von Studienprotokollen, die eine effiziente Überprüfung naturheilkundlicher Strategien ermöglichen, und die Beteiligung an der Durchführung von experimentellen und klinischen Studien in kooperierenden Einrichtungen.

Im folgenden werden Hinweise zur Forschung in einzelnen, wichtigen Verfahren gegeben. Diese Hinweise können entsprechend dem oben Gesagten nur begrenzte Aussagekraft haben. Für die Homöopathie kann allerdings auf umfangreiche eigene Vorarbeiten zurückgegriffen werden. Die Darstellung der übrigen Methoden basiert vorrangig auf den gesichteten Übersichtsartikeln zur klinischen Forschung. Es wurden insbesondere solche Artikel berücksichtigt, bei denen Suche und Bewertung der Literatur auf vordefinierten Kriterien beruhen. Für eine Übersicht der experimentellen Studien in diesen Verfahren reichen die Vorarbeiten der Autoren dieses Kapitels nicht aus.

Experimentelle und klinische Studien zur Homöopathie

Grundsätzliche Fragestellungen

Aus naturwissenschaftlicher Sicht muß eine Auseinandersetzung mit der Homöopathie folgende Fragestellungen berücksichtigen:

- Sind homöopathische Verdünnungen – insbesondere Verdünnungen, die mit hoher Wahrscheinlichkeit kein Molekül des ursprünglich gelösten Wirkstoffes mehr enthalten – in der Lage, in biologischen Systemen auf reproduzierbare Weise Wirkungen zu verursachen? Welche Einflußfaktoren sind von Bedeutung (Art und Stufe der Potenzierung, Chronobiologie, Vorstimulierung des Testsystems etc.)?
- Ist das homöopathische Diagnose- und Therapiekonzept klinisch belegbar?
- Wie könnten eventuelle Wirkungen und Wirksamkeit vermittelt werden?
- Sind die homöopathischen Arzneimittelbilder nachvollziehbar?

Aus Sicht der Homöopathie ist insbesondere der 4. Punkt von großer Bedeutung. Hierzu liegt den Autoren jedoch nur wenig Material vor (Übersicht z. B. in 3).

Experimentelle Forschung

Die experimentelle Forschung widmet sich im wesentlichen der ersten Frage und kann somit keine weitergehenden Antworten hinsichtlich der klinischen Relevanz der Homöopathie erbringen. Jedoch sind Untersuchungen zu Einflüssen unterschiedlicher Herstellungsweisen, zur Inaktivierung oder zur Haltbarkeit durchaus auch für die klinische Anwendung von Bedeutung.

In vielen Labors werden die detaillierten Herstellungsregeln der homöopathischen Arzneimittelbücher nicht oder nur ungenau befolgt. Die aufeinanderfolgenden Verdünnungsschritte stellen daher oft die einzige sichere Gemeinsamkeit hinsichtlich der Präparation dar. Es scheint daher korrekter, von Grundlagenforschung zur Aktivität serieller Verdünnungen zu sprechen (82). Eine Unterteilung in niedrige, mittlere und hohe serielle Verdünnungen ist hierbei sinnvoll.

Niedrige serielle Verdünnungen (= LSD = low serial dilutions) von D2-D9 bzw. C2-C4 enthalten unter Umständen pharmakologisch relevante Wirkstoffkonzentrationen.

Mittlere serielle Verdünnungen (= MSD = medium serial dilutions) von D10-D23 bzw. C5-11 enthalten zwar ebenfalls noch Moleküle des jeweils ursprünglich gelösten Agens, jedoch meist in Mengen, die unterhalb der pharmakologischen Schwellendosis liegen.

In hohen seriellen Verdünnungen (= HSD = high serial dilutions) sind mit hoher Wahrscheinlichkeit keine Moleküle des ursprünglich gelösten Agens mehr vorhanden.

In den vergangenen 60 Jahren wurde eine kaum übersehbare Zahl von in-vitro, ex-vivo (Applikation der Präparate am lebenden Tier mit nachfolgender in-vitro Auswertung) und in-vivo Untersuchungen durchgeführt und publiziert. Die vorliegenden Übersichtsarbeiten (9, 89, 112, 127, 135, 143, 144) referieren unter Berücksichtigung der Überschneidungen über 500 Publikationen.

Einen Schwerpunkt bilden toxikologische Forschungen. Hauptsächlich an Pflanzen und in-vitro wurden Untersuchungen zu stimulierenden und inhibierenden Effekten serieller Verdünnungen toxischer Substanzen auf Wachstum oder Stoffwechseltätigkeit durchgeführt (86, 117, 118, 124). Methoden und Darstellung dieser Arbeiten können meist nicht voll befriedigen.

Große Bedeutung haben die sog. „Detoxikationsstudien". In diesem Modell werden Tiere, Pflanzen, isolierte Organe, Zell- oder Embryonenkulturen vergiftet und mit einer seriellen Verdünnung des toxischen Agens oder eines Simile behandelt. Wie oben erwähnt, wurde hierzu eine systematische Literaturarbeit durchgeführt (110). 133 Studien in 104 Veröffentlichungen konnten eruiert werden, davon 94 an Tieren, 28 an Pflanzen, 7 an isolierten Organen und 4 an Zell- bzw. Embryonenkulturen. Die methodologische Qualität der überwiegenden Zahl der 107 ausgewerteten, ethisch zum Teil fragwürdigen Studien erwies sich als unbefriedigend, 30% der Arbeiten können jedoch mit mehr oder minder großen Einschränkungen befriedigen. Die Auswertung der Ergebnisse der Studien zeigt, daß insbesondere für Arsenicum album C7 (23–25, 28) und Mercurius corrosivus C15 (21, 22, 102, 103) ernstzunehmende Hinweise auf eine Aktivität vorliegen. Diese Untersuchungen sollten aufgrund ihrer Bedeutung unbedingt durch unabhängige Forschergruppen wiederholt werden, um eine endgültige Beurteilung zu ermöglichen.

Ein weiterer Schwerpunkt wird von der großen Zahl von Untersuchungen in den Bereichen Immunologie, Allergologie und Entzündung gebildet. Da hier zum Teil Substanzen untersucht werden, die bis in den Bereich extrem niedriger Konzentrationen pharmakologisch wirksam sind, ist die Abgrenzung zwischen „konventioneller" und „homöopathischer" Forschung äußerst schwierig.

Dies gilt beispielsweise für eine Reihe von qualitativ teilweise hochwertigen Veröffentlichungen zu immunmodulierenden Effekten von Thymushormonen in Dosen zwischen 10^{-10} und 10^{-20} mol (4, 41–43) und 10^{-10} IU Interferon alpha und beta (34). Die Testpräparate wurden als serielle Verdünnungen hergestellt.

Ernstzunehmende Arbeiten zur Aktivität von zum Teil hohen seriellen Verdünnungen liegen beispielsweise auch zur ex-vivo Beeinflussung der Paf-Acether-Synthese peritonealer Makrophagen (35), des Histaminrelease aus derselben Zellart (67, 68, 71, 72, 83) zur Wundheilung (12) und zur Inhibition bzw. Triggerung der Degranulation von basophilen Granulozyten (128, 129, 137) vor. Bei zwei äußerst vielversprechenden neueren Untersuchungen zur Verminderung der Mortalität bei Tularämie (85) und zur Immunmodulation (165) bei Mäusen ist vor der Beurteilung eine ausführliche Publikation abzuwarten.

Außer zur Toxikologie und Immunologie wurden auch Studien in den Bereichen Psychopharmakologie (Übersichten in Guillemain (61) und Scofield (143)), Biochemie (14, 65, 66, 69–71, 125), experimenteller Cancerologie, Endokrinologie, Botanik und Zoologie (Übersichten in 89, 112, 127, 135, 143) durchgeführt.

Zusammenfassend ist zu sagen, daß trotz einer großen Zahl von Hinweisen auf die Aktivität von LSD, MSD und HSD keine endgültige Bewertung möglich ist. Dies liegt an

- der bislang stark vernachlässigten Reproduktion von bewährten Protokollen durch unabhängige Forschergruppen
- den besonderen methodologischen Anforderungen:
  - aufgrund der wissenschaftlichen Bedeutung einer eventuellen Aktivität insbesondere von HSD müssen besonders strenge Maßstäbe angesetzt werden;
  - aufgrund der unklaren Einflußfaktoren und Wirkmechanismen muß eine Vielzahl möglicher Einflußgrößen beachtet und protokolliert werden, die in der gängigen pharmakologischen Forschung von untergeordneter Bedeutung sind und daher auch in der Grundlagenforschung zu seriellen Verdünnungen bisher nur ungenügend beachtet wurden (82).

Klinische Studien

Eine Bewertung der Effizienz homöopathischer Diagnose- und Therapiestrategien muß berücksichtigen, daß in der Homöopathie unterschiedliche Strömungen existieren. So beruht in der klassischen Homöopathie (Köhler 101, Braun 15) die Arzneimittelwahl auf dem individuellen Symptomenbild; therapiert wird häufig mit Hochpotenzen. Die „naturwissenschaftlich-kritische Richtung" der Homöopathie (Wünstel 169) verwendet in der Regel Potenzen bis zu D12 und verordnet häufig entsprechend schulmedizinischen Diagnosen. Weitergehend gibt es unterschiedliche „Schulen", so daß für den Außenstehenden eine Differenzierung vielfach unmöglich ist. Hinsichtlich klinischer Studien sind jedoch zumindest vier homöopathische Strategien zu unterscheiden (93):

- **"formula homoeopathy"**: Für eine schulmedizinische Diagnose wird ein homöopathisches Einzelpräparat in einer Potenz geprüft.

- **Komplexmittelhomöopathie:** Bei einer schulmedizinischen Diagnose wird ein aus verschiedenen Homöopathika zusammengesetztes Präparat geprüft.

- **Isopathie:** Ein die Krankheitssymptome auslösender Stoff wird in homöopathischer Zubereitung verabreicht (z.B. potenziertes Pollenallergen bei Heuschnupfen).

- **Klassische Homöopathie:** Die Wahl von Arzneimittel und Potenz erfolgt aufgrund der individuellen Symptome des Kranken.

Während für die unter 1., 2. und 3. genannten Strategien die Wirksamkeitsprüfung in randomisierten, kontrollierten, doppelblinden Studien unproblematisch ist, müssen bei der Prüfung der klassischen Homöopathie aufwendigere Verfahren gewählt werden. Die beiden wichtigsten Vorgehensweisen sind in Abb. 17.2 skizziert.

Drei gute aktuelle Übersichtsarbeiten zu klinischen Studien in der Homöopathie liegen vor (3, 75, 93). Lediglich die Studie von Kleijnen et al. (93) beurteilt jedoch die methodologische Qualität nach vordefinierten, für alle Studien gleichen Kriterien und referiert zudem mit 107 kontrollierten klinischen Studien deutlich mehr als Aulas (3) sowie Hill und Doyon (75).
Kleinen et al. sammelten 14 Studien zur klassischen Homöopathie (z.B. 16, 51, 56, 57, 76), 58 zur „formula homoeopathy" (z.B. 2, 60,

Methode 1

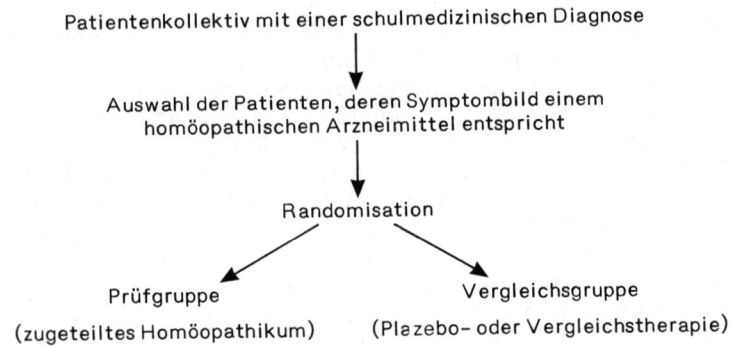

Patientenkollektiv mit einer schulmedizinischen Diagnose

Auswahl der Patienten, deren Symptombild einem
homöopathischen Arzneimittel entspricht

Randomisation

Prüfgruppe   Vergleichsgruppe

(zugeteiltes Homöopathikum)   (Plazebo- oder Vergleichstherapie)

Methode 2

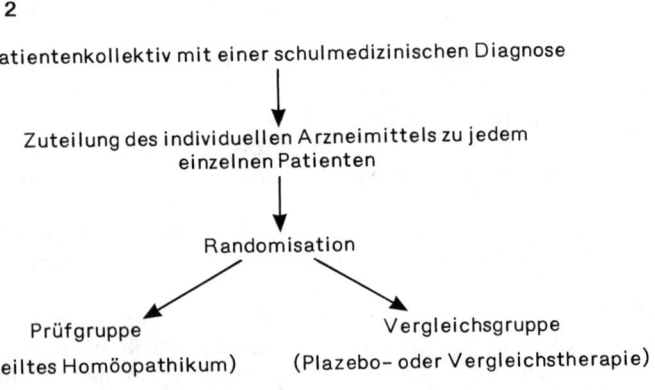

Patientenkollektiv mit einer schulmedizinischen Diagnose

Zuteilung des individuellen Arzneimittels zu jedem
einzelnen Patienten

Randomisation

Prüfgruppe   Vergleichsgruppe

(zugeteiltes Homöopathikum)   (Plazebo- oder Vergleichstherapie)

Abb. 17.2 Strategien zur Durchführung doppelblinder, randomisierter, klinischer Studien bei klassischer Homöopathie

166, 168), 26 zur Komplexmittelhomöopathie (z.B. 50, 167) und 9 zur Isopathie (z.B. 123, 130). Die methodologische Qualität der meisten Studien war unbefriedigend, jedoch gab es „viele Ausnahmen" mit zum Teil sehr guter Methodologie. 33 Studien erreichten 50 und mehr von 100 möglichen Bewertungspunkten, 8 davon zwischen 80 und 90 Punkte. Die Ergebnisse zeigten unabhängig von der Qualität oder der getesteten Form von Homöopathie einen positiven Trend hinsichtlich der Wirksamkeit. Die Ergebnisse von 81 Studien wurden als positiv, die von 24 Studien als negativ beurteilt, die

Ergebnisse zweier Studien waren nicht interpretierbar. In den 14 Studien mit individueller Medikation war die homöopathische Therapie nur in zwei Fällen nicht wirksam. Aus den publizierten Daten läßt sich dies für die drei anderen Therapiestrategien nicht ableiten. Leider wurden auch keine Analysen über Zusammenhänge zwischen Höhe der getesteten Potenzen und Ergebnissen durchgeführt. Kleijnen et al. folgern, daß der bisherige Stand der Forschung darauf hinweise, daß Homöopathie wirksam sei, endgültige Schlußfolgerungen jedoch erst aufgrund weiterer, methodologisch guter Studien möglich seien. Ein wesentlicher Kritikpunkt an der insgesamt hervorragenden Arbeit von Kleijnen et al. ist die Bewertung der Ergebnisse der evaluierten Studien. Hier fand lediglich eine relativ undifferenzierte Unterscheidung von positiv und negativ statt (auf diesen Punkt wird bei der Besprechung der Akupunktur näher eingegangen).

Hill und Doyon (75) sowie Aulas (3) ziehen bezüglich der Wirksamkeit der Homöopathie weniger positive Schlüsse. Da die Bewertung der Studien jedoch nicht standardisiert ist, ist die Aussagekraft dieser Übersichtsarbeiten niedriger einzustufen. Insbesondere Aulas weist aber auf einzelne wichtige Kritikpunkte bei einigen Arbeiten hin, die bei einem standardisierten Vorgehen nicht so deutlich werden.

Hypothesen zum Wirkungsmechanismus

Während für LSD bzw. Niederpotenzen und zum Teil für MSD bzw. mittlere Potenzen pharmakologische Wirkungen denkbar erscheinen, würde eine Aktivität von HSD oder Hochpotenzen Veränderungen im Verdünnungsmittel durch den Herstellungsprozeß voraussetzen. Derartige Veränderungen konnten bis heute nicht reproduzierbar nachgewiesen werden. Es liegen jedoch mehrere Modelle vor, die physikalisch-chemische Veränderungen im Lösungsmittel aufgrund experimenteller Beobachtungen postulieren und erklären (10, 11, 37, 46, 62, 63, 131, 132).

Alle diese Modelle beziehen sich „nur" auf die Frage nach der „Informationsübertragung" beim Verdünnungs- oder Potenzierungsprozeß. Voraussetzungen für eine Wirksamkeit im Organismus wären jedoch auch eine unbeschadete Aufnahme, ein Verstehen und das Verarbeiten der Information.

Klinische Studien zur Akupunktur

Eine Beurteilung der Wirksamkeit der Akupunktur ist mit noch
größeren Schwierigkeiten verbunden wie im Falle der Homöopathie.
Bereits in China werden unterschiedliche Arten der Akupunktur
angewandt, die sich bezüglich der bei einer (chinesischen) Diagnose
zu nadelnden Punkte und der Stichtechnik unterscheiden; hinsichtlich der Lokalisation der Akupunkturpunkte besteht jedoch weitgehende Übereinstimmung (161). In Europa wurden weitere, auf
westliche Diagnosen bezogene, Anwendungsvorschriften und neue
Akupunkturformen wie z.B. die Ohr- und Mundakupunktur (58)
sowie die Nadelung von Triggerpunkten u.ä. (161) entwickelt. In
zahlreichen Fällen wird das Setzen der Nadeln mit Moxibustion oder
Elektrostimulation ergänzt. Manche Therapeuten halten auch das
Material der Nadel für eine Einflußgröße (119).
Vincent und Richardson (161) schlagen für die wissenschaftliche
Bewertung die Unterscheidung zumindest der folgenden Strategien
vor: Als klassische Akupunktur werden alle Formen bezeichnet, bei
denen die klassischen Körperakupunkturpunkte der chinesischen
Medizin gestochen werden. Die Bandbreite der klassischen Akupunktur reicht von der „formula" Akupunktur, bei der entsprechend
einer schulmedizinischen Diagnose immer eine bestimmte Punktkombination genadelt wird, bis zur vom individuellen Symptombild
bestimmten freien Anwendung. Erfolgt die Indikation für die
gewählte Therapie aufgrund traditioneller chinesischer Diagnose, so
sprechen Vincent und Richardson von traditioneller Akupunktur.
Alle weiteren Akupunkturverfahren, bei denen nicht-klassische
Punkte gestochen werden, werden als „moderne Akupunkturverfahren" bezeichnet.

Als entscheidendes Problem bei der klinischen Prüfung der Akupunktur erweist sich jedoch die Wahl der geeigneten Plazebotherapie. Ter Riet et al. (155) lehnen beispielsweise alle Plazeboverfahren
ab, bei denen keine Nadelung erfolgt. Verfahren wie z.B. der Einsatz
von Geräten zur transkutanen Nervenstimulation ohne Fluß eines
Reizstromes (106) sind nach Meinung dieser Autoren für den
Patienten eindeutig von der Akupunktur unterscheidbar und können daher über die Patientenhaltung zu einer Verzerrung der
Ergebnisse führen. Ter Riet et al. halten daher die Scheinakupunktur
für die einzig akzeptable Plazebostrategie. Es gibt jedoch, wie bereits

erwähnt, Hinweise aus klinischen Studien, daß Scheinakupunktur selbst eine spezifische Wirksamkeit (107, 113) besitzt, und zwar ausgelöst durch die „diffuse noxious inhibitory control" (DNIC). Außerdem sind für zahlreiche Akupunkturpunkte sogenannte Satellitenpunkte bekannt. Wenn man wie Lewith (108) nun davon ausgeht, daß z. B. bei chronischen Schmerzpatienten ein „echtes" Plazebo zu einer Schmerzminderung von 30%, Scheinakupunktur von 50% und „echte" Akupunktur von 70% führt, so müßte die Akupunktur ihre Wirksamkeit unter erschwerten Bedingungen nachweisen.

Unter diesem Gesichtspunkt müssen auch die Schlußfolgerungen der besten vorliegenden Übersichtsarbeiten von ter Riet et al. gesehen werden. In mehreren Artikeln bewerteten diese Autoren 51 kontrollierte Studien zur Akupunktur bei chronischen Schmerzen (147, 156 Beispiele 55, 106), 22 bei Nacken- und Rückenschmerzen (148 Beispiele 45, 105), 10 bei Migräne und Spannungskopfschmerzen (149 Beispiele 6, 44), 3 bei Gesichtsschmerzen (150), 3 bei rheumatoider Arthritis (151), 12 bei Asthma (152 Beispiele 29, 53), 16 bei Nikotinabusus, 5 bei Heroin- und 2 bei Alkoholabusus (153, 154, 156 Beispiele 19, 33), nach den in Tab. 17.2 aufgeführten Kriterien. Unter Berücksichtigung der Überschneidungen analysierten ter Riet et al. bis 1989 91 kontrollierte Studien (157), in denen Scheinakupunktur, Plazebo-TNS, Nullkontrollgruppen oder andere Therapien zum Vergleich herangezogen worden waren. Soweit dies aus den Übersichtsarbeiten erkennbar ist, liegen nur sehr vereinzelt Studien mit individualisierter Therapieindikation entsprechend der traditionellen chinesischen Medizin vor (30), alle anderen Studien untersuchten mehr oder weniger standardisierte, auf schulmedizinische Diagnosen bezogene Punktkombinationen (formula acupuncture). Der methodologische Standard erwies sich wie auch bei der Homöopathie als überwiegend unbefriedigend, jedoch mit weniger positiven Ausnahmen. Nur 20% der Studien erreichten mehr als 50 von 100 möglichen Bewertungspunkten, die beste 75 Punkte (33). In 40 Fällen zeigte sich die Akupunktur wirksamer als die Kontrolle, in 51 Studien jedoch nicht. In der Übersichtsarbeit zum chronischen Schmerz differenzierten ter Riet et al. die Ergebnisse entsprechend den Kontrollbedingungen: Bei Kontrolle mit Scheinakupunktur (n = 32) erwies sich die Akupunkturstrategie in 15 Fällen als wirksam, in 17 nicht, bei anderen Kontrollbedingungen (n = 19) respektive in 9 und 10 Fällen. Ter Riet et al. (157) folgern, daß für keine der überprüften Indikationen eine spezifische Wirksamkeit der Akupunktur sicher nachgewiesen sei, aufgrund der schlechten Methodologie endgültige Schlüsse jedoch nicht möglich sind.

Andere Übersichtsarbeiten kommen zu etwas positiveren Schlußfolgerungen (39, 108, 134), jedoch berücksichtigen die Arbeiten von ter Riet et al. mit Abstand die meisten Studien und bewerten als einzige nach vordefinierten und relevanten methodologischen Kriterien. Ein fundamentaler Kritikpunkt betrifft aber, wie auch bei der Übersichtsarbeit von Kleijnen et al. zur Homöopathie (ebenfalls von der Universität Maastricht), die Bewertung der Studienergebnisse. Hier wurde wiederum lediglich zwischen wirksam und unwirksam unterschieden, und zwar aufgrund der vorhandenen ($p < 0,05$) oder fehlenden statistischen Signifikanz der Hauptzielparameter der jeweiligen Studie. Ein solches Vorgehen ist jedoch für eine Beurteilung ungenügend (52). Ein p-Wert von 0,05 sagt aus, daß ein erzieltes oder noch extremeres Ergebnis mit einer Wahrscheinlichkeit von 5% (d.h. einmal bei zwanzig Studien) durch Zufall auftritt. P-Werte werden mit Hilfe statistischer Tests errechnet, deren Aussagekraft erheblich von der Größe der untersuchten Stichproben, d.h. der Patientenzahl in Prüf- und Kontrollgruppe, abhängt. Ist die Patientenzahl zu gering, ist die Aussagekraft stark eingeschränkt. Dafür gibt Lewith (108) ein eindrucksvolles Beispiel: Angenommen, bei einer Untersuchung an 40 chronischen Schmerzpatienten (20 Patienten Scheinakupunktur, 20 Patienten „echte" Akupunktur) sei der Therapieerfolg in Wahrheit bei „echter" Akupunktur eine Schmerzminderung um 70%, bei Scheinakupunktur um 50%, so liege bei Anwendung eines statistischen Tests (einseitig, alpha = 0,05) die Wahrscheinlichkeit, diesen Unterschied in der Studie auch tatsächlich zu erfassen, nur bei 36%. Durch die restlichen 64% würde die geprüfte Therapie ungerechtfertigt als unwirksam eingestuft werden.

Dieses Beispiel verdeutlicht, daß

- ausreichende Patientenzahlen eine conditio sine qua non für aussagekräftige Studien sind
- ein Vergleich mit einem möglicherweise aktiven Verfahren wie der Scheinakupunktur die Bedingungen erschwert
- zur Beurteilung der Wirksamkeit einer Therapie eine Schätzung der Größe des Therapieeffekts (Effektstärke) wesentlich aussagekräftiger ist als die statistische Signifikanz. Dafür plädieren im übrigen auch die Forscher aus Maastricht (96).

Die Schlußfolgerungen von ter Riet et al. werden dadurch nicht wesentlich beeinträchtigt, jedoch muß deutlich gemacht werden, daß eine Bewertung der Studienergebnisse mit „wirksam" und „nicht wirksam" möglicherweise eine für die Akupunktur zu ungünstige Beurteilung (im Sinne eines statistischen Fehlers der zweiten Art) zur Folge hat. Die gemeinsame statistische Auswertung der Daten (= Metaanalyse gepoolter Daten) mehrerer Studien vermindert die Wahrscheinlichkeit eines solchen Fehlers. Eine derartige Metaanalyse von 14 Studien zur Wirksamkeit der Akupunktur bei chronischen Schmerzen (122) zeigte statistisch signifikante Effekte zugunsten der Akupunktur. Ter Riet et al. (32) kritisierten jedoch zu Recht, daß die gemeinsame Auswertung guter und schlechter Studien zu erheblichen Verzerrungen führen könne. Außerdem seien die Protokolle nicht vergleichbar. Dieser Kritikpunkt ist jedoch fragwürdig; unter der Berücksichtigung der Qualität der Studien erscheint uns die Metaanalyse für die Bewertung eines Verfahrens als Ganzes mit völlig unterschiedlichen Strategien im Gegenteil sogar sinnvoll.

Zu klassischen, traditionellen und modernen Formen der Akupunktur liegt über die kontrollierten Studien hinaus eine unüberschaubare Zahl unkontrollierter Beobachtungen vor (27, 115), die eine gute klinische Wirksamkeit postulieren. Aus wissenschaftlicher Sicht ist die Beweiskraft dieses Erfahrungsschatzes jedoch gering.
Die Tatsache, daß die große Mehrheit der bisher durchgeführten Studien „formula acupuncture" im Sinne westlicher Akupunkturvarianten untersucht hat, macht die Aussagen dieser Studien für Akupunkteure, die ihre Patienten entsprechend chinesischer Funktionsdiagnosen therapieren, praktisch wertlos und läßt eine Beurteilung dieser Akupunkturstrategien in keiner Weise zu.
Insgesamt erscheint es in hohem Maße notwendig, Kriterien zu formulieren, die eine Kategorisierung von Art und Qualität der jeweils untersuchten Intervention ermöglichen.

Klinische Studien zu manuellen Therapien

Bei der Überprüfung der Wirksamkeit manueller Therapien ergeben sich ähnliche Probleme wie im Falle der Akupunktur. Die Durchführung einer für den Patienten nicht unterscheidbaren Plazebothe-

rapie ist fast unmöglich. In der Praxis kommen höchst unterschiedliche manuelle Techniken zum Einsatz, die für den Nicht-Fachmann
nicht ohne weiteres zu unterscheiden sind, und deren Qualität
wiederum von den Fähigkeiten des einzelnen Therapeuten abhängig
ist.

Auch für die manuellen Techniken liegt ein erheblicher Erfahrungs-
schatz aus unkontrollierten Studien vor (siehe z. B. 1 für Übersichten), der für eine Effektivität dieser Therapien spricht, aus wissenschaftlicher Sicht jedoch nur geringe Beweiskraft hat.

Die überwiegende Zahl der bisher durchgeführten kontrollierten
klinischen Studien untersucht die Wirksamkeit verschiedener manueller Techniken bei akuten und chronischen Nacken- und Rückenschmerzen. Derartige Studien wurden in mehreren Übersichtsarbeiten zusammengefaßt und beurteilt (1, 40, 98, 120). In der umfang-
reichsten untersuchten Koes et al. (98) die methodologische Qualität
und Ergebnisse von insgesamt 35 kontrollierten Studien mit folgenden manuellen Techniken: Osteopathie (n = 3, Beipiel 111),
Chiropraktik (n = 5, Beispiel 114), Rotation (n = 9, Beispiel 64),
Maitland (n = 3, Beispiel 146) sowie verschiedene weitere Techniken
(Cyriax, Stoddard, Bourdillon) und Kombinationen. Die methodologische Qualität der Studien war durchgehend gering. Nur drei
Studien erreichten 50 und mehr von 100 möglichen Bewertungspunkten. Nach der Ergebnisbewertung von Koes et al. – siehe hierzu den
Kommentar im Abschnitt Akupunktur – erwiesen sich die manuel-
len Techniken 21mal als wirksam, 13mal als unwirksam (in einem Fall
nicht interpretierbare Ergebnisse).

Ottenbacher und Di Fabio (120) führten eine Metaanalyse von
kontrollierten klinischen Studien zur Wirksamkeit spinaler Manipulation und Mobilisation durch. Von 57 identifizierten, relevanten
Veröffentlichungen erwiesen sich nur 9 (6 davon wurden auch in 98
beurteilt) als randomisierte Studien. Es ergab sich, daß die manuellen Techniken vor allem kurzzeitig einen – allerdings relativ
geringen – günstigen Effekt hatten. Ottenbacher und Di Fabio
wiesen außerdem darauf hin, daß in nicht-randomisierten Untersuchungen der Effekt der manuellen Therapien deutlicher ausgeprägt
war. Die Autoren schlußfolgern, daß die Wirksamkeit manueller
Techniken bisher nur in begrenztem Maße nachgewiesen sei.

Klinische Studien zu physikalischen Therapien

Da die physikalischen Therapien anerkannter Bestandteil der Schulmedizin sind und entsprechende universitäre Einrichtungen vorhanden sind, sollte die Erstellung von Übersichten zum Wirksamkeitsnachweis in diesem Bereich Vertretern der entsprechenden Fachrichtungen überlassen bleiben. Aufgrund der mangelnden Fachkompetenz der Autoren wird an dieser Stelle lediglich auf einige aktuelle systematische Übersichtsarbeiten zur Physiotherapie allgemein (7, 141), Elektrotherapie (159), Ultraschall (158), Traktion (160), Magnetfeldtherapie (36), physiotherapeutische Übungsbehandlungen (99), Rückenschule (87) und zur Kurortbehandlung (163) hingewiesen (siehe auch Tab. 17.2). Diese Übersichtsarbeiten kritisieren durchgehend auch hier die mangelhafte Methodologie. So erreichten beispielsweise von 16 kontrollierten Studien zur Wirksamkeit von physiotherapeutischen Übungen bei Rückenschmerzen

Tab. 17.2   Empfehlenswerte Übersichtsarbeiten

Erstautor	Art	Bemerkungen
Homöopathie		
Klejnen (93)	S	Beurteilung der Qualität von 107 kontrollierten klinischen Studien
Majerus (112)	N	kritischer Review zu ca. 300 experimentellen und ca. 50 klinischen Studien aus dem franz. Sprachraum
Aulas (3)	N	kritischer Review zu 31 klinischen Studien
King (89)	N	Review von ca. 200 experimentellen Studien, vor allem aus Indien
Righetti (135)	N	Gesamtübersicht
Akupunktur		
ter Riet (155)	S	Beurteilung der Qualität von 51 kontrollierten klinischen Studien bei chronischen Schmerzen
ter Riet (156)	S	Beurteilung der Qualität von 22 kontrollierten klinischen Studien bei Sucht
ter Riet (53)	S	Beurteilung der Qualität von 12 kontrollierten klinischen Studien bei Asthma
Patel (122)	M	Metaanalyse von 18 kontrollierten klinischen Studien bei chronischem Schmerz
Vincent (161)	N	Überblick über methodische Probleme
Lewith (108)	N	Überblick über methodische Probleme

Tab. 17.2   Empfehlenswerte Übersichtsarbeiten (Fortsetzung)

Erstautor	Art	Bemerkungen
Manuelle Techniken		
Koes (98)	S	Beurteilung der Qualität von 35 kontrollierten klin. Studien bei Rücken- und Nackenschmerzen
Assendel. (1)	NS	Gesamtüberblick Chirotherapie
Ottenbacher (120)	M	Metaanalyse zu 9 kontrollierten klinischen Studien
Physikalische Therapien		
Beckerman (7)	SN	Gesamtüberblick über klinische Studien bei verschiedenen physikalischen Therapien
Schlapbach (14)	SN	Gesamtüberblick über klinische Studien bei verschiedenen physikalischen Therapien
Koes (99)	S	Beurteilung der Qualität von 23 kontrollierten klinischen Studien zu physiotherapeutischer Übungsbehandlung bei Rückenschmerzen
v. d. Hejden (159)	S	Beurteilung der Qualität von 21 kontrollierten klinischen Studien zur Elektrotherapie
Kejsers (87)	S	Beurteilung der Qualität von 8 kontrollierten klinischen Studien zur Rückenschule
Phytotherapie		
Kleijnen (91)	S	Beurteilung der Qualität von 53 kontrollierten klinischen Studien zu Gingko biloba
Kleijnen (92)	SN	Überblick klinischer Studien zu Knoblauch- und Zwiebelpräparaten
Kleijnen (94)	N	Überblick klinischer Studien zu Nachtkerzenöl
Roßlenbroich (136)	N	Gesamtüberblick
Schilcher (140)	N	Klinische Studien zur Phytotherapie bei benigner Prostatahyperplasie

S = systematischer Review mit vordefinierten Beurteilungskriterien; M = Metaanalyse; N = narrativer Review

nur 4 Studien 50 oder mehr von 100 möglichen Bewertungspunkten, die beste davon 61 Punkte (99). Daher wird von den eingesehenen Übersichtsartikeln die Wirksamkeit auch einiger anerkannter und an Universitätskliniken praktizierter Methoden als nicht sicher nachgewiesen bewertet.

Klinische Studien zur Phytotherapie

Da es sich bei der Phytotherapie um ein arzneiliches Verfahren handelt, wäre zu erwarten, daß sich bei der klinischen Wirksamkeitsprüfung keine wesentlichen Probleme ergeben. Dennoch treten auch in diesem Bereich erhebliche Schwierigkeiten auf.
Ein Problem ist die Standardisierung pflanzlicher Arzneimittel (164). Aufgrund unterschiedlicher botanischer Charakteristiken, der Art der verwendeten Pflanzenteile und der Zubereitungsmethode kann es beispielsweise bei Echinaceapräparaten zu völlig unterschiedlichen Wirksubstanzzusammensetzungen kommen (5).
Da in pflanzlichen Präparaten häufig mehrere Wirksubstanzen in unterschiedlichen Konzentrationen – aber insgesamt meist niedrigen Prozentanteilen an der Gesamtdroge – vorhanden sind und die Dosierungsanweisungen für verschiedene Präparate wie z.B. von Crataegus sehr stark schwanken (siehe hierzu Roßlenbroich 136), ist für die endgültige Beurteilung der Wirksamkeit eines Phytopharmakons ein sehr breiter Dosisbereich zu untersuchen.
Diese Probleme erschweren zwar die Beurteilung von Ergebnissen klinischer Studien, aber nicht grundsätzlich deren Durchführung, wenn die Indikationsstellung für ein Phytopharmakon krankheitsbezogen erfolgt. Es gibt jedoch auch Phytotherapeuten, deren therapeutischer Ansatz auf eine Optimierung des Regulations- und Selbstheilungsvermögens des Patienten gerichtet ist (136). Dies soll über sogenannte Sekundärwirkungen – d.h. mehr oder weniger spezifische Reaktionen des Organismus auf den arzneilichen Reiz – erreicht werden. Da bei diesem Therapiekonzept der individuelle Gesamtzustand die Indikationsstellung bestimmt, müßte bei einem solchen Ansatz die für die Homöopathie in Abb. 17.2 beschriebene Methodik angewandt werden. Derartige Studien sind den Autoren nicht bekannt.

In der Praxis überwiegt jedoch der Ansatz, den Roßlenbroich als „krankheitsorientierte Anwendung von Phytotherapeutika im Hinblick auf erwartete pharmakologische Direktwirkungen" (136) bezeichnet. Bewertungen können dabei immer nur für einzelne Präparate erfolgen. Trotz ihrer großen Verbreitung wurden Phytotherapeutika bisher nur in sehr geringem Umfang in kontrollierten klinischen Studien untersucht.

Relevante Übersichtsarbeiten zu klinischen Studien liegen bisher nach unserer Kenntnis für Gingko biloba (73, 91 Beispiele 17, 142), Ginseng (95), Nachtkerzenöl (94 Beispiel 8), Knoblauch- und Zwiebelpräparate (90, 92, 133 Beispiele 13, 145), sowie Phytopharmaka bei benigner Prostatahyperplasie (140 Beispiele 18, 26, 74) und zur Misteltherapie bei malignen Tumoren (88) vor. Einen Gesamtüberblick bietet Roßlenbroich (136).
Klinische Studien liegen unter anderem vor für Präparate aus Weißdorn (z.B. 74), Mariendistel (z.B. 49), Echinacea und echinaceahaltige Kombinationspräparate (z.B. 31, 78, 162, 170), Kamille (z.B. 138), Johanniskraut (z.B. 77), Kawa-Kawa (z.B. 26) etc.

Zusammenfassung und Schlußbemerkung

Die plazebokontrollierte Doppelblindstudie gilt heute als Methode der Wahl zur Überprüfung der spezifischen Wirksamkeit einer Therapiemaßnahme gegenüber einer Plazebotherapie. Für eine Gesamtbewertung eines Naturheilverfahrens, z.B. der Akupunktur oder der Homöopathie, ist sie nicht geeignet.
Der Stand der Forschung ist für die meisten Verfahren unklar. Eine aussagekräftige Bewertung setzt eine möglichst vollständige Sichtung und reproduzierbare Evaluierung der vorhandenen experimentellen und klinischen Untersuchungen auf der Basis definierter und relevanter Kriterien voraus.

Aufgrund der Durchsicht der vorliegenden Übersichtsarbeiten ergibt sich das folgende vorläufige Bild:
Über 500 experimentelle und über 100 kontrollierte klinische Studien zu Effekten homöopathischer oder serieller Verdünnungen bzw. zur Wirksamkeit homöopathischer Therapien liegen vor. Trotz dieses umfangreichen Datenmaterials, das überwiegend für die Homöopathie positive Ergebnisse referiert, sind definitive Schlußfolgerungen noch nicht möglich. Aufgrund der wissenschaftlichen Relevanz eines Wirkungs- und Wirksamkeitsnachweises, insbesondere für Hochpotenzen, sind an Studien in diesem Bereich besonders hohe Anforderungen gestellt. Eine Reproduktion weniger experimenteller Studien und eine begrenzte Zahl klinischer Studien könnte jedoch bei guter methodologischer Qualität entscheidende Aussagen ermöglichen.

Der Nachweis einer spezifischen Wirksamkeit der Akupunktur nach naturwissenschaftlichen Kriterien ist trotz eines großen Erfahrungswissens noch unbefriedigend. Die Überprüfung wird durch erhebliche methodologische Probleme erschwert. Die vorliegenden, methodologisch meist unbefriedigenden, größtenteils westliche Akupunkturformen überprüfenden kontrollierten klinischen Studien führten zu widersprüchlichen Ergebnissen. Die Durchführung hochwertiger Studien ist anzustreben. Bei ihrer Planung muß berücksichtigt werden, daß Scheinakupunktur möglicherweise spezifische Wirkungen verursacht und Effekte der Akupunktur daher schwer nachweisbar sein können.

Trotz der insgesamt positiven Ergebnisse der Studien zur Wirksamkeit manueller Techniken und verschiedener physikalischer Verfahren ist aufgrund der unbefriedigenden Qualität der bisher durchgeführten Untersuchungen eine abschließende Beurteilung nicht möglich. Im Bereich der Phytotherapie liegen bisher nur zu wenigen Präparaten klinische Studien in ausreichendem Maße vor.

Es darf nicht unerwähnt bleiben, daß bei Anwendung kritischer Maßstäbe auch die Wirksamkeit zahlreicher schulmedizinischer Therapiestrategien nicht sicher nachgewiesen und der methodologische Standard der vorliegenden Studien unbefriedigend ist (59, 109).

Es ist aber zweifelsfrei, daß ein Nachholbedarf an Forschung im Bereich der Naturheilverfahren besteht. Zur Gesamtbewertung der einzelnen Verfahren erscheint die Weiterentwicklung bestehender Untersuchungsmethoden sinnvoll und notwendig.

Literatur

(1) Assendelft WJJ, Bouter LM, Knipschild P. Chiropractie in Nederland. Samenvatting van de internationale literatuur en verslag van een enquête onder chiropractoren. Maastricht: Rijksuniversiteit Limburg, 1991.

(2) Aulagnier G. Evaluation de l'efficacité d'un traitement homéopathique dans la reprise du transit postoperative. Bilan de 200 observations. In: Boiron J, Belon P, Hariveau E (Hrsg.). Recherche en homéopathie. Lyon: Fondation francaise pour la recherche en homéopathie 1986: 63–70.

(3) Aulas JJ. Homéopathie – état actuel de l'évaluation clinique. Paris: Frison Roche, 1991.

(4) Bastide M, Daurat V, Doucet-Jaboeuf M, Pelegrin A, Dorfman P. Immunomodulator activity of very low doses of thymulin in mice. Int J Immunother 1987; III(3): 191–200.

(5) Bauer R, Wagner H. Echinacea – Handbuch für Ärzte, Apotheker und andere Naturwissenschaftler. Stuttgart: Wissenschaftliche Verlagsgesellschaft, 1990.

(6) Baust W, Stürtzbecher H. Akupunkturbehandlung der Migräne im Doppelblindversuch. Med Welt 1978; 29: 669–673.

(7) Beckerman H, Bouter LM. Effectiviteit van Fysiotherapie. Een literatuuronderzoek. Maastricht: Rijksuniversteit Limburg, 1991.

(8) Belch JJF, Shaw B, O'Dowd A. Evening primrose oil (Efamol) in the treatment of Reynaud's phenomenon: a double-blind study. Thromb Haemost 1995; 54: 490–494.

(9) Bellavite P. Ricerca in omeopathia: dati, problemi e prospettive. Ann Ist Super Sanita 1990; 26, 2; 179–188.

(10) Berezin AA. Isotopical positional correlations as a possible model for Benveniste experiments. Med Hyp 1990; 31: 43–45.

(11) Berezin AA. Diversity of stable isotopes and physical foundations of homoeopathic effect. Berl J Res Hom 1991; 1, 2: 85–92.

(12) Bildet J, Guyot M, Bonini F, Grignon MC, Poitevin B, Quilichini R, Lagueny AM, Guere JM. Mise en evidence des effets de dilutions d'apis mellifica et d'apis virus vis-à-vis de l'érythème provoqué par un rayonnement UV chez le cobaye. Ann Pharm Fr 1989; 47, 1: 24–32.

(12) Bordia A. Effect of garlic on blood lipids in patients with heart desease. Am J Clin Nutr 1981; 34: 2100–2103.

(14) Boyd WE. The action of microdoses of mercuric chloride on diastase. Br Hom J 1941; 31: 1–28.

(15) Braun A. Methodik der Homöotherapie. Regensburg: Johannes Sonntag, 1985.

(16) Brigo B, Serpelloni G. Homoeopathic treatment of migraines: a randomized double-blind study of sixty cases (homoeopathic remedy versus placebo). Berl J Res Hom 1991; 1, 2: 98–106.

(17) Brüchert E, Heinrich SE, Ruf-Kohler P. Wirksamkeit von LI 1370 bei älteren Patienten mit Hirnleistungsschwäche. Multizentrische Doppelblindstudie des Fachverbandes Deutscher Allgemeinärzte. MMW 1991; 133, 30 (suppl.).

(18) Buck AC, Cox R, Rees RWM, Ebeling L, John A. Treatment of outflow tract obstruction due to the benign prostatic hyperplasia with the pollen extract, cernilton. A double-blind, placebo-controlled study. Br J Urol 1990; 66: 398–404.

(19) Bullock ML, Umen AJ, Culliton PD, Olander RT. Acupuncture treatment of alcoholic recidivism: a pilot study. Alcoholism 1987; 11: 292–295.

(20) Burkhardt R. Zur wissenschaftlichen und gesundheitspolitischen Lage der Naturheilmittel in der Bundesrepublik Deutschland und in der Europäischen Gemeinschaft. In: Zentrum zur Dokumentation von Naturheilverfahren, Forschungsinstitut Freie Berufe, Hrg. Dokumentation der besonderen Therapierichtungen und natürlichen Heilweisen in Europa. Bd. I, 1. Halbband. Essen: VGM 1991: 23–66.

(21) Cal JC, Larue F, Dorian C, Guillemain J, Dorfman P, Cambar J. Chronobiological approach of mercury-induced toxicity and of the protective effect of high dilutions of mercury against mercury-induced nephrotoxicity. Liver Cells and Drugs 1988; 164: 481–485.

(22) Cal JC, Larue F, Guillemain J, Cambar J. Chronobiological approach of protective effect of Mercurius corrosivus against mercury-induced nephrotoxicity. Annual Review of Chronopharmacology 1986; 3: 99–103.

(23) Cazin JC. Etude pharmacologique de dilutions hahnemanniennes sur la rétention et la mobilisation de l'arsenic chez le rat. In: Boiron J, Belon P, Hariveau E, (Hrsg.). Recherches en homéopathie. Lyon: Fondation francaise pour la Recherche en Homéopathie 1986: 19–39.

(24) Cazin JC, Cazin M, Boiron J, Belon P, Gaborit JL, Chaoui A, Cherrault Y. Papapanayotou C. A study of the effect of decimal and centesimal dilutions of arsenic on the retention and mobilization of arsenic in rats. Hum Tox 1987; 6: 315–320.

(25) Cazin JC, Gaborit JL. Etude pharmacologique de la rétention et de la mobilisation de l'arsenic sous l'influence de dilutions hahnemanniennes d'Arsenicum album. In: Boiron J, Abecassis J, Belon P, (Hrsg.). Aspects de la recherche en homéopathie. Lyon: Editions Boiron 1983: 19–37.

(26) Champault G, Patel JC, Bonnard AM. A double-blind trial of an extract of the plant Serenosa repens in benign prostatic hyperplasia. Br J Clin Pharm 1984; 18: 461–462.

(27) Chang HT. Research on acupuncture, moxibustion and acupuncture anaesthesia. Berlin: Springer, 1986.

(28) Chaoui A. Influence de certaines facteurs physiques et chimiques sur l'activité de dilutions infinitésimales d'arsenic. Thesis Univers Lille, Fac de Pharm 1988.

(29) Christensen PA, Laursen LC, Taudorf E, Sörensen SC, Weeke B. Acupuncture and bronchial asthma. Allergy 1984; 39: 379–385.

(30) Coan RM, Wang G, Ku SL, Chan YC, Wang L, Ozer FT, Coan PL. The acupuncture treatment of low back pain: a randomized controlled study. Amer J Chin Med 1980; 8: 181–189.

(31) Coeugniet E, Kühnast R. Rezidivierende Candidiasis. Adjuvante Immuntherapie mit verschiedenen Echinacea-Darreichungsformen. Therapiewoche 1986; 36: 3352–3358.

(32) Cohen S, Tyrrell DA, Smith PA. Psychological stress and susceptibility to the common cold. New England Journal of Medicine 1991; 325: 606–612.

(33) Cottraux JA, Harf R, Boissel JP. Smoking cessation with behaviour therapy or acupuncture. Behav Res Ther 1983; 21: 417–424.

(34) Daurat V, Dorfman P, Bastide M. Immunomodulatory activity of low doses of interferon alpha, beta in mice. Biomed and Pharmacother 1988; 42: 197–206.

(35) Davenas E, Poitevin B, Benveniste J. Effect on mouse peritoneal macrophages of orally administered very high dilutions if silica. Eur J Pharm 1987; 135: 313–319.

(36) de Bie RA, Verstappen FTJ, Bouter LM. Effecten van laagfrequent pulserende magneetveldtherapie. Nederlands Tijdschrift voor Fysiotherapie 1990; 100, 7/8: 200–206.

(37) del Giudice E. Collective dynamics in water and in biological matter. In: Bastide M, Hrg. Signals and images. Paris: Atelier Alpha Bleue, 1990: 61–74.

(38) Department of Clinical Epidemiology and Biostatistics, McMaster University Health Science Center. How to read clinical journals V: To disuinguish sueful from useless or even harmful therapy. CMAJ 1981; 124: 1156–1162.

(39) Deutsche Ärztegesellschaft für Akupunktur. Wissenschaftliches Dossier zur Akupunktur. München: 1985.

(40) di Fabio R. Clinical assessment of manipulation and mobilization of the lumbar spine – a critical review of the literature. Phys Ther 1986; 66, 1: 51–54.

(41) Doucet-Jaboeuf M, Guillemain J, Piechaczyk M, Karouby Y, Bastide M. Evaluation de la dose limite d'activité du facteur thymique sérique. C R Acad Sc Paris 1982; 295, serie III: 283–286.

(42) Doucet-Jaboeuf M, Pelegrin A, Bastide M, Guillemain J, Tetau M. Etude chronopharmacologique d'immunomodulateurs utilisés à doses infinitesimales chez la souris. Cahiers de Biothérapie 1985; 88: 41–43.

(43) Doucet-Jaboeuf M, Pelegrin A, Cot MC, Guillemain J, Bastide M. Variations saisonnières de la reaction immunitaire humorale chez la souris après administration d'hormones thymiques. Cahiers de Biothérapie 1984; 84: 81–84.

(44) Dowson DI, Lewith GT, Machin D. The effects of acupunture versus placebo in the treatment of headache. Pain 1985; 21: 35–42.

(45) Duplan B, Cabanel G, Piton JL. Acupuncture et lombosciatique à la phase aigue: étude en double aveugle de trente cas. Sem Hp Paris 1983; 59: 3109–3114.

(46) Engler I. Wasser – Polaritätsphänomen, Informationsträger, Lebens-Heilmittel. Erfahrungsheilkunde 1990, 7: 402–405.

(47) Europäische Gemeinschaften. Amtsblatt der Europäischen Gemeinschaft 1987; C226/37: 24.8.87.

(48) Feinstein AR. Clinical Epidemiology: the architecture of clinical research. Philadelphia: W. B. Saunders, 1985:

(49) Ferenci P, Dragosics B, Dittrich H, Frank H, Benda L, Lochs H, Bae W, Schneider B. Randomized controlled trial of silymarin treatment in patients with cirrhosis of the liver. J Hepatol 1989; 9: 105–113.

(50) Ferley JP, Zmirou D, D'Adhemar D, Balducci F. A controlled evaluation of a homoeopathic preparation in the treatment of influenza-like syndromes. Br J Clin Pharm 1989; 27: 329–335.

(51) Fisher P, Greenwood A, Huskisson EC, Turner P, Belon P. Effect of homeopathic treatment on fibrositis (primary fibromyalgia). Br Med J 1989: 299: 365–366.

(52) Fricke R, Treinis G. Einführung in die Metaanalyse. Bern: Huber, 1985.

(53) Fung KP, Chow OKW, So SY. Attenuation of exercise-induced asthma by acupuncture. The Lancet 1986; II. 1419–1421.

(54) Gaus W. Design von Studien zur Wirksamkeit von Naturheilverfahren – dargestellt an einem Beispiel aus der Homöopathie und aus der Diätetik. In: Albrecht H, Franz G (Hrsg.). Naturheilverfahren: Zum Stand der Forschung. Berlin: Springer 1990: 129–138.

(55) Gaw AC, Chang LW, Shaw LC. Efficacy of acupuncture on ostearthritic pain: a controlled double-blind study. New England Journal of Medicine 1975; 293: 375–378.

(56) Gibson RG, Gibson S, MacNeill AD, Gray GH. Salicylates and homeopathy in rheumatoid arthritis: preliminary observations. Br J clin Pharm 1978; 6: 391–395.

(57) Gibson RG, Gibson S, MacNeill AD, Watson Buchanan W. Homeopathic therapy in rheumatoid arthritis: Evaluation by double-blind clinical therapeutical trial. Br J Clin Pharm 1980; 9: 453–459.

(58) Gleditsch JM. Reflexzonen und Somatotopien als Schlüssel zu einer Gesamtschau des Menschen. Schorndorf: WBV, 1988.

(59) Götzsche PC. Methodology and overt and hidden bias in reports of 196 double-blind trials of nonsteroidal antiinflammatory drugs in rheumatoid arthritis. Contr Clin Trials 1989; 10: 31–56.

(60) GRECHO, U292 INSERM, ARC, GREPA. Evaluation de deux produits homéopathiques sur le reprise du transit après chirurgie digestive. Un essai controlé multicentrique. La presse medicale 1989; 18, 2: 59–62.

(61) Guillemain J, Rousseau A, Dorfman P, Tétau M, Narcisse G. Recherche en psychophamacologie. Cahiers de Biothérapie 1989; 103: 53–66.

(62) Gutmann V, Resch G. Organisierte Moleküle. Österreichische Chemie-Zeitschrift 1988; 5 (Sonderdruck).

(63) Gutmann V, Scheiber E, Resch G. Supercooled water. Considerations about the system organization of liquid water. Monatshefte für Chemie 1989; 120: 671–690.

(64) Hadler NM, Curtis P, Gillings DB, Stinnett S. A benefit of spinal manipulation as adjunctive therapy for acute low back pain: a stratified controlled trial. Spine 1987; 12: 703–705.

(65) Harisch G. Effekte homöopathischer Praeparationen im Zellstoffwechsel. In: Wiener Dialog über Ganzheitsmedizin. Wien: Jugend & Volk 1987.

(66) Harisch G, Andresen M, Kretschmer M. Aktivitätsänderungen von Succinatdehydrogenase und Glutathionperoxidase nach Verabreichung von homöopathisch aufbereiteten Phosphorverdünnungen im Rattenlebermodell. Dt Apotheker Zeitung 1986; 26: 29–31.

(67) Harisch G, Kretschmer M. Smallest zinc quantities affect the histamine release from peritoneal mast cells of the rat. Experientia 1988; 44: 761–762.

(68) Harisch G, Kretschmer M. Läßt sich die Wirkung von Homöopathika im Zellstoffwechsel nachweisen? Therapeutikon 1988; 3: 190–194.

(69) Harisch G, Kretschmer M. Zirkadiane Wirkungsunterschiede bei der Applikation von Sulfur dargestellt an Funktionssystemen des Leberstoffwechsels. Dtsch Tierärztl Wschr 1988; 95: 329–331.

(70) Harisch G, Kretschmer M. Wirkungen ausgewählter homöopathischer Präparationen im Kurzzeitbereich. Therapeutikon 1988; 10: 588–590.

(71) Harisch G, Kretschmer M. Jenseits vom Milligramm. Die Biochemie auf den Spuren der Homöopathie. Berlin, Heidelberg, New York: Springer, 1990.

(72) Harisch G, Kretschmer M, von Kries U. Beitrag zum Histaminrelease aus peritonealen Mastzellen von männlichen Wistar-Ratten. Dtsch Tierärztl Wschr 1987; 94: 515–516.

(73) Hartmann A, Schulz V. Gingko biloba: Aktuelle Forschungsergebnisse 1990/91. MMW 1991; 133, 30: 1–64.

(74) Hellenbrecht D, Saller R, Rückbeil C, Bühring M. Randomized placebo-controlled study with crataegus on exercise tests and challenge by catecholamines in healthy subjects. Eur J Pharm 1990; 183: 525–526.

(75) Hill C, Doyon F. Review of randomized trials of homoeopathy. Rev Epidem et Santé Publ 1990; 38: 139–147.

(76) Hitzenberger G, Korn A, Dorsci M, Bauer F, Wohlzogen FX. Kontrollierte randomisierte doppelblinde Studie zum Vergleich einer Behandlung von Patienten mit essentieller Hypertonie mit homöopathischen und pharmakologisch wirksamen Medikamenten. Wiener klin Wschr 1982; 94, 24: 665–670.

(77) Hoffmann J, Kühl HRG. Therapie von depressiven Zuständen mit Hypericin. Z Allgemeinmed 1979; 55, 12: 776–782.

(78) Holzmann M. Placebokontrollierte, randomisierte Doppelblindstudie zum Wirknachweis von Echinacea purpurea bei oraler Applikation. München: Dissertation Ludwig-Maximilians-Universität, 1992.

(79) Hornung J. Zur Problematik der Doppelblindstudien. Therapeutikon 1989; 3(12): 696–701.

(80) Hornung J. Zur Problematik der Doppelblindstudien. Teil 2: Unorthodoxe Studienpläne. Therapeutikon 1990; 4(6): 355–360.

(81) Hornung J. An overview of formal methodological requirements for controlled clinical trials. Berl J Res Hom 1991; 1, 4/5: 288–297.

(82) Hornung J, Linde K. Guidelines for the exact description of the preparation and mode of application of serial dilutions and potencies on ultra low dose effects and homoeopathic research – a proposal. Berl J Res Hom 1991; 1, 2: 21–123.

(83) Höffer W. Der Mediator-Release aus peritonealen Mastzellen der Ratte unter dem Einfluß einer Vorbehandlung mit dem homöopathisch aufbereiteten Mastzellinhaltsstoff Histamin. Dissertation, Hannover: Tierärztliche Hochschule, 1989.

(84) Hvidberg EF. Good clinical practice: a way to better drugs. Br Med J 1989; 299: 580–581.

(85) Jonas WB, Fortier AF, Heckendorn DK, Nacy CA. Prophylaxis of tularemia infection in mice using agitated ultra-high dilutions of tularemia infected tissue. Abstracts of the 5th GIRI metting, Paris 1991; 21.

(86) Jones RL, Jenkins M. Comparison of wheat and yeast as in vitro models for investigating homeopathic medicines. Br Hom J 1983; 72, 3: 143–147.

(87) Keijsers JFEM. Validity and comparability of studies on the effects of back schools. Physiotherapy Theory and Practice 1991; (in press).

(88) Kiene H. Klinische Studien zur Misteltherapie der Krebserkrankung. Eine kritische Würdigung. Herdecke: Dissertation, 1989.

(89) King G. Experimental investigations for the purpose of scientifical proving of the efficacy of homoeopathic preparations. Hannover: Dissertation Tierärztliche Hochschule, 1988.

(90) Kleijnen J. Controlled clinical trials in humans on the effects of garlic supplements. In: Kleijnen J (Hrsg.). Food supplements and their efficacy. Maastricht: Rijksuniversiteit Limburg 1991: 73–82.

(91) Kleijnen J, Knipschild P. Gingko biloba for intermittent claudication and cerebral insufficiency. In: Klejnen J (Hrsg.). Food supplements and their efficacy. Maastricht: Rijksuniversiteit Limburg 1991: 83–94.

(92) Kleijnen J, Knipschild P, ter Riet G. Garlci, onions and cardiovascular risk factors. A review of the evidence from human experiments with emphasis on commercially available preparations. Br J Clin Pharm 1989; 28: 535–544.

(93) Kleijnen J, Knipschild P, ter Riet G. Clinical trials of homoeopathy. Br Med J 1991; 302: 316–323.

(94) Kleijnen J, ter Riet G, Knipschild P. Evening primrose oil. In: Kleijnen J (Hrsg.). Food supplements and their efficacy. Maastricht: Rijksuniversiteit Limburg 1991: 51–61.

(95) Knipschild P. Ginseng: pep of nep nep? Pharmaceutisch Weekblad 1988; 123: 4–11.

(96) Knipschild P, Kleijnen J. Persönliche Mitteilung, Maastricht, 3.12.1991.

(97) Knipschild P, Leffers P, Feinstein AR. The qualification period. J Clin Epidemiol 1991; 44, 6: 461–464.

(98) Koes BW, Assendelft WJJ, van der Hejden GJMG, Bouter LM, Knipschild P. Spinal manipulation and mobilisation for back and neck pain: a blinded review. Br Med J 1991; 303: 1298–1303.

(99) Koes BW, Bouter LM, Beckerman H, van der Hejden GJMG, Knipschild P. Physiotherapy exercises and back pain: a blinded review. Br Med J 1991; 302: 1572–1576.

(100) Korn E, Baumrind S. Randomized clinical trials with clinician-preferred treatment. The Lancet 1991; 337: 149–152.

(101) Köhler G. Lehrbuch der Homöopathie. Stuttgart: Hippokrates, 1982.

(102) Larue F, Cal JC, Guillemain J, Cambar J. Influence du facteur dilution sur l'effet de mercurius corrosivus vis-à-vis de la toxicité induite par le chlorure mércurique chez la souris. Hom Fr 1985; 73: 375–380.

(103) Larue F, Cal JC, Guillemain J, Cambar J. Influence de la durée de prétraitement sur l'effet de mercurius corrosivus vis-à-vis de la toxicité induite par le chlorure mércurique chez la souris. Hom Fr 1986; 5: 275–281.

(104) Lasagna L, Mosteller F, von Felsinger JM, Beecher HK. A study of the placebo response. Am J Med 1954; 16: 770–779.

(105) Lehmann TR, Russel DW, Spratt KF. Efficacy of electroacupuncture and TENS in the rehabilitation of chronic low back pain patients. Pain 1986; 26: 277–290.

(106) Lewith GT, Field J, Machin D. Acupuncture compared with placebo in postherpetic pain. Pain 1983; 17: 361–368.

(107) Lewith GT, Machin D. A randomized trial to evaluate the effect of infrared stimulation of local trigger points versus placebo on the pain caused by cervical osteoarthritis. Acupunct Electrother 1981; 6: 265–276.

(108) Lewith GT, Machin D. On the evaluation of the clinical effects of acupuncture. Pain 1983; 16: 11–127.

(109) Liberati A, Himel HN, Chalmers TC. A quality assessment of randomized control trials of primary treatment of breast cancer. Journal of Clinical Oncology 1986; 4, 6: 942–951.

(110) Linde K, Melchart D, Jonas WB, Eitel F,Worku F,Wagner H. Effects of serial dilutions on experimental intoxications – a review (zur Publikation eingereicht).

(111) MacDonald RC, Bell CMJ. An open controlled assessment of osteopathic manipulation in nonspecific back pain. Spine 1990; 15: 364–370.

(112) Majerus M. Kritische Begutachtung der wissenschaftlichen Beweisführung in der homöopathischen Grundlagenforschung. Gesamtbetrachtung der Arbeiten aus dem frankophonen Sprachraum. Hannover: Dissertation, Tierärztliche Hochschule, 1990:

(113) Mao W, Ghia JN, Scott DS, Duncan GH, Gregg JM. High versus low intensity acupuncture analgesia for treatment of chronic pain: effects on platelet serotonin. Pain 1980; 8: 331–342.

(114) Meade TW, Dyer S, Browne W,Townsend J, Frank AO. Low back pain of mechanical origin. Br Med J 1990; 300: 1431–1437.

(115) Millman BS. Acupuncture: context and critique. Ann Rev Med 1977; 28: 223–234.

(116) Neumann HD. Manuelle Medizin. Eine Einführung in Theorie, Diagnostik und Therapie. Berlin: Springer, 1986.

(117) Noiret R, Glaude M. Activité de diverses dilutions homéopathiques de Cuprum sulfuricum sur quelques souches microbiennes. Ann Hom Franc 1977; 7: 248–252.

(118) Noiret R, Glaude M. Attenuation du pouvoir germinatif des graines de froment traitées par CuSO4 en dilutions homéopathiques. Rev Belg Hom 1979; 31: 98–130.

(119) Oepen I. Paramedizinische Verfahren in Diagnostik und Therapie – eine Übersicht. In: Oepen I (Hrsg.). An den Grenzen der Schulmedizin – eine Analyse umstrittener Methoden. Keulen: D.A.V., 1985: 25–59.

(120) Ottenbacher K, di Fabio R. Efficacy of spinal manipulation/mobilization therapy – a meta-analysis. Spine 1985; 10, 9: 81–85.

(121) Oxman AD, Guyatt GH. Guidelines for reading literature reviews. CMAJ 1988; 138: 697–703.

(122) Patel MS, Gutzwiller F, Paccaud F, Marazzi A. A meta-analysis of acupuncture for chronic pain. Int J Epidemiol 1989; 18: 900–906.

(123) Paterson J. Report on the mustard gas experiments (Glasgow and London). Br Hom J 1943; 33:1–12.

(124) Pelikan W, Unger G.The activity of potetized substances. Experiments on plant growth and statistical evaluation. Br Hom J 1971; 60, 4: 233–266.

(125) Petit C, Belon P, Got R. Effect of homeopathic dilutions on subcellular enzymatic activity. Hum Tox 1989; 8: 125–129.

(126) Pförringer W. Kreative Medizin – vom Risiko der Innovationen. Münchener Ärztliche Anzeigen 1991; 79, 51/52: 10–12.

(127) Poitevin B. Le devenir de l'homéopathie. Eléments de théorie et de recherche. Paris: Doin, 1987.

(128) Poitevin B, Benveniste J, Aubin M. Approche d'une analyse quantitative de l'éffet d'Apis mellefica sur la dégranulation des basophiles humains in vitro. ITBM 1986; 7, 1: 64–68.

(129) Poitevin B, Davenas E, Benveniste J. In vitro immunological degranulation of human basophils is modulated by Lung histamine and Apis mellefica. Br J Clin Pharm 1988; 25: 439–444.

(130) Reilly DT, Taylor MA, McSharry C, Aitchinson T. Is homeopathy a placebo response? Controlled trial of homeopathic potency, with pollen in hayfever as model. The Lancet 1986; October 18: 881–885.

(131) Resch G, Gutmann V. Wissenschaftliche Grundlagen der Homöopathie, Berg/Starnberger See: O.-Verlag, 1986.

(132) Resch G, Gutmann V. Wissenschaftliche Grundlagen des Wassers als Informationsträger. In: Engler I (Hrsg.). Wasser – Polaritätsphänomen, Informationsträger, Lebens-Heilmittel. Teningen: Sommer 1989: 193–216.

(133) Reuter HD. Spektrum Allium sativum. Zug (CH): Aesopus, 1988.

(134) Richardson PH, Vincent CA. Acupuncture for the treatment of pain: a review of evaluative research. Pain 1986; 24: 15–40.

(135) Righetti M. Forschung in der Homöopathie. Göttingen: Burgdorf, 1988:

(136) Roßlenbroich B. Unkonventionelle medizinische Methoden – Bestandsaufnahme zu Forschungssituationen. In: Matthiessen P, Roßlenbroich B, Schmidt S (Hrsg.). Unkonventionelle medizinische Richtungen – Bestandsaufnahme zur Forschungssituation. Wirtschaftsverlag NW 1992: 21–47.

(137) Sainte-Laudy J. Inhibition of basophil degranulation with histamine dilutions. In: Fondation Francaise pour la Recherche en Homéopathie. Communications et discussions de la Réunion Lyon 1989. Fondation Francaise pour la Recherche en Homéopathie. Lyon: 1989.

(138) Saller R, Beschorner M, Hellenbrecht D, Bührimg M. Dosedependency of symptomatic relief of complaints by chamomille steam inhalation in patients with common cold. Eur J Pharm 1990; 183: 728–729.

(139) Schaffrath B. Homöopathie – eine Analyse kontroverser Argumente. Ulm: Universitätsverlag. 1991.

(140) Schilcher H. Phytopharmaka zur Behandlung der Benignen Prostatahyperplasie (BPH). Teil 2: Welches wissenschaftliche Erkenntnismaterial liegt von pflanzlichen „Prostatamitteln" vor? Z Geriatrie 1991; 4: 124–138.

(141) Schlapbach P, Gerber NJ. Physiotherapy: controlled trials and facts. Basel: Karger, 1991.

(142) Schmidt U, Rabinovici K, Lande S. Einfluß eines Gingko-Spezialextraktes auf die Befindlichkeit bei zerebraler Insuffizienz. MMW 1991; 133, 30 (suppl.): 15–18.

(143) Scofield AM. Experimental research in homeopathy – a critical review. Br Hom J 1984; 73(3), 73(4): 161–180.

(144) Scofield AM. Experimental research in homeopathy – a critical review. Br Hom J 1984; 73(4): 211–226.

(145) Sharma KK, Gupta RK, Gupta S, Samuel KC. Antihyperglycemic effect of onion: effect on fasting blood sugar and induced hyperglycemia in man. Ind J Med Res 1977; 65: 422–429.

(146) Sims-Williams H, Jayson MIV, Young SMS, Baddeley H, Collins E. Controlled trial of mobilisation and manipulation for low back pain: hospital patients. Br Med J 1972; 2: 1318–1320.

(147) ter Riet G, Kleijnen J, Knipschild P. Acupuntuur en chronische pijn. Huisarts en wetenschap 1989; 32, 6: 230–238.

(148) ter Riet G, Kleijnen J, Knipschild P. Acupunctuur en nekpijn/rugpijn. Hiusarts en wetenschap 1989; 32, 6: 223–227.

(149) ter Riet G, Kleijnen J, Knipschild P. Acupunctuur bij migraine en spanningshoofdpijn. Huisarts en wetenschap 1989; 32, 7: 258–263.

(150) ter Riet G, Kleijnen J, Knipschild P. Acupunctuur en aangezichtspijn. Huisarts en wetenschap 1989; 32, 7: 264–266.

(151) ter Riet G, Kleijnen J, Knipschild P. Acupunctuur en reumatoide artritis. Huisarts en wetenschap 1989; 32, 6: 228–229.

(152) ter Riet G, Kleijnen J, Knipschild P. Acupunctuur en astma. Huisarts en wetenschap 1989; 32, 7: 267–272.

(153) ter Riet G, Kleijnen J, Knipschild P. Acupunctuur en stoppen met roken. Huisarts en wetenschap 1989; 32, 8: 299–303.

(154) ter Riet G, Kleijnen J, Knipschild P. Acupunctuur, alcohol en drugs. Huisarts en wetenschap 1989; 32, 8: 304–307.

(155) ter Riet G, Kleijnen J, Knipschild P. Acupuncture and chronic pain: a criteria-based meta-analysis. J Clin Epidemiol 1990; 43, 11: 1191–1199.

(156) ter Riet G, Kleijnen J, Knipschild P. A meta-analysis of studies into the effect of acupuncture in addiction. Br J Gen Prac 1990; 40: 379–382.

(157) ter Riet G, Knipschild P. Nawoord en aanbevelingen. Huisarts en wetenschap 1989; 32, 8: 308–312.

(158) van der Hejden GJMG, Bouter LM, Beckerman H, de Bie RA, Ooostendorp RAB. De effectiviteit van ultrageluid bij aandoeningen van het bewegingsapparat. Nederlands Tijdschrift voor Fysiotherapie 1991; 101, 7/8: 169–177.

(159) van der Hejden GJMG, Bouter LM, Knotterus JA. De effectiviteit van interferentie, ultrareiz en diadynamische stromen. Nederlands Tijdschrift voor Fysiotherapie 1990; 100, 1: 4–19.

(160) van der Hejden GJMG, Bouter LM, Terpstra-Lindeman E, Essers AHM. De effectiviteit van tractie bij lage rugklachten. Nederlands Tijdschrift voor Fysiotherapie 1990; 100, 6: 163–174.

(161) Vincent CA, Richardson PH. The evaluation of therapeutic acupuncture: concepts and methods. Pain 1986; 24: 1–13.

(162) von Blumröder WO. Angina lacunaris. Eine Untersuchung zum Thema „Steigerung der körpereigenen Abwehr". Z Allgemeinmed 1985; 61, 8: 271–273.

(163) Wagemans F. Effectiviteit van Kuuroordbehandelingen. Maastricht: Dissertation Rijksuniversiteit Limburg, 1990.

(164) Wagner H. Pharmazeutische Biologie. 2. Drogen und ihre Inhaltsstoffe. Stuttgart: Gustav Fischer, 1988:

(165) Weisman Z, Topper R, Oberbaum M, Bentwich Z. Immunomodulation of specific immune response to KLH by high dilution of antigen. Abstracts of the 5th GIRI-meeting, Paris 1991; 19.

(166) Wiesenauer M, Gaus W. Double-blind trial comparing the effectiveness of the homeopathic preparation Galphimia potentisation D6, galphimia dilution 10^{-6} and placebo on pollinosis. Arzneim-Forsch/Drug Res 1985; 35(II): 1745–1747.

(167) Wiesenauer M, Gaus W, Bohnacker U, Häussler S. Wirksamkeitsprüfung von homöopathischen Kombinationspräparaten bei Sinusitis. Arzneim – Forsch/Drug Res 1989; 39(I, 5): 620–625.

(168) Wiesenauer M, Häussler S, Gaus W. Pollinosis-Therapie mit Galphimia glauca. Fortschr Med 1983; 101, 17: 811–814.

(169) Wünstel G. Homöopathie nach Hahnemann. In: Schimmel KC (Hrsg.). Lehrbuch der Naturheilverfahren, Band 2. Stuttgart: Hippokrates 1987: 157–176.

(170) Zimmer M. Gezielte konservative Therapie der akuten Sinusitis in der HNO-Praxis. Therapiewoche 1985; 35, 36: 4024–4028.

Rechtliche Aspekte

18 Die Rechtslage beim Einsatz wissenschaftlich nicht gesicherter Therapieverfahren

O. Backes

Selbstbestimmungsrecht – Aufklärung – Einwilligung

Die siebenjährige Tochter eines Gastwirts leidet an einer tuberkulösen Vereiterung der Fußwurzelknochen. Der Vater bringt seine Tochter in die chirugische Abteilung eines Hamburger Krankenhauses. Der Chefarzt versucht vergeblich, durch Resektion der Fußknochen das Fortschreiten der Krankheit zu verhindern. Da entschließt er sich, den Fuß des Kindes zu amputieren, weil es, wie er später als Angeklagter vor Gericht sagt, „von chronischem Siechtum" und „schließlichem Tod" bedroht gewesen sei. Der Vater des Kindes widerspricht dem Vorhaben des Chefarztes vehement mit der Begründung: „Ich will nicht, daß meine Tochter zum Krüppel wird." Doch der Vater wird das Gefühl nicht los, daß der Chefarzt sich über seine Meinung hinwegsetzen könnte. Er fährt zum Krankenhaus, um seine Tochter abzuholen. Das Kind liegt bereits zur Vorbereitung auf die Operation in Narkose. Der Gastwirt will unbedingt den Chefarzt sprechen. Der läßt ihm durch die Krankenschwester ausrichten: Zu spät! Erst nach der Operation stehe ich Ihnen zu einem Gespräch zur Verfügung. – Das Kind wird operiert; es entwickelt sich normal weiter; andere tuberkulöse Prozesse treten nicht mehr auf.

Dennoch: Der Vater ist über das Vorgehen des Arztes empört. Er zeigt ihn wegen Körperverletzung an, und die Staatsanwaltschaft erhebt Anklage. Das Landgericht spricht frei. Die Staatsanwaltschaft ist mit dem Urteil nicht einverstanden und ruft das höchste deutsche Gericht in Leipzig an. Dieses – das Reichsgericht – entscheidet am 31. Mai 1894 wie folgt: Was der Chefarzt getan hat, ist – trotz des objektiven Heilerfolges – eine strafbare Körperverletzung; sie ist auch nicht zu rechtfertigen, da der Arzt für diesen operativen Eingriff keine Einwilligung der Patientin, bzw. ihres Vaters hatte.

Es ist leicht vorstellbar, daß diese Entscheidung zu einem Aufschrei der Mediziner führte: Der Arzt, der die Gesundheit eines kranken

oder verletzten Menschen wiederherzustellen sich verantwortungs-
voll bemüht, wird demjenigen gleichgestellt, der z. B. bei einer
Schlägerei die Gesundheit eben dieses Menschen zuvor verantwor-
tungslos zerstört hat, Heiler und Schläger werden auf dieselbe Ebene
gestellt – diese „juristische Logik" beleidigt die Ärzteschaft. Auch
heute noch ist es mitunter sehr schwierig, bei Medizinern Verständnis für diese Entscheidung zu wecken. Doch sollen zunächst die
Gründe aufgezählt werden, die das Reichsgericht vor 100 Jahren für
seine Entscheidung angeführt hat:

Die Richter in Leipzig haben mit Sicherheit einige sehr tüchtige
Mediziner gekannt, deren Professionalität außer Zweifel stand und
die mit einer sehr viel besseren Prognose Krankheitsverläufe und
Heilungserfolge vorauszusagen imstande waren als die große Laien-
schar ihrer Patienten. Denn, so sagen die Richter am Reichsgericht[1]:

„Daß jemand nach eigener Überzeugung und nach dem Urteile
seiner Berufsgenossen die Fähigkeit besitzt, das wahre Interesse
seines Nächsten besser zu verstehen, als dieser selbst, dessen
körperliches oder geistiges Wohl durch geschickt und intelligent
angewendete Mittel vernünftiger fördern zu können, als dieser es
vermag, gewährt jenem entfernt nicht irgendeine *rechtliche* Befug-
nis, nunmehr nach eigenem Ermessen in die Rechtssphäre des
Anderen einzugreifen, diesem Gewalt anzutun und dessen Körper
willkürlich zum Gegenstande gutgemeinter Heilversuche zu benut-
zen. Das Absurde einer solchen Unterstellung springt mit besonderer Schärfe in die Augen, wenn man erwägt, daß das hier behauptete,
durch den vernünftigen Zweck begründete 'Recht', will man demselben überhaupt einen Sinn beilegen, folgerichtig dahin führt, das
subjektive Belieben, den rein subjektiv guten Glauben des Einzelnen
an seine Fähigkeit und Geschicklichkeit im Wohltun zum rechtsbil-
denden, Rechte schaffenden und Rechtsnormen aufhebenden Faktor zu erheben. Was hier...jedem Arzte jedem Kranken gegenüber
als 'Recht' zu Körperverletzungen und Mißhandlungen eingeräumt
wird, würde mit der gleichen logischen Notwendigkeit jedem, der
sich für heilkundig *hält*, jedem gegenüber, den er für krank *ansieht*,
zuzugestehen sein. Weshalb beispielsweise das, was dem Arzte um
seiner physischen Heilzwecke willen ohne weiteres erlaubt sein soll,
nicht ebenso dem um das Heil der Seele besorgten Geistlichen zu
gestatten ist, und weshalb der vernünftig-humane Zweck nur

Körperverletzungen, nicht auch Freiheitsberaubung, Nötigung, Sachbeschädigung, Hausfriedensbruch und zahlreiche ähnliche Delikte aus dem Bereiche rechtswidriger Handlungen herauszuheben geeignet ist, bleibt in diesem Gedankengange dunkel. Nicht minder schwierig würden sich auf dem Boden der (abweichenden) Rechtsanschauungen die Konflikte gestalten, wenn *gleichzeitig mehrere* Heilkundige sich *denselben* Patienten zum Objekte eines gleich rationellen, nur in der Methode verschiedenartigen Heilverfahrens auserlesen haben, und entschieden werden soll, welchem von ihnen das bessere 'Recht' beiwohnt..."

Die Überlegungen des Reichsgerichts sind pragmatischer Natur. Sie kreisen um die Frage: Wo kämen wir hin, wenn Menschen für sich das Recht in Anspruch nehmen dürften, das Interesse ihrer Mitmenschen an ihrer Gesundheit besser zu beurteilen als diese selbst? Könnte nicht jeder Arzt dieses Recht für sich reklamieren? Auch wenn er irrt? Wessen Auffassung ist zu bevorzugen, wenn mehrere Ärzte sich nicht einigen können? Und mit welcher Begründung könnte man sich der Geistlichen erwehren, die aus Sorge um das Heil der Seele zur Züchtigung der Sünder schritten?
Der besorgte Blick des Reichsgerichts richtete sich auf das große Heer der wirklichen oder vermeintlichen, jedenfalls der selbsternannten Helfer, die sich zum Vormund ihrer weniger klugen Patienten aufschwingen und sie mit dem Argument des „vernünftigen Zweckes" niederzuhalten versuchen. Die *heutige* Rechtsprechung kommt zum selben Ergebnis. Auch sie hält daran fest, daß der ärztliche Eingriff objektiv eine strafbare Körperverletzung darstellt, die in aller Regel nur durch die Einwilligung des Patienten gerechtfertigt und damit straflos wird. Anders als das Reichsgericht richtet die heutige Rechtsprechung aber ihren Blick auf den Patienten und argumentiert von seinem Recht her, selbst über seine Person und damit auch über seinen Körper bestimmen zu dürfen. Dieses Recht zur Selbstbestimmung findet seine Verankerung in der Verfassung, in den Grundrechten auf freie Entfaltung der Persönlichkeit und auf Achtung der personalen Würde. Sie garantieren dem Menschen, jedem Menschen, daß er nicht zum Objekt anderer gemacht werden darf, auch nicht in der medizinischen Behandlung, vielmehr auch hier eigenverantwortliches Subjekt bleibt.

Solche Sätze klingen gleich feierlich und der Medizinstudent stellt sich wahrscheinlich die Frage, ob er denn in der medizinischen

Alltagspraxis die personale Würde seiner Patienten zu verletzen überhaupt Gelegenheit hat, wenn er ihnen Pillen oder Massagen verschreibt, Spritzen gibt o. ä., damit sie ihre Schmerzen loswerden.

Grundsätzlich stellt jede Medikation, Injektion, Operation, Durchleuchtung, Bestrahlung usw. einen diagnostischen oder therapeutischen Eingriff in die körperliche Integrität des Patienten dar, der immer nur dann rechtmäßig ist, wenn der Patient seine Einwilligung dazu gegeben hat.

„Einwilligung" heißt aber nicht: stummes Hinnehmen ärztlicher Maßnahmen, schicksalhafte Ergebung in den Willen des Arztes, der es schon richten wird, bloß passives Über-sich-Ergehen-lassen; „Einwilligung" heißt vielmehr: bewußtes Einverstandensein mit den diagnostischen oder therapeutischen Eingriffen. Dies erfordert, daß der Patient sich eine allgemeine Vorstellung von der Art und der Schwere der in Betracht kommenden medizinischen Maßnahme macht sowie von den Belastungen und Risiken, denen er sich damit aussetzt. Es liegt auf der Hand, daß der Patient über ein derartiges Wissen in aller Regel nicht verfügt, vielmehr der Arzt ihm dieses Wissen zuerst vermitteln muß.

„Bewußtes" Einverständnis – das heißt eigentlich: durch den Arzt bewußt gemachtes Einverständnis. Anders gesagt: die Rechtsprechung verpflichtet jeden Arzt vor jedem medizinischen Eingriff, seinen Patienten aufzuklären, damit dieser in den Stand gesetzt wird, sein Selbstbestimmungsrecht mit der erforderlichen Einsicht in das, was auf ihn zukommt, auszuüben und dafür seine Einwilligung zu geben. Einwilligung bedeutet deshalb in aller Regel: „informed consent."

Eine Grundregel ärztlichen Handelns sollte es deshalb sein: Den Patienten als einen mündigen Patienten ernst zu nehmen, der imstande ist (oder vom Arzt in den Stand gesetzt werden muß), selbst darüber zu entscheiden, was mit seinem Körper geschehen soll.

In den rechtlichen Auseinandersetzungen zwischen Ärzten und Patienten kommt diesem Streit um das Selbstbestimmungsrecht bzw. die ärztliche Aufklärungspflicht, eine ganz zentrale Bedeutung zu.

Aufklärungspflicht

Im folgenden soll auf einige Aspekte dieser Aufklärungspflicht näher eingegangen werden. Ihre nähere Kenntnis ist deshalb wichtig, weil die Nichtbeachtung einen zentralen Auslösefaktor für die zivilrechtliche und strafrechtliche Haftung des Arztes sein kann. Zunächst ein grober Überblick[2] über die von der Rechtsprechung entwickelten Grundsätze zur Aufklärung:

Wie umfassend und gründlich muß aufgeklärt werden?

Umfang und Intensität der Aufklärungspflicht lassen sich nicht abstrakt und generell für alle Fälle medizinischer Eingriffe in gleicher Weise festlegen. Vielmehr gilt, daß die Aufklärung an der jeweiligen konkreten medizinischen Behandlung sowie am konkreten Patienten unter Berücksichtigung seiner beruflichen und privaten Lebensführung auszurichten ist.

Das bedeutet: Umfang und Intensität der Aufklärung unterscheiden sich ganz erheblich voneinander, wenn es sich z. B. bei dem medizinischen Eingriff um eine Schönheitsoperation oder um eine Notfalloperation handelt. Als Faustregel gilt:

> **Je dringlicher sich der Eingriff – nach medizinischer Indikation und Heilungsaussicht – darstellt, desto geringer ist das Maß für die ärztliche Aufklärung.**

Bei einer Schönheitsoperation muß also umfassender und genauer aufgeklärt werden als bei einer lebenswichtigen Operation. Dasselbe gilt für alle nicht zwingend indizierten Eingriffe mit hohem Risiko des Fehlschlagens, nicht unmittelbar Heilzwecken dienende diagnostische Eingriffe, therapeutische oder wissenschaftliche Versuche. Der Grund für diese Differenzierung ist folgender: Je weniger dringend die Indikation für den medizinischen Eingriff ist, desto mehr muß der eigenverantwortlichen Entscheidung des Patienten Raum gegeben werden, ob er mögliche Beschwernisse und Risiken auf sich nehmen oder ganz auf den Eingriff verzichten will. Das setzt eine gründliche Erörterung des Für und Wider des geplanten Eingriffs voraus. Bei vitaler Indikation genügt es dagegen, wenn der Patient in groben Zügen darüber aufgeklärt wird, worin er einwilligt.

Worüber muß aufgeklärt werden?

Der Arzt muß den Patienten über zweierlei aufklären:
▷ über die Behandlung selbst, also den konkreten Eingriff (**Behandlungsaufklärung**)
▷ über mögliche Schädigungen, die sich trotz sachgerechter Durchführung des Eingriffs einstellen können (**Risikoaufklärung**)

▷ **Behandlungsaufklärung** besagt, daß der Patient nicht nur über die Art des Eingriffs, der Medikation, Operation oder Bestrahlung ins Bild zu setzen ist, sondern auch über die sicher oder regelmäßig mit diesem Eingriff verbundenen Folgen, z. B. Unannehmlichkeiten und Schmerzen, Verlust eines Gliedes, Einbuße bestimmter Funktionen, Heilungskomplikationen, Folgeoperationen. Dieser Aufklärung bedarf es allerdings nicht, wenn sich diese Folgen auch für den medizinischen Laien ohnehin aus der Art des Eingriffs ergeben oder sofern sie unerheblich sind.
Zur Behandlungsaufklärung gehört unter Umständen auch die Aufklärung darüber, daß die Krankheit auch mit anderen, alternativen Methoden behandelt werden könnte. Über die Möglichkeit alternativer Behandlungsmethoden braucht der Arzt aber nur unter bestimmten Voraussetzungen zu informieren; denn grundsätzlich ist es allein Sache des Arztes zu entscheiden, welche medizinische Methode er anwendet. Diese Methodenfreiheit besteht jedenfalls in all den Fällen, in denen die gewählte Methode sowohl hinsichtlich der Erfolgsaussichten wie auch hinsichtlich der Schadensrisiken anderen Methoden überlegen oder zumindest gleichwertig ist (z. B. kann dies eine konservative Behandlung gegenüber einer Operation oder Bestrahlung sein oder umgekehrt). Wenn allerdings die alternativen Methoden weniger Risiken in sich bergen oder erfolgversprechender sind, ist die Wahlfreiheit des Arztes eingeschränkt. Hier muß er den Patienten eingehend über die bestehenden Alternativen aufklären. Ist dieser trotz eines hohen Mißerfolgsrisikos mit der vom Arzt favorisierten Methode einverstanden und schlägt er die erfolgreichere oder weniger riskante Methode bewußt aus, dann kann der Arzt den Eingriff nach seiner Methode vornehmen. Er ist also keineswegs verpflichtet, stets den therapeutisch sichersten Weg zu wählen[3]. Er wird aber in solchen Fällen in hohem Maße dazu angehalten, den Patienten eingehend aufzuklären, um von ihm eine wirksame Einwilligung zu erhalten.

▷ **Risikoaufklärung:** Während sich die Behandlungsaufklärung auf die regelmäßig mit dem Eingriff verbundenen Folgen bezieht, bezieht sich die Risikoaufklärung auf die trotz des kunstgerecht ausgeführten Eingriffs möglicherweise eintretenden Folgen[4]. Es handelt sich dabei um Risiken, deren Kenntnis – anders als etwa Wundinfektion oder Thrombosegefahr – beim Laien nicht vorausgesetzt werden können, die aber in der medizinischen Wissenschaft bekannt und deshalb auch bei der Vornahme eines entsprechenden Eingriffs nicht auszuschließen sind. Über diese Risiken ist der Patient aufzuklären. Dabei sind abzuwägen: auf der einen Seite die zeitliche Dringlichkeit und medizinische Notwendigkeit des Eingriffs sowie die Sicherheit des Heilungserfolges, und auf der anderen Seite die Schwere des Risikos und seine Häufigkeit.

In welcher Form soll aufgeklärt werden?

Da die Bedeutung von Naturheilverfahren zunimmt und sie in steigendem Maße auch bei schweren Erkrankungen eingesetzt werden, gehe ich davon aus, daß Anwender von Naturheilverfahren mehr und mehr Patienten auch in Fällen vitaler Indikation aufzuklären haben. Sie stellen sich dann die Frage, in welcher Form sie dem Patienten eine Vorstellung von seiner Krankheit, ihrer Therapie und den möglichen Risiken vermitteln müssen.

Es wurde schon erwähnt, daß es bei vitaler Indikation genügt, wenn dem Patienten das Risiko „im großen und ganzen" dargestellt wird. Was das konkret besagt, soll an einem Fall nachgezeichnet werden, den der Bundesgerichtshof[5] entschieden hat:

Eine 34jährige Frau begibt sich wegen Lymphknotenvergrößerungen an beiden Halsseiten und im linken oberen Mediastinum in ein Krankenhaus, wo eine Lymphknotengranulomatose des Stadiums II A festgestellt wird. Unter der Behandlungsführung eines Arztes wird mit der Bestrahlung der Lymphknoten der oberen Körperhälfte an der Telekobalteinheit des Krankenhauses begonnen. Zu Beginn der Behandlung wird der Patientin ein „Merkblatt für Bestrahlungspatienten" ausgehändigt. Ein Hinweis auf das Risiko einer Rückenmarksschädigung erfolgt nicht. Bei der Bestrahlung des Mediastinums wird das Rückenmark mitbelastet. Etwa 14 Tage nach Bestrahlungsbeginn stellen sich bei der Patientin Schluckbeschwerden, später Atemschmerzen und schließlich Rückenmarksreizungen ein. Etwa ein halbes Jahr nach Bestrahlungsende kommt es zu Gefühlsstörungen in beiden Beinen sowie spastischen Lähmungserscheinungen. In der Neurologischen Klinik wird eine strahlungsbedingte Rückenmarksschädigung diagnostiziert. Vier Monate später stellt sich bei der Patientin eine inkomplette Querschnittslähmung ein. – Die Patientin wirft den Ärzten u. a. Aufklärungsversäumnisse vor und verlangt Schadensersatz sowie Schmerzensgeld.

Das sachverständig beratene Gericht stellt fest, daß die Querschnittslähmung der Patientin durch die Strahlentherapie ausgelöst wurde. Derartige Schädigungen durch Bestrahlung des Rückenmarks seien auch in der medizinischen Wissenschaft bekannt. Der Arzt habe deshalb die Patientin über solche Folgen nicht im unklaren lassen dürfen:
„Zwar mußten ihr die Risiken nicht in allen erdenkbaren Erscheinungsformen aufgezählt werden; aber ihr mußte eine allgemeine Vorstellung von der Schwere des Eingriffs und den spezifisch mit ihm verbundenen Risiken vermittelt werden, insbesondere soweit diese, wenn sie sich verwirklichten, ihre Lebensführung schwer belasten mußten und sie mit ihnen nach der Natur des Eingriffs nicht rechnen konnte".
Über die Aufklärungsbedürftigkeit entscheidet also nicht die Komplikationsdichte eines trotz seiner Seltenheit spezifisch mit der Therapie verbundenen Risikos,
„sondern seine Bedeutung, die es für die Entschließung des Patienten haben kann...Wegen der besonders schweren Belastung der Lebensführung durch eine Querschnittslähmung kann der Stellenwert dieses Risikos für die Einwilligung des Patienten in die Behandlung nicht verneint werden, auch wenn es sich sehr selten verwirklicht. Auch dann muß er selbst, nicht sein Arzt, darüber entscheiden, ob er sich diesem Risiko aussetzen will. Das gilt im Prinzip selbst dann, wenn...eine andere erfolgversprechende Behandlungsmethode nicht in Betracht kommt und der Patient ohne die Behandlung nur noch eine verhältnismäßig kurze Lebenserwartung hat...Auch ein verständiger Patient kann gleichwohl beachtenswerte persönliche Gründe haben, auf die Behandlung wegen der möglicherweise mit ihr verbundenen schwerwiegenden Folgen zu verzichten und dem Schicksal seinen Lauf zu lassen."

Wie aber hätte dem Patienten eine Vorstellung über seine Krankheit
und ihre Risiken vermittelt werden können?

„Es hätte genügt, wenn der Arzt die Patientin darüber aufgeklärt
hätte, daß die Therapie ihr Rückgrat notwendig Strahlenbelastungen
aussetzen mußte, die möglicherweise zu Lähmungserscheinungen
führen konnten, welche sich aber in fast allen Fällen zurückbilden
würden. Damit hätte die Patientin eine allgemeine Vorstellung
davon bekommen, daß die Bestrahlung in dieser Richtung nicht ganz
ungefährlich für sie war. Weitere Einzelheiten über Art und Größe
des Lähmungsrisikos hätte sie, sofern sie Wert darauflegte, alsdann
selbst von dem Arzt erfragen können."

Es wäre also keineswegs erforderlich gewesen, daß der Arzt
ungefragt die Möglichkeit einer strahlenbedingten Querschnittläh-
mung im einzelnen von sich aus schilderte. Denn „es ist... nicht
Aufgabe der Aufklärung, dem Patienten auch die entferntesten
Möglichkeiten eines ungünstigen Behandlungsverlaufs im einzelnen
so darzustellen, daß der Patient dem Behandlungsrisiko einen viel
höheren Stellenwert beimißt, als dem Risiko in Wirklichkeit
zukommt. Das würde im Ergebnis dem Patienten ebenfalls ein
falsches Bild von der Bedeutung des Eingriffs vermitteln, das zu
vermeiden gerade das Anliegen der Patientenaufklärung ist. Zwar
darf der Arzt die möglichen Folgen des Eingriffs nicht beschönigen;
er muß und darf sie aber nicht schlimmer darstellen, als sie sind. Der
Patient soll eine allgemeine Vorstellung von dem Schweregrad des
Eingriffs, von den Belastungen erhalten, denen er durch den Eingriff
ausgesetzt wird. Das ihm richtig darzustellen, muß der verantwor-
tungsvollen Führung des Aufklärungsgesprächs im Einzelfall überlassen werden. Insoweit können dem Arzt keine rechtlichen Vorschriften gemacht werden, wie er seinem Patienten ein zutreffendes
Bild von dem Eingriff vermittelt"[5].

Soll man das Aufklärungsgespräch schriftlich festhalten?

Dieses ausführlich wiedergegebene Beispiel sollte zweierlei deutlich
machen: Zum einen, daß es zwar möglich ist, Patienten in Merk-
blättern auf eventuelle Risiken hinzuweisen, daß diese Merkblätter
aber keineswegs „Freibriefe" darstellen und die Notwendigkeit eines
mit Einfühlungsvermögen geführten Gesprächs mit dem Patienten
ganz ersetzen können.

Zum anderen sollte deutlich geworden sein, daß der Arzt die wesentlichen Punkte des Gesprächs im Krankenblatt dokumentiert, um in einem späteren Rechtsstreit den entsprechenden Nachweis erfolgreich erbringen zu können.

Findet kein Aufklärungsgespräch statt, dann hilft es dem Arzt nicht, wenn er auf ein tatsächlich nicht geführtes, lediglich als hypothetisch angenommenes Aufklärungsgespräch verweist und vorträgt, auch bei ordnungsgemäßer Aufklärung hätte der Patient in den Eingriff eingewilligt. So wurde im zitierten Fall festgestellt, daß eine unbehandelte Lymphogranulomatose mit einem höheren Wahrscheinlichkeitsgrad als die angewandte Therapie zu einer Querschnittslähmung führen und die Lebenserwartung verkürzen konnte. Der Einwand des Arztes, ein vernünftiger Patient würde die Therapie aus diesem Grunde niemals ausgeschlagen haben, folglich hätte sich auch die Patientin bei ordnungsgemäßer Aufklärung über das Querschnittsrisiko letztlich für die vorgenommene Behandlung entschieden, ist zwar grundsätzlich beachtlich, doch reicht es niemals aus, nur auf das Verhalten eines „vernünftigen" Patienten zu verweisen. Zu Recht bemerkt das Gericht, daß man durch eine solche Argumentation das Aufklärungsrecht des konkreten Patienten unterlaufen würde. Denn „das Selbstbestimmungsrecht des Patienten, das die Aufklärung sichern soll, schützt auch eine Entschließung, die aus medizinischen Gründen unvertretbar erscheint"[6]. Legt die Patientin also plausibel und nachvollziehbar dar, daß sie bei Kenntnis der aufklärungsbedürftigen Umstände die Behandlung gleichwohl abgelehnt hätte, weil sie aus ihrer Sicht vor einem echten Entscheidungskonflikt gestanden hätte, ist ihre Schadensersatzklage erfolgreich.

Es führt deshalb kein Weg an der Feststellung vorbei:
1. Führen Sie – auch bei Routineeingriffen – ein Aufklärungsgespräch mit ihren Patienten und
2. dokumentieren Sie – auch wenn noch so kurz und in Stichworten – dieses Aufklärungsgespräch.

Zusammengefaßt sei noch einmal festgestellt:
▷ Auch bei Routineeingriffen muß mit dem Patienten ein Aufklärungsgespräch geführt werden.
▷ Dieses Aufklärungsgespräch sollte – wenn auch nur in Stichworten – schriftlich festgehalten werden.

Gibt es Besonderheiten beim Einsatz wissenschaftlich nicht gesicherter Therapieverfahren?

Dieses Thema ist schnell abgehandelt. Denn über das bis jetzt Gesagte hinaus gibt es keine Besonderheiten für wissenschaftlich nicht gesicherte Therapieverfahren.

Vergegenwärtigen wir uns nochmals den entscheidenden Ausgangspunkt: In die körperliche Integrität eines Menschen darf grundsätzlich nur dann eingegriffen werden, wenn er es erlaubt. Dies ist Ausfluß seines Selbstbestimmungsrechtes. Auch der Arzt darf dies nur tun, wenn ein bewußtes Einverständnis des Patienten mit dem Eingriff vorliegt. Das setzt in aller Regel eine ärztliche Aufklärung über den in Aussicht stehenden Eingriff sowie über eventuelle alternative Methoden voraus. Hat ein solches Aufklärungsgespräch stattgefunden, dann steht es in der freien Entscheidung des Patienten, die eine oder andere Methode zu wählen.
Ebensowenig wie wir einem Menschen vorschreiben können, seine Krankheit kurieren zu lassen, vielmehr hinnehmen müssen, daß er unbehandelt bleiben möchte – aus welchen Erwägungen auch immer –, ebensowenig können und dürfen wir ihm vorschreiben, ob er sich für eine wissenschaftlich anerkannte oder noch nicht anerkannte Therapie entscheidet.
Daraus folgt, daß der Arzt, der statt schulmedizinisch anerkannter Heilverfahren wissenschaftlich nicht anerkannte Therapiemethoden anwendet, weder zivil- noch strafrechtlich haftet, wenn der umfassend und eingehend von ihm aufgeklärte Patient eindeutig die üblichen medizinischen Verfahren ablehnt und sich für eine alternative Methode entscheidet. Dies gilt selbst dann, wenn die schulmedizinischen Verfahren der gewählten Methode überlegen sind oder der Patient gar in Lebensgefahr schwebt. Denn solange der Patient in seiner Entscheidungsbildung noch frei ist, muß seine Entscheidung auch respektiert werden, „keine oder eine wahrscheinlich nicht wirksame Therapie an sich durchführen zu lassen"[7].
Den Arzt trifft in Fällen, in denen die abgelehnten Verfahren eindeutig wirksamer oder risikoärmer sind, allerdings eine *eingehende* Aufklärungspflicht. Das Einverständnis des Patienten kann weder aus dem Umstand abgeleitet werden, daß er einen Arzt aufgesucht hat, von dem bekannt ist, daß er nach einer wissenschaftlich nicht anerkannten Methode praktiziert (z. B. durch das Praxisschild: „Naturheilverfahren"), noch daraus, daß der Patient sich mit dieser

Methode ohne Kenntnis anderer wirksamerer oder weniger riskanter Verfahren einverstanden erklärt hat. Es bleibt dabei: der Königsweg führt über das Aufklärungsgespräch und dessen Dokumentation in den Krankenunterlagen.

Auf eine Ausnahme ist allerdings hinzuweisen: Dieser Weg führt dann nicht weiter, wenn der Arzt ein Verfahren anwenden sollte, daß noch *niemals* zu einem nachweisbaren Heilerfolg geführt hat und für das er dennoch ein Entgelt fordert. Ein solches Vorgehen wäre sittenwidrig und würde eindeutig einen Behandlungsfehler darstellen.

Gegner von wissenschaftlich nicht anerkannten Therapieverfahren machen sich dieses Argument der Sittenwidrigkeit gern zu eigen, um damit gegen die von ihnen wenig geschätzten Therapieverfahren mit scheinbar juristischer Logik zu Felde zu ziehen. Während allgemein anerkannt ist, daß als sittenwidrig solche entgeltlichen Verfahren anzusehen sind, die noch *niemals* zu *nachweisbaren* positiven Wirkungen geführt haben, behaupten diese Gegner, daß als sittenwidrig diejenigen entgeltlichen Verfahren gelten sollen, die noch *niemals zu wissenschaftlich nachweisbaren* positiven Wirkungen geführt haben. Folglich fielen darunter alle wissenschaftlich nicht gesicherten Therapieverfahren. Sie interpolieren also das Wort „wissenschaftlich", um auch jene Erfolge zu diskreditieren, die man zwar nicht leugnen, aber wissenschaftlich auch nicht erklären kann.

Diese Pseudo-Logik[8], die sich die Gerichte allerdings bis heute nicht zu eigen gemacht haben und – nach der bisherigen Tendenz der Rechtsprechung zu urteilen – sich auch nicht zu eigen machen werden, ist rechtlich unhaltbar. Würde sie doch im Ergebnis dazu führen, daß die in Ausübung des Selbstbestimmungsrechts getroffene und rechtlich beachtliche Entscheidung des Patienten für ein wissenschaftlich nicht gesichertes Therapieverfahren, die zu respektieren man behauptet, in Wirklichkeit dadurch ins Leere laufen würde, daß sich kein Arzt finden ließe, der die als sittenwidrig verfemten und mit zivil- und strafrechtlichen Risiken behafteten Therapieverfahren praktizieren würde. Im übrigen würde sich auf diese Weise die Schulmedizin als eigentliche und einzige Medizin etablieren und damit einen Alleinvertretungsanspruch in der Medizin für sich reklamieren, den ihr die Rechtsprechung noch nie zugebilligt hat.

So hat das Reichsgericht in einer Entscheidung aus dem Jahre 1931
ausgeführt[9]:

„Da jetzt an Universitäten auch Lehrstellen für Homöopathie und
für Naturheilverfahren bestehen, da ferner auch Professoren und
approbierte Ärzte, die nicht zu den Vertretern der Naturheillehre
gerechnet werden können, viele Grundsätze und Mittel der Naturheillehre anerkennen und anwenden, so ist es zweifelhaft, ob die
Anwendung des Begriffs 'Schulmedizin' überhaupt noch berechtigt
ist."

Und:

„Die Kurierfreiheit gilt – vorbehaltlich der sondergesetzlichen
Ausnahmen – grundsätzlich für Krankheiten aller Art, auch für
schwere Krankheiten, ferner für ernstgemeinte, nicht auf Schwindel
hinauslaufende Heilverfahren aller Art: die allgemeinen oder weitaus überwiegend anerkannten Regeln der ärztlichen Wissenschaft
genießen grundsätzlich keine Vorzugsstellung vor den von der
Wissenschaft abgelehnten Heilverfahren ärztlicher Außenseiter
oder nichtärztlicher Heilbehandler"[10].

Diese Entscheidung wird auch heute noch zu Recht von den
Gerichten zustimmend zitiert. Dem „Schwindel" ist in der Tat
Einhalt zu gebieten; therapeutische Verfahren, die nicht durch
kausalgesetzliche Modellvorstellungen erklärt werden können,
indessen als Schwindel abzutun, stellt ein Vorgehen dar, durch das
die nachweisbaren positiven Wirkungen dieser Verfahren jedenfalls
nicht widerlegt werden. Allenfalls der unzureichende Ansatz kausaler Erklärungsmodelle wird hierbei offenkundig.

Honorarforderungen für wissenschaftlich nicht anerkannte Therapieverfahren

Als Zwischenergebnis soll festgehalten werden: Ein Arzt, der
wissenschaftlich nicht gesicherte Verfahren anwendet, steht zivil-
und strafrechtlich nicht schlechter da als jeder nach anderen
Methoden praktizierende Arzt, wenn er es an der erforderlichen
Aufklärung seines Patienten nicht fehlen läßt. Die Anwendung
wissenschaftlich nicht gesicherter Verfahren setzt den Arzt bei
Beachtung des Aufklärungserfordernisses weder Schadensersatz-
und Schmerzensgeldforderungen noch strafrechtlicher Verfolgung
aus.

Merkwürdigerweise ändert sich aber dieser Eindruck völliger Gleichbehandlung der nach unterschiedlichen Methoden praktizierenden Ärzte schlagartig, wenn es um die Vergütung der ärztlichen Leistung, ums Geld, geht. Wegen der unterschiedlichen rechtlichen Regelungen müssen wir hier zwischen den Honorarforderungen gegenüber privaten und Kassenpatienten unterscheiden.

Honorarforderungen an Privatpatienten

Der zwischen Arzt und Patient abgeschlossene Behandlungsvertrag ist Grundlage für die ärztliche Honorarforderung. Dieser Vergütungsanspruch entfällt jedoch, wenn der Vertrag nicht rechtswirksam wurde. Das ist z. B. der Fall, wenn die zwischen Arzt und Patient getroffene Vereinbarung sittenwidrig ist, weil – wie oben erwähnt – das vom Arzt angewandte Verfahren noch niemals zu Heilerfolgen geführt hat. Es ist leicht nachzuvollziehen, daß die Gegner wissenschaftlich nicht gesicherter Verfahren den Honoraranspruch des Arztes dadurch zu Fall bringen wollen, daß sie vortragen, solche Verfahren hätten eben noch nie zu wissenschaftlich nachweisbaren Wirkungen geführt. Was von dieser Argumentation zu halten ist, wurde oben bereits ausgeführt.

In diesem Zusammenhang wird freilich noch ein anderes Argument vorgetragen[11]: Selbst wenn durch den Einsatz wissenschaftlich nicht gesicherter Verfahren im Ergebnis heilende Wirkungen durch Mobilisierung der Selbstheilungskräfte des Kranken hervorgerufen werden sollten, könne dies einen Honoraranspruch nicht begründen. Denn es handle sich gleichwohl um eine „objektiv" unwirksame Therapie. Der Patient sei nicht bereit, „für die Stärkung seines eigenen Gesundungswillens und seiner subjektiven Hoffnung als solcher" ein Entgelt zu zahlen, vielmehr finde er sich dazu nur bereit, weil er glaubt, „eine kausal auf den Körper unmittelbar wirkende Behandlung zu erhalten." Bei jeder Heilbehandlung werde demnach in aller Regel das Entgelt für eine *kausale* Therapie versprochen. Könne „eine solche wissentlich nicht erbracht werden, (müsse) die Begründung einer vertraglichen Entgeltpflicht als sittenwidrig angesehen werden."

Soweit diese Ausführungen auch Homöopathie und Naturheilverfahren, die nachweisbar – aber nicht schulmedizinisch wissenschaftlich nachweisbar – positive Wirkungen erzielen, in das Verdikt der

Sittenwidrigkeit miteinbeziehen, weiß man nicht, was man mehr bestaunen soll: die Ignoranz, mit der die Erfolge dieser Therapieverfahren, aber auch anderer, keineswegs „kausal auf den Körper unmittelbar einwirkender Behandlungen" wie z. B. psychoanalytische Therapieformen übergangen werden, oder die Arroganz, mit der mündigen Patienten unterstellt wird, zur Zahlung eines Entgeltes nur bereit zu sein, wenn die Behandlung *kausal* auf ihren Körper einwirkt – eine Behandlungsform, der sie oftmals gerade zu entrinnen versuchten.

Solche Auffassungen sind freilich in der juristischen Literatur nur vereinzelt geäußert worden und haben in der Rechtsprechung keinen erkennbaren Widerhall gefunden.

Honorarforderungen an Kassenpatienten

Zunächst soll in wenigen Sätzen die Rechtslage skizziert werden: Normalerweise entsteht durch den Behandlungsvertrag ein gleichsam doppeltes Band zwischen Arzt und Patient: Der Patient kann vom Arzt Behandlung, der Arzt vom Patienten Honorar verlangen. Im Verhältnis Arzt – Kassenpatient ist dies in der Sache an sich genauso; nur ist das „Honorarband" in diesem Fall etwas komplizierter geknüpft, indem es aus der unmittelbaren Beziehung zwischen Arzt und Patient herausgelöst und mit zwei weiteren Institutionen verbunden wird, und zwar in folgender Weise: Der Kassenpatient ist Mitglied einer Kasse, der Arzt Mitglied einer Kassenärztlichen Vereinigung (KV). Bei der Geltendmachung der Honorarforderung vertritt die KV gleichsam den Arzt und die Krankenkasse den Patienten. Aus der Zweier-Beziehung entsteht also eine Vierecks-Beziehung. Die einzelnen Beziehungsverhältnisse werden in unterschiedlichen Rechtsbereichen geregelt. Die Beziehung Arzt-Patient (betreffend die Behandlung) gehört dem Zivilrecht an; Streitigkeiten aus diesem Verhältnis werden von den Zivilgerichten und in letzter Instanz vom Bundesgerichtshof (BGH) entschieden. Die Beziehung Patient-Kasse ist im öffentlich-rechtlichen Versicherungsrecht der RVO, jetzt im Sozialgesetzbuch (SGB V), geregelt worden; die Beziehung zwischen Krankenkassen(verbänden) und Kassenärztlichen Vereinigungen sowie zwischen diesen und den Kassenärzten ebenfalls. Streitigkeiten aus diesen Rechtsverhältnissen gehören vor die Sozialgerichte und werden in letzter Instanz vom Bundessozialgericht (BSG) entschieden.

Aufgrund der Regelungen des SGB V haben die Versicherten u. a. Anspruch auf ärztliche Krankenbehandlung sowie auf Versorgung mit Arzneimitteln. Diese Leistungen müssen „ausreichend, zweckmäßig und wirtschaftlich" sein; sie dürfen das Maß des Notwendigen nicht überschreiten. Ausdrücklich heißt es: „Leistungen, die nicht notwendig oder wirtschaftlich sind, können Versicherte nicht beanspruchen, dürfen die Leistungsträger nicht bewirken und die Krankenkassen nicht bewilligen" (§ 12 SGB V); und für die ärztliche Behandlung wird nochmals präzisiert, daß sie „nach den Regeln der ärztlichen Kunst ausreichend und zweckmäßig" zu sein hat (§ 28 SGB V).

Niemand wird im Grunde ernstlich bestreiten wollen, daß diese Bestimmungen notwendig sind, um irrationale Erwartungen dämpfen und exzessive Ansprüche von Versicherten abwehren zu können; denn andernfalls müßte die Gemeinschaft der Versicherten für die Unvernunft weniger zahlen.

Strittig aber wird die Berufung der Kassen auf diese Bestimmungen dann, wenn sie mit ihrer Hilfe durch allzu pauschale Begründungen auch die Erstattung solcher ärztlicher Leistungen oder Arzneimittel abzulehnen versuchen, denen der „Makel" anhaftet, aus wissenschaftlich nicht gesicherten Therapieverfahren entstanden zu sein. Hierzu ein Beispiel:

Ein Patient hatte sich über mehrere Jahre hin mehrmals in Kliniken begeben, um sich von einer Colitis ulcerosa heilen zu lassen. Da diese Behandlungen keinen Erfolg hatten, begab er sich in Behandlung eines Arztes für Naturheilverfahren. Der Arzt verordnete im Zusammenhang mit Elektroakupunktur-Testungen sog. KUF-Reihen. Nach Besserung seines Leidens begehrte der versicherte Patient von der Ersatzkasse Erstattung der Kosten. Diese lehnte mit der Begründung ab, daß die in Anspruch genommenen Leistungen als Kassenleistungen nicht anerkannt seien.

In diesem Fall, den das BSG mit Urteil vom 23. 3. 1988 entschieden hat[12], war die zentrale Frage, ob der Arzt in der Kassenärztlichen Versorgung auch solche „Außenseitermethoden" in Erwägung ziehen darf, deren Wirksamkeit zwar nicht gesichert ist, aber für möglich gehalten werden muß. Dieselbe Frage beschäftigte das Gericht in einem am 9. 2. 1989 entschiedenen Verfahren[13]:

Hier hatte sich die beklagte Ersatzkasse geweigert, der bei ihr versicherten Klägerin Arzneimittelkosten für die Behandlung einer

Multiplen Sklerose mit Thymusextrakten zu erstatten, die in mehreren Kuren verordnet und jeweils über mehrere Wochen hinweg gespritzt worden waren. Die molekulare Wirksamkeit der Thymuspräparate ist ebensowenig bekannt wie die molekulare Regulation des Immunsystems, auf das es regulierend einwirken soll.

Beide Fälle haben dem BSG Gelegenheit geboten, grundsätzliche Ausführungen zur Erstattungsfähigkeit von Kosten für nicht nachweisbar wirksame Arzneimittel zu machen. Die bereits erwähnten Bestimmungen des SGB V gewähren dem Versicherten einen Leistungsanspruch nur dann, wenn die Leistungen u. a. „zweckmäßig" sind. Eben diese „Zweckmäßigkeit" aber wird nicht nachweisbar wirksamen Arzneimitteln wie KUF- und Thymuspräparaten von den Kassen abgesprochen. Was also bedeutet „zweckmäßig" in der rechtsverbindlichen Interpretation durch das BSG? Drei Fallgruppen sind hier zu unterscheiden, wobei die letztere die hier relevante ist.

1. Ein Arzneimittel ist dann im Sinne von § 12 SGB V als „zweckmäßig" anzusehen, wenn es nach allgemeiner ärztlicher Erfahrung geeignet ist, eine Krankheit zu heilen, zu bessern, zu lindern oder eine Verschlimmerung zu verhüten. Steht diese **generelle Wirksamkeit** fest, ist die Erstattung auch dann geboten, wenn der Wirkungsnachweis im konkreten Fall ausbleibt.

2. Die Zweckmäßigkeit ist auch dann zu bejahen, wenn die Eignung des Mittels noch nicht allgemein anerkannt ist, aber ein **positiver Nachweis im Einzelfall** erbracht wurde.

3. Fehlt es am Wirkungsnachweis generell oder im Einzelfall, so stellt sich die Frage, ob dann **trotz objektiver Nichterweislichkeit der Wirkung** die Verordnung noch als „zweckmäßig" angesehen werden darf. Das BSG bejaht diese Frage unter zwei Voraussetzungen:

▷ Es müssen **andere Behandlungsmöglichkeiten** aus medizinischen Gründen **ausscheiden**, weil sie z. B. allgemein fehlen oder weil sie im Einzelfall wegen Gegenindikation, Unverträglichkeit oder Unwirksamkeit ungeeignet sind.

▷ Es muß aufgrund des angewandten Mittels **eine Besserung** der Krankheit mit einer nicht nur ganz geringen Erfolgsaussicht **möglich erscheinen**; sie muß aber nicht mit überwiegender

Wahrscheinlichkeit zu erwarten sein. Die Prognose ist ferner zu treffen nach ärztlichem, an dem jeweiligen medizinisch-wissenschaftlichen Erkenntnisstand orientierten Ermessen.

Dieser Orientierungsmaßstab bedeutet nun aber keineswegs, daß damit doch wieder ein kausaler Wirkungsnachweis gefordert würde. Das BSG[13] hat dies mit aller Deutlichkeit betont. Wenn beispielsweise bei der Multiplen Sklerose eines Patienten nur eine verminderte Anzahl von T-Lymphozyten feststellbar wäre und nach der Gabe der Thymuspräparate eine (labormäßig) nachweisbare Anhebung der T-Lymphozyten einträte, dann könnte es in diesem Falle für den Arzt naheliegen, das Präparat als „zweckmäßig" zu verordnen, obwohl völlig offen bleibt, ob es sich bei der Veränderung der T-Zellen-Population um eine primäre Krankheitsursache oder nur um eine Begleiterscheinung der Grunderkrankung handelt und somit die Krankheitsursache der Multiplen Sklerose sowie ihre wirksame Beeinflussung weiterhin im Dunkeln bleiben.

Zwei Punkte dieser neueren Rechtsprechung des BSG sollen noch herausgestellt werden:
▷ Zum einen betont das Gericht völlig zu Recht, daß das Vorgehen des Arztes in den Fällen, in denen andere Behandlungsmethoden aus medizinischen Gründen ausscheiden, stark „experimentellen Charakter" annimmt und er die Methode von „Versuch und Irrtum" in verstärktem Maße anwenden muß. Es versteht sich nach dem zuvor Gesagten von selbst, daß der Arzt bei diesem Vorgehen die Vor- und Nachteile der in Frage kommenden Risiken zu beachten und den Patienten darüber umfassend aufzuklären hat.
▷ Zum anderen betont das Gericht mit Nachdruck, daß in den Fällen, in denen andere Behandlungsmethoden nicht vorhanden sind, namentlich bei schweren Erkrankungen unbekannter Genese, die Regeln der ärztlichen Kunst es „gebieten", ja der Arzt „verpflichtet" sei, auch solche Behandlungsmöglichkeiten in seine therapeutischen Überlegungen einzubeziehen, die nicht durchgehend anerkannt sind. „Es widerspräche", so das BSG in seinem Urteil vom 23.3.88, „den Regeln der ärztlichen Kunst, die notwendige Behandlung einzustellen, obwohl eine wissenschaftlich ernstzunehmende Therapiemöglichkeit noch besteht." Mit aller wünschenswerten Klarheit stellt das Gericht fest, daß in

diesen Fällen auch ein Leistungsanspruch des Versicherten gegen die Kassen nicht mit dem Hinweis fehlender „Zweckmäßigkeit" versagt werden darf.

So erfreulich die zitierte Rechtsprechung des BSG auch für die Versicherten in vielen Fällen ist, es steht zu befürchten, daß die Krankenkassen keine allzu große Bereitschaft zeigen, diese aufzugreifen. Denn die Kassen gehen davon aus, daß aufgrund dieser Rechtsprechung eine enorme Kostenwelle auf sie zukommen könnte. Sie sind deshalb bestrebt, den Urteilen nur die Bedeutung von Einzelfallentscheidungen zuzumessen, die keine Gültigkeit über die entschiedenen Fälle hinaus beanspruchen könnten. Allerdings hat sich in der Vergangenheit schon erwiesen, daß die Kassen häufig dann ihre ablehnende Haltung gegenüber wissenschaftlich nicht gesicherten Therapieverfahren, bzw. gegenüber nicht nachweisbar wirksamen Arzneimitteln aufgegeben haben, wenn die Versicherten im Einzelfall bei ihnen vorsprachen und Erstattung verlangten.

Zusammenfassung

Wie stellt sich nun die Rechtslage beim Einsatz wissenschaftlich nicht gesicherter Therapieverfahren dar?
Zivil- und strafrechtliche Konsequenzen sind nicht zu befürchten, wenn der Arzt das **Selbstbestimmungsrecht des Patienten** respektiert und seiner **Aufklärungspflicht** genügt. Die Juristen favorisieren hier keineswegs die „Schulmedizin", sondern gewährleisten die Pluralität medizinischer Richtungen, wenn und weil der Patient aufgrund der ihm vom Arzt gegebenen Informationen über Vor- und Nachteile der in Betracht kommenden Risiken grundsätzlich selbst bestimmt, nach welcher Methode er behandelt werden will.
Auch im Krankenkassenbereich zeichnet sich in der Rechtsprechung eine Tendenz ab, die den Anspruch des Versicherten auf Erstattung von Krankenbehandlungs- und Arzneimittelkosten nicht mehr nur auf schulmedizinische Richtungen und auf wissenschaftlich nachweisbar wirksame Arzneimittel beschränkt, es vielmehr unter bestimmten Voraussetzungen zur Pflicht des Arztes – und insoweit auch zur **Erstattungspflicht der Kassen** – macht, auch solche Behandlungsmöglichkeiten in Erwägung zu ziehen, die nicht oder noch nicht anerkannt sind. Auch hier bahnt die Rechtsprechung durch richtungsweisende Entscheidungen der **Pluralität in der Medizin** eine Gasse.

Anmerkungen

1 RGSt 25, 375 (= Reichsgericht in Strafsachen)
2 Eingehender dazu die informative Darstellung von *Geiß,* Arzt-haftpflichtrecht, 1989
3 Vgl. BGH NJW 1987, 2927 f. (Bundesgerichtshof in Neue Jur. Wochenschrift)
4 Dazu näher und mit zahlreichen Belegen *Geiß* (Anm. 2), S. 95 ff.
5 BGH NJW 1984, 1397 ff. mit Anm. *Deutsch*
6 BGH NJW 1984, 1399
7 Dazu näher *Schmid,* Die Grenzen der Therapiefreiheit, NJW 1986, 2339 ff., 2341
8 Vgl. *Schmid* (Anm. 7), S. 2342 f.
9 RGSt 67, 17
10 RGSt 67, 22
11 *Schmid* (Anm. 7), S. 2343
12 BSG (=Bundessozialgericht) NJW 1989, 794 ff. = BSGE 63, 102 (= Entscheidungen des Bundessozialgerichts)
13 BSG NJW 1989, 2349 ff. = BSGE 64, 255

Münchener Modell

19 Das „Münchener Modell" – ein Hochschulprojekt stellt sich vor

D. Melchart

„Münchener Modell" ist die Kurzbezeichnung eines Projektversuches zur „Integration von Naturheilverfahren in Forschung und Lehre" an der Ludwig-Maximilians Universität München.

Definition, Ziel und Zweck des Modellversuches

Dieser Modellversuch wurde im Jahre 1988 vom Fachbereichsrat der Medizinischen Fakultät sowie der Hochschulleitung bewilligt und vom Bayerischen Staatsministerium für Wissenschaft und Kunst seit 1989 sonderfinanziert.

Das Projekt fördert die wissenschaftliche Forschung, Lehre und Ausübung von Naturheilverfahren durch interdisziplinäre Zusammenarbeit mit Forschungsinstituten und Kliniken, wissenschaftliche Tagungen, Vorlesungen, Kurse und Publikationen. Ziel ist die Errichtung selbständiger Einrichtungen für Lehre und Forschung der Naturheilverfahren an der Ludwig-Maximilians-Universität München.

Schwerpunkte der Projektarbeit sind der Aufbau und die Durchführung eines Modellstudiengangs sowie die Etablierung definierter Forschungsschwerpunkte.

Faktenlage

Wenn man sich mit dem Forschungs- und Lehrgegenstand „Naturheilverfahren" befaßt, so muß zunächst festgestellt werden, daß das Thema „Naturheilverfahren" innerhalb der Ärzteschaft nach wie vor heftig umstritten ist.

„Es ist für die gegenwärtige Situation bezeichnend, daß eine naturwissenschaftliche einer naturheilkundlichen Medizin die Wissenschaftlichkeit abspricht und andererseits naturheilkundlich orientierte Ärzte die „Natürlichkeit" der naturwissenschaftlichen Medizin bezweifeln. Berechtigtes findet sich dabei in beiden Aussagen. Die Natürlichkeit eines ganz reduktionistischen Begriffs dessen, was wir unter Natur verstehen, muß dabei ebenso in Zweifel gezogen werden wie die rezeptmäßige Anwendung sog. naturheilkundlicher Verfahren ohne ausreichende therapeutische Rationalität" (Matthiessen, 1988).

Die Ausübung naturheilkundlicher Verfahren ist weder durch einheitliche, systematische Aus- und Weiterbildungsinhalte noch durch überprüfbare Aus- und Weiterbildungsordnungen geregelt. Es gibt derzeit ca. 15.000 Ärzte mit der Zusatzbezeichnung „Naturheilverfahren". Weitere 15.000 Ärzte befinden sich in der Weiterbildung, um diese Zusatzbezeichnung zu erlangen.

Eine Allensbacher Repräsentativbefragung aus dem Jahre 1989 zeigt, daß 80% der Bevölkerung der BRD Naturheilverfahren aufgeschlossen gegenüberstehen und mehr als die Hälfte der Bevölkerung (58%) schon einmal „Naturheilmittel" verwendet hat.

Aus diesem Grunde kamen in letzter Zeit auch zunehmende Forderungen von politischer Seite, Naturheilverfahren an Hochschulen zu etablieren. Die aktuelle Novelle zur Approbationsordnung wird bereits das Thema „Möglichkeiten und Grenzen von Naturheilverfahren und Homöopathie" im Gegenstandskatalog 3 berücksichtigen. In Berlin existiert seit 1990 ein Lehrstuhl für Naturheilkunde.

Begründung für die Einrichtung des „Münchener Modells"

Die o.g. Faktenlage zwingt auch die Hochschulen zunehmend in die Verantwortung, sich mit dem Gebiet der Naturheilverfahren aus folgenden Gründen auseinanderzusetzen:

▷ Es erscheint dringend indiziert, die immer wieder geforderte wissenschaftliche Aufarbeitung, Durchdringung und Weiterentwicklung der Naturheilverfahren zu realisieren.

▷ Die steigende Zahl von Ärzten, die Naturheilverfahren anwenden, sowie die vermehrte Abwanderung zu nicht-ärztlichen Heilberufen zwingt zu klaren Aus- und Weiterbildungskriterien sowie zu Prüfungsordnungen zum Schutze der Patientenschaft, der Ärzte und der Methoden selbst.

▷ In Anbetracht der zunehmenden Verschreibung nebenwirkungsreicher Therapeutika erscheint es nicht nur wissenschaftlich berechtigt, sondern auch ärztlich notwendig, Diagnose- und Therapiemethoden aus dem Bereich empirischer Medizin zu überprüfen.

▷ Die Kostenträger unseres Gesundheitssystems benötigen kompetente Prüfstellen für Bedeutung und Wissenschaftlichkeit von Naturheilverfahren.

▷ Die wachsende Inanspruchnahme naturheilkundlicher Methoden durch die Bevölkerung zwingt zur Sicherstellung der Qualität ambulanter und stationärer Versorgung.

▷ Die veränderte Einstellung der Bevölkerung zur eigenen Gesundheit, die bisher angesichts der medizinischen Möglichkeiten z.T. von einem Mangel an Eigenverantwortlichkeit und von allzu großer Sorglosigkeit geprägt war.

▷ geändertes Krankheitsspektrum, insbesondere die Zunahme chronischer Erkrankungen

Zur Geschichte des „Münchener Modells"
(siehe Tab. 19.1)

Das erste Lehrangebot für Naturheilverfahren datiert auf das Jahr 1977 zurück (Melchart, Kees, Schweigart, 1989). Von der „Fachschaftsvertretung Medizin München" wurde mit Unterstützung der Medizinischen Fakultät sowie unter der Schirmherrschaft des Institutes für Anästhesiologie der Universität München eine Akupunktur-Ringvorlesung eingerichtet.

1982 stellte eine Studenteninitiative den Antrag auf Errichtung eines Instituts für Erfahrungsmedizin. Es wurden in den folgenden Jahren diskursive Ringvorlesungen etabliert und 1984 ein „Arbeitskreis zur Förderung von Lehre und Forschung der Erfahrungsmedizin an der LMU München" gegründet. Dieser Arbeitskreis erweiterte das Lehrangebot und organisierte diverse wissenschaftliche Veranstaltungen (Tab. 19.2). Im Jahre 1989 konnte offiziell der Modellstudiengang „Naturheilverfahren: Grundlagen, Möglichkeiten und Grenzen" durchgeführt und 1990 eine medizinisch-pharmazeutische Forschungsstelle im Institut für Pharmazeutische Biologie eingerichtet werden. 1993 wurde ein Klinik-Verbund zum Zwecke der Qualitätssicherung von Weiterbildung und zum Aufbau von Beobachtungsstudien und kontrolliert klinischen Studien realisiert.

Tab. 19.1   Geschichte des „Münchener Modells"

1977	Erste Ringvorlesung „Akupunktur" durch die „Fachschaftsvertretung Medizin München"
1982	Antrag auf Errichtung eines Institutes für Erfahrungs-Medizin an der LMU München, durch Studenteninitiative „Münchener Modell"
1984	Gründung des „AFE-Arbeitskreis zur Förderung von Forschung und Lehre der Erfahrungsmedizin e.V."; Etablierung diskursiver Ringvorlesungen: „Aspekte der Erfahrungsmedizin"
1985	Beginn der Ausrichtung zahlreicher wissenschaftlicher Tagungen
1986	Erweiterung des Lehrangebots durch Kurse und Praktika
1989	Einrichtung des Modellstudienganges
1990	Etablierung einer „Medizinisch-Pharmazeutischen Forschungsstelle" am Institut für Pharmazeutische Biologie
1990	Einrichtung einer interdisziplinären Arbeitsgruppe
1993	Klinikverbund-Projekt

Tab. 19.2   Wissenschaftliche Veranstaltungen des „Münchener Modells"

1984	„Erfahrungsmedizin – Aktuelle Aspekte – Neue Konzeption"
1985	„Naturheilverfahren – ein neuer Forschungsschwerpunkt"
1986	„Curriculum – Naturheilverfahren: Teil 1"
1987	„Biologisch-pharmakologische Wirkung kleinster Dosen"
1987	„Praxiologie des Münchener Modells"
1987	„Curriculum – Naturheilverfahren: Teil 2"
1987	„Medizinischer Holismus in der Schmerztherapie – Integration komplementärer Heilverfahren in die Hochschulmedizin"
1988	„Peripheres Irritationssyndrom als Chronifizierungsfaktor des Schmerzes"
1989	„Curriculum – Naturheilverfahren: Teil 3"
1992	„Bewertungskriterien, Dokumentation und Evaluation von Naturheilverfahren"

Aufbau des Modellstudienganges

Der im Rahmen des Projektes „Münchener Modell" eingerichtete Studiengang hat primär zum Ziel, formal- und realwissenschaftliche Grundlagen und methodenbezogene Kenntnisse über Naturheilverfahren zu vermitteln (Tab. 19.3).

Tab. 19.3   Aufgaben des Modellstudienganges

Vermittlung formal- und realwissenschaftlicher Grundlagen
und methodenbezogener Kenntnisse
über
Naturheilverfahren

Differenzierung ihrer Inhalte
– wissenschaftlich begründet –
– empirisch gesichert –
– spekulativ –
Miteinbeziehen ärztlich-empirischer Praxis in das Studium

Der Modellstudiengang versteht sich als Informationsangebot. Es
wurde zunächst bewußt eine breite Inventarisierung jener Verfahren
angestrebt, die zahlenmäßig am häufigsten im Bereich sog. „Naturheilverfahren" angewendet werden. Die Präsentation der Lehrinhalte berücksichtigt eine Differenzierung der wissenschaftlich begründeten, empirisch gesicherten und spekulativen Anteile des Lehrangebotes. Die Miteinbeziehung ärztlich-empirischer Praxis in das
Studium steht – wo immer möglich – im Vordergrund der didaktischen Strategie. Nach Abschluß der Inventarisierungsarbeiten soll in
Form einer gemeinsamen Kommission ein organisierter Dialog
darüber beginnen, welche Auswahl des Lehrangebotes sinnvoll ist
und welche Lehrempfehlungen für die zukünftige Studentenausbil-
dung gegeben werden können.

Projektorganisation

Der Modellstudiengang hat eine Dauer von zwei Semestern, und die
Studentenaufnahme erfolgt im jährlichen Turnus.
Als Zielgruppe sind die Studenten des zweiten klinischen Studien-
abschnittes vorgesehen. Die geplante Anzahl von 40 Teilnehmern
mußte aufgrund der hohen Nachfrage auf 120 und schließlich auf 210
Studenten im 3. Jahr des Modellversuchs angehoben werden. Das
Unterrichtsvolumen beträgt 4 bis 5 Unterrichtseinheiten pro Woche.
Daneben werden monatlich ca. zwei Selbsterfahrungsseminare und
Praxiskurse für Kleingruppen mit ungefähr 20 Studenten und fünf
Unterrichtseinheiten ausgerichtet. Darüber hinaus finden zwei
Kolloquien pro Semester statt (Tab. 19.4).

Tab. 19.4 Prozeßdaten zum Studienangebot

Dauer: 2 Semester (im jährlichen Turnus)
Zielgruppe: Studenten des zweiten klinischen Studienabschnittes
Teilnehmerzahl: 140 (1989/90/91); 230 (1991/92)
 eingeschriebene Studenten
Dozentenzahl: 58 (1989/90); 52 (1990/91); 38 (1991/92)
Unterrichtsvolumen: 4 Unterrichtseinheiten (UE) im 1. Semester
 2–6 UE im 2. Semester
 monatlich 1 Blockpraktikum à 5 UE
 praktische Übungen 5 UE
 1–2 Kolloquien/Semester

Um die vielfältigen Organisationsaufgaben erfüllen zu können, wurden notwendige Organisationseinrichtungen wie Unterrichtskommission, Projektleitung, Koordinationsbüro und wissenschaftlicher Beirat geschaffen. Sie stehen untereinander in engem Kontakt (Abb. 19.1).

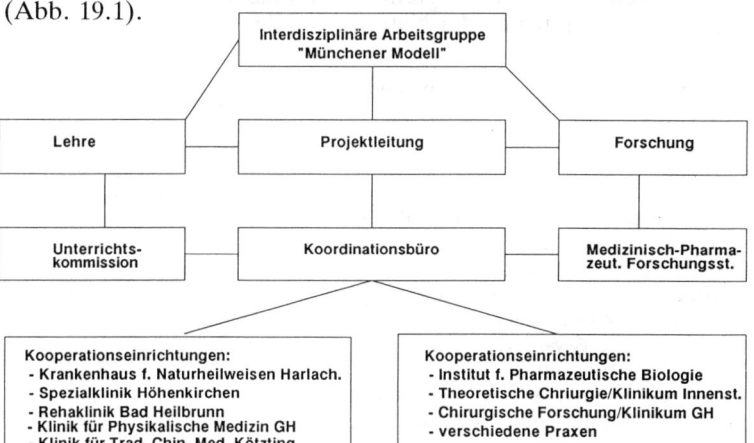

Abb. 19.1 Organisation des Modellversuchs

Personal, Raum- und Finanzsituation sind für Interessierte den
offiziellen Zwischenberichten (Melchart, 1990, 1991) des Projektes
zu entnehmen.

Zu den Inhalten des Modellstudienganges

Das Curriculum wird in verschiedene Themenblöcke gegliedert.
(Themenübersicht siehe Tab. 19.5)
Lernziele des Basiskollegs sind:
- Anthropologie
- Propädeutik ärztlichen Denkens und Handelns in der ganzheits-
  orientierten Medizin
- Vermittlung von realwissenschaftlichen Grundlagen der
  Autoregulation und des Reiz-Reaktions-Prinzips (RRP). Zusätz-
  lich sollen methodenübergreifend die diagnostischen und thera-
  peutischen Strategien der Naturheilkunde dargelegt werden.

Tab. 19.5 Themenübersicht Basiskolleg

Themen	Zahl der Unterrichtseinheiten°		
	89/90*	90/91	91/92
Wirkprinzipien von Naturheilverfahren			2
Gesundheit/Krankheit	2	2	2
Systemwissenschaftliche Aspekte	2		
Ganzheitsmedizinische Aspekte	2		
Physiologische Grundlagen	3/5	6	4
Grundregulationssystem	2	2	2
Konstitutionsmedizin	2	3	2
Methodenübergreifende Strategien Diagnostik			2
Methodenübergreifende Strategien Therapie			2
Prävention	4		
Geschichte der Naturheilverfahren	1	2	2
Umstrittene Methoden/Forschung	2		2
Rechtslage	1	2	2
Sonstiges	3/3	1	
Methodenbezogenes Basiskolleg	3/9	6	
insgesamt	27/17	24	22

° Unterrichtseinheit = 45 Minuten.
* Im Studienjahr 1989/90 fanden sowohl im Wintersemester (erste Zahl) wie
   auch im Sommersemester (zweite Zahl) Basiskollegveranstaltungen
   statt.

Am Beispiel der propädeutischen Modelle „Prävention" und „chronischer Schmerzpatient" wird der zeitgemäße Einsatz verschiedener Naturheilverfahren praxisnah demonstriert. Die methodenorientierte Darstellung einzelner Naturheilverfahren und ihre praxisbezogene Einübung erfolgt im Rahmen von Einführungsvorlesungen und als Wahlfächer in den Bereichen:

▷ Phytotherapie
▷ Homöopathie
▷ Ernährungstherapie, Ernährungsökologie und Vollwerternährung
▷ Hydrotherapie und Klimatherapie (in Zusammenarbeit mit dem Lehrstuhl für Physikalische Medizin)
▷ Traditionelle Chinesische Medizin (TCM) (gemeinsam mit dem Lehrstuhl für Geschichte der Medizin)
▷ Akupunktur
▷ Diagnostisch-Therapeutische-Lokalanästhesie (Neuraltherapie)
▷ Manuelle Medizin (Übersicht in Tab. 19.6)

Praxisorientierte Vermittlung erfolgt – neben Patientendemonstrationen im Hörsaal – in fünf angeschlossenen Lehrpraxen und in vier weiteren kooperierenden Klinikeinrichtungen. Für einige wenige Studenten kann dies auch in Form von Famulaturen und Praktika,

Tab 19.6 Übersicht Methodendarstelltung

Themen	Zahl der Unterrichtseinheiten		
	89/90	90/91	91/92
• Einführung in die Methoden	26	28	30
• Wahlfächer			
Akupunktur	24	24	22
Diagnostisch-therapeutische Lokalanästhesie und Manuelle Medizin	22	20	22
Ernährungstherapie, Vollwerternährung und Ernährungsökologie	22	12	
Homöopathie	26	24	22
Hydro- und Klimatherapie/Physikalische Ther.	14	12	22
Phytotherapie	24	22	22
Traditionelle Chinesische Medizin (TCM)	22	24	
insgesamt	180	166	140

Tab. 19.7 Übersicht Kolloquien, Kurse, Seminare, Selbsterfahrungsseminare, Wochenendworkshops, Exkursionen, Studentencampus

Themen	Zahl der Veranstaltungen/Zahl der Unterrichtseinheiten			
	89/90	90/91	91/92	Summe
Kolloquien				
– Methodenübergreifende Strategien Schmerztherapie	2/6	2/6	2/6	6/18
– Gesundheitsbildung, Gesundheitstraining	1/3	1/3		2/6
– Naturheilverfahren in der Medizin	1/3			1/3
Kurse				
– Funktionelle Palpation	2/12		5/30	7/42
– Klinische Visiten	5/30	5/30		10/60
– Akupunktur	1/4			1/4
– TCM	3/12			3/12
– Homöopathie	1/4			1/4
– Manuelle Medizin	1/4			1/4
– Phytotherapie		6/12	6/12	12/24
Seminare				
– Prävention, Bewegung, Atmung, Coping	6/30		4/12	10/42
– Kasuistiken				10/20
Selbsterfahrungsseminare				
– Atemtherapie	5/20			5/20
– Vollwerternährung	4/32			4/32
– Kneipp- und Klimatherapie		3/18	5/30	8/48
Wochenendworkshops				
– Gesundheitstraining	1/16	4/32		5/48
– Vollwerternährung		4/64	4/64	8/128
– methodenübergreifende naturheilkundliche Diagnostik und Therapie		6/56	10/60	16/116
Exkursionen				
– Heilpflanzen	5/30	5/30	5/30	15/90
– Ernährung/ökologischer Landbau	1/6	1/6		2/12
– Studenten-Campus			1/40	1/40
insgesamt	39/212	37/257	42/284	118/753

Selbsterfahrungsseminaren, Wochenendworkshops, Exkursionen und Kolloquien angeboten werden (Tab. 19.7). Daneben sollen in Zukunft mehrere themen-, methoden- und forschungszentrierte Seminare durchgeführt und geeignete Lehrmaterialien (Videos, Zeitschriften, Bücher) für die Studenten zur Verfügung gestellt werden.

Die Erfahrungen der Projektphase „Modellstudiengang" zeigen bereits heute, daß nur durch den Erwerb fachübergreifender Grundkenntnisse in der Naturheilkunde (Autoregulativen Medizin) eine differenzierte Indikationenkompetenz vermittelt und eine Nutzen-Risiko-Abwägung für den tätigen Arzt möglich wird. Auch die Fähigkeit zur Kooperation der verschiedenen Fachrichtungen der Naturheilkunde sowie ihre Zusammenarbeit mit klassischen klinischen Fächern der Hochschulmedizin stellt eine wichtige Erfordernis dar. Diese Lehrziele werden aber nur in einem Postgraduierten-Studiengang realisierbar sein. Tab. 19.8 faßt den Lehrzielkatalog zusammen.

Es bedarf einer dringenden Reform der Ärzteweiterbildung auf dem Gebiet der Naturheilverfahren. Die Weiterbildung für Ärzte zum Erwerb der Zusatzbezeichnung „Naturheilverfahren" ist in ihrer derzeitigen inhaltlichen und rechtlichen Form als unzulänglich einzustufen.

Aus diesem Grunde widmet sich das MM zukünftig der Qualitätssicherung der Weiterbildung.

Tab. 19.8 Lehrzielkatalog

Zusammenfassend gilt folgender Lehrzielkatalog:

- Erwerb von **Grundkenntnissen** in Theorie und Praxis sogenannter „Naturheilverfahren";
- Erwerb **diagnostischer Fähigkeiten;**
- Erwerb von Kenntnissen in der **Stellung von Indikationen und Kontraindikationen** in einzelnen „Naturheilverfahren"; (Indikationenkompetenz);
- Erwerb von Kenntnissen methodischer und methodenübergreifender therapeutischer Strategien;
- Erwerb **praktischer Fähigkeiten** an Beispielen einzelner, definierter „Naturheilverfahren";
- Vermittlung einer **Kommunikations- und Kooperationsfähigkeit** zwischen klinischer Medizin und „Naturheilverfahren" sowie der „Naturheilverfahren" untereinander;
- Erwerb der Fähigkeit zur **Nutzen-Risiko-Abwägung;**
- Vermittlung von **Selbsterfahrung** und Anregung zur **Erkenntnisarbeit;**

Forschungsaktivitäten des Projekts

Vorbemerkungen

Zielsetzung neuer Forschungsansätze muß die Schaffung wissenschaftlich begründeter Konzepte für sog. „Naturheilverfahren" sein. Die wissenschaftliche Aufarbeitung bisher ausschließlich empirisch begründeter Verfahren der Medizin wirft jedoch bereits im Vorfeld die Frage auf, inwieweit sich die Medizin naturwissenschaftlicher Methodik zu bedienen hat und was überhaupt eine wissenschaftliche Methodik kennzeichnet.

In diesem Zusammenhang soll auf eine Arbeit von H. Pietschmann (1983) hingewiesen werden, mit dem Thema: „Medizin – eine Disziplin zwischen Naturwissenschaft und Kunst". Der Autor betont in diesem Aufsatz insbesondere die akausale Dimension der Medizin, eine Dimension, die nicht durch kausal-analytisches Denken erfahrbar ist (vergl. auch Weinreb, 1979).

Dennoch sind „Gebiete der Individualmedizin, Lebensordnungsmedizin, Soziopsychosomatik von der Naturwissenschaft her entwickelbar, also keineswegs ein für nicht-schulische Gedankengänge reserviertes Gebiet. Es ist grundsätzlich möglich, auch die Erfahrungsheilkunde, Naturheilverfahren und andere am Rande der Schulmedizin stehende Praktiken, in das Gebiet einer wissenschaftlich sich verstehenden Medizin zu integrieren" (Schäfer, 1983).

Obwohl Wissenschaft nicht immer Naturwissenschaft ist, stellt letztere ein unverzichtbares Kommunikationsmedium dar.

Naturwissenschaftliche Ergebnisse sind – laut Pietschmann (1983) dadurch gekennzeichnet, daß sie überprüfbar, wiederholbar und isolierbar sind.

„Eine Eingliederung in das geltende Therapiegebäude ist jedoch Anspruch, nicht Kriterium der Naturwissenschaft" (Pietschmann, 1983). Wissenschaftstheoretisch erscheint eine Gliederung nach Wirkmodell, Wirkmechanismus und Wirksamkeitsnachweis sinnvoll.

▷ Wirkmodelle haben die Aufgabe, Wirkungen im definierten Experiment zu untersuchen. Sie beschreiben lediglich qualitative oder quantitative Veränderungen an Modellparametern.

▷ Wirkmechanismen sollen Aufschluß über die Art und Weise einer Wirkung geben.

▷ Wirksamkeitsnachweis bezeichnet den Nachweis der klinischen Wirksamkeit einer Therapie am Patienten in Bezug auf die zu beeinflussende Zielgröße. Der Wirksamkeitsnachweis erfolgt in klinischen Studien mit prinzipiell zwei Untersuchungsvarianten, der Kollektivstudie oder der Einzelfallanalyse.

Arbeitsschwerpunkte

Um Forschungsschwerpunkte auf dem Gebiet empirisch-medizinischer Forschung von „Naturheilverfahren" zu bilden, sind – aufgrund der Komplexität des Forschungsgegenstandes – Arbeitsschwerpunkte notwendig. Diese sollen prinzipiell grundlagen- und methodenorientiert konzipiert sein. Beispiele methodenorientierter Schwerpunktbildung sind:
▷ **Arzneiliche Naturheilverfahren:**
 – Phytotherapie
 – Homöopathie
▷ **Nicht-arzneiliche Naturheilverfahren:**
 – Akupunktur
 – Manuelle Medizin
 – Diagnostisch-Therapeutische-Lokalanästhesie

Mögliche Einzelaspekte eines Aufgabenkatalogs zur Grundlagenforschung und klinischen Forschung:
▷ **Erkenntnistheorie und Wissenschaftstheorie der Medizin**
 z.B. Grundlagenverständnis für multikausale Systeme; Funktiotropie des vernetzten Denkens; d.h. Denken in Zusammenhängen; biologisch-informativ-theoretischer Denkansatz; Chaostheorie etc.
▷ **Methodische Entwicklungen**
 z.B. Wirkmodell-Einsatz aus immunologischen, endokrinologischen und adaptationsphysiologischen Bereichen zur Überprüfung pharmakologischer und physiologischer Wirkungen von Naturheilverfahren; Verfahren zur individuellen Reaktionsdiagnostik und -prognostik.
▷ **Aufklärung der Reaktionsstrukturen bei Anwendung von am Reiz-Reaktions-Prinzip orientierten Verfahren und Entwicklung einer therapeutischen Physiologie**
 z.B. Bedeutung verschiedener Reaktionsmuster für die Adaptation sowie die Auslösungs- und Entwicklungsbedingungen,

Steuermechanismen hygiogenetischer, d.h. die Gesundheit erhaltender, Strukturen (insbesondere humorale, endokrinologische, neurophysiologische und chronobiologische Anteile)
▷ **Untersuchungen über das Wirkprinzip der Alteratio (sog. „Umstimmungstherapie")**
z.B. immunologische sowie pharmakologisch-klinische Untersuchungen pflanzlicher Immunstimmulatoren und die Bedeutung von Dosis, Intervall, Reaktionsausgangslage etc.
▷ **Weitere Aufklärung über das Wirkprinzip von Arzneimitteln und „Kleinster Dosen"**
z.B. Reflektor- Molekularwirkung
▷ **Klärung der Frage nach der Natur homöopathischer Potenzen**
z.B. experimentelle Vergleichsuntersuchungen verdünnter und potenzierter Substanzen
▷ **Klinische und biologische Experimentalstudien an Menschen über therapeutische Wirksamkeit arzneilicher und nicht-arzneilicher Naturheilverfahren**
z.B. Doppelblindstudie mit einem homöopathischen Mittel bei einer Indikation oder individuellen Therapie bei einer Indikation; offene klinische Studie, Einzelfallanalyse (intraindividueller Versuch)
▷ **Konzepte für Diagnostik und Therapie von Naturheilverfahren**
z.B. Systematisierung und Konzeptualisierung diagnostischer und therapeutischer Ansätze auf dem Boden wissenschaftlicher Theorienbildung.

Für die wissenschaftliche Begleitung des Modellstudiengangs sind zwei Arbeitsbereiche in das Arbeitsprogramm aufgenommen:
▷ didaktischer Arbeitsbereich
▷ forschungsfördernder Arbeitsbereich

● Die didaktische Begleitung umfaßt neben der Literaturerhebung eine systematische Befragung der Studenten und Lehrenden. Diese Befragungsaktionen sollen eine Rückmeldung des Ausbildungserfolges aller Beteiligter ermöglichen. Es sind darüber hinaus Einblicke in die Motivation und den Kenntnisstand der Studenten sowie Informationen über Gliederung, Ordnung und Übersichtlichkeit der Lehrveranstaltungen zu gewinnen. Der Auswertung wurde eine Beobachtungsgruppe von ca. 120 Studenten mit etwa 200.000 Einzeldaten für das Wintersemester 1989/90 und das Sommersemester 1990 zugrundegelegt. Im folgenden sind einige der wichtigsten Ergebnisse (Melchart, Murko et al, 1991) skizziert:

Fragen zur Motivation, der Einstellung zu Naturheilverfahren und Schulmedizin, zu eigenen Vorerfahrungen mit Naturheilverfahren sowie zur grundsätzlichen Einschätzung des „Münchener Modells"

Antwort	%	n
– Naturheilverfahren sind eine gute Ergänzung zur Schulmedizin.	98	121
– Schulmedizin ist für mich unzulänglich.	66	114
– Ich lehne künstlich-chemische Produkte/Behandlung ab.	7	119
– Naturheilkunde als Trend, dem ich folgen möchte	65	101
– Ich möchte nur einmal „hineinschnuppern".	20	106
– Eigene Erfahrungen mit NHV	89	102
– Glauben Sie, daß das „Münchener Modell" eine bleibende Einrichtung wird? Antwort ja (Semesteranfang)	98	117
– Wünschen Sie dies? (Antwort ja)	99	122
– Glauben Sie, daß das „Münchener Modell" eine bleibende Einrichtung wird? Antwort ja (Semestermitte)	96	45
– Wünschen Sie dies? (Antwort ja)	100	47
– Ich glaube, daß andere Universitäten das Projekt aufgreifen.	98	165
– Ich glaube, daß es Widerstand gegen das Projekt geben wird (Semesteranfang).	26	115
– Ich glaube, daß es Widerstand gegen das Projekt geben wird (Semestermitte).	68	47

Bewertung der Dozenten und der einzelnen Veranstaltungen,
Fragen zur Erwartungsbefriedigung.

Bei der Bewertung der Dozenten ergaben sich folgende Durch-
schnittsnoten (Notenskala 1 = sehr gut bis 6 = ungenügend):
Vorlesungen 1. Semester (44 Veranstaltungen, 2 Fragebogenty-
pen)

	Durch-schnitt	n
– Verständlichkeit der Sprache	1,8	1988
– Logik des Aufbaus	2,3	779
– Fachliche Kompetenz	1,8	756
– Güte der visuellen Hilfsmittel	2,3	1809
– Persönliches Engagement	1,7	1969
– Fähigkeit, Interesse zu wecken	2,4	1878
– Didaktik	2,2	1200
– Gesamtbewertung	2,2	1811
– Summe der Einzelbewertungen	2,1	10378

Vorlesungen 2. Semester (23 Veranstaltungen, 1 Fragebogentyp)
Wahlfächer (1 Fragebogentyp, Befragung Semesteranfang und
-ende)

	Durch-schnitt	n
– Gesamtbewertung Vorlesungen 2. Sem.	2,2	1737
Gesamtbewertung Wahlfächer	2,1	161

Fragen zu Erwartungsbefriedigung

Antwort	%	n
– Erwartungsbefriedigung Vorlesungen		3898
– ziemlich gut (1. Sem.)/gut (2. Sem.)	41,4	1613
– positiv überrascht	23,0	897
– mehr erwartet/enttäuscht	35,6	1388

- Erwartungsbefriedigung Wahlfach 204
  - gut 61 124
  - positiv überrascht 22 44
  - enttäuscht 18 36
- Werden Sie die Vorlesung weiterempfehlen? 3058
  - sehr wahrscheinlich 33,9 1034
  - wahrscheinlich 35,6 1088
  - kaum wahrscheinlich 24,3 742
  - auf keinen Fall 3,4 105
- Werden Sie Ihr Wahlfach weiterempfehlen? 207
  - sehr wahrscheinlich 43 90
  - wahrscheinlich 43 89
  - kaum wahrscheinlich 12 24
  - auf keinen Fall 2 4

Auswertung der Wahlfachpräferenzen und einzelner Fragen zum Wahlfach.

Die Beliebtheit der Wahlfächer wurde durch Auswertung der Präferenzen bei der Bewerbung durch ein Scoreschema ermittelt. Die Studenten hatten die Möglichkeit eine 1. (= 3 Scorepunkte), eine 2. (= 2 Scorepunkte) und eine 3. Präferenz (1 Scorepunkt) anzugeben (n = 156):

- Manuelle Medizin: 273 Punkte
- Akupunktur: 247 Punkte
- Homöopathie: 132 Punkte
- Phytotherapie: 97 Punkte
- Ernährungstherapie: 60 Punkte
- Traditionelle Chinesische Medizin: 59 Punkte
- Kneipp- und Klimatherapie: 23 Punkte

66,4% (n = 122) haben das Wahlfach 1. Präferenz erhalten. 22,4% (n = 116) möchten sich in ihrem Wahlfach spezialisieren, weitere 62,9% wollen dies „möglicherweise" tun.
45,2% (n = 208) fühlten sich durch die Vorlesungen nicht gut auf ihr Wahlfach vorbereitet.

Dozentenbefragung

Für die Evaluation des „Studienangebotes Naturheilverfahren"
(1989–1991) des „Münchener Modells" zur „Integration von Naturheilverfahren in Forschung und Lehre an der Ludwig-Maximilians-
Universität München" wurde zwischen Juni und Oktober 1991
ergänzend zu Studentenbefragung eine Befragung der beteiligten
Dozenten durchgeführt. Ziel dieser Befragung war die Ermittlung
der Bewertung von Studienkonzept und -inhalten durch die Dozenten und wesentlicher Kritikpunkte.
Bis zum 30.11.1991 gingen 38 ausgefüllte Fragebögen ein; das
entspricht einem Rücklauf von 60%. Aufgrund der Anonymisierung
konnte nicht eruiert werden, welche Dozenten den Fragebogen nicht
zurückgesendet hatten. Die Tabellen 19.9 und 19.10 fassen die
wichtigsten Ergebnisse zusammen.
In Freitextfeldern wurden folgende wesentliche Kritikpunkte und
Bedingungen für eine weitere Mitarbeit genannt:
Ein Dozent hält das „Münchener Modell" und sein Studienangebot
für „autonom; fachlich unkritisch-expansiv; sich überschätzend" und
ist „nur unter vollständig neuer Strukturierung" zu einer weiteren
Mitarbeit bereit. Zwei weitere Dozenten halten das Ausmaß der
kritischen Auseinandersetzung mit den Verfahren nicht für ausrei-
chend, ein Dozent hält zu viele Außenseiterthemen für berücksich-
tigt. Ansonsten werden unterschiedlichste, zum Teil inhaltlich
konträre Kritikpunkte geäußert.
Die Ergebnisse der Befragung ergeben eine insgesamt in hohem
Maße positive Bewertung des Studienangebotes „Münchener
Modell" durch die beteiligten Dozenten. Der Durchschnitt bei der
Gesamtbewertung des Studienangebots lag auf einer gewöhnlichen
Notenskala (1 = sehr gut bis 6 = ungenügend) bei 1,92. Diese
Ergebnisse haben jedoch nur eine begrenzte Aussagekraft und
können keinerlei Hinweise auf die Bewertung durch unabhängige
Beobachter geben.

Der forschungsfördernde Arbeitsbereich soll Hilfestellung bei der
Ausarbeitung und Beantragung wissenschaftlicher Förderanträge
für diverse Forschungsprojekte geben.

Zu den weiteren Aufgaben der wissenschaftlichen Begleitung gehört
es, die gesammelten Erfahrungen publizistisch aufzuarbeiten und
interessierten Hochschullehrern, Fakultäten, Studenten und Ärzten

Tab. 19.9 Fragen mit vorgegebenen Antwortmöglichhkeiten; alle Dozenten (n = 38); MF = Mehrfachnennungen; KA = keine Angabe

Frage	Antworten						
Berufliche Tätigkeit	30	Ärzte	11	Sonstiges	3 MF		
Ort der Tätigkeit	12	Universität	17	Praxis	4 MF	2 KA	
	12	Anderes					
Selbstkategorisierung	19	Schulmedizin	27	Naturheilverf.	9 MF	2 KA	
Bereit, weiter mitzuarbeiten?	29	ja	5	nein		2 KA	
	2	eingeschränkt					
Erwartungsbefriedigung	19	gut	8	pos. überrascht		4 KA	
	1	enttäuscht	6	mehr erwartet			
Münchener Modell eine bleibende Einrichtung?	28	glaube ja	5	glaube nein		5 KA	
Wünschten Sie dies? KA	36	ja				2	
Vorbild für andere Universitäten?	33	ja	1	nein		4 KA	
beste Organisationsform in Zukunft?	6	Anbindung an existierende Lehrstühle	17	eigener Lehrst.	6 MF	5 KA	
			16	unabhängige universitäre Einrichtung			

Tab. 19.10 Beurteilung von Wertigkeit der Schwerpunktfächer des „Münchener Modells" in der Gesamtgruppe; n = 38 (in der Gruppe der Universitätsangestellten; n = 12)

	hoch	mittel	gering	wertlos	x	KA
Manuelle Medizin	19(6)	6(1)			1,2	13(5)
Phytotherapie	18(4)	6(2)	1		1,3	13(6)
Ernährungstherapie	15(4)	9(2)	1(1)		1,4	13(5)
Therapeutische Lokalanästhesie	16(5)	9(1)			1,4	13(6)
Akupunktur	14(3)	11(4)	1		1,5	12(5)
Kneipp- und Klimatherapie	12(3)	11(3)	1		1,5	14(6)
Homöopathie	16(3)	5(1)	2(1)	2(1)	1,6	13(6)
Traditionelle Chinesische Medizin	5(1)	8(2)	10(3)	3(1)	2,4	12(5)

zugänglich zu machen. Das hier vorliegende Buchprojekt dient diesem Ziele. Weitere aktuelle Unterlagen sind in unserem Projektbüro anzufordern.

Daneben muß an einigen wenigen ausgewählten Beispielen der Wirk- und Wirksamkeitsnachweis für Naturheilverfahren erbracht werden. Es sind derzeit mehrere Dissertationen in Bearbeitung. Den aktuellen Forschungsschwerpunkt stellen Arbeiten aus dem Bereich der „Immunmodulation mit Naturstoffen" sowie eine kriteriengestützte Literaturevaluation dar.

Durch den Einsatz von Projektgeldern konnte die Einrichtung einer „Medizinisch-Pharmazeutischen-Forschungsstelle" im Institut für Pharmazeutische Biologie der Universität München realisiert werden. Hiermit sind günstige infrastrukturelle Voraussetzungen für weitere wissenschaftliche Projekte des „Münchener Modells" gegeben.

Die wissenschaftliche Aufarbeitung scheint am wirksamsten im Rahmen von interdisziplinären Arbeitsgruppen, Forschungskooperationen, klinischen Forschergruppen oder sogar Sonderforschungsbereichen erreichbar zu sein.

Bei der Erforschung von Naturheilverfahren handelt es sich vor allem um Grundlagenforschung, die sich an den Grenzbereichen der vorhandenen klinischen und wissenschaftlichen Fächern vollzieht und deshalb eine interdisziplinäre Zusammenarbeit der unterschiedlichsten Fachvertreter erforderlich macht. Derartige interdisziplinäre Arbeitsgruppen werden gezielt vom Bundesministerium für Forschung und Technologie sowie der Deutschen Forschungsgemeinschaft gefördert.

Sonderaktivitäten des Projektversuchs

Wie bereits oben berichtet, sehen wir den Einsatz von Naturheilverfahren im Bereich Prävention und Gesundheitsbildung als eine zukunftsweisende Aufgabe der Medizin an. Versteht man unter Gesundheit ein körperliches, seelisches und soziales Wohlbefinden, so beinhaltet ihre Förderung weit mehr, als die derzeitige medizinische Praxis zu leisten vermag. Gerade für die Verbesserung der „primären Prävention" wird es notwendig sein, Gesundheitsassistenten oder Gesundheitstrainer dem Arzt als Cotherapeuten zur Seite zu stellen. Aus diesem Grunde planen wir gemeinsam mit der

Volkshochschule Deggendorf, der Akademie für Gesundheit und Volksbildung in Mainburg und der Reformhaus-Fachakademie in Oberursel-Oberstetten ein Ausbildungsmodell „Gesundheitstrainer", das sich primär an Multiplikatoren aus dem Bereich von Volkshochschulkursleitern, Krankenpflegeberufen, Heilpädagogen u.a.m. richtet. Außerdem übernimmt das Projekt die Trägerschaft eines Vorschulförderprogrammes „Bewegung und Ernährung" am Förderzentrum „Schule am Schloßberg", Landkreis Dachau; es dient als zukunftsweisendes Beispiel primärer Prävention.

Seit Frühjahr 1990 unterstützt das Münchener Modell den Aufbau einer Klinik für Traditionelle Chinesische Medizin in Kötzting/Bayer. Wald. In Kooperation mit der Universität für Traditionelle Chinesische Medizin in Peking VR-China soll die Ausübung Traditioneller Chinesischer Medizin durch chinesische Ärzte in dieser Klinik verwirklicht werden. Eine praktische und wissenschaftliche Begleitung durch westlich ausgebildete Ärzte soll einen transkulturellen Vergleich in Diagnose und Therapie ermöglichen. Das „Münchener Modell" ist Mitglied des Wissenschaftlichen Beirates. Es wird darüber hinaus eine Kooperation hinsichtlich der Aus- und Fortbildung auf dem Gebiet der TCM angestrebt.
Schließlich befindet sich der Modellversuch in wissenschaftlicher Zusammenarbeit mit einer internationalen Film-Koproduktion über das Thema „Kunst des Heilens – Kunst des Lebens", die als mehrteilige Filmserie für den Fernseh- und Videobereich im Medienverbund vorgesehen ist und für die Erstellung didaktischen Filmmaterials zur Aus- und Weiterbildung genützt werden soll.

Perspektiven

Das Konzept des Modellstudiengangs „Naturheilverfahren" ist neu, kann aber auf Vorleistungen zurückgreifen, die z.T. vom „Arbeitskreis zur Förderung von Forschung und Lehre der Erfahrungsmedizin München e.V." in mehrjähriger Vorarbeit erbracht wurden.
Der aktuelle Erfolg der laufenden Projektphase zeigt, daß das Studienangebot von den Studenten akzeptiert und in einem hohen Maße nachverlangt wird. Es ist jedoch unumgänglich, daß auch Vertreter der herrschenden Lehrmeinungen sich mit der inhaltlichen Thematik auseinandersetzen und in Dialogen und Diskussionen

Stellung beziehen. Damit wird eine vorurteilsfreie Auseinandersetzung im Bereich der Forschungsinhalte möglich. Um dies zu erreichen, wurde eine interdisziplinäre Arbeitsgruppe eingerichtet, die zu einem organisierten Dialog mit der Fakultät führen und sich gezielt mit Fragen der Naturheilverfahren in Forschung und Lehre befassen sowie interessierte Fachvertreter in gemeinsamen Projekten zusammenführen soll. Dieses Konzept sieht sich als Fortführung des historischen Dialoges zwischen A. Brauchle und L. R. Grote 1937 in Dresden und sollte zu einem beständigen Arbeitskreis „NHV" innerhalb der Med. Fakultät führen.

Forschung und Lehre können nicht von heute auf morgen entstehen. Voraussetzungen sind eine Tradition und ein Klima des Vertrauens, das sich nur allmählich entwickelt. Das Fehlen traditioneller Infrastrukturen hat zur Folge, daß derzeit kein nennenswerter akademischer Mittelbau existiert, der sich durch Habilitationen wissenschaftlich höher qualifiziert.
Darüber hinaus fehlt eine ausreichende Zahl von Patienten und Experten im Bereich NHV; dies zwingt zum Einbezug auch außeruniversitärer Einrichtungen (Spezialkliniken, Praxen etc.).
Der Aufbau unseres Klinikverbund-Konzeptes, der den Zusammenschluß mehrer Spezialkliniken, Modellpraxen und Ambulanzen anstrebt, könnte eine richtungsweisende Infrastruktur-Alternative sein.
Wir plädieren deshalb für die Übernahme unseres „Münchener Modells" als Grundkonzept auch an anderen deutschen Hochschulen, damit mittelfristig die Voraussetzungen für Lehr- und Forschungszentren für Naturheilkunde an deutschen Hochschulen geschaffen werden können. Dieser Aufgabe kommt nicht nur wissenschaftliches, sondern auch vielfältiges öffentliches Interesse entgegen.

Literatur

Brauchle A, Grote LR. Gespräche über Schulmedizin und Naturheilkunde. Leipzig: Reclam 1935.

Matthiessen PF. Das Medizinstudium an der Universität Witten/Herdecke. Versuch einer Neugestaltung der ärztlichen Ausbildung. In: Arzt 2000. Mohr J, Schubert C (Hrsg.). Berlin: Springer 1988.

Melchart D, Kees B, Schweigart A. Münchener Modell – Dokumentation 1978–1988. München: Eigenverlag Münchener Modell, 1989.

Melchart D. Zwischenbericht zum Projektversuch. München: Eigenverlag Münchener Modell 1990.

Melchart D. 2. Zwischenbericht zum Projektversuch, München: Eigenverlag Münchener Modell, 1991.

Melchart D, Murko I, Worku F, Linde K. Evaluierung des Modellstudienganges. Wintersemester 1989/90, Sommersemester 1990. München: Eigenverlag Münchener Modell 1991.

Melchart D. Integration der Naturheilverfahren in die Medizinerausbildung am Beispiel des „Münchener Modells" tpk 1990; 4 (9): 502–505.

Melchart D. Ausbildung in Naturheilverfahren im Modellversuch. In: Dokumentation der besonderen Therapierichtungen nach natürlichen Heilweisen in Europa. VGM Bd 1, 1. Halbjahr: 71–86, 1991.

Melchart D. Integration der Naturheilverfahren in die Medizinerausbildung am Beispiel des „Münchener Modells". Schriften des Forschungsinstituts Freie Berufe (FFB), Universität Lüneburg 1990; VHR: 33–43.

Pietschmann H. Medizin – eine Disziplin zwischen Naturwissenschaft und Kunst. Acta Medica Empirica 1983; 32, 13: 917–21.

Weinreb F. Vom Sinn des Erkrankens. Bern: Origo 1979.

Glossar

Adaptat – morphologisches und/oder funktionelles Produkt der Adaptation; durch kontinuierlichen Reizeinfluß auf autonome Funktionen ausgelöst

Alteratio – Umstimmung; bewußte Auslenkung, z. B. von neurovegetativen, psychoendokrinen oder immunologischen Parametern, die die Reaktionsbereitschaft des Organismus oder eines seiner Teilsysteme verbessern und schließlich in Richtung einer trophotropen Reaktionslage lenken soll

Autoregulation – Selbstregulation; Fähigkeit des Organismus, mit Hilfe selbstregulativer Mechanismen auf äußere und innere Einflüsse zu reagieren und ein funktionelles Gleichgewicht aufrecht zu erhalten oder wieder herzustellen, um Adaptation, Zielerreichung, Integration und Strukturerhalt zu garantieren

Autoregulative Medizin – Medizin, die primär selbstregulierende Prozesse in Richtung Gesundheit ökonomisiert und unterstützt

Bioinformativ – informationell im Sinne von Funktionsordnungen übertragend

Coping – Verhaltensweisen und Prozesse zur Problem- oder Krankheitsbewältigung

Deadaption – Rückbildung von Adaptaten

Detoxicatio – Entgiftung; eines der therapeutischen Wirkprinzipien der Naturheilkunde, das auf humoralpathologischen Vorstellungen beruht

Diathese – körperliche Störungen, die auf konstitutionelle Normabweichungen zurückgeführt werden, z. B. allergische Diathese

Disposition – Veranlagung bzw. Bereitschaft, eine bestimmte Krankheit zu entwickeln

Dysadaption – Störungen der physiologischen Adaptation, z. B. durch Überforderung

Ergotrope Phase – zweite Phase (nach der ersten trophotropen Phase) einer adaptiven Reaktion, in der Kompensationsleistungen aufgebaut werden (z. B. Vermehrung der Muskelmasse)

Formalwissenschaft – nicht-experimentelle Wissenschaft, die sich mit den Grundlagen der Wissenschaft selbst beschäftigt, z. B. Logik und Erkenntnistheorie

Funktiotrop – auf die Funktion, das Ziel eines Systems gerichtet, im Gegensatz zu organotrop, d.h. auf Einzelorgane gerichtet

Genuine Naturfaktoren – unmittelbar aus der Umwelt genommene und belassene, therapeutisch verwertete Reize, z.B. Wasser, Licht

Gesundheitstraining – Übung und Kräftigung der autoregulativen Fähigkeiten des Organismus, z.B. über Maßnahmen im Bereich der Lebensführung, durch Entspannungstechniken etc.

Grundregulationssystem – durch die Zellen des lockeren Bindegewebes, Gefäße, peripherer Nerven und Interzellularsubstanz anatomisch gebildete Funktionseinheit, die peripher-autonome Grundfunktionen des Lebens entscheidend beeinflussen soll (Elektrolythaushalt, Säure-Basen-Haushalt etc.)

Hygiogenese – Selbstheilung und die damit verbundenen autoregulativen Prozesse in Richtung Gesundheit, die zur autonomen Überwindung von Krankheiten eingeleitet werden

Konstitution – die Gesamtheit körperlicher und psychischer Eigenschaften

Manipulation – passive Bewegung eines Gelenkes über den Bereich der aktiven Beweglichkeit hinaus

Medizinischer Holismus – Richtung in der Medizin mit dem Ziel ganzheitlicher Denk- und Handlungsweisen

Mobilisation – passive oder aktive Bewegung eines Gelenks innerhalb seines physiologischen Bewegungsbereichs

Modalität – in der Homöopathie Bedingungen von Symptomen, d.h. wodurch und wann die Symptome ausgelöst, verbessert oder verschlechtert werden

Naturheilverfahren (NHV) – Definition: „Naturheilverfahren zielen auf eine aktive Beteiligung und Nutzung selbstregulierender Prozesse des menschlichen Organismus (Autoregulation in Richtung Gesundheit). Die therapeutisch-diagnostischen Maßnahmen folgen dem „Reiz-Reaktions-Prinzip" (Melchart 1991).

Naturistisch – ausschließlich genuine Naturfaktoren anwendend

Peripheres Irritationssyndrom – klinische Zeichen einer anhaltenden pathologischen Erregung im autonomen und/oder zerebrospinalen Nervensystem im Sinne von Dysästhesie, Dyskinesie, Dyskrasie und Dystrophie

Projektionssymptom – reflektorische Krankheitszeichen, z.B. Schmerzen in einem umschriebenen Hautareal bei Erkrankung eines inneren Organs oder neurophysiologisch übertragene Schmerzen und Sensibilitätsstörungen

Psychoneuroimmunologie – Wissenschaft von der Verknüpfung von Psyche, Immun- und Nervensystem

Realwissenschaft – Wissenschaft, die ihre Hypothesen in experimentellen Untersuchungen verifiziert oder falsifiziert

Regeneratio – Erholung; eines der therapeutischen Wirkprinzipien der Naturheilkunde

Regulationstherapie – Therapie mit dem Konzept, über die Optimierung von Regulationsvorgängen Verbesserung oder Heilung durch Funktionsökonomisierung (Reiz-Reaktions-Prinzip) zu erreichen; Synonym zu autoregulative Therapie

Reiz-Reaktions-Prinzip – indirekte Beeinflussung einer Zielstruktur über körpereigene Prozesse durch die Reaktion auf einen therapeutischen Reiz; gemeinsames Prinzip autoregulativer Verfahren

Salutogenese – Entwicklungsprozeß der Gesundheit des Individuums als Ergebnis von Lern-, Reifeprozessen, genetischer Ausstattung, physiologischem Verhalten und soziobiologischen Umweltfaktoren

Salutoplastik – Summe aller individuellen Fähigkeiten menschlicher Autonomie zur Regulation, Regeneration, Adaptation und Abwehr

Semiotik – Lehre der Krankheitserscheinungen

Somatotopie – Projektion des Gesamtkörpers oder seiner Systemfunktionen auf der Oberfläche umschriebener Körperbezirke

Systemorganisation – hierarchischer Aufbau eines Systems mit verschiedenen Systemebenen

Systemwissenschaft – Wissenschaft von den komplexen Beziehungen und Funktionsverknüpfungen von Systemteilen

Trophotrope Phase – erste Phase der adaptiven Reaktion, in der durch toleranzsteigernde Adaptate eine erste Anpassung an das Reizgeschehen erfolgt

Personenverzeichnis

Aetios von Amida   150
Alexander, Gerda   198
Alexander von Tralles   150
Alkmaion von Kroton   147
Anaxagoras   147
Anaximander   146
Antonius Musa   149
Aschner, B.   115, 123

Baltzer, E.   165
Barthel, H.   470
Benedikt von Nursia   150
Bergsmann, O.   60, 83, 79, 102
Bernstein   212
Bier, A.   179
Bircher-Benner, M.   170
Bönninghausen, C.v.   460, 470
Borovec   212
Braid   213
Brunfels, O.   173
Buchborn, E.   14
Bühring, M.   4, 176

Celsus, Aulus Cornelius   149, 213
Cornelius, A.   172
Cramer, F.   31

Eder, M.   80, 81, 82
Empedokles von Agrigent   146

Faria, Abbé   213
Felke, E.   170
Floyer, J.   156
Flury, R.   462
Földi, M.   105, 106
Folz, H.   154
Fräntzki, E.   477
Fuchs, L.   173

Galen   s. Galenos von Pergamon
Galenos von Pergamon   149
Gerl, W.   213
Gindler, E.   198

Glaser, V.   210
Gleditsch, J.M.   62, 63, 104, 106
Glisson, F.   336
Gutmann, G.   339

Hahn, J.S.   157
Hahn, Th.   165
Hahnemann, (C.F.) S.   160,
   458–460, 462, 463
Halhuber, M.   206
Hartmann, F.   16
Heim, E.   29
Heim, G.   86
Heine, H.   78, 86, 102
Heinzler, R.   271
Helmont, J.B. v.   155
Hensel, H.   460, 463
Hentschel, H.D.   4
Herget, H.F.   107, 115, 123
Hering, C.   460, 465
Hieronymus von Brunsschwick
   336
Hildebrandt, G.   14, 48, 82
Hildegard von Bingen   151
Hippokrates   147, 287, 336
Hoff, F.   84
Hoffmann, F.   156
Hufeland, C.W.   158, 505
Huneke, F.   371

Jacobson, E.   211

Kellner, G.   100
Kent, J.T.   460
Kneipp, S.   167, 254
Knipschild, P.   136
Kötschau, K.   33, 85
Krehl, L.v.   179
Kuban, G.   176

Leclerc, H.   289
Ling, P.H.   172, 337

Madaus, G.   174
Matthiesen,   P.F.   2
Mesmer   213
Mezger, J.G.   172
Middendorf, I.   198

Naegeli   337
Nogier, P.   448

Oelze, F.   176
Oertel, E.F.C.   161
Ostendorf, G.M.   134

Palmer, D.   338
Paracelsus   151, 287, 336
Paré, A.   172
Paulus von Aegina   150
Perger, F.   81, 82, 84
Peter, B.   213
Pietschmann, H.   140
Prießnitz, V.   162, 254
Pythagoras   146, 242

Rademacher, J.G.   144
Rausse, J.H.   164
Rousseau, J.-J.   161

Saller, K.   176
Sauerbruch, F.   179
Schaar-Schuch   197
Schmidt, P.   491

Schönenberger, F.   175
Schreber, M.   166
Schultz, I.H.   211, 214
Schweninger, E.   174
Sell, K.   339
Simons, D.G.   98
Simplicius aus Kilikien   147
Stiegele   176
Still, A.T.   337
Straßburg, L.   176
Sydenham, Th.   155

Teilhard de Chardin, P.   462
Thales von Milet   146
Theophrastus Bombastus von Ho-
    henheim   (s.a. Paracelsus)   152
Tilscher, H.   116
Travell, Janet G.   98

Unschuld, P.U.   22

Vogt, O.   214

Wiener, N.   507
Winternitz, W.   170
Wolpe   212

Yamamoto, T.   448

Zimmermann, W.   176

Sachverzeichnis

Abreibungen, Kneipp 167
Abwehrleistungen, immunologische 107
Abwehrstrategien 63
Adaptate, kapazitätssteigernde 84
– spezifizierte 70
– toleranzsteigernde 69, 84
Adaptation 85
– Dysadaptation 68
– Formen der 67
– funktionelle 52
– kapazitätssteigernde 69, 73
– physiologische 68
– toleranzsteigernde 68
Adaptationsniveau, allgemeines 69 f, 114
Adaptationsstrategien 64
Adaptationssyndrom, allgemeines 71
– nach Selye 84
Adaptationstherapie 7
Adaptogendrogen 302
Aderlaß 123
Adonisröschenkraut 316
Aktualitätsdiagnose 99, 103, 120, 124
Akupunktur 370, 390 f
– Auslöschphänomen 449
– De Qi 403
– Diagnostik 439 f
– – Ba Gang 441 f
– – Gegensatzpaare 441
– – Pulstastung 440
– Fünf-Elemente-Lehre 430
– Funktionskreis 427 f, 430
– – Herz 437
– – Leber 433
– – Lunge 436
– – Milz 435
– – Niere 432
– Indikationen 396
– Indikationskatalog 397
– klinische Studien 528
– Kontraindikationen 396
– Methodik 400
– Mikrosystem 448 f
– Ohr-Akupunktur 447
– Qi 404 ff, 413, 443, 445
– Reizfortleitungs-Phänomen (De Qi) 403
– Shu-Mo-Regel 446
– Therapie 439, 443 f
– Umlauf 424, 426
– Wirkmechanismen 393
– wissenschaftliche Grundlage 391
Alarmreaktion, sympathische 72
Allopathie 173
Aloeharz 312
Alteratio 124 f
Anamnese 355
– biographische 122, 129
– herdbezogene 114
– konfliktorientierte 114
– Umweltanamnese 114
Anamnestik 111
Anis 308
Anpassung (s.a. Adaptation) 49
Antibiotika 290
Antiprinzip 33
Anwendungen, Kneipp 170
Appetitlosigkeit 307
– Amara-Drogen 307
– Bitterstoffdrogen 307
Arthrose 324
Artischocken-Blätter 314
Arzneiprüfung am Gesunden 458, 511
Atem- und Lösungsverfahren 10
Atemlehren 202
Atemtherapie 10, 390
– reflektorische 103
Atemwegserkrankungen 303
– Alkaloiddrogen 304
– ätherische Öle 303

– Einreibungen 304
– Expektorantien 303
– hustenreflexmildernde Arznei-
  mittel 303
– Inhalationen 304
– Saponindrogen 304
– Teebehandlung 305
Atmung 194, 197, 202, 210
– Atem 202 f
– Atembewegungen 196
– Atmen 194
– Ch'i 195
– Ch'i-Gefühl 202
– Körpererfahrung vom Atem
  196
– Körperfühlarbeit 198
– Muskeltätigkeit 198
– Odem 202
– Organgefühl 197
– Pneuma 202
– Prana 202
– Psychotonik 199
– – Tonusveränderungen 199
– Tonisierung 198
Aufklärung 557 ff
Aufklärungspflicht 553 f, 560
– Behandlungsaufklärung 555
– Risikoaufklärung 555 f
Ausgangswertgesetz 75
Auslöschphänomen 63
Außenseitermethoden 12
Autoregulation 7, 35, 38, 46
– physiologische Aspekte 46
Axone, terminale vegetative 100

Bäder 160
Bäderbehandlung, Galen 149
– Paracelsus 152
Badewesen 148, 243
– Bäderheilkunde 244
– Bädertradition 244
– Heilbad 153
– Mineralbäder 154
– Renaissance 153
– Trinkkur 243

– Wasseranwendungen 149, 243
Baldrian 322
Baldrianwurzel 318, 321
Balneologie 245, 256
– Heilwasser 245
– Mineralgehalt 245
– Trinkkuren 245
– wissenschaftliche 245
Balneotherapie 171
Bärentraubenblätter 320
Basisfunktionen 48, 114
Basisfunktionenstatus 114
Basistherapie autoregulativer
  Funktionen 120
– funktiotrop 125
– Kräftigung (Alteratio) 125
– Normalisierung (Regeneratio)
  125
– organotrop 125
– personotrop 125
– Schonung (Detoxicatio) 125
BCEC-Theorie 86
Bedeutungsdiagnose 119
Befundparameter, asymmetrische
  83
Begleittherapie, konstitutionelle
  122
Besenginsterkraut 318
Bewegung 204
– Bewegungs-Aktivitäten 205
– Bewegungsarmut 207
– Bewegungspädagogik 207
– Bewegungsprogramm 208
– Bewegungsübungen 206
– Fitneßstunde 209
– Gesundheitsförderung 206
– Kräftigungsgymnastik 209
– Krankengymnastik 206
– psychische Stimulierung 210
– Trainingsangebote 208
Bewegungsprüfung, aktive und
  passive 355 f
Bewegungstherapie 10
Bewertung, kritische, von Natur-
  heilverfahren 131

Biokybernetik   26, 44
biologically closed electric circuits
   s. BCEC
Biomechanik   344
– der Gelenke   344
– der Muskulatur   348
Birkenblätter   318
Bischofskraut   318
Bittersüßstengel   324
Blasenerkrankungen   318
Blockade-Technik   98
Blockierungen   116, 341
Blutegel   123
Brennesselwurzel   320
Bruchkraut   318

Cascararinde   312 f
Chemotherapeutika   290
Chiropraktik   338 ff, 532
Chirotherapie   331, 340 f
Copingfunktionen   64
Copingstrategien   63

Definition, Naturheilverfahren   4,
   8
Denken, synthetisches   27
Denkmodelle, biokybernetische
   27
Depression   321
Desintegration, regionale   78
– regulatorische   80, 83
Detoxicatio, Detoxikation   123,
   125
Diagnose
– Bedeutungsdiagnose   119
– topische   120, 124
– Vermutungsdiagnose   119
– Zustandsdiagnose   119
Diagnostik
– chronische Irritationsdiagnostik
   119
– topische   103
diaita   48
Diät, Galenos von Pergamon   149
– Hufeland   149

Diätetik   390
– J.S. Hahn   165
Diathese   115
Disposition   115
Dolor translatus   102
Doppelblindstudie   515 ff
Drei-Phasen Modell nach F. Hoff
   84
Drogen   296
– Roh-Drogen   297
Durchblutungsstörungen, Gehirn
   323
Durchfallerkrankungen   311
Dysadaptation   68
Dysästhesie   79
Dyskinesie   79
Dyskrasie   79
Dysthymie   79
Dystrophie   79

EAV-Methode   88
Einzelerfahrungen, ärztliche   18
Elektrotherapie   5, 11
Endgefühl   342
Entspannung   211
– autogenes Training   211
– progressive Muskelentspannung
   211
– Spannungsbalance   211
– Totalrelaxation   212
Entspannungstechniken   107
Entspannungsverfahren   10
Enzianwurzel   307
Erdrauch-Kraut   314
Erfahrung, Begriff der   16
– wissenschaftlich gesicherte   19
Erfahrungsbild des Patienten   20
Erfahrungsmedizin   3, 14, 574
Erkältungskrankheiten   305
Erkenntnistheoretische Aspekte
   26
Ernährung   222
– Abwehrsystem   229
– gesunderhaltende   223
– Immunsystem   229

– Krankenkosten 224
– Nährstoffbedarf 222
– Nahrungsenergiebedarf 222
Ernährungsgewohnheiten 222,
  224
Ernährungslehre, Bircher-Benner
  171
Ernährungsökologie 222, 225
– Lebensmittel 225
Ernährungstherapie 10
Erstverschlimmerung 399

Faulbaumrinde 312 f
Fenchel 308
Fernstörungen 79 f
Fingerhutblätter 316
Flohsamen, indischer 312
Frauenheilkunde 328
Funktionsdiagnose 120
Funktionskreise, Wandlungsphase
  427
Funktionsprüfung 116
Fußzonenreflexmassage 449

Galgant 308
Galleerkrankungen 314
Gänsefingerkraut 328
Ganzheitsmedizin 3, 20
– Interventionsebenen 145
– Varianten 22
Ganzheitsorientierung 23
Gate-control-Theorie 58
Geist-Körper-Arbeit 65
Gelenkmechanik 341
Gelenkspiel 341
Gelenktest, translatorischer 355,
  357
Gesamtumschaltung, vegetative
  71
Gesundheit 26, 32, 34
– Konzeptualisierung 36
Gesundheitsförderung 193
Gesundheitsraum 35, 38, 70
Gesundheitstraining 48, 120, 122,
  186
– Alarmreaktion 190

– als Ordnungstherapie 191
– Atmung 190
– Autoregulation 192
– Bewegungsterapie 188
– Entspannungsmethoden 190
– Ernährungsberatung 189
– Gesundheitsbewußtsein 187
– Gesundheitsbildung 187
– Gesundheitspflege 188
– Körperpflege 190
– psychosomatische Störungen
  191
– seelisch-geistiges Erleben 191
– Verspannungen 190 f
– Vollwerternährung 189
Gleiten, translatorisches 342
Goldrute 318
Gräfenberg 164
Grundlagen, ethno-medizinische
  144
– formalwissenschaftliche 26
– realwissenschaftliche 46
Grundregulation, kapazitätsstei-
  gernde Adapte 84
– toleranzsteigernde Adapte 84
Grundregulationssystem 38, 50,
  52, 100
– extrazelluläre Matrix 54
– Grundsubstanz 54
– Proteoglykane 55
– Zelle-Milieu-System 57
Gynäkologische Erkrankungen
  328

Haferfrüchte 321
Halbseitenfernreflex 80
Hämorrhoiden 327
Hauhechelwurzel 318
Hauterkrankungen 326
Hautleitwertmessungen 86
Heilbad, Renaissance 153
Heilkräutergärten 150
Heilkunde, biologische 174
Heilmethoden, gymnastische 166
Heilmittel, pflanzliche 156

Heilpflanzen, Benediktiner 151
Heilpflanzenlehre 173
Heilquellen, Hufeland 158
Heilwasser 154, 246
Herddiagnose 120
Herd-/Störfeldgeschehen 81
Herd-/Störstelle 82
Herzinsuffizienz 316
Herzrhythmusstörungen 317
Hippokratische Medizin 147
Hirtentäschel 328
Holismus, medizinischer 23, 186
Holismus-Bewegung 186
– autoregulative Medizin 186
– naturheilkundliche Ordnungstherapie 186
Holunderblüten 306
Homoion-Homoion-Prinzip 160
Homöopathie 160, 458, 522
– chronische Krankheit 466
– – – Psora-Lehre 466
– – – Symptomen-Inbegriff 467
– Diagnostik 465
– Erstverschlimmerung 474 f, 511
– experimentelle Forschung 522
– Fallaufnahme 468, 473
– formula homoeopathy 525
– Gegenstand der 461
– Geschichte der 458
– – Chininversuch 458
– Grenzen der 510
– Hierarchie der Zeichen und Symptome 478
– hierarchisches Symptomenregister 499
– Isopathie 525
– Key-Notes 500, 512
– klassische 525
– klinische Studien 525
– Komplexmittelhomöopathie 525
– Materia medica 459
– Modalitäten 483
– Organon 459, 463, 469 f, 477, 489, 511

– Symptomen-Inbegriff 464, 473, 478, 511
– Symptomen-Lehre 477
– topisches Symptomenregister 479
– Traumabehandlung 493
– Unum Remedium 459
– Wirkungsmechanismus 527
Honorarforderungen an Kassenpatienten 564
– – Privatpatienten 563
– wissenschaftlich nicht anerkannte Therapieverfahren 562
Hopfenzapfen 321
Hydrotherapie 5, 163, 171, 241, 256, 381
– Astheniker 259
– Athlet 260
– Bäder 265
– – hydrostatischer Druck 267
– Badetemperatur, Stoffwechsel 266
– Disposition 259
– Dosierung hydrotherapeutischer Reize 259
– Güsse 280
– Kompressen 273
– Konstitution 259 f
– – Reaktionsprüfung 261
– Packungen 273
– physikalische Medizin 241
– Pykniker 260
– Reizarten 265
– Reizstärke 262
– Standard (nach Heinzler) 272
– Teilbäder 283
– Waschungen 274
– Wickel 274
Hydro-Thermotherapie 10
Hygiogenese 6 f, 36, 46
Hyperalgesie 59
Hypermobilität 342
Hyperzyklen-Theorie 31
Hypomobilität 341

Iatrochemiker 158
Immunmodulatoren 302
Indikationenkompetenz 139
Information 508
Ingwer 308, 310
Inspektion 115, 117, 355 f
– vergleichende 116
Instabilität 342
Insuffizienz, dynamische 105
– mechanische 105
Integration 49
Integrationsebenen, vegetative 48
Interventionsebenen, ganzheitliche
   Medizin 145
Irritationsdiagnostik, chronische
   82, 119, 128
Irritationssymptome 61
Irritationssyndrom, peripheres
   61, 77 f
Irritationszentrum, chronisches
   82

Johanniskraut 322
Junghanssches Bewegungssegment 58, 103

Kalmus 308
Kaltanwendung 382
Kaltrezeptoren 377
Kaltwasserkur, Kneipp 167
Kamille 309
Kantharidenpflaster 123
Kapuzinerkresse 320
Ketten, kinetische 59
Kinesiatrik, Schreber 166
Klimatherapie 5
Klostermedizin 150
Kneippsche Anwendungen 170
Kneipptherapie 255
– Badekur 256
– Badezusätze 257
– Hydrotherapie 255
– – Reiz-Reaktions-Prinzip 255
– Phytobalneologie 257
Kolon-Hydrotherapie 123

Kombinationsarzneimittel, Beurtei-
   lung pflanzlicher 299
Komplex, lymphomyeolider 104
– segmental-regulatorischer 57
Kondurangorinde 307
Konstitution 115
– gemischte 123
– hämatogene 123
– lymphatische 123
Konstitutionsdiagnose 120, 129
Konstitutionsmedizin 115
Konvex-/Konkavregel 345
Körperdynamik 200
Kost, vegetarische, Bircher-Ben-
   ner 170
Kosten-Nutzen-Verhältnis 140
Kräftigung, Wirkprinzipien 7
Krankenbeschreibung 113
Krankengymnastik 5
Krankheit 26, 32, 34, 69
– Konzeptualisierung 36
Krankheitsbeschreibung 112
Krankheitsgeschichte 111
Krankheitslehre, positive 33
Krankheitsraum 38
Kräutermedizin 289
Krebsleiden 326
Kreuzadaptation, negative 70
Kreuzkraut 328
Kriterien zur allgemeinen Bewer-
   tung 134
– gesundheitspolitische 137
– medizinwissenschaftliche 134
– verfahrensorientierte 137
Kümmel 308
Kunstheilung 41
– Wirkprinzip 6
Kürbissamen 320

Leben 28 f, 34
Lebensenergie 114
Lebenskraft, Hufeland 158
Lebensmittel
– nach Wertstufen 238
Lebensmittelauswahl 238

Lebensmittelqualität 222, 232
– Eignungswert 232
– Genußwert 233
– Gesundheitswert 232
Lebensreform 174
Lebensstilfaktoren 115
Lebensweise, natürliche
– – Baltzer 165
– – Bircher-Benner 170
– – Th. Hahn 165
– – Pythagoras 146
– vegetarische, Baltzer 165
Lebererkrankungen 315
Lehmpackungen, Felke 170
Leinsamen 312
Leistungsschwäche 329
– pflanzliche Tonika 329
Leukozytolyse, physiologische 57
Lichttherapie 11
likelyhood ratio (LR) 136
Lindenblüten 306
locus minoris resistentiae 115
Lokalanästhesie, therapeutische
370
– – Definition 370
– – Techniken 372
– – Wirkungsweise 371
Löwenzahn-Kraut 314
LR s. likelyhood ratio
Luft, Anaximenes 146
Lymph-Belt 105
Lymphgefäßsystem 104
Lymphtherapie 106

Magen, sekretorische Störungen
308
– – – Carminativa 308
– – – Kombinationstee 308
Magenschleimhautentzündung
309
Maiglöckchenblätter 318
Maiglöckchenkraut 316
Makrobiotik, Hufeland 158
Manipulation 334, 336, 338, 343
Massage 5, 171, 390

– Cornelius-Massage 172
– Dusche-Massage 172
– hippokratische Heilkunde 172
– Nervenmassage 172
Massagebehandlung 171
Massageverfahren 10
Maximalpunkte 102
– muskuläre 98
Medizin, autoregulative 8, 39
– manuelle 331 ff, 335 ff, 339 f,
344, 350 ff, 364 ff, 370
– – Indikation 358
– – klinische Studien 531
– – Kontraindikation 358 f
– – manuelle Diagnostik (Chiro-
diagnostik) 341
– – – Therapie (Chirotherapie)
341
– naturwissenschaftliche 140
– physikalische 4
– traditionelle chinesische (TCM)
390, 452
– wissenschaftliche 131
Meerzwiebel 316
Mehrebenen-System-Modell 29 f
Melisse, Melissenblätter 308,
321 f
Meridian, Meridiane 405 ff, 425,
443 f
– Blase 415
– Dickdarm 410
– Dreierwärmer 418
– DU MAI 422
– Dünndarm 414
– Gallenblase 419
– Herz 413
– Kreislauf 417
– Leber 420
– Lunge 409
– Magen 411
– Milz (Pankreas) 412
– – – Alarmpunkt 413
– Niere 416
– Qi 416, 418, 421, 424
– REN MAI 422 f

Meridiansystem 200
Mobilisation 340, 343
Modalitäten-Status 120, 129
Modelle, medizinhistorisch reflek-
  tierte 144
Modellismus 28
Motivationsstatus 113
Münchener Modell 572 f
Muskel-Energie-Technik 340
Muskelfunktionsketten 98
Muskelhartspann 59
Muskeltest 355, 357

Nahrung, Hippokrates 147
Nahrungsmittel 223
– ernährungsabhängige Gesund-
  heitsstörungen 223
Nahrungsmittelverbrauch 223
Naturheilkraft, Hufeland 158
Naturheilkunde 111, 157, 175,
  179
– Bircher-Benner 170
– J.S. Hahn 157
– historische Sichtweise 144
– Naturgefühl 161
– Naturismus 163
– Naturkraft 161
– Neuzeit 151
– Wasserheilkunde 161 ff
– Wasserheilverfahren, Winter-
  nitz 171
Naturheilverfahren 178, 180
– Arzneimittel 181
– ausleitende 11
– bioinformative/bioinformationel-
  le 88
– Definitionen und Begriffe 8
– erweiterte 11
– Forum für Naturheilverfahren
  177
– Gesamtwirksamkeit von 181
– Gesellschaft der Ärzte für Erfah-
  rungsheilkunde e.V. 177
– klassische 10 f
– Klinik für 175

– klinische Einrichtungen für 174
– Krankenhaus für Naturheilwei-
  sen 177
– Lehrstuhl für Naturheilkunde,
  FU Berlin 176
– Methodenspektrum 9
– Münchener Modell 177
– Naturalismus 181
– Symptomauflösung 175
– Universitätsklinik 175
– Wirksamkeitsbegriff 183
Naturistische Verfahren 13
Naturphilosophie im antiken Zeit-
  alter 145
Nervensystem, Funktionsstufen
  97
– somatisches und vegetatives 96
– Störungen 321
– – pflanzliche Tranquilizer 321
– vegetatives 50
– – Struktur 50
Nervosität 321
Netzwerkmodelle 29
Neuraltherapie 11
Neurotherapie 96
Nicht-Linearität 32
Nierenerkrankungen 318
Non-Responder 73
Normalisierung, Wirkprinzipien 7
Nosologie 37
Notfallmedizin 284
Nullstellung 342
Nutation 343
Nutzen-Risiko-Relation 138

Ohr-Akupunktur 447
Ordnungstherapie 10, 48, 66, 186
Organon der rationellen Heilkun-
  de 162
Osteopathie 337 f, 340, 532
– kraniosakrale Osteopathie 333,
  340
– Parietal-Osteopathie 333, 340
– Viszeral-Osteopathie 332, 340

Palpation 116, 118, 355 f, 361
Pappelknospen 324
Parietal-Osteopathie 333
Passionsblumenkraut 321
Pathogenese 35
Pathoplastik 33, 35, 37
Peloide 268
- Badetorf 268
- Heilerden 270
- Heilschlamm 269
- Indikationen 271
- Lehm 270
Peripherie, autonome 52, 100
Perkussion und Auskultation 116
Petersilienwurzel und -früchte 318
Pfefferminzblätter, Pfefferminze 308, 314
Pflanzenheilmittel 156, 173
Phasenmodelle 71 f
- reaktive 70
Phasentheorie 83
Physica, Hildegard von Bingen 151
Physikalische Medizin 4
- Verfahren 13
Physiologie, therapeutische 46
Physiotherapie 160, 331, 370
Phytopharmaka 290 f
- Dosierung 299
- - Homöopathie 301
- - Immunologie 299
- - Niedrigdosis-Pharmakologie 301
- - Wirkstoffausbeute 299
- - Wirkumkehreffekte 300
- Hauptindikationsbereiche 291
- Wirkeigenschaften 298
- - Phyto-Kombinations-Präparate 298
- wissenschaftliche und erfahrungsmedizinische Bewertung 292
Phytopräparate 292
- Aetherolea 296

- Dekokt 296
- Extraktkombinationen 293
- Extrakt-Präparate 292
- Fluid-Extrakte 296
- Infus 296
- Mazerat 296
- Monoextraktkombinationen 293
- Olea 296
- Preßsäfte 296
- Rote Liste 294
- Salben 296
- Sirupe 296
- Spissum-, Siccum-Extrakte 296
- Stoffcharakteristik 294
- Suppositorien 296
- synthetische Chemotherapeutika 292
- Teezubereitungen 295
- Tinkturen 296
Phytotherapie 10, 173, 289, 390
- Indikationsbereiche 303
- klinische Studien 535
Plazebo 509, 528
- plazebokontrollierte Studie 515
Plazebowirkungen 132
PNI s. Psychoneuroimmunologie
Polarität 400
Pomeranze 307
Potenzierung 505 f
- Centesimalpotenzen 507
- Dezimalpotenzen 507
- Hochpotenzen 508
- Q-Potenzen 507
- Verreibung 506
- Verschüttelung 506
Prävention 187
- Gesundheitsverhalten 187
- primäre 187
- sekundäre 187
- tertiäre 187
Prießnitz-Umschlag 163
Projektionssymptome 80
- klinische Regeln 80
Propriozeption 60

Prostatahypertrophie   320
Psychoneuroimmmunologie
   (PNI)   64
Psychotonik   195
– Atmung   199

Qi Gong   390
Qualitätssicherung   138

Randomisation   515
Reaktionen, anamnestische   113
Reaktionsausgangslage   74
Reaktionsdynamik, konstitutionel-
   le   77
Reaktionsebene   74
Reaktionsmodelle, phasische   71
Reaktionsprognostik   77
Reaktionsstellen, nozifensive   59
Reaktionsstruktur   74
– nozifensive   99 f
Reaktionstherapie   7
Reaktionstyp   74
Reaktionsweisen-Bestimmungen
   84
Reflexerkrankungen, algodystropi-
   sche   60
Reflextherapie   59
Reflexzonen, somatotopische   63
Regelkreis, dynamischer   334
Regelkreis-Interpretation   40
Regelkreis-Modell   39
Regelprozesse, autonome   46
– – Spektrum, Qualität, Funk-
   tionslogik   46 f
Regeneratio   122, 125
Regulationsblockaden   128
Regulationsmechanismen, körper-
   eigene   450
Regulationstherapie   7
– aktive   40
– passive   40, 77
Rehabilitation   363
Reisekrankheit   310, 321
Reizdauer   74 f
Reizintensität   74

Reizintervall   74 f
Reizmodalitäten   66
Reizphysiologie   66
Reizqualitäten   66
Reizqualität/-modalität   74
Reiz-Reaktions-Prinzip (RRP)   8,
   46, 66, 136, 439, 583
– Determinanten   73 f
Reiztherapie   59
Reizzeitpunkt   74
Relaxation, postisometrische   104
Responder   73
Responder-/Non-responder-Pro-
   blem   82
Responsivität   46
Rhabarberwurzel   312
Rheuma   324
– Badeanwendungen   325
– Einreibungen   325
– Umschläge   325
RRP   s. Reiz-Reaktions-Prinzip
Ruhestellung   342

Säftelehre, J.S. Hahn   158, 160
Sägepalme, Früchte der   320
Salbei   306
Salutogenese   7, 35
Salutoplastik   33, 35
Sandelholz   320
Schachtelhalmblätter   318
Schafgarbe   328
Schlafstörungen   321
Schmerz   96
– Chronifizierung   96
– übertragener   58
Schmerzprojektion   371
Schmerzsyndrome, tonisch-algeti-
   sche   98
Schmerztherapie   96
– physiologische   59, 107
Schmerzverarbeitung, segmentale
   371
Schmerzvorgänge, neurogene   98
– rezeptorvermittelte   98
Schöllkraut   314

Schonung, Wirkprinzipien 7
Schröpfen 123
Schulmedizin 173, 175, 179
Schwertpalme, Früchte der 320
Sekundärwirkung 301
Sekundenphänomen 371
Selbstheilung 6 f, 36, 41, 187
Selbsthilfetechniken 107 f
Selbstordnung 6
Selbstorganisation 31 ff
– Prinzip der 31
Selbstregulation 33, 187
Selbststeuerung 29
Semiotik 112
Sennesblätter 312 f
Sensomotorik 57
Sichtweise, historische, zur Natur-
  heilkunde 144
Simile 463, 511
Similia similibus curentur 458
Somatotopie 62
– Mikrosysteme 450
Somatotopien 449
Sonnenhut (Echinacea) 305
Sozialmedizin 175
Spierstrauchblüten 324
Stiefmütterchenkraut 324
Störstellen 81
Strategie, behaviorale 107
Strophanthus-Samen 316
Strukturanalyse 98, 116
Strukturdiagnose 120, 124
Struktur-Erhalt 49
Studien, experimentelle 135
Suggestion 214
– Auto-Hypnose 214
– Autosuggestion 214
– Hetero-Hypnose 214
– konzentrative Umschaltung 215
– mentale Entspannung 216
– Streßbewältigung 217
Süßholzwurzel 309, 324
Symbioselenkung 11, 107
Symptom-Metamorphosen 112
System 28

– behaviorales 63
– kognitiv-emotionales 63
– lymphwirksamer Punkte 104
Systeme, autoregulative, Funktionslogik 49
– – Organisationsebenen 49
– hochkomplexe 31 f
– multifaktorielle 27
Systemebenen 30
– neurovegetative 50
Systemwissenschaft 26, 28, 44
Systemwissenschaftliche Aspekte
  26

Tausendgüldenkraut 307
TCM s. Medizin, traditionelle
  chinesische 390
Terminologie, Naturheilverfahren
  2
Terrain, prämorbides 80
Test-Reaktionsverfahren 82, 89,
  119
Teufelskrallenwurzel 324
Thalassotherapie 11
Theorienbildung, Plausibilität der
  135
Therapie, manuelle 339
– mikrobiologische 124
– physikalische, klinische Studien
  533
Therapieeinrichtung, besondere
  291
Therapiekonzepte, komplementä-
  re 144
Therapiemethoden, konstitutions-
  umstimmende 123
Therapierichtungen, besondere 5
Thermoregulation 377
Thermotherapie 5, 171, 377, 384
– Fehlreaktionen 386
– Wirkungsweisen 384
Tollkirsche 309
Training, autogenes 213
– – Bibel 213
Traktion 342

Transpiration, F. Hoffmann 157
Trigger-points 98, 102
Triggerpunkte, myofasziale 98
Trinkkur, F. Hoffmann 157
– Hufeland 159
Tumorerkrankungen 326
Turnen 168

Übelkeit und Brechreiz 310
Übersichtsarbeiten, kriterienge-
   stützte Analysen 519
UMR s. Unkonventionelle Medi-
   zinische Richtungen
Umstimmungsreaktionen, vegetati-
   ve 73
Umstimmungstherapie 584
Umweltanamnese 114
Umweltfaktoren 115
Unkonventionelle Medizinische
   Richtungen (UMR) 2
Urtinkturen 505

vascular-interstitial-closed-electric-
   circuit s. VICC
Venenleiden 327
Verdünnungen, serielle 522 f
Verfahren, autoregulative 8
– bioinformative 13
– – Wirkfaktoren 5
Vermutungsdiagnose 119
Verstopfung 312
Very-point-Technik 104 f
VICC-System 86
visceral manipulation 107
Viszeral-Osteopathie 332
Volksmedizin 160
Vollwerternährung 222
– Alkohol 230
– Darmflora 230
– Ernährungswissenschaft 226
– Gesundheitsverträglichkeit 226
– Glukosekonzentration 231
– Kohlenhydratanteil 231
– laktovegetabile Ernährungs-
   form 228

– ovo-lakto-vegetabile Kostform
   228
– Pflanzen 229
– Sozialverträglichkeit 226
– Umweltgifte 230
– Umweltverträglichkeit 226
– Vegetarier 228

Wacholderfrüchte 318
Wandlungsphasen 392
Warmanwendung 382
Warmrezeptoren 377
Waschungen, Kneipp 167
Wasser 161, 241
– Abreibungen, Kneipp 167
– als Universalheilmittel 165
– J.S. Hahn 157
– Heilquellen 242
– Heilwässer 245
– – akratisches Wasser 249
– – Mineralstoffgehalt 248
– – Trinkkur 157, 159, 248
– Heilwasserquellen 249
– F. Hoffmann 156
– Kaltwasserkur 169
– mineralisches 156
– Mineralbäder 154
– Mineralquellen 246
– Mineralwasser 253
– Prießnitz 163
– Quellwasser 252
– Tafelwasser 253
– Thales von Milet 146
– Trinkwasser 242, 252
– Waschungen 169
– Wasserkur, Kneipp 167
Wasseranwendung, Aulus Corne-
   lius Celsus 149
– Hippokrates 148
Wasserbad 269
Wasserheilkunde 163 ff
– Floyer 156
– Kaltbaden 156
– Oertel 161 f
– Prießnitz 163

Wasserheilverfahren, Winternitz
   171
Wasserkur, Kneipp   168
– J.H. Rausse   164
Wassertherapie, J.S. Hahn   158
Weißdornblätter und -blüten   318
Wermut, Wermutkraut   307, 311
Wirkfaktoren   13
– bioinformative   14
– Naturheilverfahren   4
– naturistische   14
– physikalische   14
Wirkprinzip Detoxicatio   124
Wirkprinzipien   6 f, 41
Wirksamkeit, Arzneimittel   566
Wirksamkeitsnachweis   134, 515
Wirkumkehreffekte bei Drogen
   und Arzneistoffen   300
Wirkungstypenregel (WTR)   85
Wirkungstypenschema   76
Wissenschaftlichkeitsklausel   134
WTR   s. Wirkungstypenregel   85
Wunden   326

Yang-Yang   424
Yin/Yang   392, 401 f, 409, 418,
   427, 442, 444 f
Yin/Yang-Paar   419

Zeitalter, antikes, der Naturphilo-
   sophie   145
Zeitstruktur, spontanrhythmische
   48
Zelle-Milieu-System   38
Zielstruktur, diagnostisch-thera-
   peutische   101
– – Darm   107
– – Haut und Subkutis   101
– – – – Kontraindikation   101
– – Lymphsystem   104
– – – Kontraindikationen   106
– – motorisches System   101
– – – – Kontraindikation   103
– – Wirbelsäule, Gelenke, Band-
   apparat   103 f
– therapeutische   96
Zustandsdiagnose   119

Die Brücke zwischen Schulmedizin und Naturheilverfahren

▶ **Natur- und GanzheitsMedizin**

1993: 6. Jahrgang. 12 Hefte
ISSN 0934-7909
Bezugspreis (jährl.): DM 119,–*
Studenten DM 66,–*

* inkl. Versandkosten

Die Zeitschrift *Natur- und GanzheitsMedizin* bietet Überblick und Orientierung in der Vielfalt der natürlichen Heilverfahren. Sie ist ein ideales Forum für die wissenschaftliche Darstellung naturmedizinischer Ansätze und ganzheitlicher Patientenbetrachtung. Der aktuelle Stand alternativer Diagnose- und Therapiemethoden wird in Form von Original- und Übersichtsarbeiten präsentiert. Eine systematische und fundierte Fortbildung wird durch eine Reihe weiterer, höchst informativer Rubriken gewährleistet: Berichte über neueste Forschungsergebnisse, Referate von Artikeln aus international renommierten Zeitschriften, Berichterstattung von Tagungen und Fachseminaren sowie Informationen über gesundheitspolitische Entwicklungen.

Die Zeitschrift versteht sich als Diskussionsforum für die verschiedensten ganzheitlichen Ansätze und trägt zur Annäherung von Naturheilverfahren und naturwissenschaftlich orientierter Medizin bei.

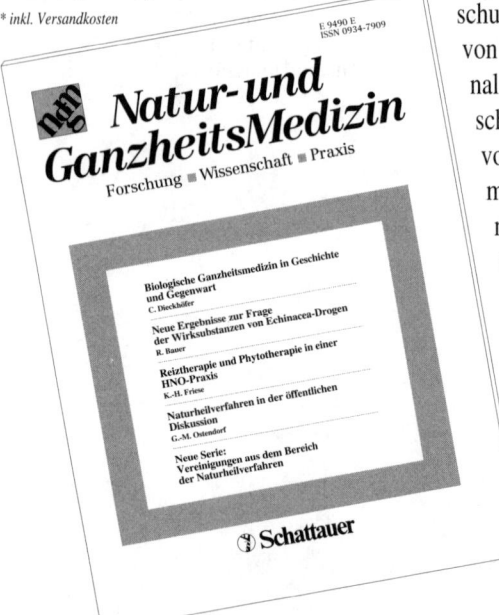

E 9490 E
ISSN 0934-7909

Natur- und GanzheitsMedizin
Forschung ▪ Wissenschaft ▪ Praxis

Biologische Ganzheitsmedizin in Geschichte und Gegenwart
C. Dieckhäfer

Neue Ergebnisse zur Frage der Wirksubstanzen von Echinacea-Drogen
R. Bauer

Reiztherapie und Phytotherapie in einer HNO-Praxis
K.-H. Friese

Naturheilverfahren in der öffentlichen Diskussion
G.-M. Ostendorf

Neue Serie:
Vereinigungen aus dem Bereich der Naturheilverfahren

⑤ Schattauer

Anliegen dieses interdisziplinären Buches ist es, die körperlich-seelisch-sozialen Aspekte einer Schmerzerkrankung integriert zu erfassen und ein ganzheitliches Verständnis des schmerzkranken Menschen zu vermitteln.

Die Autoren stellen zunächst die Grundlagen ihres Schmerzkonzeptes und der Schmerztherapie dar. Spezielle klinische Probleme der Schmerzkrankheit, wie die Frage nach der Schmerzpersönlichkeit und die Schwierigkeiten im Prozeß der Chronifizierung, werden dargelegt. Der diagnostische sowie der therapeutische Prozeß werden ausführlich besprochen. Gesonderte Kapitel sind ausgewählten Krankheitsbildern wie Kopfschmerz, Lumboischialgie, Schmerz bei rheumatoider Arthritis u.v.m. gewidmet. Abschließend werden Probleme bei der Begutachtung von Patienten mit Schmerzzuständen besprochen.

Die Betrachtung von Diagnostik und Therapie des Schmerzkranken unter vielfältigen Aspekten und aus der Sicht der Vertreter verschiedener Fachrichtungen spiegelt die Komplexität der beteiligten Prozesse wider und erlaubt ein ganzheitliches Verständnis und eine wirksame Behandlung des kranken Menschen.

Körperlich-seelisch-soziale Aspekte

Egle/Hoffmann

▶ **Der Schmerzkranke**

1993. 740 Seiten, 59 Abbildungen, 104 Tabellen, geb.
DM 98,–
ISBN 3-7945-1522-6

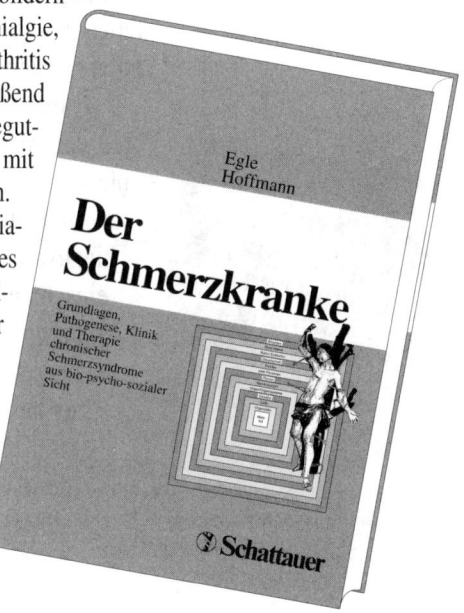

Untersuchungs- leitfaden für die Kitteltasche

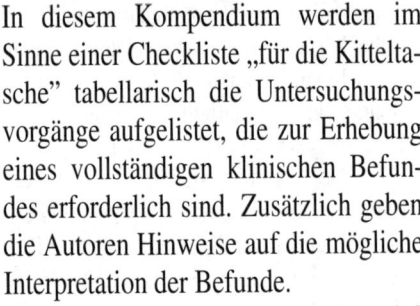

Berger (Hrsg.)
▶ **Kompendium der klinischen Untersuchung**

1992. 141 Seiten, kart. DM 19,80
UTB Bd. 1659
ISBN 3-8252-1659-4

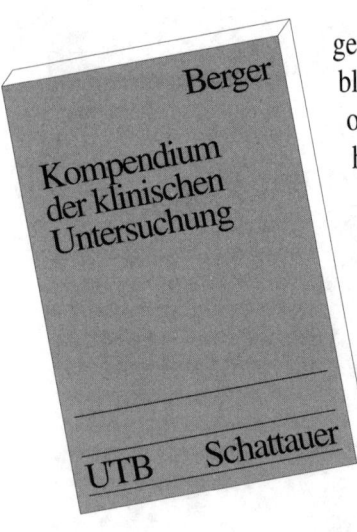

In diesem Kompendium werden im Sinne einer Checkliste „für die Kitteltasche" tabellarisch die Untersuchungsvorgänge aufgelistet, die zur Erhebung eines vollständigen klinischen Befundes erforderlich sind. Zusätzlich geben die Autoren Hinweise auf die mögliche Interpretation der Befunde.

Der Text wurde so gestaltet, daß sich das Kompendium nicht nur zum raschen Rekapitulieren kurz vor oder nach der eigentlichen klinischen Untersuchung eignet, sondern auch als Leitfaden während der Untersuchung benutzt werden kann.

Dabei ist es ein wichtiges Anliegen der Autoren, auf besonders sensible Aspekte der Untersuchungssituation und auf mögliche Fehlerquellen hinzuweisen. Als Ergänzung zu den einschlägigen Lehrbüchern der klinischen Untersuchung soll dieses kurzgefaßte Buch deshalb nicht nur zur besseren Systematisierung der klinischen Befunde dienen, sondern auch dazu, den klinischen Alltag patientengerecht und für alle Beteiligten angenehmer zu gestalten.